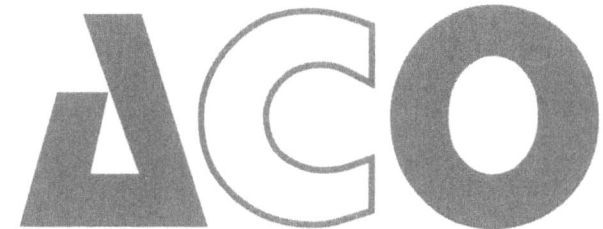

Manual der Chirurgischen Krebstherapie

Herausgegeben von
M. G. Smola
im Namen der Arbeitsgemeinschaft
für Chirurgische Onkologie (ACO)
der Österreichischen Gesellschaft
für Chirurgie

 Springer-Verlag Wien GmbH

ISBN 978-3-211-82989-9   ISBN 978-3-7091-6427-3 (eBook)
DOI 10.1007/978-3-7091-6427-3

INHALT/IMPRESSUM

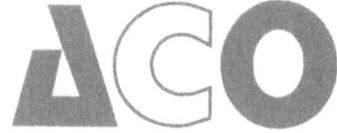

Vorworte	5
Krebsstatistik	7
Allgemeine Chirurgische Onkologie	9
Analkarzinom	21
Bronchuskarzinom	27
Gallenblasen- und Gallengangskarzinom	41
Kolorektales Karzinom	50
Kopf-/Hals-Malignome	67
Korpuskarzinom	96
Leberkarzinom – Primäre und metastatische maligne Tumoren	105
Magenkarzinom	115
Maligne Lymphome	129
Malignome im Kindesalter	141
Malignes Melanom der Haut	164
Mammakarzinom	175
Minimal invasive Chirurgie in der onkologischen Chirurgie	207
Neurochirurgische Malignome	210
Ösophaguskarzinom	226
Ovarialkarzinom	238
Pankreaskarzinom und periampulläres Karzinom	251
Schilddrüsenkarzinom	261
Weichteilsarkome der Erwachsenen	277
Zervixkarzinom	296
Neuorientierung der Tumornachsorge	307

Impressum

Herausgeber:
Univ.-Prof. Dr. Michael Georg Smola
Universitätsklinik für Chirurgie,
Karl-Franzens Universität Graz,
Klinische Abteilung für Allgemeinchirurgie,
Auenbruggerplatz 29, A-8036 Graz,
Austria; Tel.: 0043/316/385-2205,
Fax.: 0043/316/39 19 11;
E-mail: michael.smola@kfunigraz.ac.at

Das Werk ist urheberrechtlich geschützt.

Die dadurch begründeten Rechte, insbesondere die der Übersetzung, des Nachdrucks, der Entnahme von Abbildungen, der Funksendung, der Wiedergabe auf photomechanischem oder ähnlichem Wege und der Speicherung in Datenverarbeitungsanlagen, bleiben, auch bei nur auszugsweiser Verwertung, vorbehalten.

Die Wiedergabe von Gebrauchsnamen, Handelsnamen, Warenbezeichnungen usw. in diesem Buch berechtigt auch ohne besondere Kennzeichnung nicht zu der Annahme, daß solche Namen im Sinne der Warenzeichen- und Markenschutz-Gesetzgebung als frei zu betrachten wären und daher von jedermann benutzt werden dürfen.

Die Produkthaftung: Für Angaben über Dosierungsanweisungen und Applikationsformen kann vom Verlag keine Gewähr übernommen werden. Derartige Angaben müssen vom jeweiligen Anwender im Einzelfall anhand anderer Literaturstellen auf ihre Richtigkeit überprüft werden.

Layout:
vermed, Fortbildung in der Medizin G.m.b.H., Petrifelderstraße 11a, A-8042 Graz, Tel.: 0316/42 60 82, Fax: 0316/42 60 71

Printed in Austria by:
Wagner´sche Univ.-Druckerei Buchroithner & Co NfG, Gesellschaft m.b.H. & Co KG, Matthias-Schmid-Straße 12, A-6021 Innsbruck, Tel.: 0512/59 140

Quellen (Statistik):
Österreichisches Statistisches Zentralamt, Medizinische Dokumentation, Mag. Jeanette Langgassner

Finanzierung:
Die Finanzierung erfolgte aus Drittmitteln, ohne öffentliche Gelder.

Copyright © 1999 ACO - Arbeitsgemeinschaft für Chirurgische Onkologie der Österreichischen Gesellschaft für Chirurgie; Austrian Society of Surgical Oncology

Alle Rechte vorbehalten, inklusive des Rechts zur Reproduktion oder Wiedergabe von Teilen davon in irgendeiner Form.

SPIN: 10636455

ISBN 3-211-82989-X Springer-Verlag Wien New York

**Der Herausgeber bedankt sich im Namen der
ACO, Arbeitsgemeinschaft für Chirurgische Onkologie, bei
folgenden Firmen und Organisationen für Ihre Unterstützung:**
(in alphabetischer Reihenfolge)

Aesca Pharma Ges.m.b.H., Traiskirchen

Asta Medica Arzneimittel Ges.m.b.H., Wien

Auto Suture Austria Ges.m.b.H., Wien

Baxter-Immuno Vertriebsges.m.b.H., Wien

Boehringer Ingelheim Austria Ges.m.b.H., Wien

Ebewe Arzneimittel Ges.m.b.H., Unterach

Fresenius Pharma Austria G.m.b.H., Graz/Linz

Glaxo-Wellcome Pharma Ges.m.b.H., Wien

Grünenthal G.m.b.H., Wien

Max.Mobil. Telekom. G.m.b.H., Wien

Novartis Pharma G.m.b.H., Wien

Nycomed Austria GmbH, Wien

Österreichische Gesellschaft für Chirurgie

Österreichische Gesellschaft für Senologie

Österreichische Nationalbank, Jubiläumsfonds, Wien

Pharmacia & Upjohn Pharma-Handels-Ges.m.b.H., Wien

Rhone Poulenc Rorer Pharmazeutische Handels-G.m.b.H., Wien

Sanofi-Winthrop Ges.m.b.H., Wien

SmithKline Beecham Pharma Ges.m.b.H., Wien

Wyeth-Lederle Pharma Ges.m.b.H., Wien

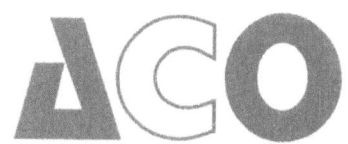

VORWORT

Vorwort

Die seit 1984 bestehende Arbeitsgemeinschaft für Chirurgische Onkologie der Österreichischen Gesellschaft für Chirurgie (ACO) hat sich seit ihrer Gründung die Vermittlung des standardisierten Vorgehens in der Krebsbehandlung zum zentralen Aufgabengebiet gemacht. Neben dem erstmalig 1984, dann 1990 erscheinenden ACO-Manual der Chirurgischen Krebstherapie wurde 1993 die ACO-Consensus- und Bulletin-Reihe initiiert, die Mitarbeit an verschiedenen „european guidelines" sowie die Entwicklung von nationalen und die Beteiligung an internationalen Studienprojekten durchgeführt.

Ist mit den Schriftwerken eine hohe edukative Ebene zum Tragen gekommen, so führte die hohe Beteiligung an innovativen kooperativen Studien, der regelmäßigen Diskussion der letzten wissenschaftlichen Entwicklungen und Ergebnisse während der Schwerpunktsymposien und der Schwerpunkte während des Chirurgenkongresses zu einer direkten Umsetzung, die in den meisten Tumorbereichen landesweit mithelfen konnte, ein hohes onkologisches Niveau zu erreichen.

Vor dem Hintergrund einer deutlich steigenden Informationsflut, dessen Informationsgehalt für den Einzelnen schwer zu ordnen ist, unternahm die ACO mit der 3. Auflage des ACO-Manuals der Chirurgischen Krebstherapie den Versuch, den sogenannten „Goldenen Standard" der Chirurgischen Krebstherapie (state of the art) zu verfassen, der auch allen in Ausbildung stehenden und niedergelassenen wie Spitals-Kollegen neuerlich kostenlos zur Verfügung gestellt wird.

Damit ist in einer absichtlich eher knappen, aber übersichtlichen Form grundsätzlich das sogenannte gesicherte Wissen von Diagnostik bis Therapie zu verstehen, wissenschaftliche Entwicklungen werden angedeutet. Die Ausweitung und Hinzunahme einzelner Kapitel, wie Chirurgische Onkologie, Neurochirurgische Malignome, Minimal Invasive Chirurgie, Gynäkologische Tumoren und eine komplette Neuorientierung der Tumornachsorge verursachte eine deutliche Ausweitung dieses Buches. Die Fülle von Informationen, die erarbeitet und verarbeitet wurden, sollen eine rasch griffbereite, einfache Hilfestellung in der Abklärung, Behandlung und Beratung krebskranker Patienten sein.

Mein Dank, den ich hier stellvertretend für die Mitglieder und den Vorstand der ACO zum Ausdruck bringen möchte, gilt allen Koordinatoren und Autoren quer durch alle Fachrichtungen und Gesellschaften, die das Zustandekommen des Buches erst ermöglicht haben. Besonderer Dank gilt dem Präsidenten und dem Vorstand der Österreichischen Gesellschaft für Chirurgie, die nun zum dritten Mal die Basis für das Zustandekommen gelegt haben.

Univ.-Prof. Dr. M. G. Smola
Herausgeber

Graz, im März 1999

Geleitwort

Die Arbeitsgemeinschaft für Chirurgische Onkologie der Österreichischen Gesellschaft für Chirurgie (ACO) veranstaltet nicht nur jährlich das schon weit über die Grenzen bekannte „ACO-Schwerpunktsymposium", sondern ist auch verantwortlich für das sogenannte ACO-Manual.

Dieses „Manual der chirurgischen Krebstherapie" erschien 1984 das erste Mal. 1990 erfolgte eine teilweise überarbeitete und ergänzte Ausgabe beziehungsweise eine teilweise Neukonzeption. Da die Halbwertszeit des medizinischen Wissens mit 5-7 Jahren angegeben wird, mußten diesmal sämtliche Kapitel völlig neu konzipiert werden. Es sei an dieser Stelle allen Autoren und dem Herausgeber der Dank der Österreichischen Gesellschaft für Chirurgie ausgesprochen, daß so ein umfassendes Werk mit aktuellem Wissen entstanden ist. Dieses ACO-Manual wird, wie bereits die vorangegangenen auch, allen Ärzten in Österreich kostenlos zur Verfügung gestellt. Durch dieses Standardwerk haben alle KollegInnen die Möglichkeit, sich über den neuesten Stand der chirurgischen Onkologie von der Prävention bis zur Nachsorge zu informieren.

Bedauerlich war, und das muß auch einmal gesagt werden, die Verzögerung des Erscheinens durch nahezu unüberwindbare Schwierigkeiten der Finanzierung. Es zeigte sich wieder einmal mehr, daß hochkarätige wissenschaftliche Arbeit alleine kein Garant für entsprechende finanzielle Unterstützung der zugeordneten öffentlichen Institutionen darstellt. Allen Schwierigkeiten zum Trotz ist es dem Herausgeber gelungen, dieses Werk zu vollenden und damit einen wesentlichen Schritt zur Krebsbekämpfung getan zu haben.

Prim. Dr. Franz Stöger
Präsident der Österreichischen Gesellschaft für Chirurgie

Wien, im März 1999

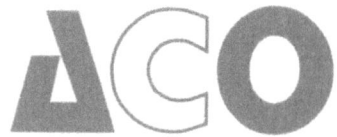

Krebsstatistik

Gemäß dem Krebsstatistikgesetz 1969 (Krebsstatistikverordnung 1978) sind dem Österreichischen Statistischen Zentralamt Krebserkrankungen mittels eines amtlichen Formblattes zu melden. Seit 1970 wird das Österreichische Krebsregister geführt, jedoch erst nach einer Anlaufzeit von etwa zehn Jahren konnte eine befriedigende Meldefrequenz, die für brauchbare statistische Auswertungen notwendig ist, erreicht werden.

Nach internationalem Standard ist es erforderlich, auch jene Fälle zu ermitteln, die an einer bösartigen Neuerkrankung verstorben sind, aber zuvor nicht dem Krebsregister gemeldet wurden. Diese Fälle werden DCO-Fälle (Death Certificate Only) genannt und werden den gemeldeten Neuerkrankungen hinzugezählt. Für Österreich wurde dies seit dem Jahr 1983 durchgeführt. Auf diese Weise konnte ein nahezu vollständiger Erfassungsgrad erzielt werden. DCO-Fälle sind vor allem jene Fälle, für die zwar ein begründeter Krebsverdacht bestand, denen aber wegen des hohen Alters und der fehlenden therapeutischen Konsequenzen keine ausreichende klinische Abklärung zugemutet wurde.

Die Gliederung der Sterbefälle und Krebsneuerkrankungen erfolgt nach den Kriterien der vierstelligen „Internationalen Klassifikation der Krankheiten, Verletzungen und Todesursachen (ICD, 9. Revision, 1979)" der Weltgesundheitsorganisation.

Erläuterungen zu den Indikatoren:

Rohe Rate auf 100.000 Bevölkerung: Die Anzahl der Krebserkrankungen (Krebssterbefälle) wird auf 100.000 Lebende gleichen Geschlechts bezogen.

Standardisierte Sterbeziffer bzw. standardisierte Krebsinzidenzziffer: Altersspezifische Sterbeziffern bzw. Krebsinzidenzziffern je Geschlecht auf 100.000 Personen, multipliziert (d.h. gewichtet) mit der Altersstruktur der Standardbevölkerung und aufsummiert über alle Altersgruppen. Die standardisierte Sterbeziffer bzw. Krebsinzidenzziffer gibt an, wie viele Sterbefälle bzw. Krebserkrankungen aufgrund der jeweils herrschenden Sterblichkeits- bzw. Krebserkrankungensverhältnisse auf 100.000 Lebende (gleichen Geschlechts) entfallen wären, wenn der Altersaufbau der Bevölkerung (gleichen Geschlechts) in der betreffenden Berichtsperiode dem der Standardbevölkerung entsprochen hätte. Der vergleichsstörende Einfluß der Besonderheiten des jeweiligen Altersaufbaues ist dadurch ausgeschaltet.

Als Standardbevölkerung dient der von der World Health Organization (WHO) entwickelte schematisierte Altersaufbau für die Welt (World standard population, vgl. World Health Statistics Annual 1992, S. XXII, sowie J. Waterhouse et al. (Hg.), Cancer incidence in five continents, Lyon, IARC, 1976 (Bd. 3, S. 456)). Diese Standardbevölkerung hat auch den Vorteil einer internationalen Normierung und damit entsprechenden internationalen Vergleichbarkeit der Ergebnisse zwischen Ländern.

Für das männliche und das weibliche Geschlecht sowie für beide Geschlechter zusammen wird jeweils dieselbe Standardbevölkerung verwendet.

Linearer Trend: Der lineare Trend zeigt die prozentuelle Veränderung zwischen den Berichtsjahren 1983 und 1995.

Mag. Jeanette Langgassner
Österreichisches Statistisches Zentralamt, Medizinische Dokumentation
Wien, im März 1999

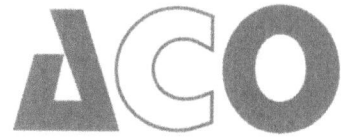

ALLGEMEINE CHIRURGISCHE ONKOLOGIE

P. Steindorfer und M.G. Smola,
mit M. Deutinger, A. Haid, H. Hausmaninger, F. Herbst, N. Hölbling, E. Horcher, R. Jakesz, G.R. Jatzko, J. Karner, R. Koller, H. Kostron, D. Manfreda, A. Marczell, B. Niederle, R. Pötter, H. Rabl, G. Reiner, P. Ritschl, H. Rosen, F. Ch. Schwarz, F. Smolle-Jüttner, M. Stierer, H.W. Waclawiczek, E. Würinger, K. Vinzenz, G. Zimmermann

1. EPIDEMIOLOGISCHE GESICHTSPUNKTE

- **Inzidenz:** Zahl der innerhalb eines Jahres erstmals von einer Erkrankung betroffenen Personen (=Neuerkrankungen). Angegeben in Anzahl der Neuerkrankungen / 100.000 Einwohner / pro Jahr
- **Prävalenz:** Alle von einer bestimmten Erkrankung betroffenen Personen zu einem genau definierten Zeitpunkt (Bestandsübersicht)
- **Mortalität:** Zahl der innerhalb eines Jahres an einer Erkrankung verstorbenen Personen. Angegeben in Anzahl der Verstorbenen / 100.000 Einwohner / pro Jahr
- **Demographische Erfassung:** Die Meldequote und die Genauigkeit der demographischen Erfassung ergibt die Qualität der epidemiologischen Daten eines Landes.
- **Todesursachenstatistik:** durch die Meldepflicht an das statistische Zentralamt wird erfaßt, wie viele Patienten an Krebs verstorben sind, nicht aber wie viele mit Krebs
- **Altersverteilung:** Krebs stellt vorwiegend eine Erkrankung der über 55jährigen dar, deshalb sollten zur statistischen Auswertung nur alterskorrigierte (= standardisierte) Daten verwendet werden, um zwischen verschiedenen Ländern eine Vergleichbarkeit zu erreichen
- **Geschlechtsverteilung:** Daten, ob spezifisch geschlechtsbedingte Unterschiede vorkommen

2. ALLGEMEINE PATHOLOGIE UND PATHOPHYSIOLOGIE

2.1. Systematik und Nomenklatur der Tumoren

2.1.1. Gesetz der Örtlichkeit

Tabelle 1: Unterteilung von Tumoren

Biologisches Verhalten	Benigne
	Maligne
	Fragliche Dignität
Ausgangsorgan	In verschiedenen Organen verschiedene histologische Typen
	Organspezifische Tumortypen
Histogenense und Histologie	Epithelial (Karzinom)
	APUD-System
	Lymphatisches Gewebe
	Mesenchymales Gewebe (Sarkom)

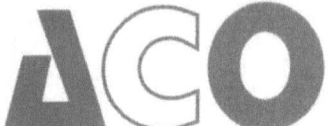

ALLGEMEINE CHIRURGISCHE ONKOLOGIE

2.2. Tumorwachstum

Zellteilungszyklus:
- G1- Phase — präsynthetische Phase
- S - Phase — Synthesephase
- G2- Phase — prämitotische Phase
- M- Phase — Mitosephase
- G0- Phase — Ruhephase vorübergehend oder dauernd

Wachstum abhängig von 4 Faktoren:
- Relation Tumorparenchym/Stroma
- Anteil der Wachtumsfraktion unter der Gesamtpopulation des Tumorparenchyms
- Dauer des Zellteilungszyklus
- Anteil des Zellverlustes (Nekrose, Nekrobiose)

Tumorverdopppelungszeit:
- Zeit in Tagen, in der der Tumor sein Volumen verdoppelt

2.3. Infiltratives Wachstum und lokale Ausbreitung

Wirkung der lokalen Infitration eines Malignoms vergleichbar mit der Infiltration von Granulocyten oder vom Trophoblasten der Plazenta. Durch Freisetzen von lytischen Enzymen, Hyaluronidase u.v.a.m. erklärbar.

2.4. Metastasierung

2.4.1. Wege der Metastasierung

1. **Lymphogene Metastasierung:** erfolgt regelhaft entlang der regionalen Lymphabflußbahnen des Tumors; hat auch gewissen prognostischen Wert und dementsprechend therapeutische Bedeutung (Staging-Lymphadenektomie)
2. **Hämatogene Metastasierung:** Dissemination auf dem Blutwege, wobei man verschiedene hämatogene Metastasierungstypen unterscheidet:

Tabelle 2: Metastasierungstypen

TYP	Hohlvenentyp	Pfortadertyp	Arterieller Typ	Wirbelvenentyp
BLUTABFLUSS	in Hohlvenen	in Pfortader	in Lungenvenen → Li-Herz	Plexus venosus vertebralis
PRIMÄRTUMOR	z.B. Niere	z.B. Dickdarm	z.B. Bronchus	z.B. Prostata
ERSTE METASTASEN	Lunge	Leber	verschiedene Organe	Wirbelsäule, Schädelknochen

3. **Implantation**
   a) intrakavitär, nach Durchbruch des Tumors durch die Serosa (Karzinose)
   b) intraluminal, nach Resektion eines Karzinoms in einem präformierten Hohlraum (z.B. Darmlumen)
   c) iatrogen, durch Anschneiden oder Zerreißen des Tumors im Rahmen der Operation

2.4.2. Morphologie der Metastasen:

- **nach der Nachweisbarkeit:**
  Okkulte, manifeste Metastasen
- **manifeste Metastasen:**
  Mikro- und Makrometastasen
  Regionale Metastasen
  Fernmetastasen

ALLGEMEINE CHIRURGISCHE ONKOLOGIE

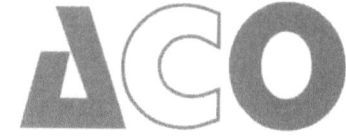

2.5. Vier-Phasen-Konzept der Malignomentstehung

1. **Induktionsphase** (Präklinische Phase, 15-30 Jahre)
2. **In-situ-Phase** (Präkanzeröse Läsion, 5-10 Jahre)
3. **Infiltrationsphase** (Klinisch manifestes Malignom, 1-5 Jahre)
4. **Disseminationsphase** (Klinisch manifestes Malignom, 1-5 Jahre)

2.6. Präkanzerosen (Präneoplasien)

WHO 1972: anläßlich dieser Expertenkonferenz wurde folgendes entschieden:
Es wird zwischen präkanzerösen Bedingungen oder Konditionen (conditions) und Läsionen (lesions) unterschieden.

Tabelle 3: Präkanzerosen (WHO)

	Präkanzeröse Bedingung (condition)	Präkanzeröse Läsion (lesion)	
Synonyme	Präkanzeröse Krankheiten Präkanzerosen im weiteren Sinne Krebsrisikopatient	Präkanzeröse Gewebsveränderungen Präkanzerosen im engeren Sinne	
Definition	Klinisch Klinisch/anamnestisch	Histologische Veränderungen a) umschrieben	b) disseminiert
Klinische Konsequenzen	vorsorgliche Untersuchungen primäre und sekundäre Prävention genetische Typisierung	endoskopische chirurgische Entfernung	engmaschige Kontrollen oder chirurgische Entfernung des Organs
Beispiel Kolon-Rektum	Familienanamnese	Adenom	Neoplastische Dysplasien bei Colitis Ulcerosa

3. DIAGNOSTIK

3.1. Klinische Untersuchung

Die klinische Untersuchung stellt die erste Stelle des Stagings dar und ist von entscheidender Bedeutung für die Entscheidungsfindung und den Einsatz weiterer diagnostischer Hilfsmittel oder für eine Therapieeinleitung. Alle Laboruntersuchungen oder bildgebenden Verfahren entbinden einen Arzt nicht von der Notwendigkeit einer sorgfältigen klinischen Untersuchung. Diese sollte systematisch erfolgen:

- Anamnese und Symptome
- Allgemeine körperliche Untersuchung
- Spezielle Untersuchung bei oberflächennahen Tumoren (Inspektion, Palpation, Körperöffnungen)
- Lymphknoten (Regionale Abflußbahnen)
- Tumorsyndrome (Courvoisier-, Pancoast- etc.) als Hinweis für Tumoren innerer Organe
- Paraneoplastische Syndrome (nicht hormonale und hormonale)

3.2. Radiologie und Nuklearmedizin

Durch immer raschere Verbesserung der Hardware ist es heute der modernen Medizin möglich geworden, nahezu den gläsernen Menschen zu schaffen. Durch allen gezielten Einsatz von konventionellen, sowohl invasiven, wie nicht invasiven Diagnoseverfahren kann heute die Diagnostik so perfektioniert werden, daß die Therapieentscheidung wesentlich beeinflußt wird.

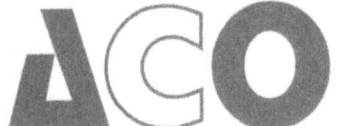

3.2.1. Konventionelle Radiodiagnostik

Verwendung konventioneller Röntgenstrahlen, die den Körper durchdringen und je nach Organdichte unterschiedlich absorbiert werden. Beim Verlassen des Körpers belichten die verbleibenden Strahlen spezielle, hochempfindliche Filme, die dann als Negative gewisse Strukturen zur Ansicht bringen. Zusätzlich kann noch zur Darstellung verschiedener spezieller Strukturen ein Röntgenkontrastmittel (absorbiert die Strahlen je nach spezifischer Dichte) verwendet werden, wie bei der Arterio-, Phlebo- oder Lymphographie.

3.2.2. Sonographie

Das Prinzip der Sonographie besteht darin, daß Ultraschallimpulse an Grenzflächen ganz oder teilweise reflektiert werden. In der onkologischen Diagnostik wird fast ausnahmslos das sogenannte „B-Verfahren" angewandt, in dem zweidimensionale Schnittbilder entsprechend der Intensität ihrer Graustufen analog abgebildet werden.

3.2.3. Computertomographie

Bei dieser Art der Untersuchung werden transversale Bilder (Schnittebenen) des Körperquerschnitts in Graustufen angelegt, wobei Röntgenröhre und Detektor am Gerät fest miteinander gekoppelt sind und den Patienten in verschiedenen Projektionsebenen durchstrahlen. Der Computer setzt die Strahlen unterschiedlicher Intensität zu einem Bild in verschiedenen Graustufen zusammen. Die Gabe von Kontrastmittel (Bolus) im Rahmen einer CT-Untersuchung kann die Diskrimination von Strukturen verschiedener KM-Aufnahmen unterscheiden (z.B. Vaskularisierung).

3.2.4. Nuklearmedizin

Die Nuklearmedizin ist im Gegensatz zur klassischen radiologischen Diagnostik keine Transmissions-, sondern eine Emissionsuntersuchung. Die räumliche oder zeitliche Verteilung einer oral oder i.v. verabreichten radioaktiven Testsubstanz (Tracer) in verschiedenen Organen wird gemessen. Dabei wird die emittierte Gammastrahlung durch Szintigraphen (Scanner) erfaßt. Der Vorteil dieser Methode liegt in ihrer Organspezifität.

3.2.5. NMR (Nuclear Magnetic Resonance, Kernspintomographie)

Das Prinzip besteht in der Tatsache, daß Protonen einen Eigendrehimpuls (Spin) besitzen, der im Magnetfeld ausgerichtet wird. Durch Hochfrequenzimpulse werden sie ausgelenkt, wodurch Resonanzsignale ausgestrahlt werden, die von einer Empfängerspule registriert werden. Die registrierten Signale werden durch einen Computer zu einem Bild rekonstruiert. Der Vorteil der Methode ist die fehlende Strahlenbelastung, die bessere anatomische Orientierung und nicht nur die morphologische, sondern auch biologische Zuordnung verschiedener Gewebsstrukturen (benigner-maligner Tumor).

3.3. Endoskopie

Die Einführung der endoskopischen Untersuchungstechniken in die chirurgische Onkologie brachte eine zusätzliche diagnostische Möglichkeit, die verschiedenen Tumoren besser, früher und genauer zu erfassen und somit einen wesentlichen Beitrag zur stadiengerechten onkologischen Chirurgie zu leisten. Jedoch nicht nur in der Diagnostik bereits feststehender Erkrankungen, sondern auch in der Früherfassung, der Prävention (primäre und sekundäre Prävention maligner Erkrankungen) und in der Nachsorge hat die Endoskopie als minimal invasive Methode einen nicht mehr wegzudenkenden Platz.

- Ösophago-Gastroskopie
- ERCP
- Rektoskopie
- Koloskopie
- Bronchoskopie
- Zystoskopie
- Laparoskopie

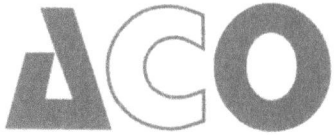

ALLGEMEINE CHIRURGISCHE ONKOLOGIE

3.4. Tumormarker

Tumormarker sind Substanzen, durch deren Nachweis auf die Präsenz eines Tumors, dessen Prognose oder den Verlauf der Tumorerkrankung rückgeschlossen werden kann.

Es kommen verschiedene Tumormarker zur Anwendung:
- Tumorzellassoziierte Antigene (Paraproteine, Karzino-fetale-Antigene etc.)
- Monoklonale Antikörper (Immunohistochemie, RIA, ELISA etc.)
- Zytokine (Rezeptoren, Wachstumsfaktoren etc.)
- Genetische Marker (Onkogene)

3.5. Zytologie

Zytologische Untersuchungen werden in der chirurgischen Onkologie mit zwei unterschiedlichen Zielsetzungen angewandt:
- Vorsorgezytologie (z.B. Sputumcytologie, Cervix-Smear zur Früherfassung = Screening)
- Diagnostische Zytologie (Materialgewinnung zur Diagnosesicherung, z.B.: CT-gezielte Punktionen)

3.6. Biopsie und Histologie

Der Vorteil der Biopsie liegt gegenüber der Aspirationszytologie im größeren Materialgewinn, der mehr Möglichkeiten der speziellen Diagnostik eröffnet (Immunohistochemie, Flowzytophotometrie, gentechnologische Verfahren etc.) und zusätzlich die Gefrierschnittdiagnostik möglich macht. Die diagnostischen Biopsien werden heute nicht nur präoperativ angewandt, sondern sind auch integrierter Bestandteil der Tumorvor- und -nachsorge.

Tabelle 4: Möglichkeiten der präoperativen histologischen Tumordiagnostik

		endoskopisch	chirurgisch
Diagnose aus Metastasen		Pleura, Peritoneum, Leber (laparoskopisch)	Lymphknoten, Haut, Weichteile, Knochen
Diagnose aus Primärtumor	partielle Biopsie	Zangen-Knips-Biopsie Schlingenbiopsie Stanzbiopsie	Stanzbiopsie (Menghini-, Sure-Cut- True-Cut-Biopsien) Inzisionsbiopsie
	totale Biopsie	Polypektomie (Zange oder Schlinge)	Totalexzision, Probeexstirpation

4. TYPING UND GRADING

Jeder Tumor hat seine eigene Charakteristik, die durch die Histomorphologie beschrieben wird. Die histomorphologische Charakteristik hat den Zweck
- der internationalen Vereinheitlichung
- prognostische Aussagen zu treffen
- prä- und postoperatives Vorgehen zu erleichtern
- durch zusätzliche Verfahren (IHC, MOABs) Subgruppen zu selektionieren
- durch Computerunterstützung morphometrische Objektivierung zu bieten

Tabelle 5: Charakterisierung von Tumoren

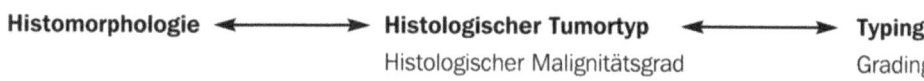

Histomorphologie ←→ Histologischer Tumortyp ←→ Typing
Histologischer Malignitätsgrad   Grading

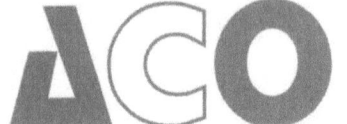

ALLGEMEINE CHIRURGISCHE ONKOLOGIE

5. STAGING (TNM, pTNM)

Das Staging dient gemeinsam mit Typing und Grading der Realisierung einer „histologie- und stadiengerechten Krebstherapie". Deshalb wurde eine internationale Vereinheitlichung angestrebt, wie durch das American Joint Committee on Cancer (AJCC) und seinen europäischen Partner, die Union Internationale Contre le Cancer (UICC). „Manuals for Staging on Cancer" werden herausgegeben (AJCC, UICC), um die malignen Erkrankungen zu vereinheitlichen. Dabei unterscheiden sich die Aufgaben je nach dem Zeitpunkt des Stagings:

- Das präoperative Staging entscheidet über die Indikation zum operativen Eingriff.
- Das intraoperative Staging entscheidet über das Ausmaß der Resektion und des operativen Eingriffs.
- Das postoperative Staging (pathohistologische Aufarbeitung des Resektats = pTNM) gibt die Information für weitere therapeutische Schritte, Nachsorgeabläufe und die individuelle Prognose sowie die Qualitätskontrolle im internationalen Vergleich.

6. THERAPIEMÖGLICHKEITEN, MULTIMODALE THERAPIEKONZEPTE

Durch die Tatsache, daß jeder diagnostizierbare Krebs heute als Systemerkrankung aufzufassen ist, ist es erforderlich, dieser Situation durch eine möglichst breite Front an Therapiekombinationen Rechnung zu tragen, indem man **kombinierte Therapiemodalitäten** als Grundlage jeder Tumorbehandlung anbieten muß. Um jedoch die Prinzipien der Onkologie zu gewährleisten, muß man heute von jeder einzelnen Disziplin fordern, **internationale Behandlungsstandards** anzustreben.

7. PRINZIPIEN DER CHIRURGIE MALIGNER TUMOREN

Die Chirurgie nimmt in der Therapie maligner Erkrankungen eine Schlüsselstelle ein, denn 80-90% aller Patienten mit einem Tumorleiden werden mindestens einmal operiert und wiederum ca. 40% durch die Chirurgie allein vom Tumorleiden geheilt.

Begriffsbestimmungen und Zielsetzungen in der Therapie von Malignomen:

- *Kurative Zielsetzung* (Elimination des Tumorleidens und Heilung des Patienten)
- *Nicht kurative Zielsetzung*
  - Palliative Zielsetzung (Verlängerung des Lebens bei erhaltener Qualität)
  - Symptomatische Zielsetzung (Schmerzfreiheit etc.)
- *Inoperabilität*
  - Lokale Inoperabilität (Tumor infiltriert lokal vitale Strukturen, daher irresektabel)
  - Allgemeine Inoperabilität (zu schwerwiegende Begleiterkrankungen machen Radikaloperation unmöglich)

Bei allgemeiner Inoperabilität kann kaum mehr eine palliative, sondern meist nur eine symptomatische Zielsetzung der Behandlung erfolgen.

7.1. Primärtumor und Lymphabflußgebiete

Die kurative, stadiengerechte Chirurgie verlangt eine R0-Resektion des Primärtumors unter Berücksichtigung von präformierten topographischen Verhältnissen und auch spezifisch für jedes Organ die biologische Wertigkeit in das Therapiekonzept einzuplanen. Deshalb ist es für eine stadiengerechte und radikale, kurative Tumorchirurgie notwendig, die intraoperative Gefrierschnittdiagnostik durch den klinischen Pathologen zur Verfügung zu haben, denn ohne sie wäre eine exakte stadiengerechte Chirurgie in vielen Bereichen nicht möglich.

Bei der Lymphadenektomie unterscheidet man prinzipiell 2 Vorgangsweisen:

- Die systematische, radikale Lymphadenektomie (radikal und zum kurativen Vorgehen gehörig)
- Die elektive Staging- und/oder Sampling-Lymphadenektomie (wichtig als Prognosefaktor, aber nicht entscheidend für die Kurabilität)

7.2. Fernmetastasen

Die Chirurgie der Fermetasasen (synchrone oder metachrone) ist heute indiziert als

- kurative Therapie von mono- oder oligotoper Metastasen (Leber, Lunge, Hirn)
- Tumorreduktion im Rahmen einer kombinierten Therapiemodalität
- symptomatische Zielsetzung zur Linderung gravierender Symptome (Hirn)

ALLGEMEINE CHIRURGISCHE ONKOLOGIE

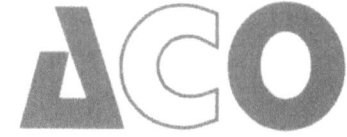

Die Indikation zur operativen Entfernung synchroner Metastasen ist gegeben, wenn
- der Primärtumor kurativ resektabel ist,
- im befallenen Organ die Metastasierung nicht diffus ist,
- wenn mit derzeitigen diagnostischen Mitteln eine weitere Organmetastasierung ausgeschlossen ist.

Für die **metachronen Metastasen** gilt im Prinzip die gleiche Indikation, nur sollte dabei kein lokoregionäres Rezidiv vorliegen, welches nicht kurativ resektabel wäre.

8. PRINZIPIEN DER SYSTEMISCHEN THERAPIE

Längstens seit der Untersuchung von P.P. Rosen (1972) ist bekannt, daß auch solide Tumoren keine lokale Erkrankung darstellen, sondern verschiedene Phasen der Generalisierung durchlaufen. Skipper (1979) entwickelte das etwas idealisierte „zytokinetische Modell der Zytostatikatherapie", das besagt, daß im Idealfall nach einer bestimmten Anzahl von Therapiekursen die Zellzahl auf Null gelangen sollte (= Heilung). Allgemein nimmt man heute an, daß ab einer Zellzahl von 10^6 Tumorzellen die körpereigenen Abwehrkräfte wirksam werden und mit dem Tumorleiden fertig werden sollten. Ein zu früher Abbruch der Systemtherapie hätte deshalb entweder ein Frührezidiv (wenn die Zellzahl kurzzeitig unter die klinische Nachweisgrenze = 10^9 Zellen gelangt, somit eine Heilung vortäuscht) oder ein Spätrezidiv (Zellzahl vorübergehend unter der Markernachweisgrenze = 10^6 Zellen) nach stattgehabter scheinbarer Remission zur Folge. Etwas komplexer ist die Situation noch bezüglich der Entwicklung von resistenten Tumorzellen gegenüber der Polychemotherapie, die unter der laufenden Therapie ein Fortschreiten der Erkrankung verursacht.

Das Wirkungsprinzip der verschiedenen Zytostatika beruht auf der Tatsache, daß die DNS im Verlaufe der Zellteilung fehlerfrei verdoppelt werden muß. Erforderlich ist dazu die Unterstützung eines Enzyms, die DNS-Polymerase sowie ein intaktes DNS-Muster. Daraus lassen sich die Zytostatika je nach ihrer Wirkungsweise grob in verschiedene Gruppen unterteilen, je nach ihrem zellkinetischen Angriffspunkt (Zellteilungszyklus) in zyklusspezifische Drogen und nicht zyklusspezifische Drogen.

Besser unterteilt man die verschiedenen Zytostatika nach ihrer biologischen Wirksamkeit:
- Alkylierende Substanzen (gehen direkte Verbindung mit der DNS ein und beeinträchtigen dadurch ihre Struktur und Funktion), z.B.: Cyclophosphamid (Endoxan)
- Antimetabolite (sind Analoga von Stoffwechselzwischenprodukten und hemmen die Biosynthese von Nukleinsäuren), z.B.: 5-Fluorouracil (5-FU)
- Mitosehemmer (hemmen den regelrechten Ablauf der M-Phase des Zellzyklus, wie z.B. die Spindelgifte), z.B.: Vincristin
- Tumorantibiotika (gehen Bindungen mit dem DNS-Molekül ein und behindern dadurch die RNS-Synthese), z.B.: Doxorubicin (Adriamycin)
- Pflanzenalkaloide (genauere Wirkungsweise derzeit noch nicht genau bekannt), z.B.: Epipodophyllotoxine (VP 16-213)
- Andere Gruppen, z.B.: Cisplatin, DTIC

Arten der Systemtherapie:
- (Poly-) Chemotherapie (PCT)
  - Adjuvante Chemotherapie: zusätzliche PCT nach einer unter kurativer Zielsetzung erfolgten Operation, um die Überlebenszeit des Tumorpatienten zu verlängern
  - Palliative Chemotherapie: bei Inoperabilität oder R2-Resektionen Therapie mit der Zielsetzung der Verbesserung der Lebensqualität und sekundär der Verlängerung des Lebens
  - Neo-adjuvante Chemotherapie: vor die Operation vorgezogene PCT; besserer Therapieansatz wegen objektivierbarer Überprüfbarkeit des Ansprechens der PCT und evtl. stadiengerechterer Behandlung. Nach der Operation Weiterführen der PCT je nach Ansprechen, basierend auf Coldie-Goldmann-Hypothese (1979)
- Hormontherapie (bei Tumorarten, welche eine hormonelle Wachstumsabhängigkeit zeigen: z.B. Mamma-, Endometrium-, Prostata-, Schilddrüsenkarzinom)
  - Adjuvante Hormontherapie
  - Palliative Hormontherapie
- Immuntherapie (derzeit im Stadium der klinischen Erprobung durch Studienprotokolle, gilt nicht als therapeutischer Standard)

9. PRINZIPIEN DER RADIOTHERAPIE

9.1. Einleitung

Die Radiotherapie stellt eine wesentliche Säule der Therapie onkologischer Patienten dar. Verschiedene ionisierende Strahlen werden eingesetzt: Photonen, Elektronen (Protonen, Ionen).

Über einen komplexen biophysikalischen Wirkungsmechanismus, der durch die Energieübertragung bei der Ionisation eingeleitet wird, kommt es zu einer DNA-Schädigung und konsekutiv zu einer Verzögerung der Zellproliferation und schließlich zum Zelluntergang. Aufgrund der unterschiedlichen Reparaturmöglichkeiten der einzelnen Zellsysteme sind die Auswirkungen auf maligne Zellen im Vergeich zum Normalgewebe meist deutlich ausgeprägter.

9.2. Bestrahlungsarten

In der Strahlentherapie unterscheidet man die perkutane Megavolttherapie (Teletherapie) von der Kontakttherapie mit radioaktiven Strahlern (Brachytherapie). Die üblichen Teletherapiegeräte sind heute Linearbeschleuniger mit unterschiedlichen Photonen- und Elektronenenergien. Für die Halbtiefentherapie können zusätzlich Telekobalttherapiegeräte zum Einsatz kommen. In bestimmten Situationen (z.B. palliative Radiotherapie, Strahlentherapie gutartiger Erkrankungen) wird die perkutane Radiotherapie mit niedrigen Energien eingesetzt (Orthovolttherapie).

9.3. Bestrahlungstechnik

Mit Hilfe von Abschirmungen, die direkt in den Strahlengang eingebracht werden, kann das behandelte Volumen dem Zielvolumen weitgehend angepaßt werden. Dies geschieht mit Hilfe von individuell gefertigien Abschirmblöcken oder mit Hilfe von Lamellen, die computergestützt in den Strahlengang eingebracht werden (multileafkollimator). Mit Hilfe dieser Maßnahmen wird die Tumorregion über mehrere Felder bestrahlt. Hierdurch können die Strahlen im Bereich der Tumorregion fokussiert und deutlich reduziert werden.

Um diese individuell abgestimmte Therapie durchzuführen, ist eine umfassende Therapieplanung notwendig. Diese stützt sich neben der klinischen Untersuchung auf bildgebende Verfahren (konventionelles Röntgen, Ultraschall, CT, MRT), die unmittelbar für die Planung der adäquaten Strahlenapplikation herangezogen werden. Bei dieser schnittbildgestützten Therapieplanung werden aufwendige computergestützte Berechnungen durchgeführt. Mit Hilfe dieser Maßnahmen ist im vorhinein die präzise Berechnung der Strahlendosis im Zielvolumen (Herddosis, Minimal-, Maximaldosis) und in den Risikoorganen möglich.

9.4. Strahlendosen

Die Strahlendosen, die zur Inaktivierung solider Tumoren notwendig sind, liegen bei 40 und 80 Gy in Abhängigkeit von der Strahlenempfindlichkeit der Tumoren, dem Tumorvolumen und dem Fraktionierungsschema. Mit zunehmender Strahlendosis steigt die Wahrscheinlichkeit der anhaltenden Tumorkontrolle. In der adjuvanten Therapie sind wegen des geringen Tumorvolumens ($<10^6$ Tumorzellen) deutlich geringere Strahlendosen notwendig als in der definitiven Therapie bei klinisch sichtbaren Tumorvolumina (Volumina in der Größenordnung von mehreren ccm).

9.5. Wirksamkeit

Die Wirksamkeit einer bestimmten Strahlendosis ist des weiteren abhängig von der zeitlichen Applikation der Dosis. Zur Verminderung der Effekte auf Normalgewebe wird die Strahlendosis auf viele Einzeldosen verteilt (Fraktionierung). Üblicherweise wird eine Dosis von 2 Gy pro Fraktion fünfmal pro Woche appliziert (10 Gy pro Woche). Wenn mehr als eine Fraktion pro Tag appliziert wird, spricht man von Hyperfraktionierung, bei weniger als 5 Fraktionen pro Woche von Hypofraktionierung. Wird die Gesamtdosis in einem kürzeren Zeitraum appliziert, bedeutet dies eine Wirkungssteigerung: akzelerierte Strahlentherapie.

9.6. Brachytherapie

Die Brachytherapie erfolgt heute überwiegend computergestützt im Nachladeverfahren (Afterloading). Hierbei wird zunächst ein Applikator in der Nähe des Tumors plaziert oder eine Nadel in den Tumor vorgeschoben. Im nachhinein wird der Applikator bzw. die Nadel mit Hilfe eines computergestützten Steuerungssystems mit dem radioaktiven Strahler beladen (meist Iridium 192), der für einen definierten Zeitraum (Minuten) in diesem Bereich belassen wird.

9.7. Therapieformen

Wird der Strahler direkt in den Tumor gebracht, spricht man von interstitieller Therapie. Wird der Strahler in einer vorhandenen Körperhöhle plaziert (Cavum), spricht man von intrakavitärer Therapie (z.B. intrauterine Einlagen). Wird der Strahler in ein Lumen eingeführt (Bronchus, Ösophagus, Harnwege), spricht man von intraluminaler Therapie. Schließlich sind Applikationen möglich, bei denen Applikatoren direkt auf der Tumoroberfläche plaziert werden: Kontakttherapie z.B. bei Haut- und Augentumoren. Durch Veränderung der Strahlzeiten an den verschiedenen Positionen des Applikators kann das behandelte Volumen dem Zielgebiet weitgehend angepaßt werden. Hierfür ist eine computergestützte Therapieplanung notwendig, die sich auf die klinische Lokalisation des Applikators stützt und zusätzlich bildgebende Verfahren zur genauen Abgrenzung des Zielvolumens heranzieht.

10. SUPPORTIVE THERAPIE

Zusätzlich unterstützende Therapie der Symptome, die durch das Tumorleiden und/oder seine Behandlung verursacht sind:
- Schmerztherapie (synthetische Morphinderivate bis zur Laminektomie)
- Ernährungsstörungen (Malabsorption bis zur Tumorkachexie → Anabolika bis zur parenteralen Hyperalimentation)
- Tumoranämie (Ersatz von Hämoderivaten bis zum Erythrozyten-Konzentrat)
- Infektionen (gehäuft durch Immunsuppression, häufig systemische Pilzinfektionen)
- Gerinnungsstörungen (Thrombosen, petechiale Blutungen etc.)

11. PSYCHOTHERAPIE

Einen wesentlichen Teil der Psychotherapie des Krebskranken übernimmt heute der zuständige behandelnde Arzt. Es wäre deshalb wünschenswert, wenn für den Patienten immer dieselbe Kontaktperson zur Verfügung stehen könnte. Da Krebs Angst verursacht, sollte der Patient genau über den Ernst, die Chancen und die Hoffnungen der Erkrankung aufgeklärt werden (verpflichtend im Ärztegesetz verankert, Patientencharta). Die begleitende Resozialisierung des Tumorkranken stellt ein wesentliches Ziel dar. Prinzipiell verläuft eine Krebserkrankung von Seiten der Psyche des Patienten in 3 Phasen:
- Phase der Verleugnung und Verdrängung (Verharmlosung, übertriebenes „Gesund-Sein")
- Phase der Auseinandersetzung (aggressives Kämpfen, sucht Mitteilung, Kontaktpersonen)
- Phase der Akzeptanz und des Ergebens (sich fügen, Wohlbefinden steht im Vordergrund)

12. CHIRURGISCHE NACHSORGE

Für jede Art der Nachsorge werden prinzpiell 2 Ziele gesetzt:
- Individuelle Ziele (Verlängerung des Lebens, Verbesserung der Lebensqualität, Erhöhung der Heilungschancen)
- Generelle Ziele (Allgemeine Verbesserung der Krebstherapie, Krebsprävention im Umfeld)

Die chirurgische Nachsorge versteht sich in einem Verband der interdisziplinären Nachsorge, die optimalerweise patientenorientiert und nicht systemorientiert koordiniert sein sollte.

13. TUMORREGISTER

Das klinische Tumorregister befaßt sich mit der Registrierung des Krankheitsverlaufes von Tumorpatienten und mit der Zielsetzung der lückenlosen Erfasssung der anfallenden Erfassungs- und Verlaufsdaten, die im Rahmen einer speziellen Auswertung verschiedene Fragen beantworten läßt.

Nicht die Menge, sondern die Qualität der erhobenen Daten stellt die Voraussetzung dar für eine statistische Evaluierung.

Aufgaben eines klinischen Tumorregisters:
- Medizinische Standards (dynamisch)
- Nachsorge (interdisziplinär)
- Vereinheitlichung der Sprache (TNM, Therapie etc.)
- Mahnfunktion (für Patienten und beteiligte Institutionen)
- Qualitätssicherung (Überprüfbarkeit der Daten im internationalen Vergleich)
- Datenschutz (Patientenassoziierte Daten, Datenschutzgesetz)
- Klinische Krebsforschung

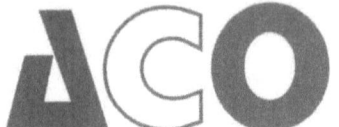

ALLGEMEINE CHIRURGISCHE ONKOLOGIE

Tabelle 6: Datenverarbeitung und Aufwand:

	anfallender Zeitaufwand
Vollständige Datenerfassung	100%
Dokumentation von Ersterfassung und Nachuntersuchungsbefunden	75%
Datenprüfung, Datenpflege	20%
Wissenschaftliche Auswertung	5%

14. STATISTIK IN DER CHIRURGIE

Die methodisch einwandfreie Beurteilung der Behandlungsergebnisse gehört heute zu den wesentlichsten Voraussetzungen einer klinischen Krebsforschung. Damit ist eine suffiziente statistische Auswertung nach biometrischen Grundprinzipien möglich.

Für eine Statistik an einer onkologischen Krankenbehandlungseinheit notwendige Informationen:

- Definition des Krankengutes (kurativ, nicht kurativ etc.)
- Parameter zu Frühergebnissen (Hospitalletalität, Komplikationen etc.)
- Parameter zu Langzeitergebnissen:
  - Überlebensraten (Kaplan-Meyer-, Berkson-Gage-Modell)
  - Heilungsraten (tumorfreies Überleben)
  - Lokalrezidive (rezidivfreies Überleben)
  - Remissionscharakteristika (CR, PR, NC, PR = Ansprechkriterien)
  - Todesursachen (am Tumor verstorben oder nicht)
  - Lebensqualität (LQ-Index nach Spitzer, 1981 etc.)
- Darstellung der Therapieergebnisse
- Vertrauensbereich (Standardabweichung)
- Prüfung auf statistische Signifikanz (p-Value)

15. KLINISCHE KREBSFORSCHUNG

Ziele klinischer Krebsforschung („life science") sind es, die Grundlagenforschungsergebnisse („basic science") in den klinischen Anwendungsbereich umzusetzen. Deshalb wäre es auch erforderlich, die Kommunikation dieser beiden Ebenen zu fördern. Molekulare- und Zellpathologie, Genetik, Virologie, Immunologie, experimentelle und funktionelle Pathologie sowie funktionelle und experimentelle Onkologie sind nur einige Forschungsschwerpunkte, die in die Onkologie im klinischen Bereich einfließen sollten.

Tabelle 7: Arten klinischer Krebsforschung:

1. Epidemiologische Studien
2. Stammbaum- und Zwillingsforschung
3. Ätiologische Studien
4. Studien über Diagnoseverfahren
5. Studien über Prognosefaktoren
6. Therapiestudien

ALLGEMEINE CHIRURGISCHE ONKOLOGIE

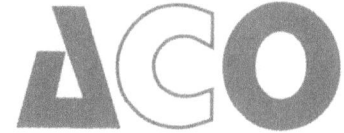

15.1. Epidemiologische Studien

Sie beschäftigen sich mit der Häufigkeit von Krebserkrankungen und ihren speziellen Formen. Geographische, altersspezifische, endogene und exogene Noxen sollen diese spezifischen Personengruppen herauskristallisieren, die ein erhöhtes Krebsrisiko aufweisen. Aus diesen Studien entwickelten sich die Erkenntnisse über „Berufskrebse" oder Ernährungsfaktoren, die zur klassischen primären Prävention von malignen Erkrankungen geführt haben.

15.2. Stammbaum-(Familien-) und Zwillingsforschung

Ist eigentlich eine Untersparte der Epidemiologie und untersucht speziell sogenannte „Krebsfamilien", bei denen genetische Präneoplasien bestehen, die zu einer auffällig hohen Rate von Krebshäufigkeit führen. Ebenso untersucht man Zwillinge, die verschiedenen exogenen Bedingungen ausgesetzt sind.

15.3. Ätiologische Studien

Diese Studien bedienen sich einerseits der Epidemiologie, andererseits der experimentellen Onkologie, die verschiedene exogene kanzerogene Faktoren zu determinieren, objektivieren und analysieren versuchen. Auch in diesem Bereich haben die prospektiv randomisierten Studienprotokolle der letzten Jahre wissenschaftlich profundere Ergebnisse erbracht.

15.4. Studien zur Bewertung von Diagnoseverfahren

Sind Protokolle zur Objektivierung der Sinnhaftigkeit diagnostischer Hilfsmittel in der Onkologie. Es gibt verschiedene Parameter zur Bewertung dieser Hilfsmittel:

Tabelle 8: Arten der Bewertungsverfahren:

Technische Sensitivität: richtig maligne Befunde unter allen untersuchten malignen Befunden
Technische Spezifität: richtig benigne Befunde unter allen untersuchten benignen Befunden
Diagnostische Sensitivität (positiver „predictive value"):
richtig maligne Befunde unter allen abgegebenen malignen Befunden
Diagnostische Spezifität (negativer „predictive value"):
richtig benigne Befunde unter allen abgegebenen benignen Befunden

15.5. Studien zur Prognose

Es gibt verschiedene Faktoren, die die Prognose eines Patienten mit einem malignen Tumor beeinflussen. Man kann diese grob in 3 Gruppen einteilen:

1. Tumorabhängige Faktoren: Histomorphologie, Stadium, tumorspezifische Marker etc.
2. Faktoren des „Wirtes": Alter, Geschlecht, Performance Status etc.
3. Therapiefaktoren: Operationsverfahren, Zusatztherapien etc.

Studien zur Prognose können retrospektiv und prospektiv durchgeführt werden. Es sollte jedoch bei verschiedenen Beurteilungs- und Untersuchungsverfahren eine Standardisierung vorweg geplant werden.

15.6. Therapiestudien

Diese stehen wohl im Mittelpunkt jeder klinischen Krebsforschung, wobei ein neues Therapiekonzept gegen ein etabliertes Verfahren in seiner Effektivität überprüft wird.

- Prospektive Studie: zukunftsgerichtet, Plan vorher festgelegt
- Retrospektive Studie: gesammelte Daten werden im nachhinein analysiert
- Historische Kontrollgruppe: zeitlich verschobene, jedoch vergleichbare Gruppe
- Kontrollierte klinische Studie: vergleicht Therapie mit unbehandelter Kontrollgruppe
- Randomisierung: zufallsverteilte Therapiezuordnung, unbeeinflußt durch Personen
- Stratifizierung: Unterteilung der Patienten in Gruppen verschiedener Prognose
- Phase I-Studie: klinische Prüfung zur Erfassung von Toxizität und Dosis
- Phase II-Studie: Pilotstudie zur Definition der Wirkung auf eine Krankheit

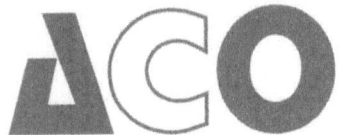

- Phase III-Studie: kontrollierte, klinische Studie zum Vergleich der Wirksamkeit zweier unterschiedlicher Therapieverfahren
- Doppelblindstudie: weder Arzt noch Patient wissen die Therapie
- Einfachblindstudie: Arzt weiß die Therapie, nicht jedoch Patient
- Offene Studie („unblinded"): Arzt und Patient wissen über Therapie bescheid

15.7. Multizenterstudien

Notwendiger Zusammenschluß mehrerer Institutionen zur Rekrutierung statistisch auswertbarer Fallzahlen, die in einer Institution alleine nicht möglich wären.

16. WEITERFÜHRENDE LITERATUR

F.P.Gall, P.Hermanek, J.Tonak (Hrsg.): Chirurgische Onkologie, Springer (1986)

DM Prescott, AS Flexer: Krebs. Fehlsteuerung von Zellen, Spektrum der Wiss. Verl. GesmbH, Heidelberg, (1990)

OH Beahrs, DE Henson, RVP Hutter, BJ Kennedy (Eds.): The Manual for Staging of Cancer, AJCC and TNM Committee of the UICC, 4th Edition, JB Lippincott Comp., (1992)

P.Hermanek, MK Gospodarowicz, DE Henson, VP Hutter, LH Sobin (Eds.): Prognostic Factors in Cancer, UICC, Springer (1995)

Wittekind CH, Wagner G. TNM Klassifikation maligner Tumoren. 5. Auflage, Springer Verlag (1997)

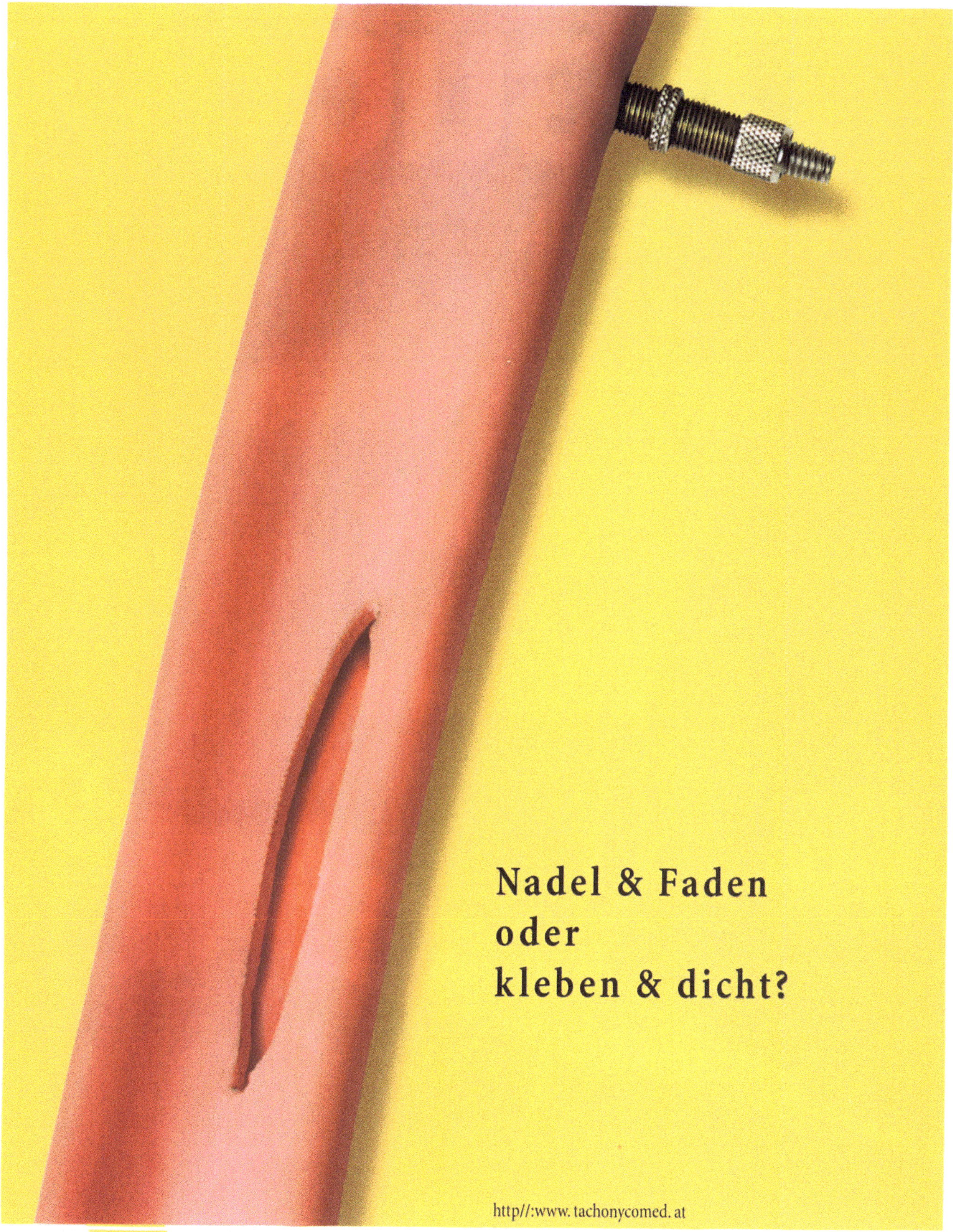

Nadel & Faden oder kleben & dicht?

http//:www.tachonycomed.at

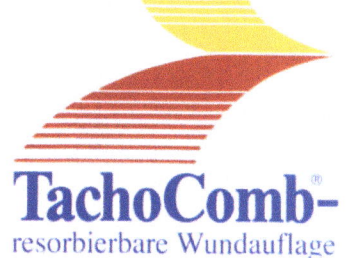

TachoComb® ist die resorbierbare Fixkombination aus Fibrinkleberkomponenten und Kollagenvlies für den raschen Gebrauch bei chirurgischen Eingriffen. Ob in der minimal invasiven oder der konventionellen Chirurgie, TachoComb® -wenn andere Methoden, wie Nadel und Faden, einfach nicht die optimale Lösung bieten.

NYCOMED

TachoComb® – resorbierbare Wundauflage. Arzneiform: Beschichtetes Trockenschaumvlies. Hersteller: Nycomed Austria GmbH, Linz. Zusammensetzung: 1cm2 TachoComb-Vlies von 0,5 cm Dicke enthält: Kollagen aus Pferdesehnen 1,3–2,0 mg beschichtet mit Humanfibrinogen 4–6,7 mg, Bovines Thrombin 1,5–2,5 IE, Bovines Aprotinin 0,055–0,087 Ph. Eur. E., Riboflavin (zur Markierung der beschichteten Fläche) 7–26 µg. Anwendungsgebiete: Zur Hämostase und Gewebeklebung besonders bei chirurgischen Eingriffen an verschiedenen parenchymatösen Organen, wie z.B. an Leber, Milz, Pankreas, Niere, Nebenniere und Schilddrüse. Daneben ergeben sich Indikationen in der Blutstillung, z.B. bei ausgedehnter Lymphdissektion, Spongiosaentnahme zur Auffüllung von Knochendefekten. Chirurgie im HNO-Bereich, Gefäßchirurgie, Gynäkologie, Urologie und Traumatologie. TachoComb soll insbesondere dann angewendet werden, wenn Blutungen durch konventionelle Methoden nicht kontrolliert werden können. Gegenanzeigen: Überempfindlichkeit gegenüber den Bestandteilen. Schwangerschaft und Stillperiode: Die Anwendung während der Schwangerschaft und Stillperiode ist möglich, die Indikation ist jedoch streng zu stellen. Besondere Warnhinweise zur sicheren Anwendung: TachoComb ist steril verpackt und dementsprechend zu handhaben. Nur intakte Packungen verwenden. Eine Nachsterilisation ist nicht möglich. Abgabe: Rp. apothekenpflichtig.

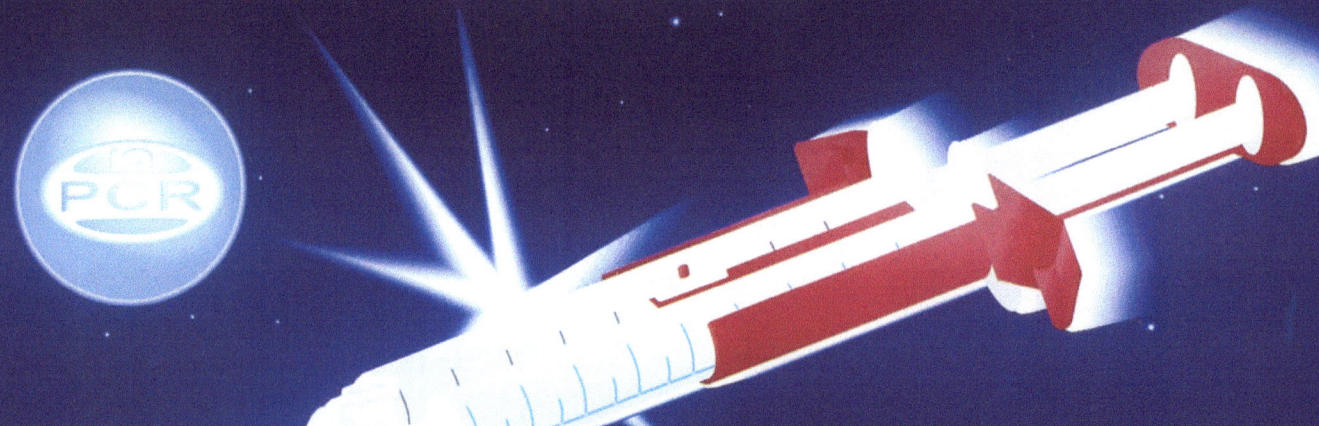

ANALKARZINOM

G. Jatzko und M. Klimpfinger, M. Kux, N. Fuchsjäger, H. Hauser, R. Krepler, H. Pernthaler, J. Pfeifer, D. Seewald und M. Spielberger

1. EPIDEMIOLOGIE

1.1. Inzidenz/Altersverteilung

Die Inzidenz des Analkarzinoms ist in den Daten für das kolorektale Karzinom enthalten. Der Anteil der Analkarzinome an den kolorektalen Karzinomen beträgt 1-2%, an den anorektalen Karzinomen 3-3,5%. Die Inzidenz liegt in Österreich unter 1/100.000 EW pro Jahr. Das Analkarzinom tritt ab dem 30. LJ. bei einem Erkrankungsgipfel um das 60. LJ. auf. Die Geschlechtsverteilung zeigt ein Überwiegen der Erkrankung bei Frauen; bei homosexuellen Männern findet sich jedoch ein deutlich höheres Risiko. Die Inzidenz bei Männern vor dem 45. LJ. ist steigend.

2. ÄTIOLOGIE

Die mechanische Irritation des Analkanals, genitale Karzinogene (Lubrikantien), die Übertragung onkogener Viren beim Sexualverkehr sowie anale Sexualpraktiken werden mit der Entstehung des Analkarzinoms in Zusammenhang gebracht. Es besteht ein Zusammenhang zwischen Papillomaviren, der Entstehung von Condylomata accuminata und der malignen Transformation in ein Analkarzinom nach 5-40 Jahren. Condylomata accuminata sind häufig mit HPV 6 und 11 assoziiert, squamöse Analkarzinome mit HPV 16. Zusätzlich konnte bei Frauen eine Assoziation mit Herpes simplex Virus und Clamydia trachomatis, bei Männern mit Gonorrhoe gefunden werden. Über eine Häufung nach Radiatio und Immunsuppression wird berichtet (100faches Risiko bei Patienten nach Organtransplantation). Zigarettenkonsum, eine steigende Zahl von Sexualpartnern und ein positiver Herpes simplex Virus-Titer waren unabhängige Variablen in einer Multivariatanalyse. Als weitere Risikofaktoren werden Analfisteln, chronische Fissuren, ein lang bestehendes Hämorrhoidalleiden, das Lymphogranuloma venereum und Leukoplakien diskutiert.

3. PATHOLOGIE

3.1. Definition der Erkrankung

Bei Tumoren des Anus ist hinsichtlich der Lokalisation strikt zwischen Analkanal und Analrand zu unterscheiden.

3.1.1. Karzinome des Analkanals

Der Analkanal reicht entsprechend der Definition der UICC vom oberen Rand des Musculus sphincter ani internus (entsprechend dem Anorektalring) bis zur Linea anocutanea und mißt durchschnittlich beim Mann 4,5 cm, bei der Frau 4 cm. 75% der Analkarzinome sind hier lokalisiert. Frauen sind davon häufiger betroffen (Verhältnis Männer:Frauen = 2:3)

3.1.2. Karzinome des Analrandes

Der Analrand umfaßt nach der Definition der UICC den Bereich von der Linea anocutanea bis 5 cm distal derselben. Die Karzinome des Analrandes entsprechen prinzipiell denen der Haut wie z.B. Basalzellkarzinome (Basaliome), Plattenepithelkarzinome. Beim Analrandkarzinom sind Männer 4 mal häufiger betroffen als Frauen.

Tumorbiologisch und damit therapeutisch wichtig ist, daß das Plattenepithelkarzinom des Analkanals vom basaloiden Subtyp nicht verwechselt werden darf mit dem Basalzellkarzinom (Basaliom) der Haut des Analrandes. Plattenepithelkarzinome des Analkanals mit basaloider Differenzierung sind metastasierende Tumoren, während die Basalzellkarzinome (Basaliome) der Haut des Analrandes zwar ein lokalinfiltratives Wachstum zeigen, jedoch keine Metastasen setzen und daher primär durch chirurgische Lokalexzision behandelt werden können. Die Plattenepithelkarzinome des Analkanals vom basaloiden Subtyp hingegen werden in der Regel primär mittels Radio-Chemotherapie behandelt.

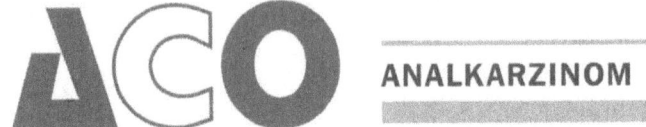

ANALKARZINOM

3.2. Histologische Klassifikation nach WHO

Plattenepithelkarzinome: ca. 75% der Analkanalkarzinome
- großzellig verhornender Subtyp
- großzellig nicht verhornender Subtyp
- basaloider Subtyp

Adenokarzinome: ca. 25% der Analkanalkarzinome
- vom Rektumtyp
- der Analdrüsen
- in anorektalen Fisteln

Kleinzelliges Karzinom: sehr selten

Undifferenziertes Karzinom: selten

Dem histopathologischen Typing der WHO kommt vielfach eine wesentliche therapeutische Weichenstellung zu, da Plattenepithelkarzinome verschiedener Subtypen heute vor allem mittels simultaner Radiochemotherapie, die verschiedenen Adenokarzinomtypen hingegen vorzugsweise mit radikaler chirurgischer Resektion behandelt werden. Außerdem muß die histopathologische Diagnose „Karzinom des Analkanals" bei niedrig und undifferenzierten Tumoren zusätzlich immunhistochemisch abgesichert werden, da bei hochgradig polymorphen malignen Tumoren ansonsten eine sichere Abgrenzung zu malignen Melanomen und in dieser Lokalisation seltener zu hoch malignen Non-Hodgkin Lymphomen nicht ohne weiteres möglich ist.

Tabelle 1: TNM-Klassifikation von Karzinomen des Analkanals (UICC 1997)

T - Primärtumor

TX	Primärtumor kann nicht beurteilt werden
T0	Kein Anhalt für Primärtumor
Tis	Carcinoma in situ
T1	Tumor 2 cm oder weniger in größter Ausdehnung
T2	Tumor mehr als 2 cm, aber nicht mehr als 5 cm in größter Ausdehnung
T3	Tumor mehr als 5 cm in größter Ausdehnung
T4	Tumor jeder Größe mit Infiltration benachbarter Organe, z.B. Vagina, Urethra oder Harnblase (Befall der Sphinktermuskulatur allein wird nicht als T4 klassifiziert)

N - Regionäre Lymphknoten

NX	Regionäre Lymphknoten können nicht beurteilt werden
N0	Keine regionären Lymphknotenmetastasen
N1	Metastase(n) in perirektalen Lymphknoten
N2	Metastase(n) in inguinalen Lymphknoten einer Seite und/oder in Lymphknoten an der A.iliaca interna einer Seite
N3	Metastasen in perirektalen und inguinalen Lymphknoten und/oder in Lymphknoten an der A.iliaca interna beidseits und/oder in bilateralen Leistenlymphknoten

M - Fernmetastasen

MX	Fernmetastasen können nicht beurteilt werden
M0	Keine Fernmetastasen
M1	Fernmetastasen

pTNM: Pathologische Klassifikation

Die pT-,pN- und pM Kategorien entsprechen den T-, N- und M-Kategorien.

pN0 **Regionäre perirektal-pelvine Lymphadenektomie und histologische Untersuchung üblicherweise von 12 oder mehr Lymphknoten und/oder inguinale Lymphadenektomie und histologische Untersuchung üblicherweise von 6 oder mehr Lymphknoten**

ANALKARZINOM

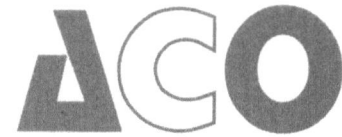

Tabelle 2: Stadiengruppierung von Karzinomen des Analkanals (UICC 1997)

Stadium	0	Tis	N0	M0
Stadium	I	T1	N0	M0
Stadium	II	T2	N0	M0
		T3	N0	M0
Stadium	IIIA	T1	N1	M0
		T2	N1	M0
		T3	N1	M0
		T4	N0	M0
Stadium	IIIB	T4	N1	M0
		jedes T	N2,N3	M0
Stadium	IV	jedes T	jedes N	M1

3.3. Histopathologisches Tumorgrading (WHO)

Sowohl bei den Plattenepithel- als auch bei den Adenokarzinomen wird zwischen gut, mäßig und schlecht differenzierten Karzinomen unterschieden, wobei diese Gradingstufen der WHO den Gradingstufen G1, G2, und G3 nach der UICC entsprechen. Die UICC sieht zusätzlich noch eine Gradingstufe G4 für undifferenzierte Tumoren vor, die in der WHO-Klassifikation dem eigenen histologischen Tumortyp des undifferenzierten Karzinoms entspricht. Gut- und mitteldifferenzierte Karzinome können als Tumoren vom niedrigen Malignitätsgrad (low-grade), schlecht differenzierte und undifferenzierte Karzinome als solche vom hohen Malignitätsgrad (high-grade) zusammengefaßt werden.

3.4. Tumorstaging (TNM-System) und Stadiengruppierung 0-IV (UICC)

Für die Beurteilung des Primärtumors ist die Tumorgröße und eine etwaige Infiltration von Nachbarorganen maßgeblich. Die lymphogene Metastasierung erfolgt in perirektale, iliacale und/oder inguinale Lymphknoten. Karzinome der oberen Hälfte des Analkanals metastasieren primär nach kranial in die perirektalen Lymphknoten, die Tumoren der unteren Hälfte üblicherweise in die iliacalen und/oder inguinalen Lymphknoten. Fernmetastasen finden sich bei Analkanalkarzinomen zum Zeitpunkt der Erstdiagnose bei hoch- und mittelgradig differenzierten Tumoren nur ganz ausnahmsweise, bei niedrig und undifferenzierten Tumoren in etwa 10% der Fälle. Detailliertes TNM-System und Stage-Grouping nach der UICC siehe Tab. 1, 2. Die klinischen T-, N- und M-Kategorien entsprechen den pathologischen mit pT-, pN- und pM- gekennzeichneten Kategorien. Endosonographisch ermittelte Kategorien sind durch Vorsetzen eines Prefixes u, Kategorien nach vorangegangener Radiochemotherapie durch das Vorsetzen eines Prefixes y zu kennzeichnen. Das Tumorstadium 0-IV nach der UICC wird anhand der Kombination der jeweiligen T-, N- und M-Kategorie ermittelt. Dabei können klinisch und pathologisch ermittelte Kategorien sinnvollerweise miteinander für die Tumorstadienermittlung kombiniert werden. Die histologische Untersuchung besitzt dabei die jeweils höhere Validität.

3.5. Residualtumorklassifikation

Während TNM und pTNM die anatomische Ausbreitung des Tumors ohne Berücksichtigung der Therapie beschreiben, gibt die Residualtumorklassifikation (R-Klassifikation) Auskunft über den Tumorstatus nach Behandlung. Sie spiegelt die Effektivität der Therapie wider und beeinflußt das weitere therapeutische Vorgehen.

Die Definition ist:

R-0: kein nachweisbarer Residualtumor nach Therapie

R-1: mikroskopischer Residualtumor nach Therapie

R-2: makroskopischer Residualtumor nach Therapie

Die R-Klassifikation ist nur bei enger Kooperation von Klinikern und Pathologen möglich; bei Analkanalkarzinomen nach Radio- und/oder Chemotherapie (ohne Resektion) ist diese vielfach nicht praktikabel.

4. DIAGNOSTIK

4.1. Symptome

Perianales Brennen, peranale Blutung, anale Schwellung, Fremdkörpergefühl, perianaler Juckreiz, Inkontinenz, Tenesmen, Änderung der Stuhlgewohnheiten, Schmerzen; ein Teil der Patienten ist symptomfrei.

4.2. Inspektion, Palpation, Proktoskopie

Atypische Befunde (z.B. laterale Fissur) sowie Befunde, welche innerhalb von 4-6 Wochen nicht abheilen, müssen mit Hilfe einer Probeexzision histologisch untersucht werden. Sämtliches, im Rahmen operativer Eingriffe im anorektalen Bereich gewonnenes Gewebe sollte histologisch untersucht werden; auch primär unverdächtig erscheinende Befunde, wie z.B. Hämorrhoiden und Gewebe bei Fistel- oder Fissuroperationen.

4.3. Bestimmung der Tumorausdehnung und Tumorausbreitung

Primärtumor: Beurteilung der Verschieblichkeit auf dem Untergrund, gynäkologische Untersuchung; (fakultativ: Zystoskopie, Urogramm, CT des kleinen Beckens, Endosonographie)

Metastasen: Palpatorische Beurteilung der Leistenlymphknoten; bei vergrößerten Leistenlymphknoten: Feinnadelpunktion; falls negativ Lymphknotenexstirpation, primär keine Dissektion! Weiters CT des Beckens, Lebersonographie, Lungenröntgen in zwei Ebenen.

5. THERAPIE

Die Therapie der Plattenepithelkarzinome des Analkanales hat sich in den letzten Jahrzehnten deutlich verändert. Bestand früher die einzige Heilungschance in Form einer abdominoperinealen Rektumexstirpation, so haben multimodale Therapien, bei denen die Radio-Chemotherapie im Vordergrund steht, zu steigenden Überlebensraten und in den meisten Fällen zu einer Schließmuskelerhaltung geführt.

5.1. Chirurgische Therapie

5.1.1. Lokale Exzision

Die lokale Exzision kleiner Tumore (< 2 cm im Durchmesser) erbringt nach heutigem Wissen keinen Vorteil gegenüber der kombinierten Radio-Chemotherapie. Sie wird jedoch weiterhin bei den seltenen Adenokarzinomen des Analkanales, bei kleinen Analrandkarzinomen sowie bei den primär infiltrativ wachsenden Tumoren ohne Metastasierungstendenz angewandt (z.B. Mb. Bowen).

5.1.2. Abdominoperineale Rektumexstirpation

Bei Adenokarzinomen des Analkanales ist die kurative Standardoperation die abdomino-perineale Rektumexstirpation. Beim Plattenepithelkarzinom schien die Indikation bisher bei Tumoren gegeben, die lokal nicht mehr kurativ entfernt werden konnten. Bei der jetzigen Therapieform ist die Indikation bei Rezidiven nach kombinierter Radio-Chemotherapie gegeben. Zur adäquaten Lymphknotendissektion wird die hohe Ligatur der Arteria mesenterica inferior durchgeführt sowie die vollständige Ausräumung des Fettkörpers der Fossa ischiorectalis.

5.1.3. Leistenlymphknotenchirurgie

Die inguinale Lymphknotendissektion sollte bei therapierefraktären oder rezidivierenden Lymphknotenmetastasen nach vorangegangener Radio-Chemotherapie durchgeführt werden.

5.1.4. Entfernung von Fernmetastasen

Lungen- oder Lebermetastasen (vor allem singuläre) können situationsabhängig nach Ausschluß weiterer Tumorabsiedelungen entfernt werden.

WER DER GESUNDEN ZELLE SCHUTZ GIBT,
NIMMT DER CHEMOTHERAPIE IHREN SCHRECKEN.

ETHYOL schützt gesunde Körperzellen.

ETHYOL® ist eine Prodrug, die durch die alkalische Phosphatase aktiviert wird. Als freies Thiol wird es selektiv in „normale" Körperzellen eingeschleust und reagiert dort – und nur dort – mit dem Chemotherapeutikum. In den Tumorzellen bleibt die Wirkung des Chemotherapeutikums erhalten.
ETHYOL® reduziert sowohl akute (Neutropenie-bedingtes Infektionsrisiko) wie auch kumulative (Cisplatin-bedingte Nephrotoxität) Toxizitäten einer Chemotherapie.

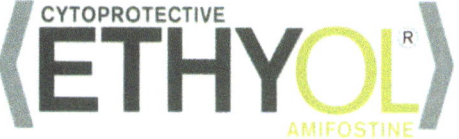

CYTOPROTECTIVE
{ETHYOL®}
AMIFOSTINE

Jetzt können Sie das Nierenzellkarzinom in Schach halten: PROLEUKIN®

STÄRKT DIE IMMUNFUNKTION.
SCHWÄCHT DEN TUMOR.

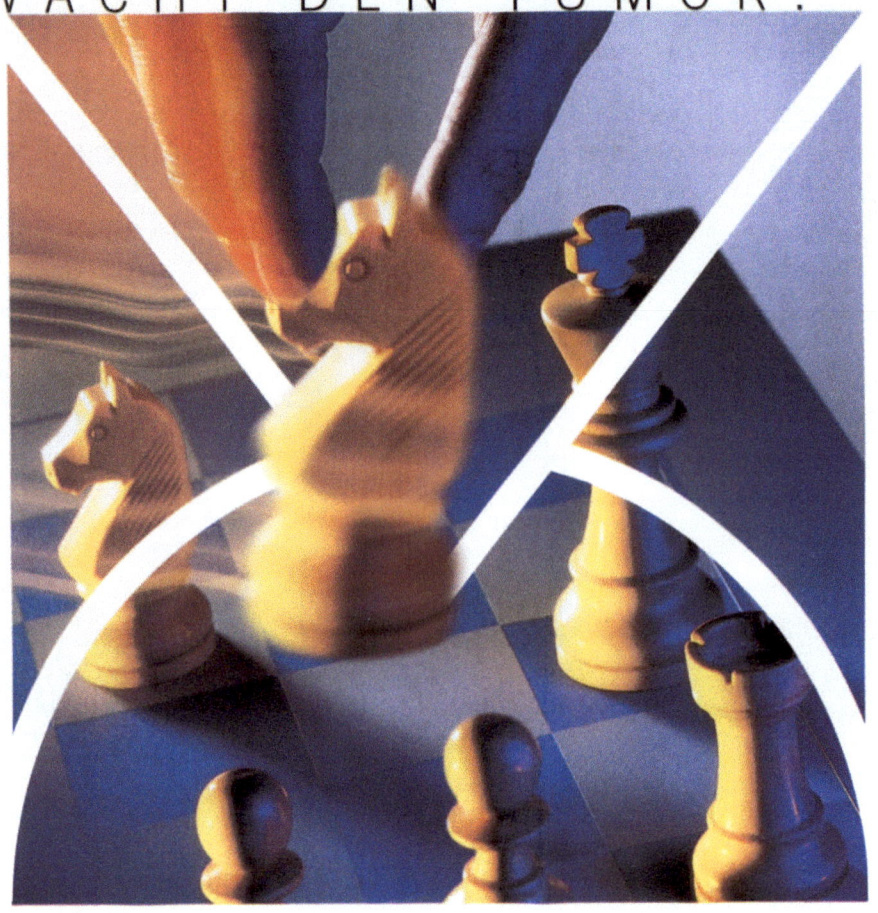

Proleukin®

führt zur Wiederherstellung der Immunfunktion und erzielt durch seine Antitumorwirkung überdurchschnittlich hohe Remissionsraten. Dadurch führt Proleukin® zu einer hochsignifikanten Verlängerung der Lebenserwartung von Patienten mit metastasiertem Nierenzellkarzinom.

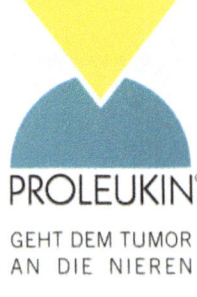

PROLEUKIN®

GEHT DEM TUMOR
AN DIE NIEREN

ANALKARZINOM

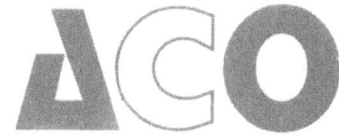

5.2. Strahlentherapie

Eine alleinige Radiotherapie ist bei T1-Tumoren durchaus vertretbar. Das Zielvolumen der Bestrahlung umschließt den Primärtumor sowie die regionären und befallenen Lymphknotenstationen. Es werden im allgemeinen Dosen von 46 bis maximal 60 Gy auf die Primärtumorregion verabreicht. Eine Dosisaufsättigung des Primärtumors kann auch mit Hilfe einer interstitiellen Brachytherapie erfolgen.

5.3. Chemotherapie

Die wirksamen Substanzen sind 5-Fluorouracil und Mitomycin C. Sie finden ihren Einsatz in Kombination mit der Radiotherapie.

5.4. Kombinierte Radio-Chemotherapie

Die kombinierte Radio-Chemotherapie ist die Standardbehandlung des Analkarzinoms. In den Stadien T3/T4 wird durch diese Therapie eine signifikante Verbesserung der lokalen Kontrolle erreicht. Das Ansprechen der Therapie ist etwa 6-8 Wochen nach Ende der Therapie zu evaluieren, die Indikation zur Biopsie soll individuell gestellt werden.

5.5. Therapie des Rezidives

Die Therapie des Rezidivs ist individuell anzupassen. Prinzipiell unterscheidet man Resektionsverfahren (abdominoperineale Resektion) von palliativen Verfahren. Zu den palliativen Verfahren zählen die Anlage eines Kolostomas (um einem Ileus vorzubeugen), die lokale Elektrokoagulation, die Laserdesobliteration, die photodynamische Therapie, die Brachytherapie und die Kryotherapie.

6. SONDERFORMEN MALIGNER TUMOREN

6.1. Karzinome am Boden anorektaler Fisteln

Es handelt sich hierbei meist um muzinöse Adenokarzinome, die insgesamt sehr selten sind. Die Therapie besteht in der abdominoperinealen Rektumresektion. Eine kombinierte Radio-Chemotherapie sollte bei Fisteln mit Plattenepithelkarzinomanteilen vor einer radikalen Operation angestrebt werden.

6.2. Morbus Bowen

Die Therapie der Wahl ist die lokale Exzision nach erfolgtem „Analmapping". Liegt bereits ein invasives Wachstum vor, erfolgt die Therapie wie bei dem Plattenepithelkarzinom.

6.3. Perianaler Morbus Paget

Ist oft Manifestationsform eines darunter liegenden Karzinoms perianaler Drüsen oder anderer Hautanhangsgebilde und wird dann wie das Analkarzinom behandelt. Findet sich histologisch kein Karzinom, wird nur lokal exzidiert.

6.4. Malignes Melanom

Die Analregion ist nach Haut und Auge die dritthäufigste Lokalisation des malignen Melanoms. 5-10% aller malignen Tumore der Analregion sind maligne Melanome.

Die Therapie des malignen Melanoms der Analregion ist chirurgisch: bei einem malignen Melanom mit einer Breslow-Tumordicke von maximal 1.5 bis 2.0 mm ist die lokale Exzision indiziert; Ansonsten ist die abdominoperineale Rektumexstirpation das Verfahren der Wahl. Bei malignen Melanomen mit einer Tumordicke zwischen 3.0 bis 4.0 mm ist die beidseitige elektive inguinale Lymphknotendissektion zu erwägen.

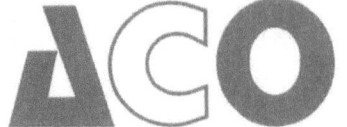

ANALKARZINOM

7. NACHSORGE

Termine: 1. und 2. Jahr: alle 3 Monate
3. Jahr: alle 6 Monate
danach: jährlich

Untersuchungsprogramm:

Klinische und insbesondere lokale Untersuchung, Stanzbiopsien bei Verdacht auf Tumorpersistenz, kleines Blutbild, Proktoskopie, Rektoskopie, rektale Endosonographie, Lebersonographie, Lungenröntgen in 2 Ebenen. Fakultativ: CT des Beckens und Abdomens.

8. PROGNOSE

Bei Karzinomen des Analrandes werden 5-Jahres-Überlebensraten zwischen 50% und 70% angegeben, bei Karzinomen des Analkanales zwischen 30% und 60%.

9. PRÄVENTION

Propagierung und Maßnahmen für einen „safer sex" in Zusammenhang mit AIDS wären auch für die Prävention des Analkarzinoms wünschenswert. Risikopatienten (Homosexuelle, Patienten mit Condylomata accuminata, immunsupprimierte Patienten) sollten auf die Frühsymptome des Analkarzinoms hingewiesen und engmaschiger kontrolliert werden.

10. LITERATUR

Cohen AM, Winawer SJ(Hrsg) Cancer of the Colon, Rectum and Anus McGraw-Hill; New York London Sydney (1995)

Doggett S., Green J., Cantril S. Efficacy of radiation therapy alone for limited squamous cell carcinoma of the anal canal. Int j Rad Oncol Biol Phys 15: 1069-1072

Gebbers J.O., Laissue J.A.: Karzinome der Analregion. Ausbreitung und Metastasierung. Verh.Dtsch.Ges.Path. (1984), 68: 297

Gordon PH. Current status - perianal and anal canal neoplasms. Dis Colon Rectum (1990), 33: 799 - 808

Hager T., Hermanek P.: Maligne Tumoren der Analregion. In: Gall F.P., Hermanek P., Tonak P. (Hrsg.): Chirurgische Onkologie, Histologie- und stadiengerechte Therapie maligner Tumoren. Springer, Berlin (1986)

Hermanek P, Henson DE, Hutter RVP, Sobin LH, eds. TNM Supplement Springer,Berlin Heidelberg New York London Paris Tokyo Hong Kong Barcelona Budapest (1993 UICC)

Hermanek P, Hutter RVP, Sobin LH, Wagner G, Wittekind Ch, eds. TNM Atlas 5 th ed, Springer,Berlin Heidelberg New York London Paris Tokyo Hong Kong Barcelona Budapest (1997 UICC)

Holzner JH, Feigl W, Klimpfinger M, Leibl W. et al. (Hrsg.). Österreichische Gesellschaft für Pathologie: Histologische Tumorklassifikation. Histopathologische Nomenklatur und Klassifikation der Tumoren und tumorartigen Veränderungen. Springer, Wien - New York (1984)

Jass J R, Sobin L H. Histological Typing of Intestinal Tumours.2 nd Ed.WHO International Histological Classification of Tumours.Springer,Berlin Heidelberg New York London Paris Tokyo Hong Kong (1989)

Klimpfinger M, Hauser H, Berger A, Hermanek P. Aktuelle klinisch- pathologische Klassifikation von Karzinomen des Analkanals. Acta Chir Austr (1994), 6: 345-351

Lewin KJ, Ridell RH, Weinstein W M. Gastrointestinal Pathology and its Clinical Implications.Igaku-Shoin,New York-Tokyo (1992)

Lohnert M., Dohrmann P, Doniec JM. Diagnosis and therapy of anal carcinoma. Dtsch Med Wochenschr (1994), 119 : 1701 - 1705

Nigro N.D. An evaluation of combined therapy for squamous cell cancer of the anal canal. Dis.Colon Rectum (1984), 27: 763

Nigro ND., Vaitkeviceus V, Herskovic A. Preservation of function in the treatment of carcinoma of the anus. In: Important advances in oncology, Eds. DeVita V. J.B.Lippincott Company (1989): 161-177

Palmer JG, Scholefield JH, Coates PJ, et al. Anal cancer and human papillomaviruses.Dis Colon Rectum (1989), 32: 1016-1022

Ramanujeam PS, Venkatesch KS, Co-Barnett T, Fietz MJ. Study of the human papillomavirus infection in patients with anal squanous cancer. Dis Colon Rectum (1996), 39 : 37 - 39

Williams GR, Talbot IC. Anal carcinoma - a histological review. Histopathology (1994), 25: 507 - 516

Wittekind CH, Wagner G. TNM Klassifikation maligner Tumoren. 5. Auflage, Springer Verlag (1997)

BRONCHUSKARZINOM

F.M. Smolle-Jüttner, F. Eckersberger, G.B. Friehs, H. Hausmanninger, K. Kapp,
E. Moritz, A. Offner, H. Popper, N. Pridun, B. Ratzenhofer, G. Röger, G.M. Salzer,
Ch. Schwarz

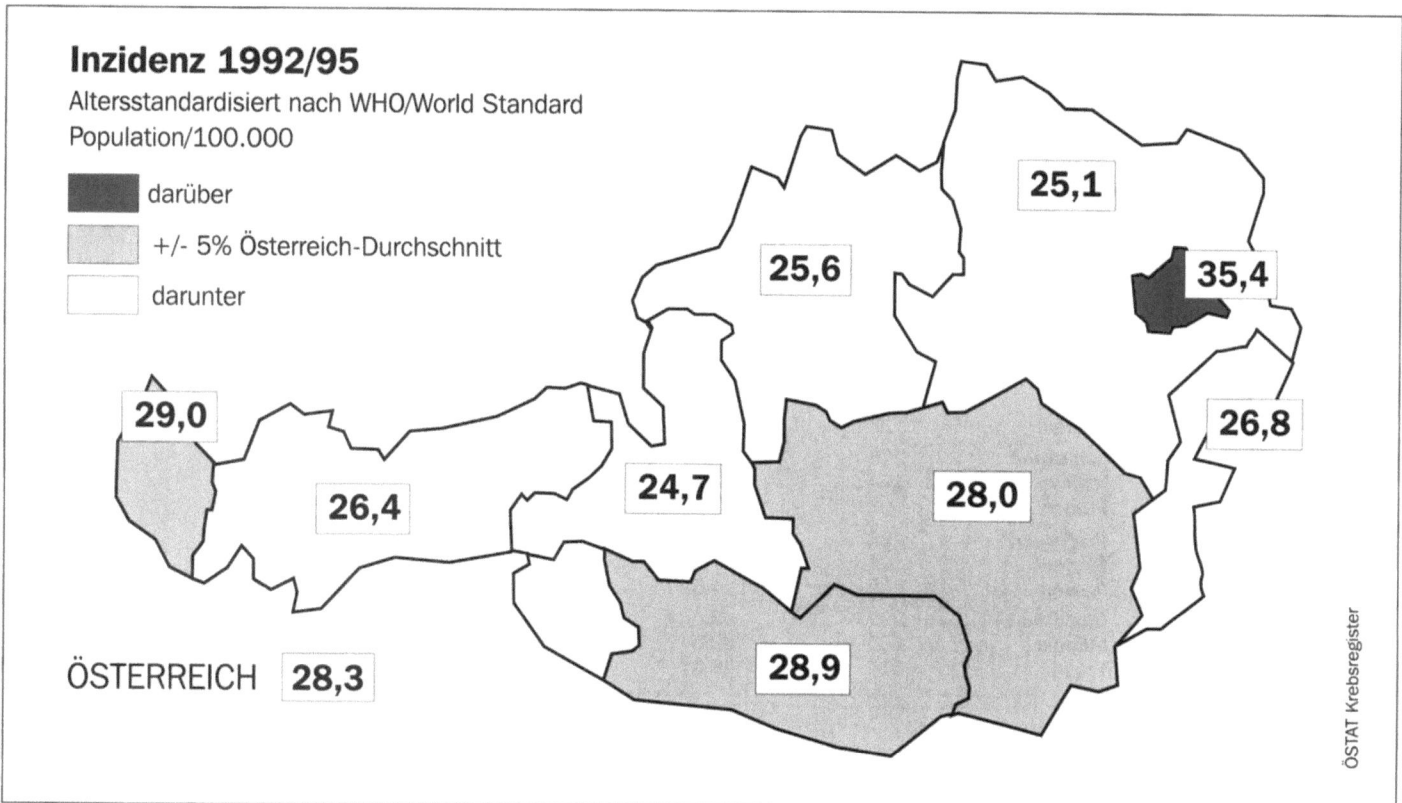

	Insgesamt	Männer	Frauen
Inzidenz 1992/95			
Neuerkrankungen absolut (Jahresdurchschnitt):	3.739	2.782	957
Rohe Raten/100.000:	46,9	72,1	23,2
WHO-World-Standard-Raten/100.000:	28,3	51,1	11,9
Linearer Trend 1983-1995:	-1,0%	-12,4%	+26,0%
Prozent an Gesamt-Krebsinzidenz:	11,1	17,2	5,5
Stadien-Verteilung (U.S.-SEER) in Prozent			
Carcinoma in situ:	0,0	0,0	0,1
lokalisiert:	19,3	19,2	19,7
regionalisiert:	31,4	32,8	27,2
disseminiert:	33,9	33,0	36,6
unbekannt:	15,4	15,0	16,4
Mortalität 1992/95			
Sterbefälle absolut (Jahresdurchschnitt):	3.227	2.401	826
Rohe Raten/100.000:	40,4	62,2	20,1
WHO-World-Standard-Raten/100.000:	23,6	43,4	9,7
Linearer Trend 1983-1995:	-1,5%	-12,1%	+22,9%
Prozent an Gesamt-Krebsmortalität:	16,7	24,8	8,6

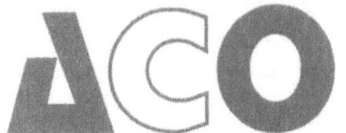

BRONCHUSKARZINOM

Inzidenz im Jahresdurchschnitt 1992/95			Neuerkrankungen (Jahresdurchschnitt)		%-Veränderung
Bundesland	Geschlecht	Absolut	Rohe Rate auf 100.000	Altersstandard. Raten auf 100.000 (WHO-WORLD)	1983/95 (linearer Trend)
ÖSTERREICH	Insgesamt	3.739	46,9	28,3	- 1,0
	Männer	2.782	72,1	51,1	- 12,4
	Frauen	957	23,2	11,9	+26,0
Burgenland	Insgesamt	132	48,4	26,8	- 9,7
	Männer	102	76,4	49,3	- 24,5
	Frauen	31	21,9	10,8	+77,3
Kärnten	Insgesamt	276	49,5	28,9	- 7,0
	Männer	215	79,5	54,1	- 11,9
	Frauen	61	21,2	10,3	+11,4
Niederösterreich	Insgesamt	656	43,6	25,1	+ 2,0
	Männer	495	67,5	45,0	- 9,5
	Frauen	161	20,9	10,0	+24,3
Oberösterreich	Insgesamt	549	40,1	25,6	- 7,2
	Männer	424	63,0	47,6	- 18,2
	Frauen	126	18,0	9,7	+20,3
Salzburg	Insgesamt	182	36,5	24,7	- 1,0
	Männer	137	56,8	44,3	- 9,1
	Frauen	45	17,5	10,5	+26,8
Steiermark	Insgesamt	569	47,4	28,0	+ 8,0
	Männer	447	76,7	52,4	- 3,9
	Frauen	122	19,7	10,2	+53,4
Tirol	Insgesamt	256	39,6	26,4	- 17,7
	Männer	194	61,2	47,7	- 26,1
	Frauen	63	18,9	10,9	+ 5,5
Vorarlberg	Insgesamt	129	37,9	29,0	- 1,2
	Männer	104	61,4	54,4	- 2,4
	Frauen	25	14,6	9,5	- 14,6
Wien	Insgesamt	990	62,4	35,4	+ 7,6
	Männer	665	89,6	60,6	- 9,3
	Frauen	324	38,5	18,5	+37,6

Sterbefälle im Jahresdurchschnitt 1992/95			Sterbefälle (Jahresdurchschnitt)		%-Veränderung
Bundesland	Geschlecht	Absolut	Rohe Rate auf 100.000	Altersstandard. Raten auf 100.000 (WHO-WORLD)	1983/95 (linearer Trend)
ÖSTERREICH	Insgesamt	3.227	40,4	23,6	- 1,5
	Männer	2.401	62,2	43,4	- 12,1
	Frauen	826	20,1	9,7	+22,9
Burgenland	Insgesamt	104	38,2	20,1	- 14,1
	Männer	83	62,4	39,6	- 23,7
	Frauen	21	15,2	6,9	+31,2
Kärnten	Insgesamt	245	44,0	24,9	- 2,7
	Männer	189	69,9	46,7	- 8,9
	Frauen	56	19,6	9,2	+23,0
Niederösterreich	Insgesamt	569	37,9	21,1	- 2,3
	Männer	432	58,9	38,9	- 12,4
	Frauen	138	17,9	7,9	+12,0
Oberösterreich	Insgesamt	462	33,7	20,8	- 6,3
	Männer	359	53,4	39,7	- 16,6
	Frauen	103	14,7	7,4	+17,1
Salzburg	Insgesamt	160	32,0	20,8	+ 0,7
	Männer	121	49,9	38,0	- 9,6
	Frauen	39	15,3	8,6	+40,5
Steiermark	Insgesamt	486	40,5	23,2	+ 3,1
	Männer	381	65,4	43,9	- 6,2
	Frauen	105	17,0	8,4	+38,4
Tirol	Insgesamt	229	35,4	23,2	- 7,8
	Männer	173	54,7	42,3	- 17,2
	Frauen	56	17,0	9,8	+25,3
Vorarlberg	Insgesamt	120	35,4	26,9	+19,7
	Männer	97	57,3	51,1	+13,6
	Frauen	24	13,8	8,7	+14,5
Wien	Insgesamt	850	53,7	29,3	+ 4,8
	Männer	567	76,3	50,9	- 11,3
	Frauen	283	33,6	15,1	+30,0

BRONCHUSKARZINOM

F.M. Smolle-Jüttner, F. Eckersberger, G.B. Friehs, H. Hausmanninger, K. Kapp,
E. Moritz, A. Offner, H. Popper, N. Pridun, B. Ratzenhofer, G. Röger, G.M. Salzer,
Ch. Schwarz

1. EINLEITUNG

Aufgabe dieses Beitrages soll und kann es nicht sein, die konsequente Aus- und Weiterbildung in der Thoraxchirurgie und die Erfahrung durch die regelmäßige Ausübung dieser speziellen Operationen zu ersetzen.

Die in Österreich derzeit bestehende Konzentration der Thoraxchirurgie auf einige Zentren mit Einzugsgebieten von je ca. 1 Million Menschen schafft durchaus adäquate Versorgungsmöglichkeiten. Der Manualbeitrag stellt dementsprechend eine orientierende Auflistung des status quo aus einem Gebiet der Onkologie dar, das sowohl aus thoraxchirurgischer als auch aus radio- und chemotherapeutischer Sicht in keiner Weise als abgeschlossen gelten darf.

2. EPIDEMIOLOGIE

In den Jahren 1990-92 wurden durchschnittlich 3.709 Neuerkrankungen/Jahr registriert. Damit bewegt sich das Bronchuskarzinom in Österreich im oberen Bereich der Inzidenzen an bösartigen Erkrankungen. Seit 1983 ist die Gesamterkrankungsrate zwar nahezu gleichbleibend (-1,7% pro 100.000 EW), diese geht allerdings zu Lasten einer fallenden Inzidenz bei Männern (-10,6%) gegenüber einer stark steigenden bei Frauen (+16,8%). Die durchschnittliche Häufigkeit beträgt 74,3 bei Männern und 22,7 bei Frauen pro 100.000 EW. Die westlichen Bundesländer und die Bundeshauptstadt liegen dabei über, die östlichen unter dem internationalen Durchschnitt.

2.1 Sterberate

Mit 3.213 Todesfällen pro Jahr liegt das Bronchuskarzinom in der Mortalitätsstatistik maligner Erkrankungen in Österreich beim Mann an der ersten, bei der Frau nach dem Mamma- und kolorektalen Karzinom an dritter Stelle. Die alterskorrigierten Sterberaten verdoppeln sich beim Bronchuskarzinom etwa alle 15 Jahre.

Altersentwicklung/Geschlechtsverteilung: Während vor 20 Jahren der Altersgipfel des Bronchuskarzinoms im 50. und 60. Lj. lag, verschiebt sich das Inzidenzalter nun kontinuierlich in Richtung jüngerer Patienten. Das Auftreten vor dem 40. Lj. ist meist deutlich mit exzessiven Rauchgewohnheiten verbunden, seltener handelt es sich dabei um Sonderformen von Adenokarzinomen. Im Kindesalter tritt das Bronchuskarzinom praktisch nur in Form des biologisch als benigner Tumor verlaufenden neuroendokrinen Karzinoms Grad I auf. Betrug die Geschlechtsverteilung Männer:Frauen vor 20 Jahren 9:1, so liegt sie derzeit bei 3:1.

3. ÄTIOLOGIE

Das Bronchuskarzinom ist zu über 90% direkt bzw. indirekt durch Zigarettenkonsum bedingt. Übrige Umweltfaktoren, entzündliche Erkrankungen und genetische Disposition spielen eine untergeordnete Rolle. In den Industrieländern ist seit Jahrzehnten ein ständiger Trend zu immer früherem Beginn des Zigarettenkonsums bei initial bereits großen Tagesmengen zu beobachten. Mädchen haben dabei mittlerweile die Burschen eingeholt. Die kritische Gesamtdosis an Karzinogenen wird so immer früher erreicht. Nach einem Äquivalent von 20 Zigaretten/Tag über 20 Jahre ist das Risiko um etwa das 60 bis 100fache gegenüber Nichtrauchern erhöht. Das Passivrauchen – vor allem von Ehepartnern, Kindern und am Arbeitsplatz – muß im Hinblick auf die hohe Karzinogenkonzentration im Nebenstromrauch ebenfalls als beachtliches Risiko angesehen werden.

Genetik/Biologie: Genetische Faktoren spielen beim Bronchuskarzinom eine sekundäre Rolle. Für Verwandte ersten Grades eines Bronchuskarzinomträgers ist das Erkrankungsrisiko generell nur leicht, bei zusätzlichem Nikotinkonsum deutlich erhöht.

Risikofaktoren: Zigarettenkonsum und genetische Faktoren

Familienanamnese: Verwandte ersten Grades von Bronchuskarzinomträgern haben ein 1,2- bis 2fach erhöhtes Bronchuskarzinomrisiko, das sich bei Rauchern mit dem zigaretteninduzierten Basisrisiko multipliziert.

Passivrauchen: Das Risiko passiv mitrauchender Ehepartner von Rauchern steigt um ca. 90%, wenn der Partner mehr als 20 Zigaretten raucht. Eine Exposition am Arbeitsplatz (Kellner, Büroangestellte) hat ebenfalls ein um 50-90% erhöhtes Risiko zur Folge.

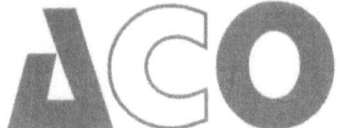

BRONCHUSKARZINOM

HNO-Tumore: Patienten, die in der Anamnese ein fast immer zigaretteninduziertes HNO-Karzinom haben, entwickeln in 10-20% ein Bronchuskarzinom als Zweitmalignom.

Entzündliche Erkrankungen: Fibrosebezirke bzw. Narben (z.B. posttuberkulös) stellen ein Risiko bezüglich der Entwicklung von Adenokarzinomen dar.

Sonstige Umweltfaktoren: Substanzen wie Arsen, Uranpechblende, Chrom, Kohlenwasserstoffdämpfe, Asbest und Metallschleifstaub werden heute in der Arbeitswelt unter hohen Sicherheitsvorkehrungen behandelt, sodaß das Restrisiko äußerst gering geworden ist. Warnsignale: Alle für den Betroffenen wahrnehmbaren Folgen des Bronchuskarzinoms wie blutig tingiertes Sputum, unstillbarer Husten, poststenotische Pneumonie, Thoraxschmerz, Heiserkeit oder Dyspnoe und Gewichtsverlust sind Spätsymptome! Es gibt keine frühen Warnsignale.

4. PRÄVENTION/FRÜHERKENNUNG

4.1. Zigarettenkonsum

Für das Bronchuskarzinom trifft zu, was für fast kein anderes Malignom der Fall ist: der hauptverursachende Faktor ist identifiziert. Über 90% aller Bronchuskarzinomfälle gehen zu Lasten des Rauchens. Diese Tatsache ist unbestritten, durch unzählige Studien belegt und seit den 60er Jahren bekannt. Mittlerweile hat sich gezeigt, daß rund 30% aller Neoplasien direkt oder indirekt Zigarettenrauch-induziert sind.

Bei Zigaretten handelt es sich um ein Agens, das alle definierten Kriterien des Suchtgiftes erfüllt: Psychische und somatische Abhängigkeit, Tendenz zur Dosiserhöhung, Bagatellisierung bzw. Negierung negativer Folgen, aggressives Verhalten gegenüber Kritik.

Trotzdem verabsäumt der Gesetzgeber beharrlich jegliche Maßnahmen, die zu einer effizienten Reduktion des Zigarettenkonsums führen würden: Durch die unglückliche Verquickung wirtschaftlicher Interessen (allein die österreichische Tabakregie produziert täglich ca. 14 Mio. Zigaretten) mit staatlichen Institutionen (Koppelung von Gesundheits- und Sportressort, Sportförderung jedoch durch die Tabakindustrie) werden sämtliche diesbezüglichen Versuche – so sie überhaupt stattfinden – medienwirksam (Mediensponserung durch Tabakindustrie) im Keim erstickt. Der Hinweis auf die „Budgetentlastung durch die Tabaksteuer" ist angesichts der Folgekosten des Zigarettenkonsums absurd: Nach Berechnungen aus den USA sind die Folgekosten des Rauchens 2,5 mal höher als die Einnahmen. Offenbar ist man aber in Österreich nicht gewillt, so wie in den USA, die Konsequenzen aus dieser Erkenntis zu ziehen: Internationale Erfahrungen haben gezeigt, daß bereits die Minimalmaßnahme eines Verbots der Tabakwerbung den „Einstieg" von Jugendlichen signifikant verringern würde. PR-Aktionen mit negativer emotioneller Belegung des Zigarettenkonsums und rauchfreie Zonen würden weitere Fortschritte erbringen. Daß es angesichts der fehlenden öffentlichen Unterstützung fast unmöglich ist, den einzelnen, gefährdeten Patienten zur Zigarettenabstinenz zu überreden, belegen folgende Zahlen: 3 von 100 Rauchern sind nach einem Aufklärungsgespräch überhaupt entwöhnungswillig; von den Entwöhnungswilligen schaffen nur 25% den totalen Entzug.

4.2. Protektive Substanzen

Mehrere Substanzen haben experimentell vielversprechende protektive Wirkung gezeigt: Es gab Hinweise, daß synthetische Retinoide, Beta-Carotin, Vitamin A, E und C sowie Selen die maligne Transformation von Bronchialepithelien stoppen könnten. In der klinischen Anwendung bei Rauchern waren die Resultate ernüchternd: Eine rezente Studie mußte sogar wegen einer tendenziell höheren Karzinominzidenz in der Therapiegruppe gestoppt werden.

4.3. Früherkennung

Die sogenannten Früherkennungen beim Bronchuskarzinom sind – infolge des Fehlens von Frühsymptomen – fast durchwegs Zufallsbefunde. Daher ist die Rate der bei der Diagnosestellung bereits inoperablen bzw. infausten Fälle erschreckend hoch. Für eine höhere Früherkennungsrate wären allerdings bei den Risikogruppen (Raucher und Passivraucher) Thoraxröntgen, Sputumzytologie und Fiberbronchoskopie alle 4 Monate (!) erforderlich, was weder logistisch noch finanziell durchführbar ist.

Die Abschaffung der aus der TBC-Ära stammenden verpflichtenden Röntgenreihenuntersuchungen, die hin und wieder zur Diagnose von Frühfällen geführt hatte, ist bedauerlich.

NAVELBINE®
vinorelbine

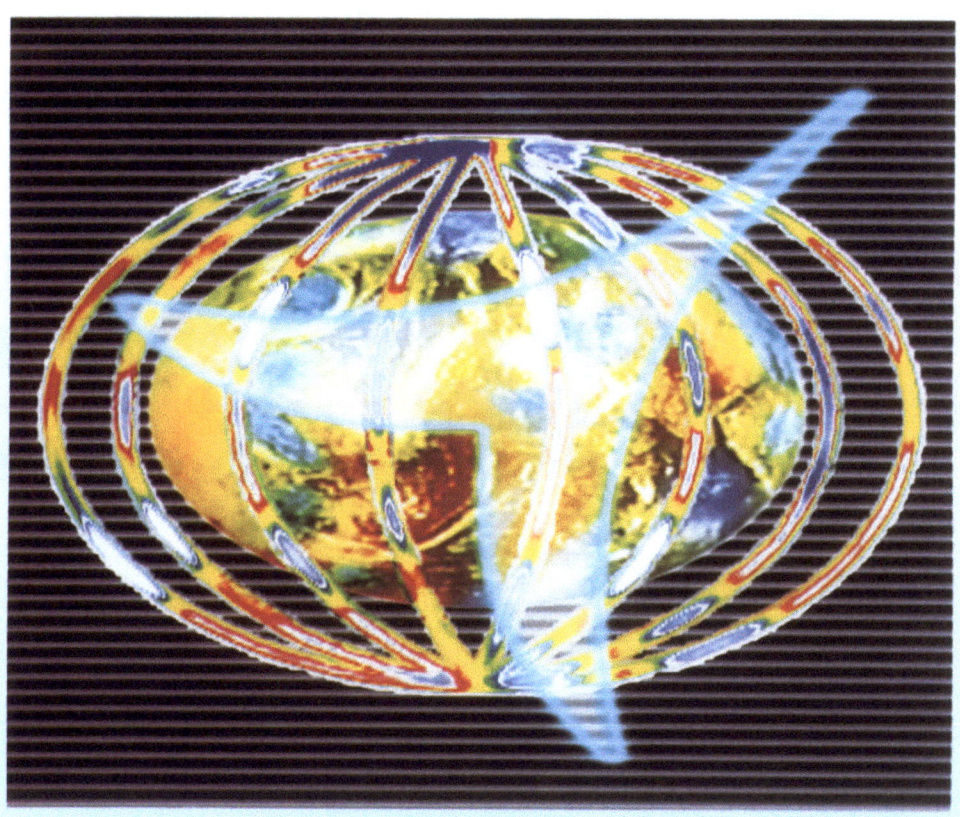

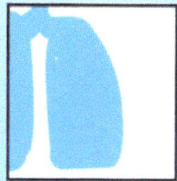 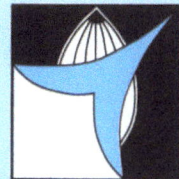 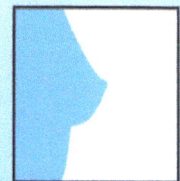

Navelbine® 10 mg (50 mg) – Infusionskonzentrat

Zusammensetzung
1 Stechampulle enthält
Vinorelbin-Ditartrat   13,85 mg (69,25 mg)
entsprechend 10 mg (50 mg) Vinorelbin
in 1 ml (5 ml) Aqua ad inj.
Anwendungsgebiete
Als Monosubstanz und in der Kombinationstherapie des inoperablen **nicht-kleinzelligen Bronchialcarcinoms**.
Erfolge beim fortgeschrittenen **Mammacarcinom** liegen bis jetzt nur aus Phase-II-Studien vor.
Gegenanzeigen
– Bekannte Überempfindlichkeit gegenüber dem Wirkstoff
– schwere Leberinsuffizienz
– schwere Leukopenie (< 1.500/mm³)
– unbeherrschte Infekte
– Schwangerschaft
– Stillperiode

Weitere Angaben zu Nebenwirkungen, Wechselwirkungen sowie zu den besonderen Warnhinweisen zur sicheren Anwendung sind der „Austria Codex-Fachinformation" zu entnehmen.

Hersteller:
Bender+Co Ges mbH Wien
in Lizenz von Pierre Fabre Médicament, Frankreich

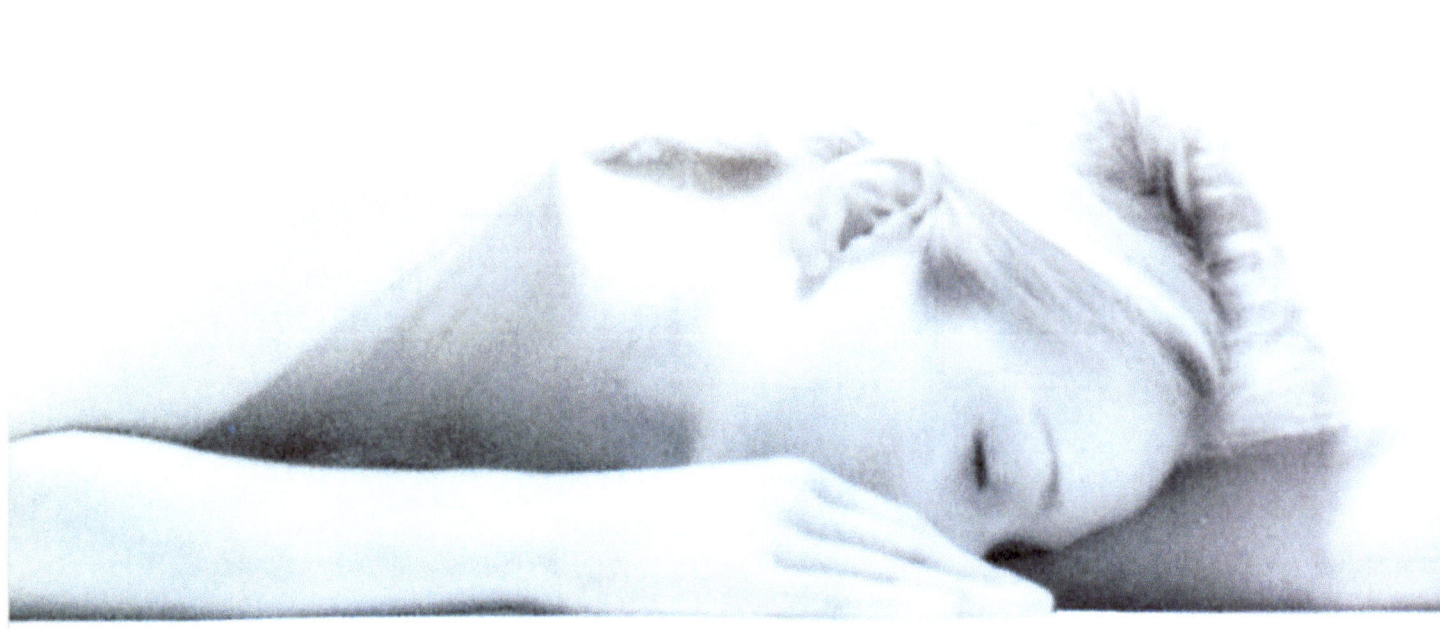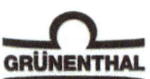

BRONCHUSKARZINOM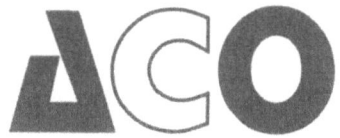

5. PATHOLOGIE

Für therapeutische Entscheidungen beim Bronchuskarzinom ist die Kenntnis des histopathologischen Subtyps unerläßlich.

5.1. Typing – Histomorphologischer Typ

Klassifizierung der Österreichischen Gesellschaft für Pathologie

a) **Plattenepithelkarzinom, Subtypen**
b) **Adenokarzinom, Subtypen**
c) **Großzelliges Karzinom** (Sonderform: klarzelliges Karzinom)
d) **Riesenzelliges Karzinom**
e) **Adenosquamöses Karzinom**
f) **Bronchialdrüsenkarzinom, Subtypen**
g) **Lungenblastom**
h) **Karzinosarkom**
i) **Neuroendokrines Karzinom:**

    I) *Neuroendokrines Karzinom G1* (typisches Karzinoid)

    II) *Neuroendokrines Karzinom G2* (atypisches Karzinoid)
    Sonderform: Mischtyp zwischen II und III

    III) *Neuroendokrines Karzinom G3* (Kleinzelliges Karzinom)
    Subtypen: IIIa: • oat-cell carcinoma (Haferzellkarzinom)
                                 • intermediärer Typ
                                 • kombinierter Typ (d.h. kombiniert mit nichtkleinzelligem Bronchuskarzinom)
                  IIIb: • großzelliger Typ

Grundsätzlich unterscheiden sich die Typen a-h (sogenannte „Nichtkleinzeller") zwar in der Prognose, das therapeutische Vorgehen ist jedoch identisch: Für Patienten mit einem TNM-Stadium I-IIIa ist primär ein chirurgisches Vorgehen indiziert, für die Stadien IIIb und IV sind palliative Verfahren – in erster Linie Radiotherapie – bzw. nur mehr symptomatische Maßnahmen möglich. In den letzten Jahren wurde in den Stadien IIIa und IIIb an einigen Zentren, besonders bei den immer häufiger betroffenen jungen Patienten, ein multimodales Verfahren eingesetzt. Das Schema: Hochaggressive Chemo-/Radiotherapie – Resektion – Chemo-/Radiotherapie zeigte erste Erfolge. Eine endgültige Evaluierung dieses komplikationsträchtigen, noch in klinischer Erprobung befindlichen Verfahrens ist allerdings noch nicht möglich.

Beim neuroendokrinen Karzinom G3 (früher sogenannter „Kleinzeller") steht heute bei den Stadien I bis II ebenfalls die Resektion im Zentrum kurativer Therapieintention: Langzeitheilungen sind aufgrund des hohen metastatischen Potentials allerdings nur unter zusätzlicher aggressiver Chemotherapie zu erzielen. Ob dabei die präoperative Einleitung der Chemotherapie zur Prognoseverbesserung führt, ist noch nicht völlig geklärt. Im Stadium IIIa wurde nach gutem Ansprechen auf Chemotherapie immer wieder versucht, durch Resektion des primär befallenen Areals die Prognose zu verbessern. Die größtenteils entmutigenden Resultate sollten Anlaß zu einer sehr kritischen Indikationsstellung zur sekundären Resektion im Stadium IIIa sein. Die Stadien IIIb und IV stellen klare Indikationen zu Chemo- bzw. Radiotherapie dar.

Das neuroendokrine Karzinom G2 (früher sogenanntes „atypisches" Karzinoid) kann im Verlauf durchaus der G3-Variante ähneln. Aufgrund der unsicheren Prognose sollte bei diesen Tumoren ebenfalls die Chemotherapie zusätzlich zur Resektion eingesetzt werden. Diesbezügliche Langzeitresultate sind allerdings noch ausständig. Beim neuroendokrinen Karzinom G1 (früher sogenanntes „benignes" Karzinoid) handelt es sich trotz der Bezeichnung Karzinom um einen benignen Tumor, der durch die Resektion allein als geheilt betrachtet werden kann.

5.2 Grading – Differenzierungsgrad

Der Differenzierungsgrad scheint nach dem derzeitigen Stand des Wissens bei den nichtkleinzelligen Bronchuskarzinomen keinen wesentlichen Einfluß auf den klinischen Verlauf zu haben. Daher hat hier der Grad der Differenzierung – anders als bei den neuroendokrinen Bronchuskarzinomen (s.o.) – keine therapeutischen Konsequenzen.

G1   hochdifferenziert
G2   mäßig differenziert
G3   schlecht differenziert oder undifferenziert
Gx   nicht differenzierbar

BRONCHUSKARZINOM

5.3. Staging – Stadieneinteilung

Basierend auf der Korrelation von Tumorausdehnung und Prognose wurden in den letzten 60 Jahren über 20 verschiedene Staging-Systeme erarbeitet, die sich meist nur in Nuancen unterscheiden. Die neueste Klassifikation wurde 1997 von der UICC publiziert. Es sollte bis auf weiteres in thoraxchirurgischen Fachabteilungen verwendet werden

Tabelle 1: TNM-Klinische Klassifikation (UICC 1997)

T - Primärtumor

TX	Primärtumor kann nicht beurteilt werden, oder Nachweis von malignen Zellen im Sputum oder bei Bronchialspülungen, jedoch Tumor weder radiologisch noch bronchoskopisch sichtbar
T0	Kein Anhalt für Primärtumor
Tis	Carcinoma in situ
T1	Tumor 3 cm oder weniger im größten Durchmesser, umgeben von Lungengewebe oder viszeraler Pleura, keine bronchoskopischen Zeichen einer Infiltration proximal eines Lappenbronchus (Hauptbronchus frei) [1]
T2	Tumor mit wenigstens einem der folgenden Kennzeichen hinsichtlich Größe oder Ausbreitung: • Tumor mehr als 3 cm in größter Ausdehnung • Tumor mit endobronchialer Ausbreitung in Intermediär- oder Hauptbronchus bis 2 cm oder weiter distal der Karina • Tumor infiltriert viszerale Pleura • Tumorassoziierte Atelektase oder obstruktive Entzündung bis zum Hilus, aber nicht der ganzen Lunge
T3	Tumor jeder Größe mit direkter Infiltration einer der folgenden Strukturen: Brustwand (einschließlich Tumoren des Sulcus superior), Zwerchfell, mediastinale Pleura, parietales Perikard oder Tumor im Hauptbronchus weniger als 2 cm distal der Karina, aber Karina selbst nicht befallen, oder Tumor mit Atelektase oder obstruktiver Entzündung der ganzen Lunge
T4	Tumor jeder Größe mit Infiltration wenigstens einer der folgenden Strukturen: Mediastinum, Herz, große Gefäße, Trachea, Ösophagus, Wirbelkörper, Karina; vom Primärtumor getrennte Tumorherde im gleichen Lappen; oder Tumor mit malignem Pleuraerguß [2]

Anmerkungen:

1	Ein seltener, sich oberflächlich ausbreitender Tumor jeder Größe mit einer nur auf die Bronchialwand begrenzten Infiltration wird auch dann, wenn er sich weiter proximal ausdehnt, als T1 klassifiziert.
2	Die meisten Pleuraergüsse bei Lungenkarzinomen sind durch den Tumor verursacht. Es gibt jedoch einige wenige Patienten, bei denen die mehrfache zytologische Untersuchung des Pleuraergusses negativ und der Erguß weder hämorrhagisch noch exsudativ ist. Wo diese Befunde und die klinische Beurteilung einen tumorbedingten Erguß ausschließen, sollte der Erguß als Kriterium der Klassifikation nicht berücksichtigt und der Tumor als T1, T2 oder T3 eingestuft werden.

N - Regionäre Lymphknoten

Regionäre Lymphknoten sind die intrathorakalen Lymphknoten sowie die ipsi- und kontralateralen Skalenus- und supraklavikulären Lymphknoten

NX	Regionäre Lymphknoten können nicht beurteilt werden
N0	Keine regionären Lymphknotenmetastasen
N1	Metastase(n) in ispilateralen peribronchialen Lymphknoten und/oder ipsilateralen Hiluslymphknoten (einschließlich eines Befalls durch direkte Ausbreitung des Primärtumors in intrapulmonale Lymphknoten)
N2	Metastasen in ipsilateralen mediastinalen und/oder subkarinalen Lymphknoten
N3	Metastasen in kontralateralen mediastinalen, kontralateralen Hilus-, ipsi- oder kontralateralen Skalenus- oder supraklavikulären Lymphknoten

M- Fernmetastasen

MX	Fernmetastasen können nicht beurteilt werden
M0	Keine Fernmetastasen
M1	Fernmetastasen einschließlich vom Primärtumor getrennter Tumorherde in einem anderen Lungenlappen (ipsilateral oder kontralateral)

pTNM: Pathologische Klassifkation

Die Kategorien pT, pN und pM entsprechen den Kategorien T, N und M.

pN0 Regionäre Lymphadenektomie und histologische Untersuchung üblicherweise von 6 oder mehr Lymphknoten

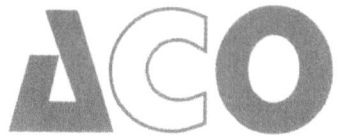

Tabelle 2: Stadiengruppierung nach UICC 1997

Tumorstadium	T-	N-	M-Kategorien
Okkultes Karzinom	TX	N0	M0
Stadium 0	Tis	N0	M0
Stadium IA	T1	N0	M0
Stadium IB	T2	N0	M0
Stadium IIA	T1	N1	M0
Stadium IIB	T2	N1	M0
	T3	N0	M0
Stadium IIIA	T1	N2	M0
	T2	N2	M0
	T3	N1,2	M0
Stadium IIIB	T4	jedes N	M0
	jedes T	N3	M0
	T4	jedes N	M0
Stadium IV	jedes T	jedes N	M1

Die Einteilung des kleinzelligen Karzinoms in limited disease und extensive disease sollte nicht mehr verwendet werden.

5.4. Tumormarker

Ein Großteil der Bronchuskarzinome, vor allem der neuroendokrine Typ, produziert eine Vielfalt von Markersubstanzen, die vor allem in der immunhistochemischen Differentialdiagnose routinemäßig eingesetzt werden. Das Muster der Markerexprimierung kann dabei von Fall zu Fall stark variieren. Eine Sekretion der Markersubstanzen in die Peripherie ist jedoch nicht die Regel, sodaß eine Markerbestimmung als Screening bzw. zur Diagnosesicherung bei Bronchuskarzinomverdacht kaum erfolgversprechend ist.

Die Kombination der quantiativen Bestimmung von ACTH (adrenocorticotropes Hormon), Kalzitonin, CEA (carcino-embryonales Antigen) und NSE (neuronspezifische Enolase) kann jedoch bei nachgewiesenem Bronchuskarzinom einer Abschätzung der Gesamttumormasse dienen und so in manchen Fällen ein indirekter Hinweis auf Metastasierung sein. Der posttherapeutische Verlauf eines prätherapeutisch positiven Markerprofils kann der Erfolgskontrolle sowie der Früherfassung eventueller Rezidive dienen, obwohl sich in manchen Fällen beim Rezidiv das Sekretionsmuster gegenüber dem Primärstatus ändert.

6. PRÄOPERATIVE DIAGNOSTIK

Die Idealforderung einer echten Frühdiagnose könnte, wie viele großräumige Studien gezeigt haben, nur durch engmaschige Kontrollen der Risikogruppen (Zigarettenraucher 20 Stk./Tag – 20 Jahre lang bzw. „Pack-year"-Äquivalente) mittels Sputumzytologie und Thoraxröntgen in 2 Ebenen in 4-6 monatigen Abständen erfüllt werden. Dieses Postulat stellt eine Utopie dar, so daß echte Frühfälle nach wie vor Zufallsbefunde bleiben.

Die klinische Verdachtsdiagnose „Bronchuskarzinom" sollte Anlaß zu folgenden Untersuchungen sein:

6.1. Vorfelddiagnostik

Thoraxröntgen in 2 Ebenen; evtl. zusätzlich Durchleuchtung (Funktion des N. phrenicus), Laborstatus; Sputumzytologie (an 4 aufeinanderfolgenden Tagen). Besonderer Wert soll auf diese Untersuchung gelegt werden, da sie kostensparend, unproblematisch (daher auch in Allgemeinpraxen durchführbar!) und nicht invasiv vorgenommen wird und eine Treffsicherheit bis zu 60% erreicht.

BRONCHUSKARZINOM

6.2. Spezialdiagnostik

Sie dient der Gewinnung einer Gewebsdiagnose, dem Tumorstaging und der Feststellung der funktionellen Situation. Die exakte präoperative Abklärung, obwohl manchmal aufwendig, kann dem Patienten einen onkologisch nicht mehr indizierten Eingriff bzw. eine Probethorakotomie ersparen. Die erforderlichen Untersuchungen können und sollen daher nur an Spezialabteilungen erfolgen und laufen im allgemeinen parallel ab:

6.2.1. Tumorstaging bzw. Gewebsdiagnostik

6.2.1.1. Nicht invasiv

- Tomographie a/p und seitlich
- Oberbauchsonographie
- Knochenszintigraphie (in speziellen Fällen ergänzend Knochenmarksszintigraphie bzw. Zielröntgen der suspekten Läsion)
- CT des Thorax (bei spezieller Fragestellung; z.B. Tumoren der oberen Thoraxapertur, Aufschluß über mediastinale Ausdehnung). Neuere Generationen von CT-Geräten (Ultrafast-CT, Spiral-CT) ermöglichen eine noch bessere Abschätzung von Tumorgröße- und Ausdehnung
- MR des Thorax (Magnetresonanz: ebenfalls bei spezieller Fragestellung; zusätzliche Aussagen werden durch die multiplanare Darstellungsmöglichkeit und die im Vergleich zum CT bessere Gewebsdifferenzierung gegeben
- EEG (nur bei klinischem Verdacht auf cerebrale Metastasen)
- CT des Schädels (wie EEG)

6.2.1.2 Invasiv

- Bronchoskopie: Lavagezytologie
  Bürstenzytologie
  Zangenbiopsie
  Transbronchiale Lungenbiopsie (bildwandlergestützt)
  Transbronchiale Lymphknotenbiopsie
- Ösophagoskopie (Tumorinfiltration? paraösophageale Lymphknoten?)
- Transösophageale Sonographie (paraösophageale Lymphknoten?)
- Periphere Lymphknotenextirpation (tastbare Knoten)
- Pleurapunktion – Pleurabiopsie (Karzinose)
- Video-assistierte Thorakoskopie (Probeexzision an Pleura, Lymphknoten und Lunge)
- Hiloskopie
- Mediastinoskopie
- Diagnostische Mini-Thorakotomie
- Beckenkammbiopsie (beim kleinzelligen Subtyp bzw. neuroendokrin G3)
- Aortographie mit selektiver A. bronchialis-Angiographie (nur bei spezieller Fragestellung: z.B. Vaskularisierung bei geplantem bronchoplastischen Eingriff).
- Pulmonalisangiographie (bei spezieller Fragestellung: z.B. geplanter angioplastischer Eingriff) bzw.
- DSA (digitale Substraktionsangiographie)
- Phlebographie (heute selten angewandt; z.B. beim oberen Einflußstau, bei Pancoast-Tumoren)

Die angegebenen Verfahren stellen die grundsätzliche Palette diagnostischer Möglichkeiten dar und werden nach Maßgabe des jeweiligen Falles eingesetzt.

Die Bronchoskopie hat einen zentralen Stellenwert, wobei die starre Bronchoskopie nach wie vor zur genauen Inspektion des zentralen Bronchialsystems eingesetzt werden soll und durch die flexible Optik an den peripheren Bronchien ergänzt wird. Die Mediastinoskopie dient mit dem bilateralen paratrachealen und infrakarinalen Lymphknotenstaging der Operabilitätsklärung und kann weder durch die Skalenusbiopsie noch durch die transbronchiale Lymphknotenbiopsie voll ersetzt werden. Immer mehr Gewicht gewinnt die video-assistierte Thorakoskopie, die eine exzellente Diagnostik an der Pleura (Karzinose) ermöglicht und auch die Biopsie mediastinaler Lymphknoten gestattet. Günstig peripher gelegene, auf Bronchuskarzinom verdächtige Rundherde können ebenfalls in toto entnommen werden. Hiloskopie und Mini-Thorakotomie werden nur mehr selten angewandt.

Die transthorakale Punktion peripherer Rundherde soll nur bei günstiger Lokalisation des Tumors und beim nicht operationstauglichen – aber anderen Therapien zuführbaren Patienten – zur Erstellung einer histologischen Diagnose herangezogen werden. Die Möglichkeit der Gewebsdifferenzierung aus dem gewonnen zytologischen Material darf nicht überschätzt werden. Die Fehldiagnose benigne versus maligne beträgt in der klinischen Praxis bis zu 30%. Die Tatsache, daß rund 50% aller als Zufallsbefund festgestellten Rundherde Malignome sind (bei Risikogruppen 80%!), soll an dieser Stelle erwähnt werden.

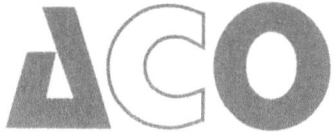

6.2.2. Funktionsdiagnostik

- Große Spirometrie (falls indiziert Spiro-Ergometrie)
- Quantifizierende Ventilations-Perfusionsscintigraphie
- EKG (falls indiziert Belastungs-EKG bzw. 24-Stunden Holter-EKG)
- Ultraschallkardiographie (vor allem bei Verdacht auf eine Rechtsherzbelastung)
- Pulmonalisdruckmessung (wie bei Ultraschallkardiographie)

Das volle Spektrum der Funktionsdiagnostik muß speziell bei multimorbiden bzw. sehr alten Patienten zur Abschätzung des möglichen Resektionsausmaßes zur Anwendung kommen.

7. CHIRURGISCHE THERAPIE

7.1 Operationsvorbereitung

Intensive präoperative physiotherapeutische Schulung des Patienten mit Erlernen atemgymnastischer Übungen vermindert respiratorische Komplikationen im postoperativen Verlauf.

7.2 Operation mit kurativer Zielsetzung

7.2.1 Kontraindikationen

Kontraindikationen für einen kurativen Eingriff liegen vor bei Fernmetastasen, bei Vena cava superior Syndrom, N. recurrens-Parese, N. phrenicus-Parese, Pancoast-Tumor mit Infiltration des Plexus brachialis, Ösophagusumscheidung, intraperikardialer Infiltration von Vena bzw. Arteria pulmonalis, zentraler Bronchusinfiltration bis in die untere Trachea und bei großflächiger Thoraxwandinfiltration (Einbeziehung von Rippen und Muskulatur im Ausmaß von mehr als 2 Rippen), bei supraklavikulärem bzw. kollarem Lymphknotenbefall, paratrachealen Lymphknotenmetastasen und bei Karzinosis pleurae.

Allerdings kann in seltenen Einzelfällen auch beim Vorliegen von N. recurrens- bzw. N. phrenicus-Parese, Pancoast-Tumor, Thoraxwand bzw. Trachealinfiltration noch eine radikale Resektion erzwungen werden.

7.2.2 Indikationen

Indikationen für einen als kurativ geplanten Eingriff stellen alle Fälle dar, bei denen obige Kriterien ausgeschlossen werden konnten. Das Fehlen eines positiven Gewebsnachweises berechtigt nicht zu längerfristiger konservativer Therapie einer suspekten Läsion mit inhalativen bzw. antibiotischen Maßnahmen.

Die Resektion einer benignen Läsion stellt sicher ein kleineres Übel dar als die Beobachtung eines Rundherdes bis zur Inoperabilität.

7.2.3 Standardverfahren

Als solche gelten heute Pneumonektomie, Lobektomie, Segmentresektion und Subsegmentresektion jeweils in Verbindung mit konsequenter Lymphadenektomie der tributären Stationen.

Anzumerken ist an dieser Stelle, daß nur bei Lobektomie bzw. Pneumonektomie eine onkologisch radikale Resektion mit einiger Sicherheit erzielt werden kann. Die parenchymsparenden Eingriffe wie Subsegment- bzw. Segmentresektion haben in vielen Serien (bereits 1981 von Denck berichtet) eine drastisch höhere Lokalrezidivrate als Lob- oder Pneumonektomien gezeigt. Randomisierte Feldstudien zu dieser Fragestellung sowie retrospektive Analysen großer Kollektive haben Lokalrezidivraten von bis zu 40% nach parenchymsparender Resektion von T1-Tumoren ergeben. Daher müssen diese Resektionsformen unbedingt solchen Patienten vorbehalten bleiben, die einen größeren, radikalen Eingriff nicht tolerieren würden. Sie werden in diesem Abschnitt daher unter Palliativchirurgie behandelt.

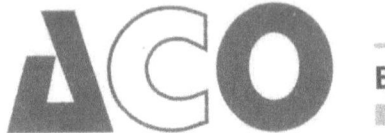

BRONCHUSKARZINOM

Allgemeine technische Grundsätze:

Narkoseführung: Ein-Lungen-Anästhesie: Wenn möglich Intubation mit Doppellumentubus; fakultativ Normaltubus mit sekundär positionierbarem integrierten oder frei plazierten Blockerballon. Hochfrequenz-Jetbeatmung bzw. intermittierende Intubation über das Operationsfeld bei zentralen Bronchoplastiken.

Wenn erforderlich (Hochrisikopatienten) intensives Monitoring mit kontinuierlicher Messung von arteriellem, zentralvenösem, pulmonalem und linksatrialem Druck sowie Herzzeitvolumen.

Intraoperative Schnellschnitthistologie:
- a) Operabilitätsklärung (Differenzierung suspekter Pleurakarzinose)
- b) Resektionsrandanalyse. Das intraoperative Lymphknotenstaging ist aus technischen Gründen ungenau, hat bei ansonsten resektablem Tumor und nicht infiltrierenden, ebenfalls resektablen Lymphknoten keine Konsequenzen. Es bleibt somit auf operationstechnische Grenzfälle beschränkt.

Resektionsausmaß: Es wird bei jedem Patienten sowohl anatomisch als auch durch funktionelle Parameter limitiert und kann daher erst intraoperativ festgelegt werden:

Prinzip: Bestmögliche Parenchymerhaltung unter Gewährleistung einer onkologisch radikalen Resektion.

Als onkologisch korrekter „Minimaleingriff" gilt nach wie vor die Lobektomie. Bei Subsegment- und Segmentresektionen kommt es infolge der Aussaat in intraparenchymale Blut- und Lymphgefäße gehäuft zu Lokalrezidiven.

Die allgemeinen Richtlinien der Karzinomchirurgie werden auch an der Lunge beibehalten:

- No-touch am Tumor
- Vorrangige Versorgung der Pulmonalvenen
- En-bloc- Resektion von tumortragendem(n) Lungenlappen und tributären Lymphknoten
- Markierung zusätzlich extirpierter Lymphknoten zum postoperativen Staging

7.2.4. Sonderformen der kurativen Resektion

In speziellen Situationen müssen broncho- bzw. angioplastische Methoden zur Gewährleistung einer Resektion im Gesunden angewendet werden:

Bronchus: Manschettenresektion
bronchoplastischer Stumpfverschluß mit Bronchuswandflaps
Defektdeckung mit gestieltem, autologen Pericardflap

Gefäße: Pulmonalarterielle Gefäßplastik (Manschettenresektion, venöser Patch bzw. Kunststoffpatch)

7.2.5. Erweiterte Resektionen und Palliativchirurgie

Thoraxwandüberschreitende Tumoren bzw. weit zentral am Bronchialbaum lokalisierte Karzinome und solche mit Einbeziehung von Perikard oder großen Gefäßen können in Einzelfällen unter hohem technischen Aufwand radikal reseziert werden, falls dies anatomisch möglich ist.

Zweifellos handelt es sich dabei in den meisten Fällen nur um eine scheinbare Radikalität, und die Erfahrung zeigt, daß die Rezidivrate bzw. Tumorprogression bei diesen Patienten erschreckend hoch ist.

Trotzdem haben die folgenden Verfahren ihren festen Platz in der Chirurgie des Bronchuskarzinoms:

- Thoraxwandresektion (plastischer Defektverschluß meist erforderlich, Thoraxwandersatz durch nicht resorbierbare Kunststoffe bzw. autologe Koriumlappen in Kombination mit myoplastischen Flaps)
- Perikardteilresektion (Perikardersatz - resorbierbare oder nicht resorbierbare Kunststoffe)
- Diaphragmateilresektion (falls möglich direkte Naht, sonst Ersatz durch nicht resorbierbaren Kunststoff)
- Vorhofteilresektion
- Karinaresektion (Bildung der „Neo-Karina" durch verschiedene Anastomosentechniken. Eventuell Anastomosenschutz durch Netzmanschette)

Die Grenze zur reinen Palliativchirurgie ist in diesen Fällen nur schwer zu ziehen.

max.business.class
Für Ihren Komfort / For your comfort
Steigen Sie ein in die
max.business.class
1,-
1,90
24h
A
P
C
EFR
Stand 3/1999

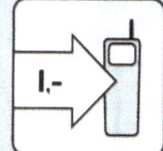

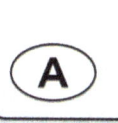

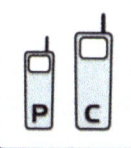

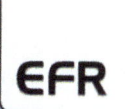

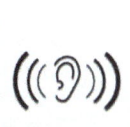

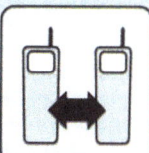

...wirkt und wirkt und wirkt...

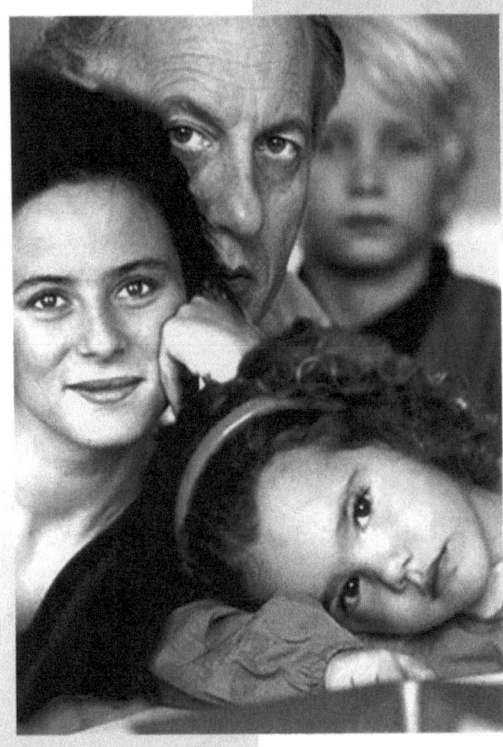

- ZOFRAN®-Zydis® 4 mg / 8 mg á 10 Stück
- ZOFRAN®-Lösung 4 mg / 5 ml Flasche 50 ml
- ZOFRAN®-Suppositorien 16 mg / 5 Stück

KURZFACHINFORMATION:
1. BEZEICHNUNG DES ARZNEIMITTELS ZOFRAN®-Zydis® 8 mg/ 4 mg - Tabletten 2. ZUSAMMENSETZUNG (Arzneilich wirksame Bestandteile nach Art und Menge) Ein Zydis® enthält 8 mg/ 4 mg Ondansetron. 3. ANWENDUNGS- GEBIETE Ondansetron ist indiziert zur Bekämpfung von durch zytotoxische Chemotherapie oder Strahlentherapie ausgelöster Nausea und Emesis sowie zur Prävention und Therapie der postoperativen Nausea und Emesis. 4. GEGENANZEIGEN Überempfindlichkeit gegen einen der Inhaltsstoffe der ZOFRAN®-Zydis®. 5. SCHWANGER- SCHAFT UND STILLZEIT Über die Sicherheit von Ondansetron bei einer Anwendung während der Schwangerschaft liegen keine Erfahrungen vor. Ondansetron zeigt im Tierversuch keine Hinweise einer negativen Beeinflussung des Embryo- oder Foetuswachstums, des Verlaufs einer Schwangerschaft oder der peri- und postnatalen Entwicklung. Da die Ergebnisse von Tierstudien allerdings nicht direkt auf Menschen übertragbar sind, wird die Anwendung von Ondansetron während der Schwangerschaft nicht empfohlen. In Tierstudien hat sich gezeigt, daß Ondansetron in die Muttermilch übertritt. Es wird daher empfohlen, vor der Einnahme von Ondansetron abzustillen.
6. PHARMAZEUTISCHE ANGABEN / HILFSSTOFFE Gelatine, Mannitol, Aspartam (1,25 mg), p-Hydroxybenzoesäure- methylester-Natrium (0,11 mg), p-Hydroxybenzoesäure- propylester-Natrium (0,014 mg), Erdbeeraroma
7. NAME DES ZULASSUNGSIMHABERS Glaxo Wellcome Pharma GmbH, Albert-Schweitzer-Gasse 6, 1140 Wien; Hersteller: Scherer DDS, Wiltshire, England
8. VERSCHREIBUNGSPFLICHT/ APOTHEKENPFLICHT IND, Kassenfrei
Weitere Angaben zu Nebenwirkungen, Wechselwirkungen, Gewöhnungseffekten und zu den besonderen Warnhinweisen zur sicheren Anwendung sind der Austria-Codex- Fachinformation zu entnehmen.

GlaxoWellcome

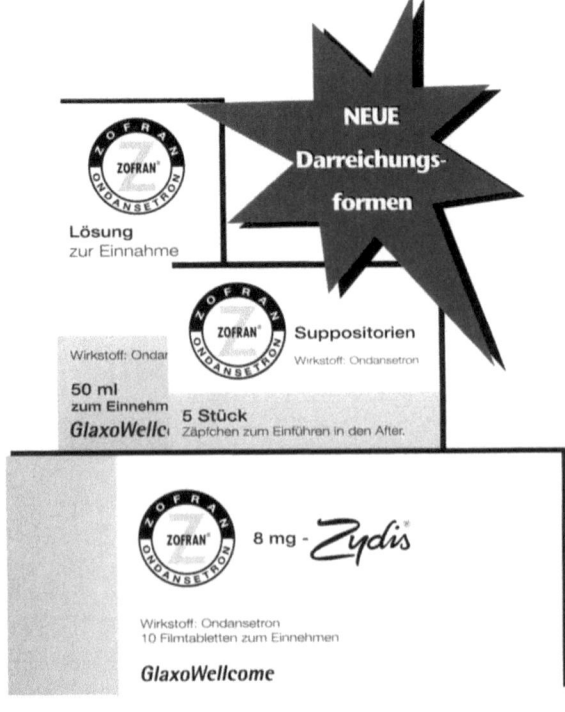

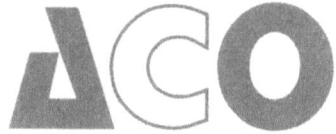

BRONCHUSKARZINOM

7.2.6. Lymphadenektomie

Lymphadenektomie bei nachgewiesenem N2- (bzw. subkarinalem N3-)Lymphknotenbefall: Die mediastinale Lymphadenektomie scheint bei nachgewiesener mikroskopischer Lymphknotenmetastasierung einen lebensverlängernden Effekt zu haben. Sicher wird die Lebensqualität durch Wegfallen der sonst auftretenden extraluminalen Bronchuskompression erhöht.

7.2.7. Resektionen bei Hirnmetastasen

Wurde eine solitäre (1) Hirnmetastase eines nichtkleinzelligen Bronchuskarzinoms radikal exstirpiert, so ist nach Ausschluß sonstiger peripherer Metastasen die Resektion des primären Lungentumors nicht kontraindiziert. Die Allgemeinsituation des Patienten (Fähigkeit zur postoperativen Kooperation vorhanden?) bzw. sein Alter, das vorliegende Stadium des Primärtumors (N2- oder N3-Befall) und der Zelltyp (keine Resektion bei kleinzelligem Karzinom!) müssen jedoch strengstens ins Kalkül gezogen werden, da die Resektion prinzipell nur einen palliativen Eingriff darstellt. Die immer wieder zu beobachtenden langen rezidivfreien Verläufe sind offenbar dem isolierten zerebralen Metastasierungstyp immanent und dürfen kein Anlaß sein, die Resektionsindikation auf andere M1-Lokalisationen zu übertragen.

7.3. Palliativchirurgie im engeren Sinn

Diese umfaßt palliative Resektionen und palliativchirurgische Maßnahmen ohne Lungenparenchymresektion (i.a. Bypassverfahren).

7.3.1. Palliative Resektionen

Indikation:
- Zerfallende und/oder abszedierende Tumormassen
- Endobronchial blutende Tumoren
- Tumor mit poststenotischer Pneumonie
- Pancoast (unbeherrschbare Schmerzen!)

In allen Fällen wird bewußt das Verbleiben von Resttumor an der T- bzw. N- oder M-Position (z.B. beginnende Karzinosis pleurae, supraklavikuläre Lymphknoten) in Kauf genommen. Diese Indikationen sind sehr selten und aus der individuellen Situation heraus (z.B. bei sehr jungen Patienten) nur bei Versagen anderer Palliativmaßnahmen einsetzbar.

7.3.2. Palliativchirurgie ohne Lungenparenchymresektion

Indikation:
- Oberes Hohlvenensyndrom (vaskuläre Bypassverfahren)
- Oesophaguskompression durch Lymphknoten-Metastasen (Lymphadenektomie, evtl. Bypass mit Fundus nach Heyrowsky)
- Oesophagotracheal- bzw. -bronchialfistel (Oesophagusexklusion mit Gastrostomie bzw. Endoprothese).
- Maligner Pleuraerguß (thorakoskopische Streifenpleurektomie, Laserskarifikation, chemische Pleurodese).

Sonderformen: Intraluminale Desobliteration bei zentralen Stenosen mit freiem poststenotischen Bronchus:
- Endoskopische Tumorkoagulation mit dem Thermokauter.
- Endoskopische Laser-Chirurgie (Kontakt-Laser sind den Non-Kontakt-Lasern überlegen).
- Endoluminäre high dose-rate Strahlentherapie in Afterloading-Technik als Anschlußverfahren an die primäre Stenoseneröffnung erhöht bei zentralen intra- oder extraluminalen malignen Stenosen die Überlebenszeit und die Lebensqualität signifikant.
- Die Implantation von tracheobronchialen Stents ist nach der laserchirurgischen Eröffnung von malignen Stenosen meist möglich, sie birgt allerdings logistische Probleme: Rasches Einwachsen des Tumors durch das Maschengitter der wall-stents (auch bei Membranarmierung) bzw. äußere Kompression der Plastik-Stents durch den nachwachsenden Tumor (das Material muß aus technischen Gründen bei der Plazierung elastisch sein, hält allerdings dann dem Gewebsdruck des Tumors nicht stand) sind nicht zu umgehen. Bei längerstreckigen Stents kommt es zu distalem Sekretstau. Insgesamt ist das Palliationsergebnis schlechter als bei der endoluminären Strahlentherapie.

Bei diesen Verfahren besteht ohne Unterschied immer die Gefahr der terminalen Hämoptyse.

Alle genannten Methoden stellen einen Versuch dar, den Patienten – wenn auch leider nur für kurze Zeit – von quälenden Symptomen zu befreien bzw. ihn zu enthospitalisieren. Diese keineswegs unproblematischen Eingriffe gehören zum Teil zu den technisch aufwendigsten Verfahren in der onkologischen Thoraxchirurgie.

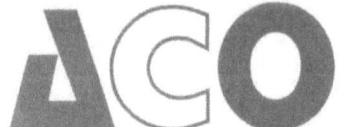

BRONCHUSKARZINOM

7.3.3. Atypische Resektion

Besonders bei alten Patienten bzw. bei solchen mit stärker eingeschränkter kardiopulmonaler Funktion erweist sich ein Tumor gelegentlich als anatomisch resektabel, das erforderliche Resektionsausmaß ist jedoch funktionell nicht möglich. In diesen seltenen Fällen, die vor allem periphere, die Lappengrenzen überschreitende Tumoren betreffen, kann eine atypische Subsegmentresektion ohne Lappenresektion versucht werden. Eine Lymphadenektomie ist hierbei fakultativ.

7.3.4. Thorakoskopische Resektion

Die video-assistierte Thorakoskopie (VATS) hat neue Wege – vor allem in der thoraxchirurgischen Diagnostik – eröffnet. Vom funktionellen Aspekt her erfordert der Eingriff jedoch häufig eine bessere Ausgangslage als die diagnostische Minithorakotomie, da für eine effiziente VATS die Ein-Lungen-Ventilation unumgänglich ist.

Auch Resektionen peripher gelegener und somit für das Applizieren des endoskopischen Klammernahtgeräts geeigneter Rundherde sind technisch unproblematisch. Das darf jedoch – außer bei strengster funktioneller Indikation – keinesfalls Anlaß dazu sein, die VATS-Klemmenresektion als Definitivtherapie peripherer Bronchuskarzinome einzusetzen (s.o.).

Die VATS-Lobektomie ist – eine gute Septierung der Lappen und peripheren Sitz des Tumors vorausgesetzt – zwar prinzipiell auch bei Bronchuskarzinomen mit akzeptablen Operationszeiten möglich. Die Qualität der Lymphadenektomie ist aber definitiv schlechter als beim Zugang über Thorakotomie. Der Parenchymverlust ist naturgemäß gleich wie beim offenen Verfahren. Infolge der intensiven Manipulation an den Ports und der Erfordernis eines interkostalen Hilfsschnitts zur Präparatbergung (und häufig auch zur Präparation) unterscheidet sich die postoperative Schmerzsituation nicht wesentlich von der nach einer Resektion über eine „sparsame" Standard-Thorakotomie. Der „Vorteil" reduziert sich demgemäß auf kurze (manchmal dafür zahlreiche) Narben beim Nachteil einer onkologisch vermutlich suboptimalen Resektion. Diesbezügliche Prognosestudien wurden initiiert.

7.4. Postoperative Phase

Das Management in der postoperativen Frühphase entscheidet – vor allem bei funktionell eingeschränkten Patienten – über die Inzidenz perioperativer Komplikationen und über die Frühmortalität:

- Frühmobilisation
- Fakultative Antibiotikagabe (prophylaktische Antibiotika beginnend bei Narkoseeinleitung, 1-2 Tage lang)
- Forcierte Physikotherapie
- Großzügige Indikationsstellung für die fiberendoskopische Absaugung bei Sekret-Retention
- Prinzipielle Thromboseprophylaxe

8. NICHTOPERATIVE THERAPIE

8.1. Adjuvante Therapieformen

Die Notwendigkeit einer antitumoralen Nachbehandlung nach Resektion mit kurativer Zielsetzung ist beim kleinzelligen Karzinom-Typus unbestritten, während beim nicht kleinzelligen Karzinom noch kontrollierte klinische Studien zur Klärung von deren Effizienz erforderlich sind.

8.1.1. Strahlentherapie

8.1.1.1. Nicht kleinzelliges Karzinom

Nachbestrahlung: Bei nachgewiesener Metastasierung in mediastinale Lymphknoten, aber auch bei N0-Stadien wurde in einigen Studien nach mediastinaler Bestrahlung mit 46-56 Gy ein Überlebensvorteil gegenüber nichtbestrahlten Fällen erzielt. Andere Untersucher fanden nach Bestrahlung lediglich eine signifikante Reduktion mediastinaler Rezidive ohne gleichzeitigen Überlebensvorteil.

Vor-Bestrahlung: Sogenannte Neo-adjuvante Bestrahlung. Gute Ergebnisse wurden fallweise bei als präoperativ grenzwertig resektabel eingestuften Tumoren erzielt. Von vielen Autoren wird infolge einer beobachteten, erhöhten Resektabilitätsrate die Vorbestrahlung beim Pancoast-Tumor generell empfohlen. Gerade in dieser Lokalisation besteht die Gefahr einer radiogenen Neuropathie, soferne Dosen > 66 Gy appliziert werden.

Intra-operative Radiatio (IORT): In einer Pilotstudie wurde in 2/3 eines Kollektivs nichtkleinzelliger Tumore (T1 bis T3) mit 10-20 Gy IORT gefolgt von 46-56 Gy externer Radiatio ohne Resektion eine Vollremission erzielt. Die 5-Jahres-Überlebensrate war vergleichbar mit der nach konventioneller Resektion. Eine weitere Studie über adjuvante IORT nach Segmentresektion ist im Laufen.

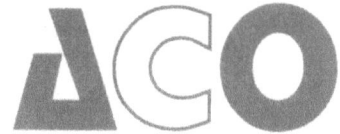

8.1.1.2. Kleinzelliges Karzinom

Nachbestrahlung: Führt zu einer Verbesserung der Überlebensrate bzw. zur Verlängerung des rezidivfreien Intervalls. Die adjuvante Schädelbestrahlung wurde bisher meist bei Vollremission des Primärtumors zur Konsolidierung der Remission durchgeführt, ist aber umstritten, da trotzdem spätere zerebrale Metastasierung beobachtet wurde.

8.1.2. Chemotherapie

8.1.2.1. Nicht- kleinzelliges Karzinom

Weder Mono- noch Polychemotherapie können angesichts der schlechten Ergebnisse für die Routinetherapie im metastasierten Stadium empfohlen werden (bleibt klinischen Studien vorbehalten). Einzelne Studien weisen auf gutes Ansprechen des Adenokarzinoms hin, die Überlebenszeit wird jedoch nicht signifikant verlängert.

Die präoperative Chemo-Radiotherapie im Stadium IIIa (evtl. auch IIIb) mit dem Ziel des Downstagings bzw. der Erzielung der primär fehlenden Resektabilität wird derzeit an einigen Zentren geprüft. Die Komplikationsrate ist gegenüber nicht vortherapierten Patienten erhöht. Langzeitergebnisse in größeren Serien stehen noch aus.

8.1.2.2. Kleinzelliges Karzinom

Aggressive Polychemotherapieschemata, allein oder in Verbindung mit Radiatio, sind als prä- bzw. postoperatives Adjuvans unbedingt indiziert, da durch die Resektion allein praktisch keine Dauerheilung zu erzielen ist. In Verbindung mit Resektion und Radiatio kann jedoch die Chemotherapie nach neueren Erkenntnissen auch beim Kleinzeller eine Langzeitheilung bewirken. Besonders der koordinierte Wechsel zwischen Substanzgruppen scheint hierbei die Überlebenschance zu erhöhen. Diese Therapieformen sind zur Zeit noch klinischen Studien vorbehalten.

8.2. Palliative Therapieformen

Da von wenigen Einzelfällen abgesehen (Langzeitheilungen nach Radiatio, vor allem in T1- oder T2-Stadien) die Resektion beim Bronchuskarzinom heute nach wie vor die einzige kurative Therapieform zu sein scheint, müssen Radiatio und Chemotherapie beim inoperablen Bronchuskarzinom als palliative Therapieformen betrachtet werden.

8.2.1. Strahlentherapie

8.2.1.1. Teletherapie

Beim nicht kleinzelligen Karzinom stellt sie die zur Palliation von tumorbedingten Schmerzen bzw. von oberer Einflußstauung die Therapie der ersten Wahl dar. Beim kleinzelligen Subtyp wird sie in Kombination mit der Chemotherapie in multimodalen Therapieschemata eingesetzt. Die palliative Bestrahlung, sowohl von Hirn- als auch von Knochenmetastasen verbessert die Lebensqualität, jedoch ohne Verlängerung der Überlebenszeit.

8.2.1.2. Brachytherapie

Sie wird als intraluminale Radiatio (Einbringen einer Strahlenträgersonde in den Bronchus und computergesteuerte Bewegung der Sonde durch die Stenose) bei zentral stenosierenden Tumoren angewendet. Da der Eingriff in Lokalanästhesie erfolgen kann, ist die Belastung für den Patienten gering und führt zu einer raschen Besserung der Obstruktionssymptomatik. Sowohl nichtkleinzellige als auch anderweitig austherapierte kleinzellige Tumore stellen eine Indikation dar. Bei Infiltration in den Ösophagus ist das Verfahren infolge der Gefahr einer Fistelbildung insbesondere bei Verwendung von Radionukliden mit hoher Dosisrate kontraindiziert.

8.2.2. Chemotherapie

Die Chemotherapie hat zur Zeit nur beim kleinzelligen Karzinom ihren Platz. Trotz sehr guter initialer Remissionsraten (über 50% Vollremissionen) kommt es bei der Mehrzahl der Patienten rasch zu Rezidiven.

8.2.3. Sonstige Palliativmaßnahmen

Zusätzlich sei auf die Möglichkeit der perkutanen Chordotomie zur Schmerzausschaltung und auf die chemische Pleurodese bzw. Dauerdrainageverfahren beim malignen Pleuraerguß hingewiesen. Die Metastasenchirurgie hat beim Bronchuskarzinom bislang am Gehirn (Behebung der Lähmungen) und bei der Osteosynthese von pathologischen Frakturen ihre Indikation.

Angesichts der schlechten Ansprechraten auch bei hochaggressiven toxischen Therapieschemata und der vielen offenen Fragen bei der nicht chirurgischen Therapie des Bronchuskarzinoms, kann die Indikationsstellung für diese Therapieformen bzw. deren Planung nicht Sache des Thoraxchirurgen allein sein, sondern muß für jeden einzelnen Patienten im interdisziplinären Gespräch diskutiert werden. Dies gilt besonders auch für Rezidive nach Resektion und für Grenzfälle der Resektabilität.

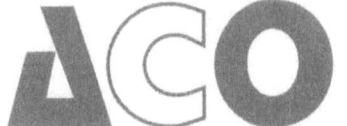

9. NACHSORGE

Klinische Untersuchung, Laborstatus und Thoraxröntgen in 2 Ebenen als Minimalprogramm, ergänzt durch Fiberbronchoskopie, gegebenenfalls mit Biopsie, Oberbauchsonographie (Leber!), Knochenscan und spirometrischen Kontrollen, sollten in der Nachsorge berücksichtigt werden (siehe Nachsorgeschema).

10. PROGNOSE

Von 100 Patienten mit Bronchuskarzinomen aller Stadien und histologischen Typen überleben unter Ausnutzung aller Therapiemöglichkeiten nur 8-13 die nächsten 5 Jahre, wobei Frauen gewöhnlich die bessere Prognose haben. Bei der Differenzierung nach histologischen Kriterien zeigt das Plattenepithelkarzinom mit 35% eine bessere 5-Jahres-Überlebensrate als das Adeno- und großzellige Karzinom. Die 5-Jahres-Überlebensraten für das kleinzellige Karzinom wurden bisher mit 0.5-1 % angegeben. Die definitiven Ergebnisse multimodaler Therapie bei diesem Tumortyp (s.o.) sind noch abzuwarten, dürften jedoch zwischen 5 und 10% liegen.

Wird bei der prognostischen Beurteilung resezierter Bronchuskarzinome (unter Ausschluß des Haferzelltyps) das Tumorstadium berücksichtigt, so liegen die 5-Jahres-Überlebensraten für das Stadium I bei 50-60%, für Stadium II bei 20-40% und für das Stadium III bei 10-20%, wobei wiederum das Plattenepithelkarzinom die günstigere Prognose als das Adenokarzinom und der Großzelltyp aufweist. Führender prognostischer Faktor ist der Befall der Lymphknoten.

11. LITERATUR

Bülzebruck H., Probst G., Vogt-Moykopf I.: Das neue TNM-System für das Bronchialkarzinom. Z. Herz-, Thorax-, Gefäßchirurgie (1987), 1: 2 - 11

Delarue N.C., Eschapasse H.: International trends in general thoracis surgery. Volume 1: Lung Cancer. W.B. Saunders Company. Philadelphia - London - Toronto - Mexico City - Rio de Janeiro - Sydney - Tokio (1985)

Denck H., Kutschera W. Das Bronchuskarzinom aus chirurgischer Sicht. Onkologie (1984), 7: 263-266

Höpker W.W., Lüllig H.: Lungenkarzinom - Resektion, Morphologie und Prognose. Springer, Berlin - Heidelberg - New York (1987)

Scarantino W.C.: Lung Cancer. Springer, Berlin - Heidelberg - New York (1985)

Smolle-Jüttner FM., Geyer E., Kapp K.S., Ratzenhofer B., Stücklschweiger G., Kaufmann N., Smolle J., Pongratz G., Hackl A., Friehs G. Evaluating intraoperative radiation therapy (IORT) and external beam radiation therapy (EBRT) in non-small cell lung cancer (NSCLC). Eur J Cardio-thorac Surg (1994), 8: 511-516

Smolle-Jüttner FM., Popper H., Klemen H., Pinter H., Pongratz-Röger M., Smolle J., Friehs G. Clinical features and therapy of „typical" and „atypical" bronchial carcinoid tumours (grade 1 and grade 2 neuroendocrine carcinoma). Eur J Cardio-thorac Surg (1993), 7: 121-125

Vogt-Moykopf I., Toomes H., Heinrich S. Sleeve resection of the bronchus and pulmonary artery for pulmonary lesions. Thorac Cardiovasc Surg (1983), 31: 193-198

Wittekind CH, Wagner G. TNM Klassifikation maligner Tumoren. 5. Auflage, Springer Verlag (1997)

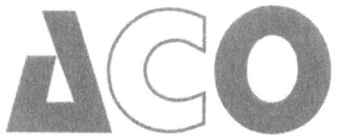

GALLENBLASEN- UND GALLENGANGSKARZINOM

A. Marczell, K. Glaser, J. Karner, H.J. Mischinger, A. Schratter-Sehn, G. Tatzer

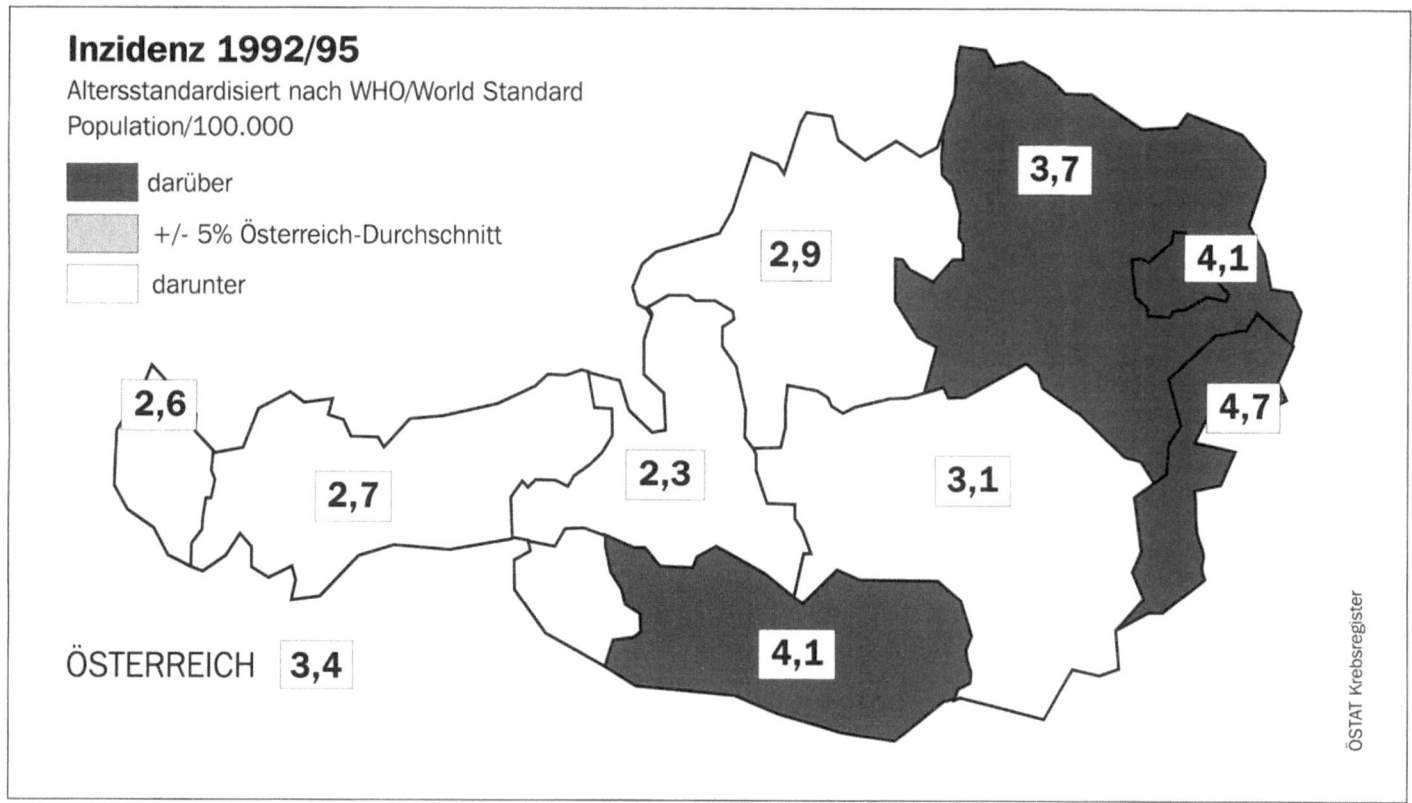

	Insgesamt	Männer	Frauen
Inzidenz 1995			
Neuerkrankungen absolut (Jahresdurchschnitt):	569	162	407
Rohe Raten/100.000:	7,1	4,2	9,9
WHO-World-Standard-Raten/100.000:	3,4	2,8	3,8
Linearer Trend 1983-1995:	- 29,4%	- 18,9%	- 33,0%
Prozent an Gesamt-Krebsinzidenz:	1,7	1,0	2,3
Stadien-Verteilung (U.S.-SEER) in Prozent			
Carcinoma in situ:	0,8	0,9	0,7
lokalisiert:	23,4	27,6	21,7
regionalisiert:	27,4	27,4	27,5
disseminiert:	33,1	26,2	36,0
unbekannt:	15,3	17,9	14,2
Mortalität 1992/95			
Sterbefälle absolut (Jahresdurchschnitt):	487	134	353
Rohe Raten/100.000:	6,1	3,5	8,6
WHO-World-Standard-Raten/100.000:	2,9	2,2	3,3
Linearer Trend 1983-1995:	- 28,9%	- 20,5%	- 30,3%
Prozent an Gesamt-Krebsmortalität:	2,5	1,4	3,7

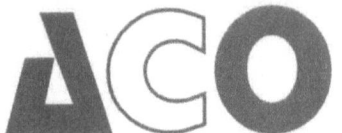

GALLENBLASEN- UND GALLENGANGSKARZINOM

Inzidenz im Jahresdurchschnitt 1992/95			Neuerkrankungen (Jahresdurchschnitt)		%-Veränderung
Bundesland	Geschlecht	Absolut	Rohe Rate auf 100.000	Altersstandard. Raten auf 100.000 (WHO-WORLD)	1983/95 (linearer Trend)
ÖSTERREICH	Insgesamt	569	7,1	3,4	-29,4
	Männer	162	4,2	2,8	-18,9
	Frauen	407	9,9	3,8	-33,0
Burgenland	Insgesamt	28	10,4	4,7	-23,0
	Männer	5	4,0	2,4	-44,8
	Frauen	23	16,4	6,1	-13,6
Kärnten	Insgesamt	44	7,9	4,1	-15,8
	Männer	11	4,0	2,7	-32,9
	Frauen	33	11,6	5,1	- 5,4
Niederösterreich	Insgesamt	122	8,1	3,7	-30,9
	Männer	38	5,2	3,2	- 5,8
	Frauen	83	10,8	3,9	-39,0
Oberösterreich	Insgesamt	73	5,3	2,9	-20,2
	Männer	17	2,6	1,9	-18,9
	Frauen	56	8,0	3,6	-19,2
Salzburg	Insgesamt	22	4,4	2,3	-59,9
	Männer	5	1,9	1,4	-69,0
	Frauen	17	6,7	3,0	-53,6
Steiermark	Insgesamt	75	6,3	3,1	-22,8
	Männer	23	3,9	2,5	- 2,0
	Frauen	53	8,5	3,4	-32,2
Tirol	Insgesamt	30	4,7	2,7	-26,8
	Männer	12	3,8	2,9	+ 6,9
	Frauen	18	5,5	2,4	-44,0
Vorarlberg	Insgesamt	15	4,3	2,6	-36,1
	Männer	5	3,0	2,3	-18,6
	Frauen	10	5,6	2,8	-39,8
Wien	Insgesamt	160	10,1	4,1	-27,2
	Männer	46	6,2	3,8	-13,2
	Frauen	113	13,5	4,2	-33,2

Sterbefälle im Jahresdurchschnitt 1992/95			Sterbefälle (Jahresdurchschnitt)		%-Veränderung
Bundesland	Geschlecht	Absolut	Rohe Rate auf 100.000	Altersstand. Raten auf 100.000 (WHO-WORLD)	1983/95 (linearer Trend)
ÖSTERREICH	Insgesamt	487	6,1	2,9	- 28,9
	Männer	134	3,5	2,2	- 20,5
	Frauen	353	8,6	3,3	- 30,3
Burgenland	Insgesamt	22	8,1	3,5	- 37,7
	Männer	4	3,3	1,9	- 46,2
	Frauen	18	12,6	4,6	- 30,7
Kärnten	Insgesamt	33	5,9	2,9	- 19,3
	Männer	8	3,1	2,0	- 28,6
	Frauen	25	8,6	3,5	- 17,5
Niederösterreich	Insgesamt	102	6,8	3,0	- 30,9
	Männer	30	4,1	2,5	- 9,2
	Frauen	72	9,3	3,4	- 36,8
Oberösterreich	Insgesamt	66	4,8	2,5	- 12,2
	Männer	15	2,2	1,5	- 10,5
	Frauen	51	7,2	3,2	- 9,2
Salzburg	Insgesamt	18	3,5	1,7	- 57,6
	Männer	5	2,1	1,4	- 57,5
	Frauen	13	4,9	1,9	- 55,6
Steiermark	Insgesamt	72	6,0	2,9	- 14,9
	Männer	21	3,5	2,2	- 7,2
	Frauen	51	8,3	3,4	- 19,6
Tirol	Insgesamt	21	3,2	1,7	- 39,3
	Männer	8	2,4	1,8	- 14,9
	Frauen	13	3,9	1,6	- 49,5
Vorarlberg	Insgesamt	14	4,0	2,6	- 21,8
	Männer	5	2,8	2,3	+19,0
	Frauen	9	5,3	2,7	- 33,7
Wien	Insgesamt	140	8,9	3,5	- 27,5
	Männer	38	5,2	3,0	- 18,9
	Frauen	102	12,1	3,8	- 31,0

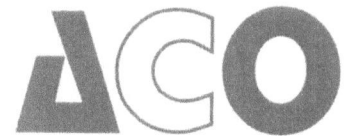

GALLENBLASEN- UND GALLENGANGSKARZINOM

A. Marczell, K. Glaser, J. Karner, H.J. Mischinger, A. Schratter-Sehn, G. Tatzer

1. ÄTIOLOGIE UND EPIDEMIOLOGIE

Die Gallenblasen- und Gallengangskarzinome gehören zu den fünfthäufigsten Malignomen des Gastrointestinaltraktes, obwohl weniger als 5% aller operativen Eingriffe an den Gallenwegen wegen eines malignen Tumors erfolgen. Im Jahre 1995 wurden 569 Neuerkrankungen in Österreich registriert; der Trend der Jahre 1983-1995 zeigt einen Rückgang der Inzidenz um 29.4%, ein Trend, der auch europaweit festzustellen ist. Der Anteil aller durch diese Malignome bedingten Todesfälle beträgt 2.5%, im Trend der Jahre 1983-1995 mit -28.9% stark rückläufig.

Das Gallenblasenkarzinom manifestiert sich im Verhältnis 2,3:1 signifikant häufiger beim weiblichen Geschlecht und tritt bei diesem bevorzugt zwischen dem 60. und 80. LJ. auf. Das Gallengangskarzinom kommt dagegen gehäuft bei Männern jenseits des 60. LJ. vor. Eine Koinzidenz zwischen dem Gallenblasenkarzinom und der Cholelithiasis findet sich in 70-90% der Fälle, sodaß ein pathogenetischer Zusammenhang naheliegt, aber nicht bewiesen ist.

Nach Obduktionsstatistiken entwickelt sich ein Karzinom in weniger als 1% aller Gallensteinträger (Ausnahme ist die exulzerierende Cholezystitis = Präkanzerose?). Klinisch wird in etwa 1% aller exstirpierten Gallenblasen ein Karzinom gefunden. Bei asymptomatischen Gallensteinen, die größer als 3 cm sind, besteht ein 10 mal größeres Karzinomrisiko, wobei sich in der verkalkten, sogenannten Porzellangallenblase das Karzinomrisiko bis zu 60% erhöht. Bei diesem Typus leitet sich daher die Forderung zur elektiven Cholezystektomie ab. Gallengangskarzinome finden sich bei langjähriger Colitis ulcerosa-Anamnese 10-50 mal häufiger. Weitere bekannte Risikofaktoren sind die primär sklerosierende Cholangitis, die Choledocholithiasis sowie Parasitenbefall der abführenden Gallenwege (Opisthorchiasis).

2. PATHOLOGIE: TUMORAUSBREITUNG, KLASSIFIKATION, STADIENEINTEILUNG UND PROGNOSE

2.1. Gallenblasenkarzinome

Etwa 80% der Gallenblasenkarzinome sind im Fundus-Corpus-Bereich lokalisiert. Bei diesen kann es früh zur Infiltration und zur hämatogenen Metastasierung in die Leber kommen. In fast 90% der Fälle handelt es sich um ein Adenokarzinom mit szirrhösem Wachstumstyp; gelegentlich kommen entdifferenzierte oder Plattenepithelkarzinome vor, Raritäten sind Karzinoide, Sarkome und Melanome. Diese Tumore weisen einen hohen Malignitätsgrad auf und neigen zur frühzeitigen lymphogenen Metastasierung in die portalen, gastrischen, peripankreatischen und mesenterialen Lymphknoten. Bei Einbruch in das Gefäßsystem der Pfortader erfolgt eine hämatogene Streuung in die Leber, das Peritoneum, die Lunge und die Niere. Die häufigste Tumorausbreitung erfolgt aber per continuitatem durch intraduktales, transmurales Wachstum in die Leber. Eine lymphogene Metastasierung, in der Regel in die regionären portalen Lymphknoten, erfolgt auch bei großen Tumoren erst relativ spät und wird in 26-57% beschrieben. Diese erfolgt entlang des Ductus cysticus und des Ductus choledochus zur Leberpforte und zu den pankreatikoduodenalen Lymphknoten sowie entlang der A. hepatica und der A. mesenterica superior zu den paraaortalen Lymphknoten. Die regionären Lymphknoten sind die Lymphknoten am Ductus cysticus und die pericholedochalen, hilären, peripankreatischen (Caput), periduodenalen, periportalen, zöliakalen Lymphknoten sowie jene an der A. mesenterica superior. Eine hämatogene Metastasierung des Gallenblasenkarzinoms geschieht vornehmlich über Gallenblasenvenen, die direkt intrahepatisch in die Pfortaderäste einmünden, wobei die Differentialdiagnose zu lokaler Infiltration schwierig sein kann; in 20% liegen peritoneale Metastasen vor. Die weitere Metastasierung findet bevorzugt in Lunge und Knochen statt (Lungenmetastasen in 10-20% der Fälle), Nebenniere, Haut, Ovarien und Milz können hämatogen befallen sein.

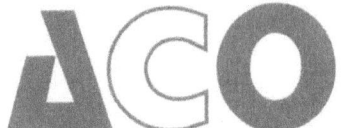

GALLENBLASEN- UND GALLENGANGSKARZINOM

2.2. Gallengangskarzinome

Um die Lokalisation der Gallengangskarzinome exakt standardisieren zu können, werden die extrahepatischen Gallenwege in drei Abschnitte unterteilt (Longmire).

a) *proximales Drittel:* Ductus hepaticus communis mit D. hepaticus dextra et sinistra
b) *mittleres Drittel:* Ductus choledochus bis Duodenum
c) *distales Drittel:* Retroduodenaler Abschnitt bis Pankreaseintritt

Einen besonderen Stellenwert nehmen die Karzinome ein, die an der Hepatikusgabel lokalisiert sind und unter dem Begriff Klatskin-Tumore subsummiert werden. Es handelt sich dabei um kleine, langsam wachsende Tumore, die relativ spät metastasieren.

Von klinischer Bedeutung ist die Unterscheidung in eine intraluminal exophytische und eine intramural infiltrative Wachstumsform: die Begründung liegt darin, daß die durch ein intramurales, szirrhöses Karzinom bedingte Tumorstenose oft von einer gutartigen Stenose entzündlicher Genese makroskopisch kaum zu unterscheiden ist und sogar intraoperativ bei Schnellschnittuntersuchungen mit der Möglichkeit einer Fehldiagnose gerechnet werden muß. Mikroskopisch gleichen diese Tumore denen der Gallenblase; die Metastasierung erfolgt primär in die regionalen Lymphknoten und sekundär in die Leber. In nur 7% der Fälle findet sich bei der Erstoperation eine peritoneale Aussaat und in 6% Fernmetastasen.

Tabelle 1: TNM-Klinische Klassifikation des Gallenblasen- und Gallengangskarzinoms (UICC 1997)

T - Primärtumor

TX		Primärtumor kann nicht beurteilt werden
T0		Kein Anhalt für Primärtumor
Tis		Carcinoma in situ
T1		Tumor infiltriert Lamina propria oder Muskulatur
	T1a	Tumor infiltriert Lamina propria
	T1b	Tumor infiltriert Muskulatur
T2		Tumor infiltriert perimuskuläres Bindegewebe, aber keine Ausbreitung jenseits der Serosa oder in die Leber
T3[1]		Tumor perforiert Serosa (viszerales Peritoneum) oder infiltriert direkt in ein Nachbarorgan oder beides (Ausbreitung in die Leber 2 cm oder weniger)
T4[2]		Tumor mit mehr als 2 cm Ausbreitung in die Leber und/oder in 2 oder mehr Nachbarorgane (Magen, Duodenum, Colon, Pankreas, Netz, extrahepatische Gallengänge, jede Art von Leberbefall)

Anmerkung:
1 T3 für Gallengangskarzinom: Tumor infiltriert angrenzende Strukturen: Leber, Pankreas, Duodenum, Gallenblase, Colon, Magen
2 T4 gilt nur für Gallenblasenkarzinom

N - Regionäre Lymphknoten

NX	Regionäre Lymphknoten können nicht beurteilt werden
N0	Keine regionären Lymphknotenmetastasen
N1	Metastasen in Lymphknoten am D.cysticus, um den D. choledochus und/oder am Leberhilus (Lymphknoten des Lig.hepatoduodenale)
N2	Metastasen in Lymphknoten um den Pankreaskopf, in periduodenalen, periportalen, zöliakalen und/oder oberen mesenterialen Lymphknoten

M - Fernmetastasen

MX	Fernmetastasen können nicht beurteilt werden
M0	Keine Fernmetastasen
M1	Fernmetastasen

pTNM: Pathologische Klassifikation

Die pT-, pN- und pM-Kategorien entsprechen den T-, N- und M-Kategorien
pN0 Regionäre Lymphadenektomie und histologische Untersuchung üblicherweise von 3 oder mehr Lymphknoten

GALLENBLASEN- UND GALLENGANGSKARZINOM

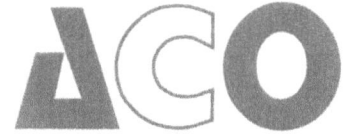

Tabelle 2: Stadiengruppierung des Gallenblasen- und Gallengangskarzinoms (UICC 1997)

Gallenblase				Gallengang			
Stadium 0	Tis	N0	M0	Stadium 0	Tis	N0	M0
Stadium I	T1	N0	M0	Stadium I	T1	N0	M0
Stadium II	T2	N0	M0	Stadium II	T2	N0	M0
Stadium III	T1	N1,N2	M0	Stadium III	T1	N1	M0
	T2	N1,N2	M0		T2	N1	M0
Stadium IVA	T3	jedes N	M0		T3	N0,N1	M0
Stadium IVB	jedes T	jedes N	M1	Stadium IVA	T4	N0,N1	M0
				Stadium IVB	jedes T	N2	M0
					jedes T	jedes N	M1

2.3. Histopathologische Klassifizierung

Die Karzinome der Gallenblase und der extrahepatischen Gallengänge können unterteilt werden:
- Adenokarzinom
- Papilläres Adenokarzinom
- Adenokarzinom, intestinaler Typ
- Siegelringzellkarzinom
- Muzinöses Adenokarzinom
- Klarzelladenokarzinom
- Adenosquamöses Karzinom
- Plattenepithelkarzinom
- Kleinzelliges Karzinom (Haferzellkarzinom)
- Undifferenziertes Karzinom

Weitere sehr seltene Tumoren sind die mesenchymalen Sarkome, das Karzinoid und das Maligne Melanom im Bereich der Gallenblase oder Gallengänge.

2.4. Prognose

Die Prognose hängt entscheidend vom Stadium und der Tumorlokalisation ab. Die höchste 5-Jahres-Überlebensrate wird nach potentiell kurativer Resektion beim Gallenblasenkarzinom mit 10-56% angegeben, gegenüber einer 30% 5-JÜR bei Lokalisation am distalen Choledochus und 10-20% 5-JÜR bei Lokalisation an der Hepatikusgabel, wobei in den letzten Jahren, bedingt durch verbesserte und tumorgerechtere Resektionsmethoden, Fortschritte erzielt wurden.

Berücksichtigt man die Prognose der Gesamtzahl aller Gallenblasenkarzinome, ergibt sich eine 5-Jahres-Überlebensrate von lediglich 2-10%.

Nur eine sorgfältige Früherkennung, die intraoperative Diagnosestellung durch den Chirurgen und die genaue (histologische) Untersuchung der Gallenblase nach Routine-Cholezystektomie können dazu führen, daß der Anteil von resektablen Gallenblasenkarzinomen, der bei ca. 15-30% liegt, erhöht und damit die Prognose verbessert wird.

3. KLINIK UND DIAGNOSTIK

3.1. Gallenblasenkarzinom

Nur bis 25% aller Gallenblasenkarzinome werden präoperativ vermutet. Das Beschwerdebild ist in der Regel uncharakteristisch, rechtsseitige Oberbauchbeschwerden (75%), Übelkeit und Erbrechen (30%), Gewichtsabnahme (30%) sind häufig. Ein Ikterus liegt nur in etwa 40% der Fälle vor und beruht auf einer fortgeschrittenen Karzinominvasion. Bei bekanntem Steinleiden muß die geringste Veränderung der Symptomatik an ein Karzinom denken lassen. Laborchemisch sollte dann die Bestimmung der Tumormarker CA 19-9 und/oder CEA obligatorisch sein.

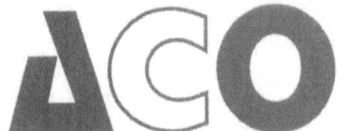

GALLENBLASEN- UND GALLENGANGSKARZINOM

Als bildgebende Verfahren kommen die Sonographie, das abdominelle Computertomogramm, die ERCP, aber auch die perkutane, transhepatische Cholangiographie (PTC) mit einer Sensitivität von 64-84% zur Anwendung. Bei Verdacht auf eine Peritonealkarzinose kann die Laparoskopie eine unnötige Probelaparotomie ersparen.

In ca. 75% aller Fälle wird die Diagnose eines Gallenblasenkarzinoms erst intraoperativ oder postoperativ am Präparat gestellt. Verdächtig sind vor allem Befunde, die wie eine ausgedehnte Vernarbung oder eine sklerosierende Entzündungsreaktion imponieren. Bei geringstem Verdacht auf das Vorliegen eines Malignoms sollte eine intraoperative Schnellschnittuntersuchung erfolgen.

3.2. Gallengangskarzinom

Das häufigste Initialsymptom ist der schmerzlose Ikterus (beim Bifurkationskarzinom in 100%, beim Choledochuskarzinom etwa in 90% der Fälle). Gelegentlich geht ein Pruritus voraus. Gewichtsabnahme, eine schmerzhafte Hepatomegalie und bei distalem Sitz eine palpable Gallenblase (Courvoisier-Zeichen) können vorliegen.

Die Diagnostik wird über die Sonographie, das Computertomogramm, die ERCP und über die perkutane transhepatische Cholangiographie geführt. Die Sonographie läßt bereits die Höhe des Verschlusses vermuten. Eine Computertomographie nativ und mit intravenösem Kontrastmittelbolus sollte immer durchgeführt werden, jedoch kann der Tumor selbst dann in vielen Fällen nicht nachgewiesen werden. Durch die ERC(P) können die Gallenwege dargestellt werden. Die Tumorinfiltration reicht allerdings oft deutlich über die cholangiographisch dargestellten Abschnitte hinaus. Bei hilusnahen Tumoren ist zur Operationsplanung eine PTC unerläßlich. Der PTC-Katheter kann als Drainage palliativ zur Dekompression bis zur endgültigen Therapieentscheidung belassen werden. Eine Senkung des Operationsrisikos bewirkt die praeoperative äußere Drainage mit konsekutivem Bilirubinabfall nicht.

Eine präoperative Angiographie gibt Hinweise auf Gefäßinfiltrationen im Hilusbereich und dient zusätzlich der Abklärung der Operabilität (selektive Coeliakographie mit indirekter Portographie).

Die histologische Sicherung erfolgt meist erst intraoperativ durch Schnellschnittuntersuchungen, wobei die Gewinnung repräsentativer Gewebeproben schwierig sein kann, wenn vornehmlich ein intramural szirrhöses Wachstum vorliegt und der makroskopische Befund einer chronisch entzündlichen Stenose entspricht.

4. THERAPIE

4.1. Kurative Therapie

4.1.1. Chirurgische Therapie des Gallenblasenkarzinoms

4.1.1.1. Präinvasives Karzinom

Bei einem präinvasiven Karzinom (Tis, Stadium 0), das meist erst sekundär als histologischer Zufallsbefund diagnostiziert wird, ist die einfache Cholezystektomie eine ausreichende Therapiemaßnahme, eine Nachoperation ist nicht erforderlich.

4.1.1.2. Präoperativ diagnostiziertes Karzinom

Bei einem elektiven Eingriff wegen eines präoperativ diagnostizierten Gallenblasenkarzinoms (Stadium I-III) sollte bei Patienten in gutem Allgemeinzustand eine Radikaloperation nach tumorchirurgischen Kriterien angestrebt werden, und zwar durch eine En-bloc-Resektion der Gallenblase mit dem 4. und 5. Lebersegment sowie Exstirpation sämtlicher Lymphknoten aus dem Ligamentum hepatoduodenale und der supraduodenalen Region bis zum Truncus coeliacus. Eine rechtsseitige Hemihepatektomie ist nur selten indiziert bzw. gerechtfertigt, zumal kurative Resektionen bei diesen Ausdehnungen äußerst selten sind und die Prognose insgesamt äußerst schlecht ist (= Stadium IV).

4.1.1.3 Kleines, postoperativ entdecktes Karzinom

Bei einem kleinen, erst postoperativ entdeckten Karzinom mit Infiltration der Gallenblasenwand (T1, T2 = Stadium I und II) ist eine radikalere Zweitoperation (Leberteilresektion im Bereich des Gallenblasenbettes, regionale Lymphadenektomie) indiziert, die man jedoch von der individuellen Situation des Patienten abhängig machen muß. Beim jungen Patienten mit geringem operativen Allgemeinrisiko sollte immer eine Bisegmentektomie mit Lymphadenektomie angestrebt werden.

GALLENBLASEN- UND GALLENGANGSKARZINOM

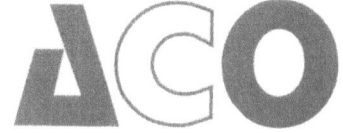

4.1.2. Chirurgische Therapie des Gallengangskarzinoms

Anzustreben ist immer eine R0-Resektion, häufig reicht die mikroskopische Tumorinvasion weit über den makroskopisch erkennbaren Tumor hinaus. Die Hälfte der makroskopisch als kurativ eingeschätzten Resektionen stellt sich deshalb histologisch als palliative Resektion heraus. Die Operabilität ist meist erst nach Tumorresektion en bloc mit einer zentralen Leberresektion oder Hemihepatektomie endgültig geklärt und erfordert große Erfahrung. Gefäßinfiltration oder Tumorausdehnung bis in die sekundären Gallengangsaufzweigungen stellen im allgemeinen Inoperabilität dar.

4.1.2.1. Bifurkationskarzinom

Tumore der Hepatikusgabel (Klatskin-Tumore) werden nach Bismuth klassifiziert und erfordern - entsprechend ihrer Ausbreitung – ein differenziertes operatives Vorgehen. Die Resektionsrate ist mit 10-50% äußerst niedrig.

Bismuth 1: Der Tumor betrifft nur den proximalen Hepatikus, nicht die Hepatikusgabel

Therapie: Resektion der Hepatikusgabel in Kombination mit einer anterioren Leberresektion (Lebersegmente 4, 5, eventuell 6) und einer zentralen bilio-jejunalen Anastomose zwischen Segmentgallengängen und einer ausgeschalteten Jejunumschlinge

Bismuth 2: Der Tumor betrifft auch die Hepatikusgabel, die sekundären Aufzweigungen rechts und links jedoch nicht

Therapie: Resektion der Hepatikusgabel mit anteriorer Leberresektion und obiger Rekonstruktion

Bismuth 3: Der Tumor reicht auf einer Seite (rechts oder links) bis an die sekundären Zusammenflüsse

Therapie: Hemihepatektomie; die Mitnahme des Lobus caudatus wird gefordert, da die Gallenwege des Caudatus direkt in den rechten und linken Gang und in die Hepatikusgabel einmünden. Die Rekonstruktion erfolgt am Vorteilhaftesten durch eine bilio-jejunale Anastomose oder eine terminolaterale Roux-Y-Hepato-Jejunostomie. Die Anastomosen sollten immer einreihig mit resorbierbarem Nahtmaterial angelegt werden

Bismuth 4: Die sekundären Zusammenflüsse rechts und links sind betroffen

Therapie: Wenn dies präoperativ bekannt ist, kann in ausgewählten Fällen eine Lebertransplantation diskutiert werden. Anderenfalls sollte eine palliative transtumorale Drainage möglichst beider Leberhälften erfolgen. Die Eingriffe sind mit einer Hospitalletalität von bis zu 20% belastet, eine kurative Resektion ist im Bereich der Bifurkation nur in 20% aller Fälle zu erwarten. Nach Bismuth liegt die 3-Jahres-Überlebensrate bei R0-Resektionen bei 50%.

4.1.2.2. Choledochuskarzinom

- Wenn der Tumor im mittleren Drittel des Ductus hepatocholedochus lokalisiert ist, kann ausnahmsweise eine segmentäre Resektion ausreichend sein. Die Rekonstruktion erfolgt durch eine terminolaterale Roux-Y-Hepato-Jejunostomie.

- Bei einem distalen, retroduodenalen Choledochuskarzinom, das prognostisch am günstigsten abschneidet, ist die Methode der Wahl die partielle Duodenopankreatektomie nach Whipple. Obligat ist eine hohe Durchtrennungslinie am Hepatikus. Hier sind je nach Tumorstaging kurative Operationen bis zu 60% der Fälle möglich, wenn der Tumor lokal begrenzt ist und keine Infiltrationen der Gefäße vorliegen.

4.1.3. Strahlentherapie

Beim Gallenblasenkarzinom wie bei Tumoren der Gallenwege ist der Wert einer kurativen Strahlentherapie bisher nicht bewiesen. Mehrere Zentren berichteten über positive Ergebnisse einer adjuvanten intraoperativen oder externen Strahlentherapie nach Tumorresektion, ohne daß die bisher vorliegenden Daten die Überlegenheit eindeutig belegen konnten. Immerhin wird bei R1-Resektion mit nachfolgender externer und Kontaktbestrahlung eine 31-35%ige Langzeitüberlebensrate von Gonzales bzw. Kuijpers angegeben.

4.1.4. Chemotherapie

Bislang kann eine alleinige oder adjuvante Chemotherapie kurativ nicht eingesetzt werden.

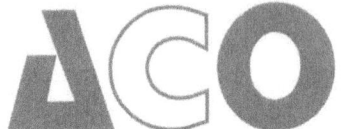

GALLENBLASEN- UND GALLENGANGSKARZINOM

4.2. Palliative Therapie

4.2.1. Chirurgische Therapie

Grundsätzlich stellt die Resektion die beste palliative Behandlungsmethode dar, mit der überdurchschnittlich längsten Überlebenszeit bei relativ guter Lebensqualität. Die nicht resezierenden, operativen Palliativmaßnahmen haben bei vergleichbar hoher Hospitalletalität (bis zu 20%) eine ungünstigere Prognose, verbunden mit schlechterer Lebensqualität. Das Ziel aller palliativen Maßnahmen ist die Beseitigung des Verschlußikterus.

4.2.1.1. Biliodigestive Anastomose

Zu bevorzugen sind die Hepatiko- oder Choledochojejunostomie zur Umgehung einer distalen Tumorstenose. Die cholezystodigestive Anastomose sollte wegen der Gefahr eines frühzeitigen Verschlusses bei zunehmendem Tumorwachstum vermieden werden.

4.2.1.2. Operative Gallengangsdrainagen

Diese werden vor allem bei hilusnahen Tumoren angewendet, und zwar in Form einer spülbaren, externen T-Drainage oder als auswechselbare transhepatische Ringdrainage nach Dick oder Rodney-Smith.

4.2.1.3. Endoskopische Verfahren

Wenn es nur um die palliative Beseitigung eines Verschlußikterus geht, sollte immer der Einsatz risikoärmerer, nicht operativer Methoden erwogen werden, und zwar in Form einer endoskopisch implantierbaren transpapillären Choledochusdrainage, die bei Verlegung durch Inkrustation ausgewechselt werden kann. Verwendet werden Stents, Pigtail-Drainagen, expandierende Drahtgitter und es liegen neue positive Erfahrungen mit aufdehnbaren Metallstents vor. Dieses Verfahren ist vor allem zur Überbrückung distaler Tumorstenosen geeignet. Es können jedoch auch zentrale Tumorstenosen im Bereich der Choledochusgabel durch Einlegen von gesonderten Drainagen in beide Ducti hepatici überbrückt werden. Diese innere transtumorale Galleableitung ist einer äußeren Drainage als Dauerversorgung immer vorzuziehen. Die körperliche Integrität bleibt erhalten, Elektrolyt- und Galleverlust treten nicht auf und die Galle steht für die weitere Fettresorption zur Verfügung. Eine Drainage ist auch dann indiziert, wenn bei vorhandenem Tumor eine baldige Restenosierung zu erwarten ist.

4.2.1.4. Perkutane, transhepatische Choledochusdrainage (PTCD)

Sie ist vor allem bei hilusnahen Stenosen eine vorteilhafte Methode, wobei eine Galleableitung entweder nach außen, oder besser bei Passage der Tumorstenose in das Duodenum erfolgt und auch die Implantation einer Endoprothese möglich ist.

Beide letztgenannten Verfahren sollten vor allem bei älteren Risikopatienten und/oder Inoperabilität unter Verzicht auf eine Probelaparotomie angewendet werden, Überlebenszeiten von mehr als 1 Jahr wurden beobachtet. Die biliodigestive Anastomose bei distalen Tumorstenosen ist jedoch sicher die überlegenere, palliative Operationsmethode, da sie eine definitive langzeitige Beseitigung des Verschlußikterus garantiert.

4.3. Strahlentherapie

4.3.1. Gallenblasenkarzinom

Im Gegensatz zu Gallengangskarzinomen sind Palliativeffekte durch perkutane Strahlendosen von 30-40 Gy in nur etwa 20% der Fälle zu erwarten. Bei Verschlußikterus kann – wie bei den Gallengangstumoren – die lokale Kontakttherapie mit Ir 192-Quellen sinnvoll eingesetzt werden.

4.3.2. Gallengangskarzinom

Bei inoperablen Patienten sind nach perkutanen Strahlendosen von 30-45Gy in einem Teil der Fälle Palliativeffekte zu erwarten. Eine Rückbildung des Verschlußikterus sowie eine Verbesserung der Lebensqualität kann in etwa 40-50% der Patienten erreicht werden. Vom Effekt her günstiger ist die lokale Applikation von Radionukliden über einen perkutanen transhepatischen Zugang. In Einzelfällen mit begrenzter Tumorausdehnung gelingt es mit diesen Methoden, eine lokale Kontrolle sogar über mehrere Jahre zu erzielen. Erfahrungen mit der intraoperativen Strahlentherapie von 5-30 Gy und nachfolgender externer Bestrahlung sind noch begrenzt und die Ergebnisse klinischer Studien sind abzuwarten.

4.4. Chemotherapie

Bei den meist fortgeschrittenen Fällen kann derzeit eine Chemotherapie nicht empfohlen werden.

GALLENBLASEN- UND GALLENGANGSKARZINOM

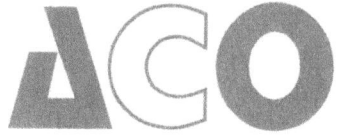

5. NACHSORGE

Ein vollständiges Nachsorgeprogramm ist lediglich indiziert, wenn der Tumor kurativ entfernt wurde. Dann erfolgen in den ersten beiden Jahren 3-monatlich klinische laborchemische Kontrollen (CA 19-9, CEA, Leberwerte) sowie 6-monatlich ein Oberbauchsonogramm bzw. eine Computertomographie.

Bei allen anderen Formen der Palliation sollte sich die klinische Untersuchung auf das Auftreten eines Ikterus infolge Inkrustration der Gallengangsdrainage und den rechtzeitigen Wechsel der Endoprothese konzentrieren.

6. THERAPIE BEIM REZIDIV

In einzelnen Fällen kann der Versuch einer erneuten Resektion (bei kleinen Primärtumoren und jüngeren Patienten), eventuell über eine Hemihepatektomie, gemacht werden. CT und Probelaparotomie sind hierfür notwendig.

Überwiegend ist das Rezidiv aber wegen zentralem Lebereinbruch und Hilusmetastasierung inoperabel. Dann sind zur Palliation dieselben Maßnahmen indiziert wie beim inoperablen Primärtumor.

7. LITERATUR

Adson, M.A, Fornell, M.B.: Hepatobiliary cancer - Surgical considerations. Mayo Clinic Proc. (1981), 56: 686

Bergdahl L.: Gallbladder carcinoma first diagnosed at microscopic examinations of gallbladders removed for presumed benign disease. Ann.Surg. (1980), 191: 19

Bismuth, H., Nakache, R., Diamond T.: Management strategies in resection for hilar cholangiocarcinoma. Ann. Surg. (1992), 251: 31-38

Funovics J. et al.: Leber-, Gallen-, Pankreaskarzinom. In.: Fasching W. (Hrsg.): ACO-Manual der chirurgischen Krebstherapie. Facultas-Universitätsverlag (1986), 89-96

Jida, Sh., Tsuzuki, T., Ogata, Y.: The long term survival of patients with carcinoma of the main hepatic duct junction. Cancer (1987), 60: 1612-1619

Köckerling, F., Scheele, J., Gall, F.P.: Die chirurgische Therapie des Gallenblasencarcinoms. Chirurg (1989), 59: 236-243

Langer, I.C. et al: Carcinoma of the extrahepatic bile ducts: results of an agressive surgical approach. Surgery (1985), 98: 752

Lygidakis, N.J., Tytgat, G.N.J.: Hepatobiliary and pancreatic malignancies, Thieme Verlag, Stuttgart (1989)

Ouchi, K., Owada, J., Matsumo, S.: Prognostic factors in the surgical treatment of gallbladder carcinoma. Surgery (1987), 101: 731-737

Ouchi, K., Matsuno, S., Sato, T.: Long-term survival in carcinoma of the biliary tract. Arch. Surg. (1989), 124: 248-252

Schriefers, K.H., Smagne, E.: Operationstechniken bei Neoplasien der proximalen Gallenwege Chirurg (1984), 55: 787-793

Tompkins, R.K.; Saunders, K.; Roslyn, J.J.; Longmire, W.P.: Changing patterns in diagnosis and management of bile duct cancer. Ann. Surg. (1990), 211

Trede M., Raute M.: Tumoren des Gastrointestinaltraktes - maligne Tumoren der Gallenblase und der extrahepatischen Gallengänge. In: Richtlinien zur operativen Therapie maligner Tumoren. Demeter Verlag, (1988), 71-75

Veeze-Kuijpers, B., Meerwaldt, J.H. Lameris, J.S.. van Blankenstein, M, van Putten W.L.J., Terpstra, O.T.: The role of radiotherapy in treatment of bile duct carcinoma. Int. J. Radiat. Oncol. Biol.Phys. (1990), 18

Wittekind CH, Wagner G. TNM Klassifikation maligner Tumoren. 5. Auflage, Springer Verlag (1997)

World Health Organisation: Histological typing of tumors of the liver, biliary tract and pancreas. Intern. histological classification of tumors, World Health Org., Geneva (1978), 20

KOLOREKTALES KARZINOM

G. Jatzko, F. Herbst, H. Hauser, M. Klimpfinger, P. Lechner, J. Pfeifer, G. Zalaudek,
J. Karner-Hanusch, A. Berger, Ch. Stanek, A. Tuchmann

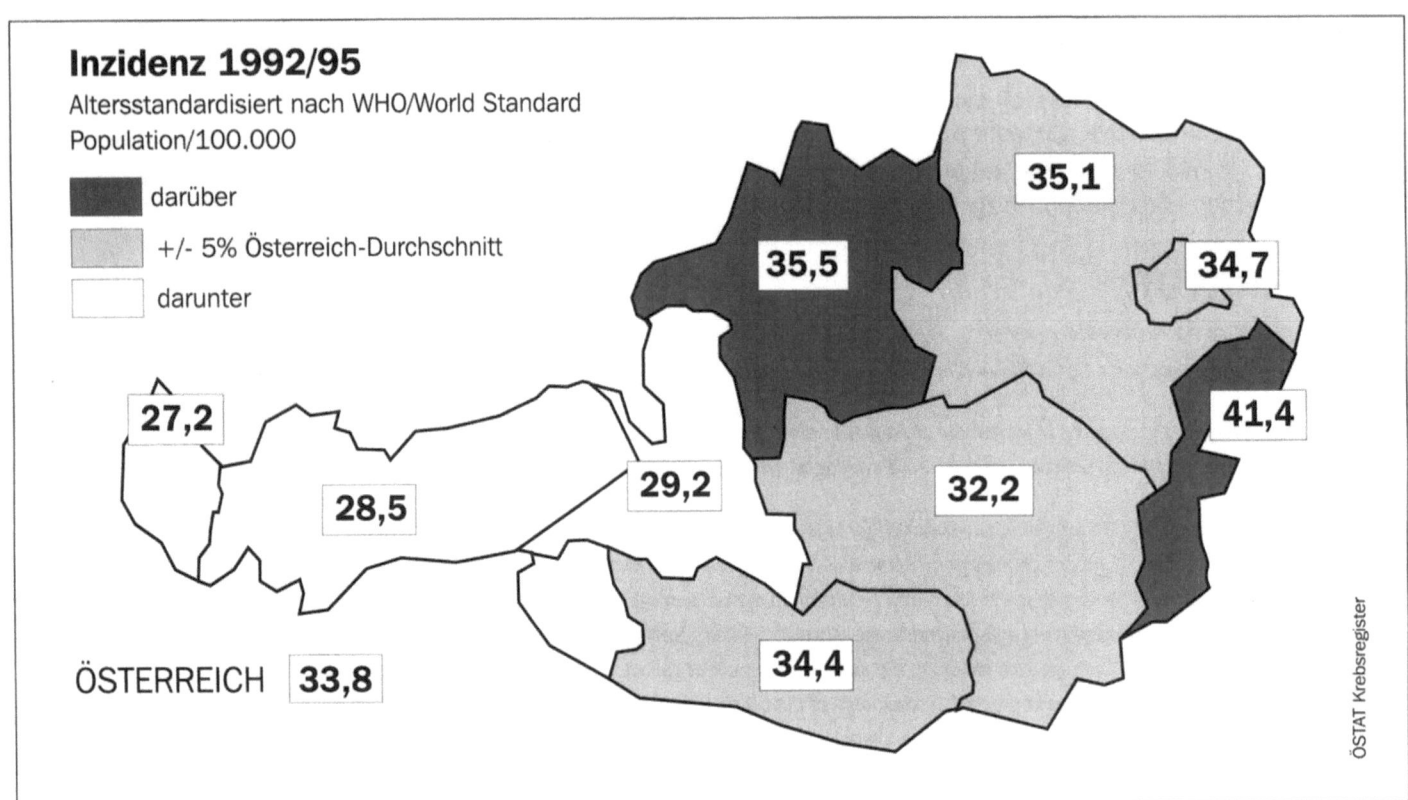

	Insgesamt	Männer	Frauen
Inzidenz 1995			
Neuerkrankungen absolut (Jahresdurchschnitt):	4.960	2.470	2.490
Rohe Raten/100.000:	62,2	64,0	60,5
WHO-World-Standard-Raten/100.000:	33,8	43,8	27,0
Linearer Trend 1983-1995:	+3,7%	+13,9%	-8,1%
Prozent an Gesamt-Krebsinzidenz:	14,7	15,2	14,3
Stadien-Verteilung (U.S.-SEER) in Prozent			
Carcinoma in situ:	0,8	0,8	0,8
lokalisiert:	29,1	30,1	28,2
regionalisiert:	38,3	37,4	39,3
disseminiert:	20,1	20,4	19,7
unbekannt:	11,7	11,3	12,0
Mortalität 1995			
Sterbefälle absolut (Jahresdurchschnitt):	2.754	1.353	1.401
Rohe Raten/100.000:	34,5	35,0	34,0
WHO-World-Standard-Raten/100.000:	17,1	23,0	13,2
Linearer Trend 1983-1995:	-4,5%	+4,7%	-15,0%
Prozent an Gesamt-Krebsmortalität:	14,3	14,0	14,6

KOLOREKTALES KARZINOM

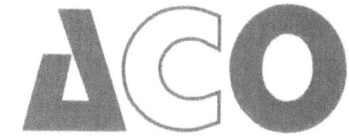

Inzidenz im Jahresdurchschnitt 1992/95			Neuerkrankungen (Jahresdurchschnitt)		%-Veränderung
Bundesland	Geschlecht	Absolut	Rohe Rate auf 100.000	Altersstand. Raten auf 100.000 (WHO-WORLD)	1983/95 (linearer Trend)
ÖSTERREICH	Insgesamt	4.960	62,2	33,8	+ 3,7
	Männer	2.470	64,0	43,8	+13,9
	Frauen	2.490	60,5	27,0	- 8,1
Burgenland	Insgesamt	220	80,5	41,4	+13,5
	Männer	125	94,0	59,5	+34,8
	Frauen	95	67,8	28,0	- 9,1
Kärnten	Insgesamt	340	60,9	34,4	+21,2
	Männer	187	69,1	46,1	+33,4
	Frauen	153	53,2	25,8	+ 5,9
Niederösterreich	Insgesamt	1.015	67,5	35,1	+ 2,8
	Männer	515	70,3	45,9	+12,6
	Frauen	499	64,8	27,7	- 9,9
Oberösterreich	Insgesamt	827	60,3	35,5	+15,6
	Männer	413	61,5	45,4	+22,6
	Frauen	414	59,1	28,9	+ 6,3
Salzburg	Insgesamt	240	48,1	29,2	- 2,8
	Männer	124	51,5	38,1	+ 9,5
	Frauen	116	44,9	23,5	- 10,8
Steiermark	Insgesamt	724	60,3	32,2	+14,4
	Männer	370	63,5	41,7	+34,6
	Frauen	354	57,3	25,5	- 4,2
Tirol	Insgesamt	294	45,3	28,5	+12,2
	Männer	156	49,4	38,4	+47,3
	Frauen	137	41,4	21,3	- 15,2
Vorarlberg	Insgesamt	131	38,6	27,2	- 11,0
	Männer	66	39,3	33,8	- 8,0
	Frauen	65	38,0	22,1	- 16,5
Wien	Insgesamt	1.169	73,8	34,7	- 10,2
	Männer	513	69,0	43,4	- 8,7
	Frauen	656	77,9	29,5	- 13,5

Sterbefälle im Jahresdurchschnitt 1992/95			Sterbefälle (Jahresdurchschnitt)		%-Veränderung
Bundesland	Geschlecht	Absolut	Rohe Rate auf 100.000	Altersstand. Raten auf 100.000 (WHO-WORLD)	1983/95 (linearer Trend)
ÖSTERREICH	Insgesamt	2.754	34,5	17,1	- 4,5
	Männer	1.353	35,0	23,0	+ 4,7
	Frauen	1.401	34,0	13,2	- 15,0
Burgenland	Insgesamt	107	39,0	19,1	+ 3,6
	Männer	60	45,4	28,0	+22,2
	Frauen	46	33,0	12,5	- 20,9
Kärnten	Insgesamt	167	29,9	15,0	+ 0,3
	Männer	90	33,3	21,0	+14,6
	Frauen	77	26,7	10,8	- 18,5
Niederösterreich	Insgesamt	577	38,4	18,2	- 2,3
	Männer	298	40,6	25,4	+ 8,2
	Frauen	279	36,3	13,4	- 15,2
Oberösterreich	Insgesamt	423	30,8	16,6	+ 5,1
	Männer	211	31,3	22,6	+10,2
	Frauen	212	30,4	12,5	- 4,5
Salzburg	Insgesamt	120	24,0	13,7	- 11,6
	Männer	62	25,5	18,9	+ 9,3
	Frauen	58	22,6	10,2	- 27,0
Steiermark	Insgesamt	414	34,4	16,6	+ 0,1
	Männer	206	35,4	22,1	+13,1
	Frauen	207	33,6	13,0	- 11,6
Tirol	Insgesamt	152	23,4	13,2	+ 4,7
	Männer	78	24,8	18,0	+14,6
	Frauen	73	22,1	10,2	- 0,8
Vorarlberg	Insgesamt	76	22,5	14,6	- 5,0
	Männer	35	20,5	17,4	- 12,0
	Frauen	42	24,3	12,1	- 4,9
Wien	Insgesamt	719	45,4	19,7	- 10,7
	Männer	313	42,2	25,5	- 6,8
	Frauen	406	48,2	16,3	- 17,5

ACO-Manual der chirurgischen Krebstherapie

KOLOREKTALES KARZINOM

G. Jatzko, F. Herbst, H. Hauser, M. Klimpfinger, P. Lechner, J. Pfeifer, G. Zalaudek,
J. Karner-Hanusch, A. Berger, Ch. Stanek, A. Tuchmann

1. EPIDEMIOLOGIE

Die Inzidenz kolorektaler Malignome ist in sämtlichen Ländern Europas steigend. Diese beträgt zwischen 25/100.000 in den Mittelmeerländern und 35/100.000 in Skandinavien. Mit etwa 5000 Neuerkrankungen pro Jahr liegt Österreich im Mittelfeld. Das kolorektale Karzinom stellt in Österreich die zweithäufigste Karzinomgruppe dar, die 5-Jahres-Überlebensrate hat in den letzten 15 Jahren zugenommen (Einfluß von Screeningmaßnahmen, Frühdiagnose, Verbesserung der Therapieergebnisse). Weltweit entfallen 9% aller Karzinomerkrankungen auf dieses Karzinom (572.000 Neuerkrankungen!). In den letzten Jahren ist eine Verschiebung des Auftretens von Karzinomen des Rektums und distalen Kolons zum proximalen Kolon beobachtet worden.

2. ALTERS- UND GESCHLECHTSVERTEILUNG

Das kolorektale Karzinom ist vorwiegend eine Alterserkrankung, wobei die altersstandardisierten Inzidenzraten annähernd logarithmisch ansteigen. Im Gegensatz zum Rektumkarzinom, wo das männliche Geschlecht mit 20-40% überwiegt, ist die Geschlechtsverteilung beim Kolonkarzinom annähernd ausgeglichen. Der Altersgipfel der Erkrankung liegt um das 60.-70. LJ., ab dem 40. Lebensjahr verdoppeln sich die Inzidenzraten von Dekade zu Dekade. Den im Kinder- und jungen Erwachsenenalter auftretenden Dickdarmkarzinomen liegt fast immer eine disponierende Erkrankung (s.u.) zugrunde. Der Anteil hochmaligner verschleimender Karzinome in dieser Patientengruppe liegt bei 50%. Daraus ergibt sich die dringliche Notwendigkeit, Jugendliche aus risikoexponierten Familien/Gruppen zu überwachen.

3. ÄTIOLOGIE UND PATHOGENESE

Die Ätiologie des kolorektalen Karzinoms ist multifaktoriell. Etwa 90% der kolorektalen Karzinome sind sogenannte sporadische Karzinome, primär bedingt durch Umwelt- und Ernährungsfaktoren. 6-8% aller kolorektalen Karzinome entstehen auf der Basis einer primären genetischen Schädigung.

3.1. Ernährungsfaktoren

Die typischen westlichen Ernährungsgewohnheiten (fettreiche, cholesterinreiche und ballaststoffarme Ernährung) sind wesentlich an der Karzinomentstehung beteiligt. Die Armut an Ballaststoffen verlängert die Transitzeit. Bei ausreichender Zufuhr von löslichen und unlöslichen Ballaststoffen wird die Stuhlmenge erhöht, die Konzentration fäkaler Karzinogene verdünnt und die Transitzeit verkürzt. Zusätzlich kommt den kurzkettigen Fettsäuren eine Schutzwirkung zu. Eine hohe Fettaufnahme (gesättigte Fettsäuren und Cholesterin) und eine erhöhte Zufuhr von tierischem Eiweiß haben einen fördernden Einfluß auf die Karzinogenese. Gesättigte Fettsäuren und Cholesterin entfalten über den Gallensäurenmetabolismus und die Darmflora die karzinogene Wirkung. Mit einer erhöhten Fleischzufuhr steigt der Gehalt an karzinogenen heterozyklischen Aminen und Nitritverbindungen. Zusätzlich ist die mangelnde Zufuhr von Obst und Gemüse mit einer verminderten Aufnahme von Vitamin C, E und Karotinoiden verbunden, welchen auf zellulärer Ebene eine Schutzwirkung gegen entstehende freie Radikale zukommt. Eine ungenügende Kalziumaufnahme ist verbunden mit einer verminderten Bildung unlöslicher Gallensäuren-Salzkomplexe und damit einer erhöhten Galllensäurenkonzentration (siehe oben). Dies wird zusätzlich durch einen erhöhten Stuhl-pH begünstigt.

3.2. Genetische Faktoren

In der Regel erfolgt die Karzinomentstehung über die sogenannte Dysplasie-Karzinom-Sequenz in mehreren Mutationsschritten der DNA der Dickdarmschleimhautzelle. Dabei spielen qualitative und/oder quantitative genetische Veränderungen eine entscheidende Rolle. Die Aktivierung von Onkogenen (z.B. K-ras Mutationen) und die Inaktivierung von Tumorsuppressorgenen (z.B. durch Mutationen und/oder Deletionen des APC-, p53-, und DCC-Gens) führen in einem langdauernden Vielstufenprozeß über Jahre und Jahrzehnte (ca. 10-30 Jahre Latenzzeit) zur Entwicklung einer kolorektalen Neoplasie. Diesem vielstufigen langdauernden Prozeß genetischer Fehlregulationen kann eine genetische Instabilität aufgrund von Mutationen in DNA-Repairgenen zugrunde liegen, wie dies für die Mehrzahl der Kolonkarzinome im Rahmen des HNPCC (Lynch-Syndrome) bereits

KOLOREKTALES KARZINOM

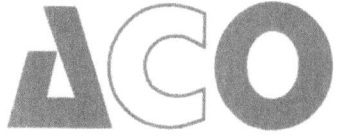

nachgewiesen werden konnte. Die molekulargenetischen Veränderungen werden dabei von den in der konventionellen histomorphologischen Untersuchung nachweisbaren Veränderungen begleitet, welche von der normalen Schleimhaut über die Dysplasie mit steigendem Dysplasiegrad zum kolorektalen Karzinom führen.

Die familiäre Adenomatose (FAP)

Die familiäre adenomatöse Polyposis coli, welche für weit unter 1% aller kolorektalen Karzinome verantwortlich ist, besitzt einen dominanten Erbgang mit einer Mutation/Deletion beider Allele des APC-Gens (Tumorsuppressorgen am Chromosom 5q21). Träger dieser Erkrankung entwickeln in 80% meist multilokulär und schon im jungen Alter Karzinome nach der Dysplasie-Karzinom-Sequenz. Hier einzuordnen sind das Gardner-Syndrom (familiäre Polyposis mit Abnormitäten des Stütz- und Bindegewebes), das Turcot-Syndrom (vergesellschaftet mit malignen, zentralnervösen Tumoren und wahrscheinlich autosomal rezessivem Erbgang), das Oldfield-Syndrom (vergesellschaftet mit multiplen seborrhoischen Zysten) und das Hereditary Flat Adenoma Syndrome (HFAS).

Das Hereditäre, Nicht Polypöse Kolonkarzinom (HNPCC) ist für etwa 5-7% aller kolorektalen Karzinome verantwortlich und wird autosomal dominant vererbt. Der verantwortliche Gendefekt dürfte sich auf dem Chromosom 2p befinden (FCC-Gen oder COCA-1-Gen). Neuere Studien weisen auf Mutationen in DNA-Repairgenen (z.B. hMSH2-Gen am Chromosom 2) als wesentliche Faktoren der Krebsentstehung hin. Diesem Krankheitsbild zuzuordnen sind das Lynch-Syndrom I und das Lynch-Syndrom II (familiäre Häufung kolorektaler Karzinome – besonders rechtsseitig – und anderer Karzinome wie Uterus, Ovar und Mamma).

3.3. Präkanzerosen

Treten in Form von präkanzerösen Bedingungen und Läsionen im Kolon und Rektum auf, wobei den präkanzerösen Bedingungen vor allem Bedeutung in der Krebsvorsorge zukommt, während die präkanzerösen Läsionen ein therapeutisches Handeln erfordern. Dabei ist vor allem zu klären, ob es sich um eine präkanzeröse Läsion handelt oder ob nicht in dieser bereits ein Karzinom entwickelt ist.

3.3.1. Präkanzeröse Bedingungen

- Eigenanamnese: früher entferntes kolorektales Karzinom (erhöht die Krebswahrscheinlichkeit auf das 8fache) oder Adenom, Karzinom von Corpus uteri, Ovar, Mamma oder Harnblase, Ureterosigmoideostomie (länger zurückliegend)
- Familienanamnese (kolorektales Karzinom bei Verwandten ersten Grades, sogenannte Krebsfamilien)

3.3.2. Präkanzeröse Läsionen (Dysplasie-Karzinom-Sequenz)

Dysplasien sind definiert als zweifelsfreie neoplastische Epithelveränderungen ohne invasives Wachstum. Dysplasien werden graduiert in gering, mittel oder schwer. Wobei geringer und mittlerer Dysplasiegrad als low-grade dysplasia zusammengefaßt und der schweren Dysplasie als high-grade dysplasia gegenübergestellt wird. Das Entartungsrisiko steigt direkt mit dem Dysplasiegrad an.

Adenome

Patienten mit Adenomen weisen ein zwei-bis dreifach erhöhtes Karzinomrisiko im Vergleich zur Normalbevölkerung auf. Das Entartungsrisiko steigt mit zunehmender Größe, besonders beim Vorliegen villöser Adenome. In 1% aller Adenome mit 1 cm Durchmesser, in 10% aller Adenome mit 1-2 cm DM und in 30-50% der Adenome mit > 2 cm DM finden sich bereits invasive Karzinome. In 40% treten Adenome multilokulär auf, und die Wahrscheinlichkeit des Auftretens weiterer beträgt mindestens 30%. Die therapeutische Konsequenz: Bei Polypen sollte nie eine Biopsie, sondern eine Polypektomie durchgeführt werden, bei Polypen im Rektum sollte obligat eine Koloskopie sowie regelmäßige koloskopische Kontrollen nach Polypektomie erfolgen.

- Familiäre Adenomatose > 100 Polypen
- Colitis ulcerosa – bei der Colitis ulcerosa steigt das Karzinomrisiko mit der Dauer der Erkrankung und beträgt nach 25 Jahren 40%, unabhängig vom Erstmanifestationsalter
- Morbus Crohn – etwa 2-3fach erhöhtes Erkrankungsrisiko
- Juvenile Polypose
- Schistosomiasis
- Z.n. Ureterosigmoideostomie
- Seltene Formen

KOLOREKTALES KARZINOM

4. KREBSVORSORGE

Das Ziel der Krebsvorsorge ist, einen Tumor in einem frühen asymptomatischen Stadium zu diagnostizieren. Bei asymptomatischen Personen mit einem durchschnittlichen Krebsrisiko sollte ab dem 40. Lebensjahr jährlich eine digital-rektale Untersuchung, ab dem 50. Lebensjahr zusätzlich ein jährlicher Okkultbluttest sowie eine Rektosigmoideoskopie, zunächst 2x in jährlichem Abstand, bei negativem Ergebnis des weiteren alle 3-5 Jahre, durchgeführt werden. Bei Patienten mit erhöhtem Krebsrisiko (präkanzeröse Bedingungen) empfiehlt sich die totale Koloskopie, verbunden mit einem Okkultbluttest. Eine Nachuntersuchung nach 3-6 Monaten empfiehlt sich bei Adenomen, die nicht im Gesunden entfernt wurden bzw. nach inkompletter Entfernung multipler Adenome.

Eine Wiederholung der Koloskopie sollte nach 4 Jahren bei Adenomfreiheit des Kolons oder nach kompletter Entfernung eines solitären Adenoms durchgeführt werden, eine Wiederholung nach 2 Jahren nach kompletter Entfernung multipler Adenome. Patienten mit postiver Familienanamnese sollten ab dem 30. Lebensjahr, Angehörige von Krebsfamilien ab dem 20. Lebensjahr in ein Krebsvorsorgeprogramm einbezogen werden.

5. SYMPTOMATIK

Leitsymptom des Rektumkarzinoms ist die peranale Blutung. Jeder Blutabgang per anum ist auf ein Karzinom verdächtig und daher unbedingt koloskopisch abzuklären! Je weiter proximal der Tumor gelegen ist, um so mehr tritt diese in den Hintergrund. Das klinische Bild wird bei fortgeschrittenen Tumoren eher durch eine geänderte Stuhltätigkeit, wie Blähungen und Obstipation im Wechsel mit Diarrhöen, geprägt. Weitere Symptome sind Gewichtsverlust, Abnahme der körperlichen Leistung und – insbesondere bei Karzinomen des rechten Kolon – die Anämie. Tumorkomplikationen wie Ileus, Perforation oder Blutung werden bei höher gelegenen Karzinomen in 15-20%, bei linksseitigen Karzinomen in etwa 10% beobachtet.

6. PATHOLOGIE

6.1. Lokalisation

Nach den Regeln der UICC sind hinsichtlich der Tumorlokalisation primär Kolon und Rektum voneinander zu unterscheiden, ein Umstand, der sich praktisch vor allem in operationstechnischen Unterschieden begründet und für die Auswertung von Therapieergebnissen unabdingbar ist. Beim Kolon unterscheidet man die Regionen Appendix, Zökum, Colon ascendens, Flexura hepatica, Colon transversum, Flexura lienalis, Colon descendens und Colon sigmoideum. Die Grenze zwischen Colon sigmoideum und Rektum liegt in der Höhe des dritten Sakralwirbels. Die Rektumlänge beträgt 16 cm ab der Anokutanlinie und wird in drei Abschnitte unterteilt (8.4.1).

6.2. Makroskopie

Kolorektale Karzinome weisen unterschiedliche makroskopische Wachstumsformen auf, wobei man polypoide, plattenartige, ulzerierte und diffus infiltrierende Tumore vorfindet. Außerdem lassen sich makroskopisch insuläre von zirkulären Karzinomtypen unterscheiden. Die makroskopische Wuchsform ist wichtig für die Entnahme des Biopsiematerials und erlaubt eine grobe Vorbeurteilung des Tumors insofern, als die polypoiden Tumorformen später und seltener metastasieren als die diffus infiltrierenden.

6.3. Histologische Klassifikation nach WHO

Adenokarzinome (tubuläre, papilläre und papillo-tubuläre Subtypen) – entsprechen ca. 90 % aller kolorektalen Karzinome

Muzinöses Adenokarzinom – ist definiert durch das Auftreten einer ausgedehnten extrazellulären Verschleimung, die mehr als 50% des Tumors einnimmt

Siegelringzellkarzinom – zu mehr als 50% aus Siegelringzellen aufgebaut, deren zytologisches Bild durch eine intrazelluläre Anhäufung von Schleim, aufgrund einer Sekretionsstörung, zustande kommt. Das Siegelringzellkarzinom zeigt durchschnittlich eine schlechte Prognose und entspricht tumorbiologisch einem kolorektalen Karzinom von hohem Malignitätsgrad. Alle weiteren histologischen Tumortypen des Kolorektums sind Raritäten und werden daher hier nicht abgehandelt.

6.4. Grading nach WHO

Die WHO unterscheidet nach der histologischen Ähnlichkeit des Karzinoms zum Ausgangsgewebe 3 verschiedene Differenzierungsgrade. Die hoch- und mitteldifferenzierten Adenokarzinome (niedriger Malignitätsgrad) werden den niedrig differenzierten (hoher Malignitätsgrad) gegenübergestellt. Dem hohen Differenzierungsgrad der WHO entspricht die Bezeichnung G1 der

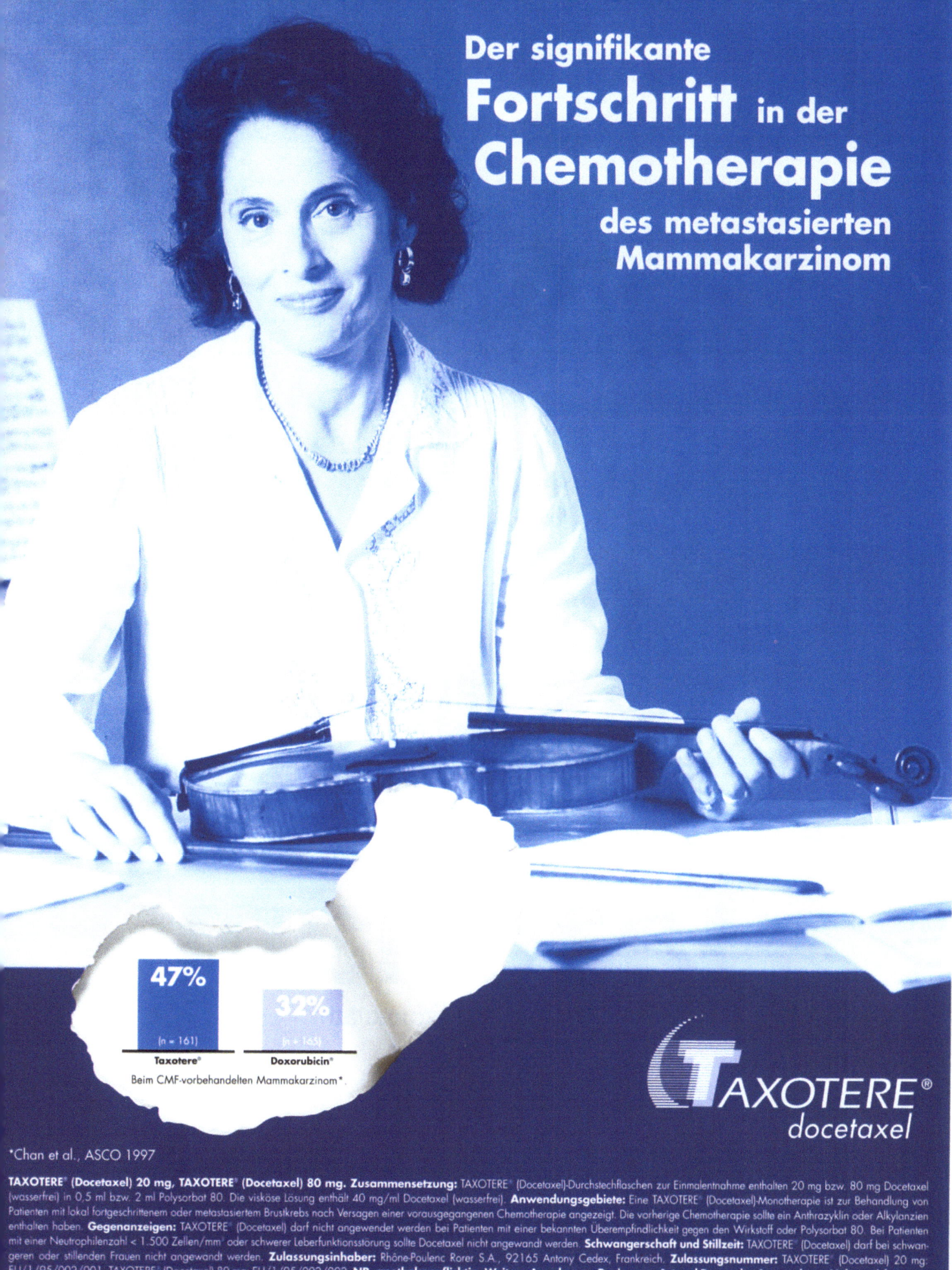

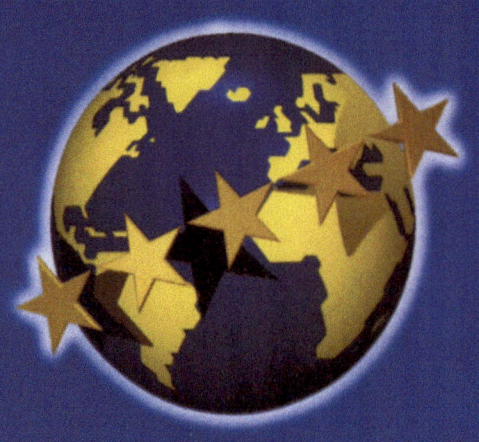

Penicillin G

Ampicillin

Piperacillin

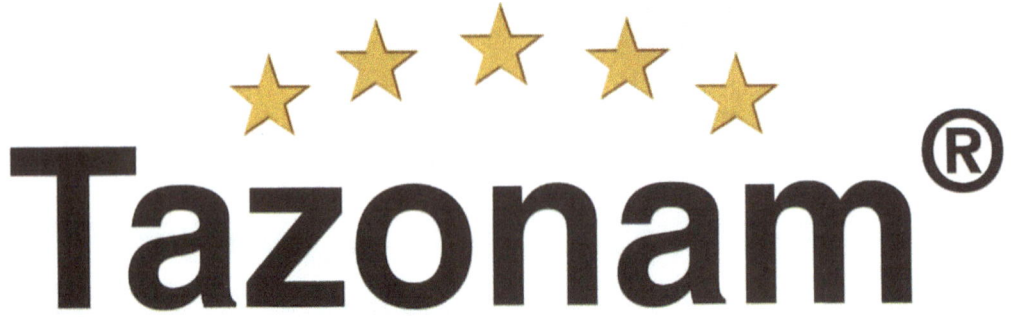

Tazonam®

Piperacillin/Tazobactam

Tazonam 2,0 g/0,5 g - Trockenstechampulle: Z. Nr. 1-20601: **Zulassungsinhaber:** Wyeth-Lederle Pharma GmbH: **Zusammensetzung:** 1 Trockenstechampulle mit 2,6216 g Trockensubstanz enthält 2,085 g Piperacillin-Natrium entsprechend 2 g Piperacillin, 0,5366 g Tazobactam-Natrium entsprechend 0,5 g Tazobactam (Gesamtnatriumgehalt 127 mg Natrium entsprechend 5,5 mmol Na +). **Anwendungsgebiete:** Tazonam 2,0 g/0,5 g-Trockenstechampullen sind zur Behandlung folgender systemischer und/oder lokaler Infektionen angezeigt, die durch Piperacillin/Tazobactam-empfindliche Erreger verursacht sind: **1. Infektionen:** - der Atemwege, einschließlich Hals-, Nasen-, Ohreninfektionen, - Nieren und ableitenden Harnwege, - der Geschlechtsorgane, - in der Gynäkologie und Geburtshilfe, - des Weichteilgewebes, 2. Perioperative Prophylaxe bei Einleitung der Narkose: **Gegenanzeigen:** Wegen der Gefahr eines anaphylaktischen Schocks darf Tazonam nicht an Patienten mit nachgewiesener Penicillin- bzw Piperacillin/Tazobactam-Allergie angewendet werden. Eine Kreuzallergie mit Cephalosporinen β-Lactamase-Inhibitoren sollte in Erwägung gezogen werden. Bis weitere Erfahrungen vorliegen, sind Kinder unter 12 Jahren von der Behandlung auszunehmen. Vorsicht bei Patienten mit Asthma bronchiale, Urtikaria und Heuschnupfen. Generell ist bei Patienten mit verstärkter Blutungsneigung, z. B. infolge hämorrhagischer Diathese, gerinnungshemmender oder fibrinolytischer Therapie oder bei gleichzeitiger Behandlung mit Acetylsalicylsäure-Präparaten und einer hochdosierten Tazonam-Behandlung Vorsicht geboten. Auf latente Blutungsquellen, wie Ulcus duodeni, Ulcus ventriculi, intestinale Malignome u. a. ist zu achten. **Schwangerschaft und Stillperioden:** Da keine Erfahrungen über die Anwendung beim Menschen in der Schwangerschaft und Stillperiode vorliegen, sollte Tazonam 2,0 g/0,5 g-Trockenstechampulle in der Schwangerschaft und Stillperiode nicht angewendet werden. **Packungsgröße:** 5 und 25 Stück; Weitere Angaben zu Dosierung, Nebenwirkungen, Wechselwirkungen, Gewöhnungseffekten und zu den besonderen Warnhinweisen zur sicheren Anwendung sind der "Austria-Codex-Fachinformation" zu entnehmen.

Tazonam 4,0 g/0,5 g - Trockenstechampullen; Z. Nr. 1-20603: **Zulassungsinhaber:** Wyeth-Lederle Pharma GmbH: **Zusammensetzung:** 1 Trockenstechampulle mit 4,7066 g Trockensubstanz enthält 4,17 g Piperacillin-Natrium entsprechend 4 g Piperacillin, 0,5366 g Tazobactam-Natrium entsprechend 0,5 g Tazobactam (Gesamtnatriumgehalt 216 mg Natrium entsprechend 9,37 mmol Na+). **Anwendungsgebiete:** Tazonam 4,0 g/0,5g-Trockenstechampullen sind zur Behandlung folgender systemischer und/oder lokaler Infektionen angezeigt, die durch Piperacillin-/Tazobactam-empfindliche Erreger verursacht sind: - empirische Therapie bei Granulozytopenie; - Infektionen des Bauchraumes einschließlich der Gallenwege und des kleinen Beckens; - außerhalb und innerhalb des Krankenhauses erworbene Infektionen der Lunge, der Haut und der Weichteile; - infizierte Verbrennungen und Verletzungen, Sepsis, bakterielle Endocarditis bei Drogensucht; - Infektionen der Knochen und Gelenke;- Pyelonephritis; In bedrohlichen Situationen kann die Therapie mit Tazonam 4,0 g/0,5 g-Trockenstechampullen schon eingeleitet werden, bevor ein Antibiogramm vorliegt. Im Bedarfsfall (drohende bakterielle Allgemeininfektion, schwere Infektionen, unbekannte oder weniger empfindliche Erreger, Patienten mit Abwehrschwäche, bei immunsupprimierten und/oder neutropenischen Patienten, Superinfektionen) ist eine Kombinationstherapie mit anderen bakterizid wirksamen Substanzen möglich. **Gegenanzeigen:** Wegen der Gefahr eines anaphylaktischen Schocks darf Tazonam nicht an Patienten mit nachgewiesener Penicillin- bzw. Piperacillin/Tazobactam-Allergie angewendet werden. Eine Kreuzallergie mit Cephalosporinen β-Lactamase-Inhibitoren sollte in Erwägung gezogen werden. Bis weitere Erfahrungen vorliegen, sind Kinder unter 12 Jahren von der Behandlung auszunehmen. Vorsicht bei Patienten mit Asthma bronchiale, Urtikaria und Heuschnupfen. Generell ist bei Patienten mit verstärkter Blutungsneigung, z. B. infolge hämorrhagischer Diathese, gerinnungshemmender oder fibrinolytischer Therapie oder bei gleichzeitiger Behandlung mit Acetylsalicylsäure-Präparaten und einer hochdosierten Tazonam-Behandlung Vorsicht geboten. Auf latente Blutungsquellen, wie Ulcus duodeni, Ulcus ventriculi, intestinale Malignome u. a. ist zu achten. **Schwangerschaft und Stillperioden:** Da keine Erfahrungen über die Anwendung beim Menschen in der Schwangerschaft und Stillperiode vorliegen, sollte Tazonam 4,0 g/0,5 g-Trockenstechampulle in der Schwangerschaft und Stillperiode nicht angewendet werden. **Packungsgröße:** 5 und 25 Stück; Weitere Angaben zu Dosierung, Nebenwirkungen, Wechselwirkungen, Gewöhnungseffekten und zu den besonderen Warnhinweisen zur sicheren Anwendung sind der "Austria-Codex-Fachinformation" zu entnehmen.

Wyeth-Lederle Pharma GmbH., Storchengasse 1, 1150 Wien

KOLOREKTALES KARZINOM

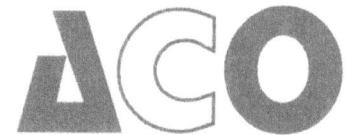

UICC, dem mitteldifferenzierten G2 und dem niedrig differenzierten G3. Der zusätzlich in der UICC vorgesehene Differenzierungsgrad G4 entspricht dem eigenen histologischen Tumortyp des undifferenzierten Karzinoms der WHO-Nomenklatur. Dem histopathologischen Grading kommt praktische Bedeutung zu, da nur Karzinome vom niedrigen Malignitätsgrad (also hoch- und mitteldifferenzierte Tumore) für lokale Therapieverfahren (endoskopische Polypektomie oder chirurgische Lokalexzision) geeignet sind.

6.5. Staging nach UICC

Das Tumorstaging sollte nach den Richtlinien der UICC erfolgen. Die aktuelle Fassung der TNM-Klassifikation der UICC ermöglicht eine genauere Beurteilung prognostischer Subgruppen als die Dukes-Klassifikation und ist außerdem auf verschiedene moderne diagnostische, wie z.B. die Endosonographie, und auch therapeutische Verfahren, wie (neo-)adjuvante Radio- und/oder Radiochemotherapie besser anwendbar. Darüber hinaus ist die neue TNM-Klassifikation mit der Originalklassifikation von Dukes korrelierbar und erlaubt so einen historischen Vergleich von Therapieergebnissen. Die Kombination der Residualtumorklassifikation und des TNM-Systems (inkl. Staging 0-IV) ist praktisch sinnvoll.

6.5.1. Residualtumorklassifikation (R-Klassifikation)

Die Residualtumorklassifikation der UICC bezeichnet das Fehlen oder Vorhandensein von nachweisbarem Residualtumor (Resttumor) nach erfolgter Behandlung und wird mit dem Symbol R beschrieben. R0 bedeutet, daß kein Residualtumor nachweisbar ist, während R1 einen mikroskopisch und R2 einen makroskopisch nachweisbaren Residualtumor bezeichnet. Daher gelten sowohl ein lokoregionär verbliebener Tumor als auch z.B. nicht resezierbare Lebermetastasen als Residualtumor. Die Residualtumorklassifikation soll bei kolorektalen Karzinomen, v.a. Rektumkarzinomen, in jedem Fall durchgeführt werden, da primär palliative Eingriffe (R1-, R2-Resektionen) von potentiell kurativen (R0-Resektionen) unterschieden werden können. Diese Unterscheidung R0- versus R1-, R2-Resektionen ist prognostisch höchst signifikant und therapeutisch in Hinsicht auf adjuvante Therapieverfahren wie Polychemotherapie und Radiatio relevant. Fälle, in denen die Residualtumorklassifikation nicht eindeutig möglich ist, sind mit R-X zu klassifizieren. Seitens der Pathologen müssen bezüglich der Residualtumorklassifikation nicht nur der aborale longitudinale Resektionsrand, sondern v.a. die lateralen chirurgischen Resektionsflächen (= tiefer oder zirkumferentieller Resektionsrand) histologisch untersucht werden.

6.5.2. TNM-System und Staging nach UICC

Das TNM-System und das Staging nach UICC besitzen wesentliche prognostische Bedeutung. Das jeweilige Tumorstadium (0-IV) wird aus der Kombination der T-, N- und M-Kategorie ermittelt. Den klinischen T-, N- und M-Kategorien entsprechen die jeweiligen pathologischen Kategorien, die mit p als pT, pN oder pM gekennzeichnet werden. Endosonographisch erhobene Befunde werden durch Vorschalten eines kleinen u gekennzeichnet und Befunde nach Chemo- und/oder Radiochemotherapie durch das Vorschalten eines y. Die T-Kategorie beschreibt histologisch die jeweils tiefste Tumorinfiltration des vorliegenden Tumors, die N-Kategorie die Tumorausbreitung im Bereich der Lymphabflußgebiete und die M-Kategorie das Fehlen oder Vorliegen von Fernmetastasen (detaillierte Klassifikation siehe Tabelle 1a, b). Seitens des Pathologen ist bei der histologischen Präparataufarbeitung vor allem auf den Serosadurchbruch, bei Rektumpräparaten auf eventuelle Einrisse an der Präparatoberfläche zu achten. Letztere beinhalten das Risiko einer intraoperativen Tumorzelldissemination, wobei mit einer signifikant höheren Lokalrezidivrate zu rechnen ist. Die Anzahl histologisch untersuchter Lymphknoten nach Radikaleingriffen soll mehr als 12 betragen, ein guter Standard liegt bei durchschnittlich mehr als 20 untersuchten Lymphknoten. Bei Auswertung größerer Fallzahlen soll der Prozentsatz der Präparate mit weniger als 12 histologisch untersuchten Lymphknoten unter 5 % liegen. Nach präoperativer Radiochemotherapie ist die Anzahl der durchschnittlich gefundenen Lymphknoten geringer.

Tabelle 1: TNM-Klassifikation des kolorektalen Karzinoms (UICC 1997)

T-Primärtumor

TX	Primärtumor kann nicht beurteilt werden
T0	Kein Anhalt für Primärtumor
Tis[1]	Carcinoma in situ[1]
T1	Tumor infiltriert Submukosa
T2	Tumor infiltriert Muscularis propria
T3	Tumor infiltriert durch die Muscularis propria in die Subserosa oder in nicht peritonealisiertes perikolisches oder perirektales Gewebe
T4[2]	Tumor infiltriert direkt in andere Organe oder Strukturen und/oder perforiert das viszerale Peritoneum[2]

KOLOREKTALES KARZINOM

Anmerkungen:

1. Tis liegt vor, wenn Tumorzellen innerhalb der Basalmembran der Drüsen (intraepithelial) oder in der Lamina propria (intramukös) nachweisbar sind, ohne daß eine Ausbreitung durch die Lamina muscularis mucosae in die Submukosa feststellbar ist.

2. Direkte Ausbreitung in T4 schließt auch die Infiltration anderer Segmente des Kolorektums auf dem Weg über die Serosa ein, z.B. die Infiltration des Sigma durch ein Zökumkarzinom.

N - Regionäre Lymphknoten

- NX - Regionäre Lymphknoten können nicht beurteilt werden
- N0 - Keine regionären Lymphknotenmetastasen
- N1 - Metastasen in 1-3 regionären Lymphknoten
- N2 - Metastasen in 4 oder mehr regionären Lymphknoten

Anmerkung:

Ein mehr als 3 mm großes Tumorknötchen im perirektalen oder perikolischen Bindegewebe ohne histologischen Anhalt für Reste eines Lymphknotens wird in der N-Kategorie als regionäre Lymphknotenmetastase klassifiziert. Ein Tumorknötchen bis 3 mm Größe wird in der T-Kategorie als diskontinuierliche Ausbreitung, d.h. T3, klassifiziert

M - Fernmetastasen

- MX - Fernmetastasen können nicht beurteilt werden
- M0 - Keine Fernmetastasen
- M1 - Fernmetastasen

pTNM: Pathologische Klassifikation

Die pT-, pN- und pM-Kategorien entsprechen den T-, N- und M-Kategorien.

pN0 Regionäre Lymphadenektomie und histologische Untersuchung üblicherweise von 12 oder mehr Lymphknoten

Tabelle 2: Stadiengruppierung des kolorektalen Karzinoms (UICC 1997)

Stadium	T	N	M	Dukes
Stadium 0	Tis	N0	M0	
Stadium I	T1	N0	M0	Dukes A
	T2	N0	M0	Dukes A
Stadium II	T3	N0	M0	Dukes B
	T4	N0	M0	Dukes B
Stadium III	jedes T	N1	M0	Dukes C
	jedes T	N2	M0	Dukes C
Stadium IV	jedes T	jedes N	M1	

6.6. Schnellschnitt-Paraffinhistologie

6.6.1. Intraoperative Schnellschnittuntersuchung

Ein intraoperativer Schnellschnitt ist dann indiziert, wenn von der Schnellschnittdiagnose eine Änderung des operationstaktischen Vorgehens abhängt (z.B. Untersuchung der aboralen chirurgischen Resektionsfläche, Resektionsflächen an mitresezierten Nachbarorganen), um R1-Resektionen zu vermeiden. Zur exakten Bestimmung des Tumorstadiums und der Operationsradikalität sollten außerdem aus jeder suspekten Struktur zusätzlich zum Hauptpräparat Biopsien für die histologische Diagnosesicherung entnommen werden. Im Idealfall soll das Operationspräparat im nichteröffneten Zustand auf raschem Wege dem Pathologen übergeben werden. Dabei sollten die Ligaturen der großen Gefäßstämme ebenso fadenmarkiert werden wie suspekte Stellen.

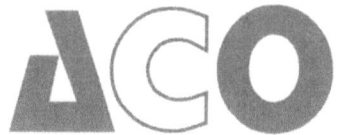

KOLOREKTALES KARZINOM

6.6.2. Präparataufbereitung für Paraffinhistologie

Bei längerer Transportdauer sind Kolonresektate entlang der Taenia libera, Rektumpräparate an der Rektumvorderwand zu eröffnen, der Darminhalt auszuspülen und das Präparat auf einer Korkplatte auszuspannen. Danach ist eine rasche Fixierung in ausreichend Formalin (10%iger Formaldehyd) durchzuführen (Formalinmenge im Verhältnis zur „Gewebsmenge" ca. 10:1).

7. PRÄOPERATIVE DIAGNOSTIK

OBLIGATE UNTERSUCHUNGEN

- Rektal-digitale Untersuchung
- Eine Probeexzision des Primärtumors ist in jedem Fall erforderlich, bei tubulo-villösen Tumoren mittels Schlingenbiopsie. Bei geplanter Rektumexstirpation ist die PE unabdinglich.
- Kolonoskopische Abklärung des gesamten Dickdarms auf weitere Neoplasien (in etwa 4% finden sich synchrone Karzinome, in 25-30% zusätzliche Polypen)
- Die Koloskopie ist in der Diagnostik von Dickdarmneoplasien unverzichtbar, sie bietet den zusätzlichen Vorteil der therapeutischen und prophylaktischen Polypektomie.
- Zur exakten Lokalisation von Rektumkarzinomen ist zusätzlich die Rektoskopie zu empfehlen.
- Lungenröntgen in zwei Ebenen
- Ultraschall des Abdomens, insbesondere der Leber (Staging und Planung von Zusatzeingriffen wie Leberteilresektion, Metastasektomie, Port-a-cath)
- Bestimmung des CEA-Titers als Referenzwert für postoperative Kontrollen

   Ergänzende Untersuchungen beim Rektumkarzinom:
- Zystoskopie bei Verdacht auf Infiltration der Blase
- Klinisches Staging bei geplanter Lokalexzision
- Intrarektaler Ultraschall zur Bestimmung der Infiltrationstiefe bei distaler Tumorlokalisation vor sphinktererhaltenden Resektionen, wie auch vor geplanter Lokalexzision bzw. vor einer präoperativen Bestrahlung

FAKULTATIVE UNTERSUCHUNGEN

- Die Doppelkontrastirrigoskopie ist bei intramuralen Expansionen (Siegelringkarzinom ect.) eventuell zusätzlich zur Koloskopie angezeigt, ersatzweise beim Nichtgelingen der Koloskopie oder bei Ablehnung derselben durch den Patienten. Bei einer Tumorstenose ist eine Doppelkontrastirrigoskopie des proximalen Kolons kontraindiziert.
- IVP bei großen Tumoren in der Nähe der ableitenden Harnwege, insbesondere beim Rektumkarzinom, wenn erforderlich, ergänzt durch eine Zystoskopie

   Ergänzende Untersuchungen beim Rektumkarzinom:
- Gynäkologische Untersuchung bei Verdacht auf Vaginalwandinfiltration
- Exakte Tumorhöhenbestimmung (evtl. seitliche Distanzaufnahme des Rektum im Doppelkontraströntgen) und objektive Beurteilung der Sphinkterfunktion beim tiefsitzenden Karzinom (z.B. Manometrie)
- Computertomographie dient der Feststellung organüberschreitenden Tumorwachstums

7.1. Operationsvorbereitung

7.1.1. Eigenblutvorsorge

Besonders beim kolorektalen Karzinom sind Fremdblutgaben möglicherweise mit einem erhöhten Rezidivrisiko verbunden. In Zusammenhang mit anderen Risken von Fremdblut erscheint die Möglichkeit der Eigenblutvorsorge besonders vorteilhaft. Voraussetzung sind ein annähernd normales Ausgangsblutbild und nach Möglichkeit die präoperative Eigenblutentnahme in mehreren Sitzungen.

7.1.2. Mechanische Darmreinigung

Orthograde Darmspülung, Kombination Elementardiät/Einlauf/Laxans

Die orthograde Darmspülung kann in Form der PEG-Lavage (Zusammensetzung in mmol/l: 80 Polyäthylenglykol, 25 NaCl, 40 Na_2So_4, 10 KCl, 20 $NaHCO_3$) oder der Salinlavage (wenig hyperosmolare Elektrolytlösung) erfolgen. Vorteile sind eine hervorragende Darmreinigung, eine kurzfristige Operationsvorbereitung und eine normale Ernährung bis kurz vor Operationsbeginn.

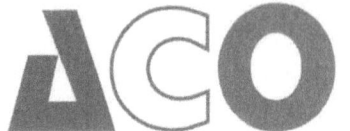

KOLOREKTALES KARZINOM

Die Kombination mit darmspezifischen Antibiotika ist möglich, aber nicht unbedingt erforderlich. Kontraindikationen sind eine hochgradige Tumorstenose sowie eine ausgeprägte kardiale oder renale Insuffizienz.

Die Kombination aus Elementardiät (Astronautenkost), Laxans und Klysma kann für Elektiveingriffe gewählt werden, besonders wenn die Eigenblutvorsorge beabsichtigt ist und möglich erscheint. Die Kombination aus Laxantien, Einläufen und Klysmen erscheint als mögliche Alternative der Darmvorbereitung, die Darmreinigung ist aber oft ungenügend.

7.2. Infektprophylaxe

Die präoperative Gabe von Antibiotika ist in der Dickdarmchirurgie unverzichtbar. Neben einem breiten Spektrum gegen Aerobier ist die Wirksamkeit gegen darmspezifische Anaerobier erforderlich. Man unterscheidet zwischen einer single shot-Prophylaxe (i.v. Applikation mit der Prämedikation oder der Narkoseeinleitung) und einer Kurzprophylaxe (wie oben + 2 weitere i.v. Applikationen nach 8 und 16 Stunden). Eine längerfristige Prophylaxe bzw. Therapie ist angezeigt in Fällen von intraoperativer fäkaler Kontamination oder bei bereits bestehender Infektion (z.B. Spontanperforation im Ileus).

7.3. Präoperative Stomamarkierung

Essentiell vor der Anlage eines definitiven wie passageren Stomas ist die präoperative Markierung des späteren Stomabereiches (probeweises Aufkleben des Stomasäckchens im Liegen, Sitzen und Stehen).

8. CHIRURGIE DES KOLOREKTALEN KARZINOMS

8.1. Allgemeine Prinzipien

8.1.1. Lagerung des Patienten und operativer Zugang

Bei geplanter Anastomosierung im Bereich des Sigma und des Rektum und natürlich bei geplanter abdomino-perinealer Rektumexstirpation sollte der Patient nach Lloyd-Davies gelagert werden. Dadurch ist ein optimaler Zugang zum Rektum von abdominal und perineal gegeben (evtl. transanale Lavage, Endoskopie, Nahtgeräte, simultane Rektumexstirpation). Die Laparotomie sollte großzügig, am besten als mediane Laparotomie vom Xiphoid bis zur Symphyse, angelegt werden.

8.1.2. Exploration bzw. intraoperatives Staging (cTNM)

Lokalisation, Ausdehnung, Serosainfiltration und Beweglichkeit des Primärtumors, die makroskopische Beurteilung einer erfolgten Metastasierung in regionale und juxtaregionale Lymphknotenstationen oder in die Leber müssen intraoperativ festgehalten werden. Zu einem exakten intraoperativen Staging gehört heute auch die intraoperative Sonografie der Leber. Lebermetastasen müssen histologisch verifiziert werden. Bei fraglicher Radikalität, besonders bei tiefer Rektumresektion (distaler Resektionsrand), ist manchmal eine Gefrierschnittuntersuchung unerläßlich. Das intraoperative Staging (clinical staging/cTNM), die Operationsausdehnung sowie das histopathologische Staging nach dem TNM-System (pTNM) sollten in einer einheitlichen Nomenklatur (ICAT-international comprehensive anatomical terminology) und in einem einheitlichen Dokumentationssystem (IDS) festgehalten werden.

8.1.3. Anastomosenform und Nahttechnik

Wichtigste Voraussetzungen der Anastomosenheilung sind Spannungsfreiheit und gute Durchblutung der Schnittränder. Bei Handnaht erfolgt die Anastomosierung invertierend End-zu-End, nach Möglickeit mit resorbierbarem Nahtmaterial (Ausnahmen sind End-zu-Seit-, oder Seit-zu-Seit-Anastomosen bei ausgeprägter Lumeninkongruenz). Bei optimaler Technik sind die Ergebnisse für Hand- und Maschinennaht gleich. Je tiefer die Anastomose im kleinen Becken liegt, desto größer ist die technische Erleichterung durch maschinelle Anastomosen (End-zu-End, double-stapling-Technik, funktionelle End-zu End-Anastomose). Die breite Anwendung sphinktererhaltender Resektionen bei tiefsitzenden Rektumkarzinomen wurde erst durch Klammernahtgeräte möglich.

8.2. Allgemeine Operationstaktik beim kolorektalen Kazinom

- Das **Ziel** ist die kurative Tumorresektion, eine palliative Tumorresektion beugt Tumorkomplikationen wie Blutung, Perforation oder Ileus vor.
- **Standardverfahren** ist die radikale Resektion mit En-bloc-Resektion des jeweiligen Lymphabflußgebietes.

KOLOREKTALES KARZINOM

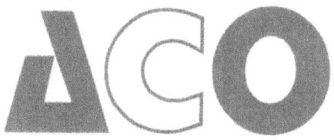

- Bei Flexurkarzinomen sind die Resektionsgrenzen wegen einer möglichen Metastasierung in beide angrenzenden Lymphabflußgebiete auf dieselben auszudehnen. Potentiell gilt dies auch für Transversumkarzinome (möglicher Lymphabstrom in alle drei Lymphabflußgebiete).
- Vermeiden jeglicher Tumorzelldissemination. Cave Tumoreinriß oder Inzisionsbiopsie
  Mechanische Reinigung der zu anastomosierenden Darmabschnitte mit tumoriziden Substanzen. Eventuell Spülen des Operationsgebietes mit Aqua bidestillata
- Die No-touch-isolation-Technik (präluminäre Gefäßligatur, orale und aborale Ligatur des zu resezierenden Darmabschnittes) sollte geeignet sein, eine intravasale Tumorpropagation einzuschränken.
- Bei Kontakt mit Nachbarorganen, Durchführen einer En-bloc-Resektion (multiviszerale Resektion), da tumorbedingte nicht von entzündlich bedingter Infiltration zu unterscheiden ist
- Im Tumorileus erfolgt die Resektion nach gleichen Radikalitätskriterien, falls ein einzeitiger Eingriff möglich erscheint. Karzinome bis einschließlich der linken Flexur können im Ileus unter Mitnahme der distendierten Kolonabschnitte einzeitig operiert werden. Für Karzinome distal der linken Flexur empfiehlt sich ein zwei- oder dreizeitiges Vorgehen oder bei entsprechender Erfahrung die on-table lavage mit primärer Resektion.
- Soferne eine R0-Resektion möglich erscheint, können Metastasen (Leber, Ovar) bei unkompliziertem Verlauf der Primärresektion simultan entfernt werden.
- Bei Rektumkarzinomen ist die komplette Entfernung des Mesorektum wegen möglicher Satelitenmetastasen (um extramurale Venen und Neuralscheiden) auch noch distal chirurgischer Darmresektionsgrenzen unverzichtbar.
- Wesentlich, soferne von der Tumorausdehnung erzielbar, sind entsprechend weite laterale Resektionsgrenzen sowie deren exakte histologische Beurteilung. Die prinzipielle Beckenlymphadenektomie kann derzeit wegen der hohen Morbidität (neurogene Blasenfunktionsstörungen, neurogene erektile Dysfunktion) nicht empfohlen werden.
- Ein Großteil aller Rektumkarzinome (+/- 70%) kann heute sphinktererhaltend operiert werden (abhängig von den lokalen Gegebenheiten, dem Geschick und der Erfahrung des Chirurgen). Die Anlage einer protektiven Kolostomie oder funktionellen Loop-Ileostomie ist abhänig vom Sitz der Anastomose, von der lokalen Situation, vom Operationsverlauf und der Erfahrung des Chirurgen.

Die abdomino-perineale Rektumexstirpation ist bei tiefsitzenden Tumoren mit ausgedehnter lymphogener Metastasierung und hohem Malignitätsgrad angezeigt, ebenso bei Infiltration des Beckenbodens und der Prostata.

- Lokale Verfahren wie die endoskopische Polypektomie oder die Lokalexision (Disc-Resection) erfordern eine strenge Selektion der Patienten zu diesen Verfahren.
- Minimal invasive chirurgische Eingriffe (MIC) sind derzeit außerhalb von kontrollierten Studien aus onkologischen Erfordernissen abzulehnen. Bei Tumoroperationen haben Kosmetik, verkürzte Aufenthaltsdauer und Schmerzreduktion einen anderen Stellenwert.

8.3. Standardoperationen beim Kolonkarzinom

- *Tumoren der Appendix, des Zökum, des rechten Kolon:*
  Hemikolektomie rechts mit zentraler Ligatur der A.ileocolica, der A.colica dextra und des rechten Astes der A.colica media
- *Tumor der rechten Kolonflexur:*
  wie oben, aber Erweiterung des Resektionsausmaßes auf das Lymphabflußgebiet der A.colica media
- *Tumoren der Transversummitte:*
  Transversumresektion unter Mitnahme beider Kolonflexuren und zentraler Ligatur der A. colica media. Bei vermuteter lymphogener Metastasierung ist ein intraoperativer Schnellschnitt mit eventueller Erweiterung des Eingriffs auf die benachbarten Lymphabflußgebiete (A.ileocolica, A.colica dextra, A.mesenterica inferior) als optionales Vorgehen vorgesehen, resultierend in einer subtotalen Kolektomie mit Ileorektostomie.
- *Tumoren der linken Kolonflexur:*
  Resektion des Kolon transversum und des linken Kolon mit zentraler Ligatur der A.colica media und der A.mesenterica inferior. Die Wiederherstellung der Kontinuität erfolgt durch eine Ascendorectostomie.
- *Tumoren des Colon descendens und des oberen Sigma:*
  Hemikolektomie links mit zentraler Ligatur der A.mesenterica inferior
- *Tumoren des mittleren Sigma bei langem Mesosigma:*
  Sigmaresektion mit zentraler Ligatur der A.mesenterica inferior

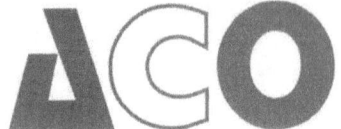

KOLOREKTALES KARZINOM

- *Tumoren des unteren Sigma und des rektosigmoidalen Überganges:*
  Anteriore Resektion mit zentraler Ligatur der A. mesenterica inferior und Ligatur beider Aa. rectales mediae. Wichtig ist bei all diesen Eingriffen die ausgiebige Mobilisierung der zu anastomosierenden Darmabschnitte, die Sicherstellung einer ausreichenden arteriellen und venösen Durchblutung (Cave: fehlende Riolan'sche Anastomose, Anastomosen kranial des Sudeck´schen Punktes bei zentraler Ligatur der A. mesenterica inferior) sowie eine absolute Spannungsfreiheit der Anastomosen.

8.4. Besonderheiten der Chirurgie des Rektumkarzinoms

8.4.1. Anatomische Gliederung, anatomische und onkologische Aspekte

Als Rektumkarzinom werden alle Tumoren bezeichnet, welche vom Oberrand des Analkanals bis zu einer endoskopischen Höhe von 16 cm (Rektoskop), gemessen ab der Anokutanlinie, lokalisiert sind. Das „chirurgische Rektum" wird in drei Drittel gegliedert, wobei die Grenzen 8 und 12 cm oberhalb der Anokutanlinie liegen. Das mesenterielle Lymphfettgewebe des Rektums ist im mittleren und oberen Rektumdrittel vorwiegend dorsal und lateral ausgebildet, fehlt aber im distalen Rektum, das dem Levator aufliegt, und wird als Mesorektum bezeichnet.

Die untere Rektumhälfte stellt bezüglich der arteriellen Blutzufuhr und des venösen Abstroms einen Übergangsbereich dar. Hieraus resultieren ebenso wie aus dem unterschiedlichen Lymphabfluß unterschiedliche hämatogene und lymphogene Metastasierungsmöglichkeiten.

Für die Tumorchirurgie des Rektums erscheint es wesentlich, in der gefäßarmen Schichte zwischen der Fascia pelvis parietalis (Waldeyer) und der Fascia pelvis visceralis (Denovillier), also im Spatium retrorectale, zu präparieren, da die Venen hinter der ersteren, die Lymphabflußwege vor der letzteren der beiden Faszien verlaufen. Onkologisch besonders wichtig ist, daß bei Tumoren des mittleren und unteren Rektumdrittels die komplette Entfernung des Mesorektums (Total Mesorectal Excision; TME nach Heald) durchgeführt wird, bei Tumoren des oberen Rektumdrittels sollte wegen der Möglichkeit hier lokalisierter Satellitenmetastasen die mesorektale Resektionsebene 5 cm distal des unteren Tumorrandes angesetzt werden. Ein distaler Sicherheitsabstand von 2,5 cm zum Tumor bei niedrig malignen Tumoren, von 5 cm bei hochmalignen Tumoren (gemessen in ungestrecktem, nicht fixiertem Zustand) kann als ausreichend erachtet werden, da der Lymphabstrom vorwiegend nach kranial, im mittleren Rektumdrittel auch nach lateral erfolgt (eventuell Gefrierschnittuntersuchung). Aus diesem Grund ist die mikroskopische Tumorfreiheit der lateralen Resektionsgrenzen wichtig.

8.4.2. Das Rektumkarzinom als gesonderte Entität

Das Rektumkarzinom unterscheidet sich im Langzeitüberleben sowie im Auftreten lokaler Rezidive ganz deutlich vom Kolonkarzinom und sollte daher als eigene Entität betrachtet werden. Als Ursache sind die limitierten Resektionsgrenzen anzusehen, bedingt durch die anatomischen Gegebenheiten des knöchernen Beckens. Das wesentliche Problem beim Rektumkarzinom ist das lokoregionale Rezidiv, schicksalsweisend für den Patienten, abhängig v.a. von der Tumorausbreitung (pTNM, Grading etc.) und von der Art der gewählten Therapie. Lokalrezidive werden im neueren Schrifttum mit einer Häufigkeit von 10-15% angegeben. Die Überlebenswahrscheinlichkeit nimmt beim Auftreten eines lokalen Rezidivs drastisch ab. Das Spektrum der chirurgischen Therapie wurde zunehmend differenzierter, 70-90% aller Rektumkarzinome können heute sphinktererhaltend operiert werden.

8.4.3. Chirurgische Therapiemöglichkeiten beim Rektumkarzinom

Die Wahl des chirurgischen Verfahrens ist abhängig vom Tumorsitz, von histopathologischen Kriterien (Tumorgröße, Ausdehnung der rektalen und perirektalen Invasion, Lymphknotenbefall, Grading) und der Erfahrung und dem Geschick des Chirurgen. Das Standardverfahren ist die radikale Resektion, bestehend aus der Entfernung des Tumors mit einer regionalen Lymphadenektomie, der hohen Ligatur der A.mesenterica inferior und der Ligatur der Aa. rectales mediae an der Beckenwand. Die radikale Resektion wird durchgeführt in Form der abdomino-perinealen Rektumexstirpation oder in Form sphinktererhaltender Verfahren, wie der hohen AR (anteriore Resektion), der tiefen AR und der abdomino-peranalen Resektion mit koloanaler Anastomose, eventuell mit subtotaler Entfernung des Sphinkters. Erweiterte Resektionen wie die linke Kolektomie, subtotale oder totale Kolektomie mit ileoanaler Anastomose oder die Proktokolektomie mit ileoanalem J-Pouch kommen ausschließlich in Zusammenhang mit synchronen Karzinomen, bei der FAP (familiäre Adenopolypose) oder der Colitis ulcerosa zur Anwendung.

Anteriore Resektion (AR)

Tumoren im oberen Rektumdrittel erfordern eine hohe AR, die darunter eine tiefe anteriore Resektion (TAR) mit TME (siehe 8.1.). Da die Durchblutung des distalen Rektummuskelschlauchs von kaudal erfolgt, wird aus Gründen der Anastomosensicherheit je nach anatomischer Situation nur ein kurzer Rektumstumpf belassen (bis etwa 3 cm oberhalb des anorektalen

KOLOREKTALES KARZINOM

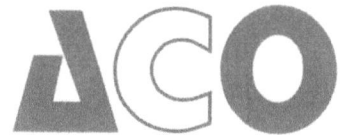

Überganges) oder im Niveau des Levator durchtrennt. Die Rekonstruktion der intestinalen Kontinuität kann im Anschluß daran mittels Nahtgeräten (Tabaksbeutelnaht manuell transabdominell bzw. transanal oder mittels Double-Stapling-Technik) oder transanal als koloanale Anastomose wiederhergestellt werden. Zur Vermeidung der hohen Rate initialer Funktionsprobleme ist die Konstruktion eines kurzen Kolonpouches in Fällen von supraanaler und koloanaler Anastomosierung empfehlenswert. Bei schon präexistenten Kontinenzproblemen oder klinischer Sphinkterschwäche (vorausgegangene proktologische Operationen, alte Menschen) sollte präoperativ eine Sphinktermanometrie zur exakten Beurteilung der Sphinkterfunktion durchgeführt werden.

Abdomino-peranale Resektion

Es handelt sich um ein extremes sphinktererhaltendes Verfahren bei Tumorsitz im unteren Rektumdrittel, das angewendet werden kann, wenn transabdominell nicht mit einem ausreichenden Sicherheitsabstand abgesetzt werden kann. In solchen Fällen wird die distale Resektionsgrenze transanal festgelegt, der M. sphincter ani internus wird partiell bis subtotal reseziert. Die Anlage einer Schutzkolo- oder -ileostomie ist obligat. Kontraindikationen für dieses Verfahren sind G3-Tumoren und Infiltration der Sphinkter- oder Levatormuskulatur.

Abdomino-perineale Rektumexstirpation (APR)

Dieses Verfahren galt bis in die 70er Jahre als das Standardverfahren in der chirurgischen Behandlung des Rektumkarzinoms. Heute kommt die APR bei tiefsitzenden Rektumkarzinomen mit ausgedehnter lymphogener Metastasierung und hohem Malignitätsgrad und bei solchen mit Infiltration des Schließmuskels zur Anwendung. Es erfolgt die zusätzliche Entfernung des Analkanals und des Schließmuskelapparates bei Anlage einer permanenten Kolostomie. Das schlechtere Abschneiden der APR gegenüber sphinktererhaltenden Resektionen bezüglich Langzeitüberleben und Rezidivhäufigkeit ist vorwiegend auf eine negative Selektion der Patienten zu diesem Verfahren zurückzuführen.

Limitierte Resektion

Diese kommt vorwiegend in Form der tubulären oder Segmentresektion bei Palliativeingriffen, oder aber auch in kurativer Absicht bei kleinen, niedrig malignen T1-Karzinomen im oberen Rektumdrittel zur Anwendung.

Lokalexzision

Diese kann in Form der Polypektomie, der endoskopisch mikrochirurgischen Abtragung, der Vollwandexzision peranal oder nach dorsaler Proktotomie mit oder ohne Durchtrennung des Sphinkters durchgeführt werden. Voraussetzung sind low-risk Tumoren mit niedrigem Malignitätsgrad (G1, G2) ohne Lymphangioinvasion, einer Tumorgröße kleiner 2 cm, einer Tumorbeweglichkeit (Beurteilung nach Mason I, II) und einer Invasionstiefe maximal bis zur Submucosa oder der Ringmuskulatur der Muscularis propria (uT1, uT2, ultraschallbezogene UICC-Klassifikation). Unter diesen Voraussetzungen erscheint das operative Risiko einer Radikaloperation größer als die Möglichkeit des Vorhandenseins von Lymphknotenmetastasen.

9. ADJUVANTE THERAPIEFORMEN

9.1. Prinzip einer adjuvanten Therapie

Eine adjuvante Therapie dient zur Vorbeugung eines Wiederauftretens des Tumors, der zuvor mit radikaler Zielsetzung operiert wurde.

- Eine adjuvante Therapie kann nur gegen occulte, zirkulierende, vitale Tumorzellen und mikroskopische Tumorzellaggregate wirksam sein.
- Ihre größte Wirksamkeit zeigt diese bei minimalem Resttumor und günstiger Zellkinetik.
- Die antitumoröse Wirkung muß in der palliativen Situation bewiesen worden sein.
- Bei adjuvanter Zytostatikatherapie müssen die Zytostatikaspiegel entsprechend hoch sein, und die Dauer der Therapie muß eine komplette Eradikation der Tumorzellen gewährleisten.
- Das Nutzen-Risiko-Verhältnis einer Therapie muß entsprechend hoch sein.
- Eine adjuvante Therapie kann systemisch oder regional (z.B. intraportal) verabreicht werden.

KOLOREKTALES KARZINOM

9.2. Prinzip einer neoadjuvanten Therapie

Eine neoadjuvante Therapie sollte geeignet sein, präoperativ verabreicht, zu einer deutlichen Tumorreduktion zu führen und ein inoperables Tumorstadium in ein operables überzuführen.

Ein weiterer angestrebter Effekt ist die Veränderung der Zellkinetik, welche zu einer Erniedrigung der Zellproliferation führt und postoperativ das von Wachstumsfaktoren stimulierte Tumorwachstum hemmt.

9.3. Adjuvante und Neoadjuvante Therapiemodalitäten

Die Möglichkeiten der Therapie ergeben sich in Form einer präoperativen oder postoperativen Strahlentherapie, unterschiedlicher Anwendungen der Immuntherapie und der Chemotherapie, allein oder in Kombination.

9.3.1. Strahlentherapie

9.3.1.1. Einleitung

Die Radiotherapie kann prinzipiell post- oder auch präoperativ erfolgen. Bezüglich des optimalen Zeitpunktes des Einsatzes werden derzeit kontroverse Ansichten diskutiert. Zielgebiet der Radiatio stellen sowohl die Primärtumorregion, die Iliaca interna Lymphknoten sowie die präsakralen und perirektalen Lymphknoten dar.

9.3.1.2. Präoperative Strahlentherapie

Eine kürzlich veröffentlichte, prospektiv randomisierte Studie (Swedish Cancer Trial) konnte zum ersten Mal eine Verlängerung der Gesamtüberlebensrate für Patienten nach präoperativer, akzelerierter Strahlentherapie (25 Gy in einer Woche) aufzeigen. Diese „Kurzzeit-Vorbestrahlung", unmittelbar gefolgt von der Operation, führt aber zu keiner Tumorverkleinerung und auch zu keiner Verbesserung der Operabilität. Vor der Einführung dieser vielversprechenden Therapiemodalität in die klinische Routine müssen die erzielten Ergebnisse noch in weiteren klinischen Studien bestätigt werden. Die Cooperative Studiengruppe Mamma- und Colorektales Carcinom untersucht derzeit in einer prospektiv randomisierten Studie die Wirksamkeit dieser Fragestellung; Auskünfte über die Studienzentrale: Fax: 01/4090990; Tel: 01/40400/2238; Tel: 01/4081416

Eine andere Möglichkeit der präoperativen Radiotherapie stellt die „Langzeit-Vorbestrahlung" (50 Gy in 5-6 Wochen) zur präoperativen Tumorverkleinerung dar, die Operation erfolgt 4-6 Wochen nach Beendigung der Bestrahlung. Primär inoperable bzw. primär nicht kontinenzerhaltend zu operierende Tumoren sollen hierbei durch ein „down-staging" in ein operables Stadium übergeführt oder dadurch kontinenzerhaltend operiert werden können.

9.3.1.3. Postoperative Strahlentherapie

Im Stadium I (pT1/2, pN0) ist eine zusätzliche Strahlentherapie nach kurativer Resektion mit ausreichend breitem Resektionsrand aufgrund der durch die alleinige Operation erzielten ausgezeichneten 5-Jahres-Überlebensraten nicht indiziert.

In den Stadien II und III sowie nach Resektion mit knappem Resektionsrand kann die Strahlentherapie das Auftreten lokoregionärer Rezidive senken, eine Verlängerung der Gesamtüberlebensrate konnte bisher durch die alleinige postoperative Strahlentherapie nicht erreicht werden.

Basierend auf den Studien der NCCTG (North Central Cancer Treatment Group der Mayo Klinik) und GITSG (Gastrointestinal Tumor Study Group) wurde vom NIH (National Institutes of Health) wegen des beträchtlichen Lokal- und Fernmetastasenrisikos die postoperative Radiatio (50-55 Gy in 5-6 Wochen) in Kombination mit 5-FU als Chemotherapeutikum als derzeitiger „Goldstandard" empfohlen.

Jede Art von kurativer Radiotherapie sollte nur nach 3-dimensionaler CT- oder MRT-gestützter Bestrahlungsplanung unter individueller Abschirmung von Dünndarm und Harnblase erfolgen. Zusätzlich chirurgisch protektive Maßnahmen (linksgestielte Netzplombe, Vicrylnetz, hohe Peritonealisierung) vereinfachen die Applikation der notwendigen Strahlendosis.

9.3.2. Chemotherapie/Immuntherapie

Basierend auf den Daten der Intergroup-Study wurde vom NIH in einer Consensus-Konferenz für das Kolonkarzinom im Stadium III die verbindliche adjuvante Therapie mit 5-FU und Levamisol empfohlen. Diese Therapie reduziert das Rezidivrisiko um 41% und die tumorabhängige Sterberate um 33%. Das Gesamtüberleben konnte von 55% auf 71% erhöht werden. Eine adjuvante Therapie wie oben sollte nur innerhalb der derzeit laufenden österreichischen Multicenter-Studie 90 durchgeführt werden. Für das Kolonkarzinom im Stadium II erbrachte die gleiche Therapie in der Intergroup-Studie keinen Benefit, wenngleich auch hier für bestimmte Subgruppen ein erhöhtes Rezidivrisiko besteht (derzeit laufende Studie 91). Die Kombination von 5-FU mit 5-FU-Modulatoren (Ca-Folinat) und Immunmodulatoren ebenso wie die Verabreichung von Thymidilatsynthetase-

KOLOREKTALES KARZINOM

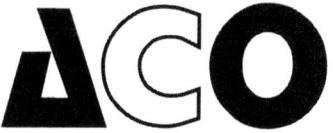

hemmern (Tomudex®) ist derzeit Bestandteil von palliativen Therapiemaßnahmen. Sowohl in der Palliativsituation als auch in adjuvanten Therapieansätzen kann diese Therapie derzeit außerhalb klinischer Studien nicht empfohlen werden.

9.3.3. Immuntherapie

Mögliche therapeutische Ansätze einer Immuntherapie sind die „Aktive Intervention" z.B. in Form einer aktiven Immunisierung gegen bekannte tumorogene Viren (Hepatitis, Papillomavirus 16 u.18), in Form modifizierter Tumorimpfstoffe (virale Onkolysate, chemische oder enzymatische Anlagerung von fremden Determinanten, oder Einfügen von fremden Determinanten durch somatische Zellhybridisierung, isolierte und gereinigte Vakzine des relevanten tumorspezifischen Antigens). Weiters in Form einer biologischen Immunmodulation durch eine nicht spezifische aktive Immunisierung (z.B. BCG, Lektine), durch synthetische Moleküle, Zytokine (IFNa,b,y, IL2, TNF) und der Gabe von IL-2 + LAK-Zellen (in vitro Stimulation autologer Lymphozyten). Die „adoptive Immuntherapie" in Form der Übertragung der Immunität oder Tumorresistenz von einem Individuum auf ein anderes (Inkubierung und Kultivierung tumorspezifischer T-Zellen in vitro). Die „passive Immuntherapie" in Form der Behandlung mit monoklonalen Antikörpern, die gegen Tumorantigene gerichtet sind, eventuell in Kombination mit Zytostatika, Toxinen oder Radioisotopen. Die „immundepletive Therapie" in Form verschiedener Möglichkeiten der Knochenmarks-Transplantation. Immuntherapeutische Maßnahmen, wie die adjuvante Therapie mit monoklonalen Antikörpern, dürfen derzeit nur innerhalb klinischer Studien verabreicht werden.

10. PALLIATIVE THERAPIE

10.1. Chirurgie

- *Palliative Resektion in Form einer tubulären- oder Segmentresektion:*
  Dadurch kann eine Darmobstruktion, Perforation und eine Blutung in späterer Folge vermieden werden. Eine Ausnahme bildet die diffuse peritoneale Aussaat. Auch beim Rektumkarzinom ist die palliative Resektion mit verringertem Sicherheitsabstand bei lokal operablen Tumoren wegen der verlängerten Überlebenszeit, der besseren Lebensqualität und der besseren Ausgangssituation für eine palliative Zusatztherapie zu empfehlen. Eine kontinenzerhaltende Resektion ist in einer solchen Situation der abdominoperinealen Exstirpation vorzuziehen, weiters kann eine Hartmann-Resektion in Erwägung gezogen werden
- *Bei erhöhtem Operationsrisiko* kann die Indikation zur Lokalexzision weiter gestellt werden, in der echt palliativen Situation kaum durchführbar
- *Kryo-, Elektro-und Laserkoagulation:*
  Bei inoperablen, stenosierenden Tumoren des Rektum ist mit einer dieser Methoden oft eine gute Desobliteration zu erzielen

10.2. Strahlentherapie

Bei Rektumkarzinomrezidiven ist im palliativen Therapieansatz durch tele- oder brachytherapeutische Verfahren (20-40 Gy in 2-3 Wochen) die Verhinderung einer eventuell drohenden kompletten Stenosierung möglich. Eine Reduktion der Tumormassen sowie eine deutliche Schmerzlinderung bei präsakralen Tumorrezidiven oder bei manifester ossärer Metastasierung ist in 75% der Patienten erzielbar und führt somit in fortgeschrittenen Tumorstadien zu einer deutlichen Verbesserung der Lebensqualität. In der Behandlung des Lokalrezidivs beim Kolonkarzinom hat die Strahlentherapie nur einen sehr untergeordneten Stellenwert.

10.3. Chemotherapie, Immuntherapie

Die wirksamste Einzelsubstanz beim kolorektalen Karzinom ist nach wie vor 5-Fluorouracil bei einer mittleren Ansprechrate von 20%. Erhöhte Ansprechraten sind in der Kombination mit Kalziumfolinat, a-Interferon und Mitomycin C möglich. Solche Therapieformen sollten nur im Rahmen palliativer Therapieprotokolle oder in Zusammenarbeit mit einem erfahrenen Onkologen durchgeführt werden. Indikationen zur lokalisierten oder systemischen Chemotherapie sind tumorbedingte Beschwerden, wenn andere Therapieformen ausgeschöpft sind, eventuell rasche Krankheitsprogredienz bei gutem AZ und EZ und der besondere Therapiewunsch des Patienten.

11. REZIDIVEINGRIFFE

Rezidiveingriffe werden erforderlich beim Auftreten von metachronen Karzinomen, beim Auftreten von Lokalrezidiven oder von lokalisierten Fernmetastasen.

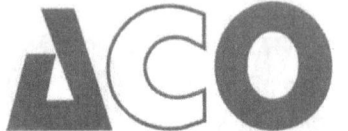

KOLOREKTALES KARZINOM

11.1. Metachrone Karzinome

Mit dem Auftreten von metachronen Karzinomen, d.h. neuen primären Tumoren im Kolo-Rektum, ist mit einer Häufigkeit von 2-3% zu rechnen. Bei anastomosennahem Sitz ist manchmal die Abgrenzung gegen intraluminale Rezidive schwierig. Die Operation erfolgt nach den gleichen Radikalitätskriterien wie bei Ersttumoren.

11.2. Das Lokalrezidiv

Es handelt sich um das Wiederauftreten des Tumors im Bereich des ehemaligen Primärtumors, des regionalen Lymphabflußgebietes, des Operationsgebietes und im Bereich von Operationsnarben und Drainstellen nach vorausgegangener Radikaloperation (RO-Resektion). Man unterscheidet zwischen den seltenen intraluminären Anastomosenrezidiven im engeren Sinn und den häufigeren extraluminalen Rezidiven, die vielfach makroskopisch und histologisch nicht differenzierbar sind. Im Gegensatz zum Rektumkarzinom sind Lokalrezidive beim Kolonkarzinom seltener (5-10%) und nach radikaler Erstoperation kaum operabel, da diese häufig mit Fernmetastasen und multiplen intraabdominellen Absiedelungen verbunden sind. Beim Lokalrezidiv des Rektumkarzinoms (10-30%) können Frühfälle in etwa 25% potentiell kurativ nach-operiert werden. Häufig sind Lokalrezidive aber auch hier mit Fernmetastasen und einer peritonealen Aussaat verbunden. Das Lokalrezidiv führt zu einer Reduzierung der 5-Jahres-Überlebenszeiten auf 20-30%.

11.3. Fernmetastasen

Mit dem synchronen oder metachronen Auftreten von Fernmetastasen (Leber, Lunge, Knochen, Gehirn) muß bei kolorektalen Karzinomen in bis zu 30% gerechnet werden. Lokoregionale Fernmetastasen in der Leber oder Lunge können bei solitärem oder singulärem Auftreten in etwa 20 % simultan, oder beim Auftreten von metachronen Metastasen potentiell kurativ operiert werden. Voraussetzung ist der Ausschluß eines Lokalrezidivs und einer extrahepatischen oder extrapulmonalen Tumoraussaat. Die erreichbaren 5-Jahres-Überlebensraten (RO Resektion) liegen dabei um 20-25%.

12. PROGNOSE

Neben den Komplikationsraten, den Morbiditätsraten und Letalitätsraten sind die 5-Jahres-Überlebensrate und die Lokalrezidivrate ein echter Maßstab, an dem eine chirurgische Krebstherapie gemessen werden kann und muß.

12.1. Postoperative Letalität

Nach eingeschränkten chirurgischen Verfahren ist nur ganz ausnahmsweise mit postoperativen Todesfällen zu rechnen. Nach radikaler Resektion beträgt die postoperative Letalität für Elektiveingriffe beim Kolonkarzinom <3%, beim Rektumkarzinom <5%, bei Notfalleingriffen bis 20%.

12.2. Lokoregionäres Rezidiv

Mit einem lokoregionären Rezidiv ist nach radikaler Resektion eines Kolonkarzinoms in weniger als 5% zu rechnen, beim Rektumkarzinom ist mit einer Lokalrezidivhäufigkeit zwischen 15 und 20% zu rechnen.

12.3. Langzeitprognose

Nach kurativer Resektion betragen die 5-Jahres-Überlebensraten beim Kolonkarzinom 80%, beim Rektumkarzinom 70%. Je nach Tumorstadium I,II,III sind für RO-Resektionen 5-Jahres-Überlebensraten von 90, 80, 60% (Kolon) bzw. 90, 70, 40% (Rektum) zu erwarten.

13. NACHSORGE

13.1. Durchführung

Idealerweise sollte entweder der Chirurg selbst, im anderen Fall ein versierter Gastroenterologe die Nachsorge durchführen. Da etwa 80% der zu erwartenden Rezidive innerhalb der ersten 2 Jahre auftreten, sollten Nachuntersuchungen innerhalb dieses Zeitraumes engmaschig, d.h. alle 3 Monate, durchgeführt werden. Ab dem 3. Jahr sollte die Nachsorgeuntersuchung halbjährlich, ab dem 5. Jahr jährlich durchgeführt werden.

KOLOREKTALES KARZINOM

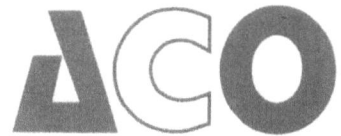

13.2. Erforderliche Untersuchungen

Erforderliche Untersuchungen sind ein Lungenröntgen in 2 Ebenen, eine Sonografie des Abdomens, eine Koloskopie, ein entsprechendes Routinelabor einschließlich der Bestimmung des CEA, evtl. des CA 19-9. Die CT-Untersuchung sollte heute nur mehr bei Verdacht auf ein Rezidiv durchgeführt werden. Nach tiefen Rektumanastomosen erfolgt die digitale rektale Untersuchung, wenn vorhanden eine Endosonografie, ergänzt durch peranale Nadelbiopsien beim Rezidivverdacht. Besonders bei klinisch noch nicht lokalisierbaren Lokal- und Fernrezidiven, welche mit erhöhten CEA-Spiegeln einhergehen, sollte die Anti-CEA-Immunszintigraphie zum Einsatz kommen. Eine Second-look-Operation aufgrund einer alleinigen CEA-Erhöhung kann nicht empfohlen werden.

13.3. Ziele der Nachsorge

- Auffindung von Zweittumoren (Kolon, Mamma, Uterus) und Adenomen (endoskopische, prophylaktische Polypektomie)
- Früherfassung von lokoregionären Rezidiven und lokalisierten Metastasen im mono- oder oligotopen Stadium
- Psychische und medizinische Führung des Patienten
- Koordinierung allfälliger Zusatztherapien
- Betreuung von Kolostomieträgern in Zusammenarbeit mit einem Stomatherapeuten
- Computergestützte einheitliche Dokumentation (IDS)

15. LITERATUR

Dawson M,Moore M: Tumorimmunität .In IM Roitt,,J Brostoff, DK Male (Hrsg): Kurzes Lehrbuch der Immunologie. Stuttgart-New York,Georg Thieme Verlag (1991), chapter 18

Fearon ER,Vogelstein B:A genetic model for colorectal Tumorigenesis Cell (1990), 61: 759

Fielding LP,Arsenault PA,Chapuis PH et al.: Clinicopathological staging for colorectal cancer. An international documentation system(IDS) and an international comprehensive anatomical terminology (ICAT). J Gastroent Hepatol(1991), 6

Fielding LP,Stewart-Brown S, Hittinger R, Blesowsky L: Covering stoma for elective anterior resection of the rectum:An outmoded operation? Am J Surg (1984), 147: 524

Fielding LP,Stewart-Brown S,Dudley HA:Surgeon-related variables and the clinical trial. Lancet (1978), 2: 778

Fielding LP:Red for danger:blood transfusion and colorectal cancer.Br Med J (1985), 291: 841

Gall FP : Sollen beim Kolonkarzinom die Standardoperationen erweitert werden? In Gall FP, Zirngibl H, Hermanek P (Hrsg): Das kolorektale Karzinom. München-Bern-Wien-San Francisco Zuckerschwerdt (1989) 91-100

Gall FP,Hermanek P: Update of the german experience with local excision of rectal cancer Surg Oncol Clin of North America (1992), 1: 99

Gall FP,Hermanek P:Wandel und derzeitiger Stand der chirurgischen Behandlung des c olorektalen Carcinoms Chirurg (1992), 63: 227

Gall FP,Scheele J: Maligne Tumoren des Rektums.In:Gall FP,Hermanek P,Tomak J (Hrsg.) Chirurgische Onkologie Springer-Verlag (1986), Kap.28

Hanusch J,Friedl HP, Schemper M et al.: Häufigkeit und regionale Verteilung des kolorektalen Karzinoms in Österreich. Wien Klin Wochenschr (1985), 97: 456

Häring R,Karavias Th :Das locoregionale Rezidiv nach Rectumresektion bzw. Rectumexstirpation.Chirurg (1988), 59: 634

Heald RJ,Ryall RDH:Recurrence and survival after total mesorectal excision for rectal cancer. Lancet (1986) I 8496 :1479

Hermanek P, Klimpfinger M.: Sphinktererhaltende radikale Resektion des Rektumkarzinoms aus der Sicht der Pathologie. Acta Chir Austr (1994), 26: 125-130

Hermanek P: Dysplasie-Karzinom-Sequenz im Kolorektum. Zentralbl Chir (1992), 117: 476-482

Hohenberger W,Hermanek P jr.,Hermanek p, Gall FP:Decision-making in curative rectum carcinoma surgery.Onkologie (1992), 15: 209

Hohenberger W,Mohr VD,Göhl J: Anastomosentechnken am unteren Intestinaltrakt. Chirurg (1993), 64: 690

Hughes KS,Sugarbaker Ph:Resection of the liver for metastatic solid tumor. In Rosenberg.St.A.(ed.):Surgical treatment in metastatic cancer. Lippincott,Philadelphia 1989

Irvin GL,HorsleyJS,Caruna JA :The morbidity and mortalityof emergent operations for colorectal disease.Ann Surg (1984), 194: 598

Jass JR, Sobin LH, eds: Histological Typing of Intertinal Tumours. WHO International Histological Classification of Tumours. Springer Verlag Berlin Heidelberg New York London Paris Tokyo Hong Kong (1989)

Jatzko G, Lisborg P,Wette V :Improving survival rates for patients with colorectal cancer Br J Surg (1992), 79: 588

Klimpfinger M, Hauser H, Hermanek P: Pathologie kolorektaler Präkanzerosen. ChirGastroenterol (1992), 8: 1619

Krook JE,Moertel CHG,Gunderson L.et al:Effective surgical adjuvant therapy for high-risk rectal carcinoma. New Engl J Med (1991), 324: 709

Matheson NA,Irvin AD:Single layer anastomosis after rectosigmoid resection. Br J Surg (1975), 62: 239

Morson BC,Sobin LH (1976) Histological typing of intestinal tumours. International histological classification of tumours,No 15 WHO,Geneve

New Colon Cancer Gene Discovered: SCIENCE(Research News) (1993), 260: 751, 810-812

NIH Consensus Conference:Adjuvant therapy for patients with colon and rectal cancer. JAMA (1990), 264: 1444

Pahlman L,Gemelius B:Pre-or postoperative radiotherapy in rectal and rectosigmoid carcinoma. Report from a randomized multicenter trial. Ann Surg (1990), 211/2:187

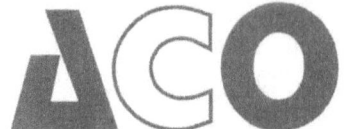

KOLOREKTALES KARZINOM

Pollet WG, Nicholls RJ: The relationship between the extent of distal clearance and survival and local recurrence rates after curative anterior resection for carcinoma of the rectum. Ann Surg (1983), 198: 159

Quirke P, Durdey P, Dixon MF, Williams NS: Local recurrence of rectal adenocarcinoma due to inadequate surgical resection Lancet (1986), ii: 996

Reddy BS, Wynder EL: Metabolic epidemiology of colon cancer Cancer (1977), 39: 2533

Riethmüller G, Schneider-Gädicke E, Schlimkok G, Schmiegel W et al, an the German Cancer Aid 17-1A Study Group. Randomised trial of monoclonal antibody for adjuvant therapy of resected Colorectal carcinoma. Lancet (1994), 343:1177.

Schakert HK, Frost Ph: Gentherapie maligner Tumoren. Chirurg (1993), 64: 678

Schakert HK, Gebert J, Ansorge W, Herfarth Ch: Molekulare Grundlagen der Carcinogenese. Bedeutung für die Prävention und Früherkennung solider maligner Tumoren. Chirurg (1993), 64: 669

Schiessel R, Wunderlich M, Wanek R: Ergebnise der coloanalen Anastomose bei tiefsitzenden Tumoren des Rectums. Chirurg (1990), 5: 792

Schweiger M, Gall FP: Maligne Tumoren des Kolons. In: Gall FP, Hermanek P, Tonak J(Hrsg.) Chirurgische Onkologie, Springer-Verlag (1986), Kap. 27

Smola M.G., Jatzko G. eds.: ACO-Consensus-Bericht Kolorektalkarzinom der ACO-Arbeitsgemeinschaft für Chirurgische Onkologie der Österreichischen Gesellschaft für Chirurgie, (1995)

Swedish Rectal Cancer Trial. Improved survival with preoperative radiotherapy in resectable rectal cancer. N Engl J Med (1997) 336: 980-987

Turnbull RB, Kyle K, Watson FR, Spratt J.: Cancer of colon: The influence of the "No touch" isolation technic on survival rates Ann Surg (1967), 166: 420

Wittekind CH, Wagner G. TNM Klassifikation maligner Tumoren. 5. Auflage, Springer Verlag (1997)

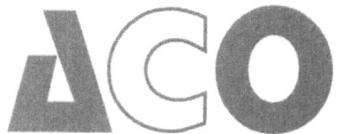

KOPF-/HALS-MALIGNOME

R. Jakse, K. Vinzenz
mit Th. Auberger, J. Beck-Managetta, A. Beer, K. Böheim, H. Frommhold, E. Würinger

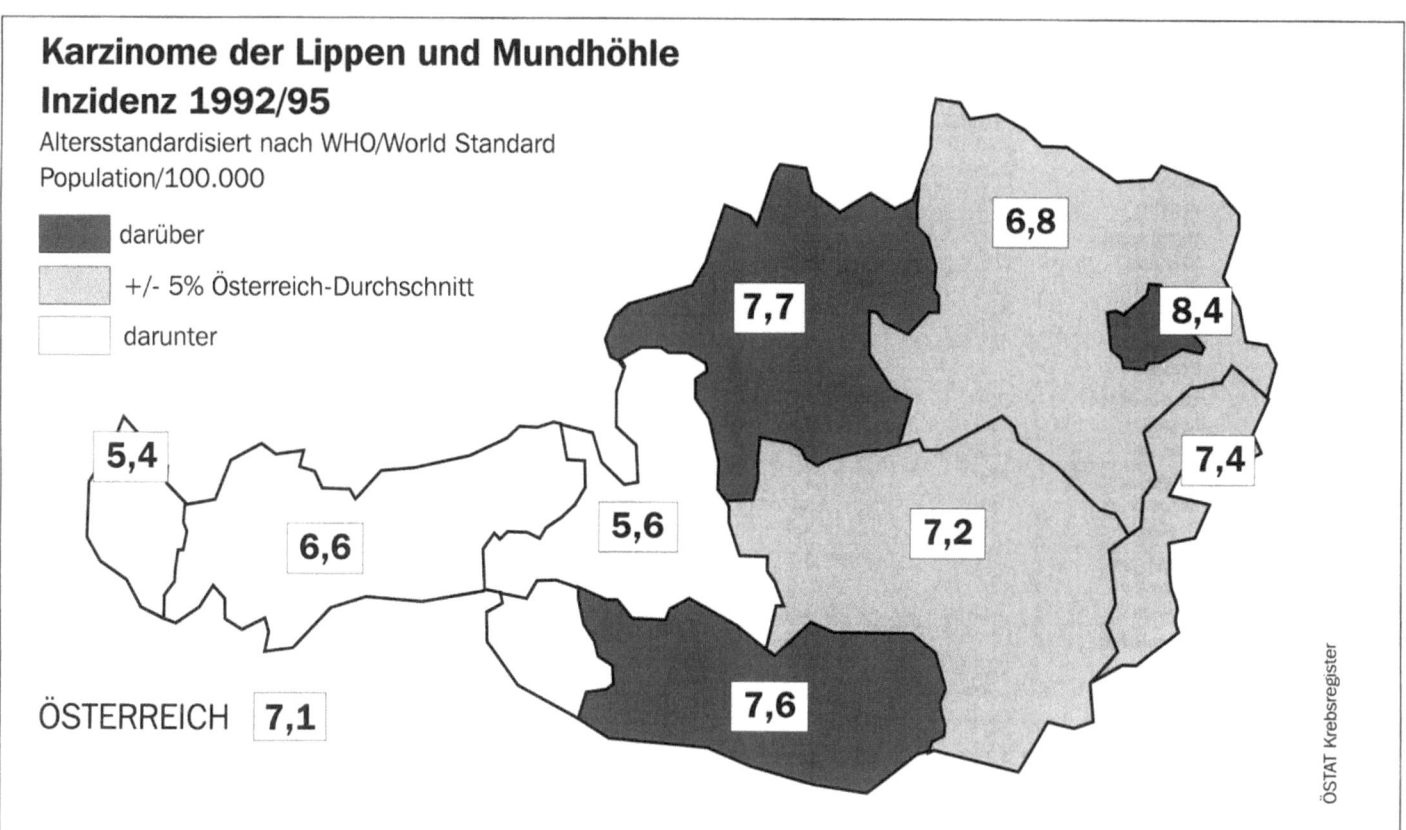

	Insgesamt	Männer	Frauen
Inzidenz 1992/95			
Neuerkrankungen absolut (Jahresdurchschnitt):	796	612	184
Rohe Raten/100.000:	10,0	15,9	4,5
WHO-World-Standard-Raten/100.000:	7,1	12,2	2,7
Linearer Trend 1983-1995:	+27,7%	+17,2%	+49,5%
Prozent an Gesamt-Krebsinzidenz:	2,4	3,8	1,1
Stadien-Verteilung (U.S.-SEER) in Prozent			
Carcinoma in situ:	0,8	0,8	0,6
lokalisiert:	31,3	29,0	39,2
regionalisiert:	51,5	53,8	43,8
disseminiert:	4,6	5,1	2,9
unbekannt:	11,8	11,4	13,5
Mortalität 1992/95			
Sterbefälle absolut (Jahresdurchschnitt):	375	300	76
Rohe Raten/100.000:	4,7	7,8	1,8
WHO-World-Standard-Raten/100.000:	3,3	6,0	1,0
Linearer Trend 1983-1995:	+19,9%	+16,0%	+9,5%
Prozent an Gesamt-Krebsmortalität:	1,9	3,1	0,8

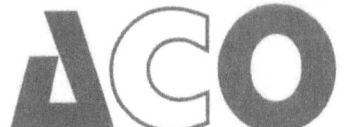

KOPF-/HALS-MALIGNOME

Inzidenz im Jahresdurchschnitt 1992/95

Bundesland	Geschlecht	Absolut	Rohe Rate auf 100.000	Altersstand. Raten auf 100.000 (WHO-WORLD)	%-Veränderung 1983/95 (linearer Trend)
ÖSTERREICH	Insgesamt	796	10,0	7,1	+ 27,7
	Männer	612	15,9	12,2	+ 17,2
	Frauen	184	4,5	2,7	+ 49,5
Burgenland	Insgesamt	37	13,5	9,0	+ 17,1
	Männer	30	22,3	15,9	+ 4,8
	Frauen	7	5,2	2,7	+316,6
Kärnten	Insgesamt	61	10,9	7,6	+ 17,1
	Männer	45	16,8	13,0	+ 7,5
	Frauen	15	5,3	2,9	+ 39,1
Niederösterreich	Insgesamt	148	9,8	6,8	+ 5,1
	Männer	121	16,5	12,1	- 0,3
	Frauen	27	3,5	2,0	+ 8,7
Oberösterreich	Insgesamt	143	10,4	7,7	+ 69,4
	Männer	112	16,7	13,5	+ 53,8
	Frauen	30	4,3	2,8	+135,6
Salzburg	Insgesamt	39	7,9	5,6	+ 12,2
	Männer	27	11,3	9,0	- 9,8
	Frauen	12	4,7	2,9	+128,3
Steiermark	Insgesamt	120	10,0	7,2	+ 66,1
	Männer	96	16,5	12,8	+ 49,0
	Frauen	24	3,8	2,3	+121,2
Tirol	Insgesamt	54	8,4	6,6	+ 18,8
	Männer	41	13,0	11,1	+ 11,4
	Frauen	13	4,0	2,7	+ 21,5
Vorarlberg	Insgesamt	23	6,7	5,4	- 29,8
	Männer	18	10,9	9,4	- 28,3
	Frauen	4	2,5	1,8	- 40,8
Wien	Insgesamt	172	10,9	7,4	+ 32,1
	Männer	122	16,4	12,3	+ 28,2
	Frauen	50	6,0	3,3	+ 26,7

Sterbefälle im Jahresdurchschnitt 1992/95

Bundesland	Geschlecht	Absolut	Rohe Rate auf 100.000	Altersstand. Raten auf 100.000 (WHO-WORLD)	%-Veränderung 1983/95 (linearer Trend)
ÖSTERREICH	Insgesamt	375	4,7	3,3	+ 19,9
	Männer	300	7,8	6,0	+ 16,0
	Frauen	76	1,8	1,0	+ 9,5
Burgenland	Insgesamt	21	7,6	5,0	+ 37,6
	Männer	19	14,5	10,3	+ 43,9
	Frauen	1	1,0	0,4	- 71,4
Kärnten	Insgesamt	26	4,7	3,1	+ 24,6
	Männer	22	8,0	6,0	+ 10,1
	Frauen	5	1,6	0,8	+205,3
Niederösterreich	Insgesamt	73	4,9	3,4	+ 18,4
	Männer	61	8,4	6,2	+ 16,1
	Frauen	12	1,5	0,8	- 8,5
Oberösterreich	Insgesamt	56	4,1	2,9	+ 32,2
	Männer	48	7,1	5,7	+ 29,8
	Frauen	9	1,2	0,6	+ 26,8
Salzburg	Insgesamt	16	3,1	2,3	- 16,6
	Männer	11	4,7	3,7	- 22,9
	Frauen	4	1,7	1,1	+ 0,9
Steiermark	Insgesamt	55	4,6	3,3	+ 10,2
	Männer	46	7,8	6,2	+ 3,4
	Frauen	10	1,6	0,8	+ 22,4
Tirol	Insgesamt	26	4,0	3,1	+ 65,1
	Männer	20	6,2	5,3	+ 35,1
	Frauen	6	1,9	1,3	+241,7
Vorarlberg	Insgesamt	18	5,2	4,4	+ 16,5
	Männer	15	9,1	8,2	+ 10,0
	Frauen	2	1,4	1,0	- 20,7
Wien	Insgesamt	84	5,3	3,5	+ 19,7
	Männer	58	7,8	5,7	+ 20,9
	Frauen	27	3,2	1,5	- 3,5

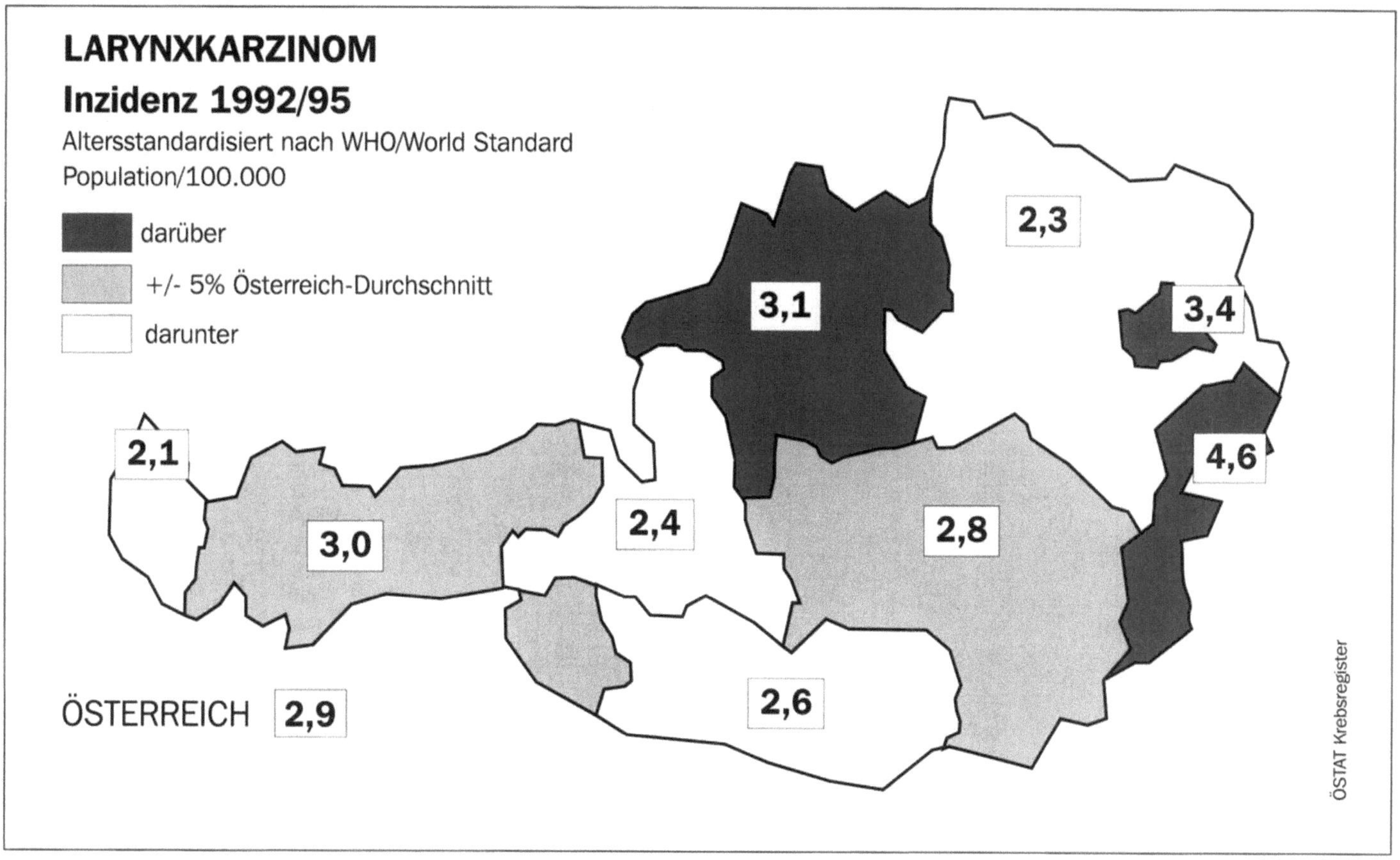

KOPF-/HALS-MALIGNOME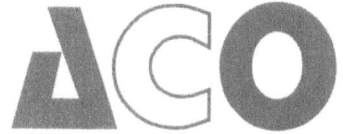

LARYNXKARZINOM
Inzidenz 1992/95
Altersstandardisiert nach WHO/World Standard Population/100.000

- ■ darüber
- ▨ +/- 5% Österreich-Durchschnitt
- □ darunter

ÖSTERREICH 2,9

Werte auf Karte: 2,1 / 3,0 / 2,4 / 3,1 / 2,3 / 3,4 / 2,8 / 4,6 / 2,6

ÖSTAT Krebsregister

	Insgesamt	Männer	Frauen
Inzidenz 1992/95			
Neuerkrankungen absolut (Jahresdurchschnitt):	331	296	35
Rohe Raten/100.000:	4,2	7,7	0,8
WHO-World-Standard-Raten/100.000:	2,9	5,8	0,5
Linearer Trend 1983-1995:	-4,8%	-12,7%	+18,6%
Prozent an Gesamt-Krebsinzidenz:	1,0	1,8	0,2
Stadien-Verteilung (U.S.-SEER) in Prozent			
Carcinoma in situ:	1,9	2,0	1,1
lokalisiert:	46,8	46,8	46,6
regionalisiert:	37,3	37,8	33,0
disseminiert:	3,3	3,0	5,7
unbekannt:	10,7	10,4	13,6
Mortalität 1992/95			
Sterbefälle absolut (Jahresdurchschnitt):	189	172	17
Rohe Raten/100.000:	2,4	4,5	0,4
WHO-World-Standard-Raten/100.000:	1,6	3,3	0,2
Linearer Trend 1983-1995:	+5,7%	-4,2%	+28,4%
Prozent an Gesamt-Krebsmortalität:	1,0	1,8	0,2

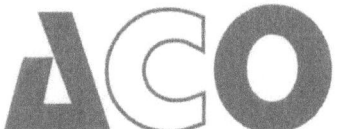

KOPF-/HALS-MALIGNOME

Inzidenz im Jahresdurchschnitt 1992/95			Neuerkrankungen (Jahresdurchschnitt)		%-Veränderung
Bundesland	Geschlecht	Absolut	Rohe Rate auf 100.000	Altersstand. Raten auf 100.000 (WHO-WORLD)	1983/95 (linearer Trend)
ÖSTERREICH	Insgesamt	331	4,2	2,9	- 4,8
	Männer	296	7,7	5,8	- 12,7
	Frauen	35	0,8	0,5	+ 18,6
Burgenland	Insgesamt	19	7,1	4,6	- 20,8
	Männer	18	13,8	9,7	- 25,3
	Frauen	1	0,7	0,3	- 10,1
Kärnten	Insgesamt	22	3,9	2,6	- 26,9
	Männer	20	7,3	5,4	- 28,5
	Frauen	2	0,8	0,4	- 41,8
Niederösterreich	Insgesamt	50	3,3	3,3	- 15,4
	Männer	46	6,3	4,7	- 23,3
	Frauen	3	0,4	0,3	+ 15,0
Oberösterreich	Insgesamt	59	4,3	3,1	+ 17,8
	Männer	56	8,3	6,5	+ 4,2
	Frauen	3	0,5	0,3	+136,6
Salzburg	Insgesamt	16	3,2	2,4	+ 4,9
	Männer	15	6,1	5,0	- 4,0
	Frauen	1	0,5	0,3	+ 22,9
Steiermark	Insgesamt	50	4,1	2,8	- 5,8
	Männer	44	7,6	5,6	- 17,0
	Frauen	5	0,9	0,5	+ 57,0
Tirol	Insgesamt	25	3,9	3,0	+ 25,3
	Männer	22	7,1	6,1	+ 16,7
	Frauen	3	0,9	0,5	+ 26,1
Vorarlberg	Insgesamt	9	2,5	2,1	- 47,6
	Männer	8	4,7	4,3	- 48,3
	Frauen	1	0,4	0,2	- 79,2
Wien	Insgesamt	81	5,1	3,4	+ 3,0
	Männer	67	9,0	6,6	- 4,4
	Frauen	15	1,7	0,9	+ 6,6

Sterbefälle im Jahresdurchschnitt 1992/95			Sterbefälle (Jahresdurchschnitt)		%-Veränderung
Bundesland	Geschlecht	Absolut	Rohe Rate auf 100.000	Altersstand. Raten auf 100.000 (WHO-WORLD)	1983/95 (linearer Trend)
ÖSTERREICH	Insgesamt	189	2,4	1,6	+ 5,7
	Männer	172	4,5	3,3	- 4,2
	Frauen	17	0,4	0,2	+ 28,4
Burgenland	Insgesamt	8	2,8	1,8	- 46,6
	Männer	7	5,5	3,8	- 51,5
	Frauen	0	0,2	0,2	+ 60,0
Kärnten	Insgesamt	14	2,5	1,6	- 4,8
	Männer	12	4,4	3,2	- 9,6
	Frauen	2	0,6	0,4	+ 71,2
Niederösterreich	Insgesamt	38	2,5	1,7	+ 1,9
	Männer	36	5,0	3,5	- 1,8
	Frauen	2	0,2	0,1	- 48,8
Oberösterreich	Insgesamt	33	2,4	1,6	+ 36,2
	Männer	31	4,7	3,5	+ 25,1
	Frauen	2	0,2	0,1	+287,5
Salzburg	Insgesamt	9	1,9	1,2	+ 87,9
	Männer	9	3,6	2,8	+ 81,5
	Frauen	1	0,3	0,1	+190,0
Steiermark	Insgesamt	31	2,6	1,6	- 5,6
	Männer	28	4,7	3,4	- 11,6
	Frauen	3	0,5	0,2	- 1,8
Tirol	Insgesamt	14	2,1	1,5	+ 12,7
	Männer	13	4,0	3,3	- 2,1
	Frauen	1	0,3	0,1	+121,8
Vorarlberg	Insgesamt	5	1,6	1,3	+ 0,2
	Männer	5	2,8	2,4	- 21,1
	Frauen	1	0,4	0,3	+ 38,0
Wien	Insgesamt	38	2,4	1,5	+ 13,1
	Männer	32	4,3	3,1	+ 2,0
	Frauen	6	0,7	0,4	+ 56,3

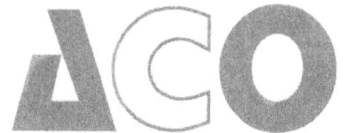

KOPF-/HALS-MALIGNOME

R. Jakse, K. Vinzenz
mit Th. Auberger, J. Beck-Managetta, A. Beer, K. Böheim, H. Frommhold, E. Würinger

A. ALLGEMEINES

Die Kopf-/Hals-Malignome umfassen die Geschwülste des Gesichtsschädels mit den oberen Speise- und Atemwegen, der Speicheldrüsen, der Rhino- und Otobasis sowie der Haut im Kopf-/Hals-Bereich.

Trotz der günstigen Voraussetzungen für eine Krebsfrüherkennung in diesem Organsystem überwiegen bei Diagnosestellungen die fortgeschrittenen Tumorstadien.

1. Epidemiologie

Ca. 9,8% aller neuen Krebsfälle in Österreich pro Jahr sind Karzinome des Kopf-/Hals-Bereiches. Im Jahr 1992 wurden an Ersterkrankungen registriert: 320 Kehlkopfkarzinome, 317 Karzinome der Mundhöhle und Lippe, 182 Oropharynxmalignome, l00 Hypopharynx-, 60 Speicheldrüsen- und je 34 Nasenrachen-, Nasennebenhöhlen- und Mittelohrkarzinome. Die meisten dieser Tumore sind Plattenepithelkarzinome.

2. Altersentwicklung, Geschlechtsverteilung

Der Altersgipfel liegt für alle Regionen des Kopf-/Hals-Bereiches zwischen dem 50. und 70. Lj. (von < 20 bis > 80 Jahre). Zunehmend werden Karzinome bei alten Menschen und jungen Frauen beobachtet. Das männliche Geschlecht überwiegt deutlich, vor allem beim Kehlkopfkrebs (Männer:Frauen = 20:1).

Sterberate: In Österreich verstarben 1992 an Malignomen der Mundhöhle und des Rachens 378 Personen (313 Männer, 65 Frauen, -4,8/100.000), des Kehlkopfes 185 (171 Männer, 14 Frauen, -2,3/100.000) und an bösartigen Neubildungen der Nase, Nasennebenhöhlen und des Mittelohres 17 (9 Männer, 8 Frauen, 0,2/100.000)

3. Ätiologie, Pathogenese

Tabak und Alkohol: Die Risikofaktoren der Plattenepithelkarzinome, besonders in Mundhöhle, Kehlkopf und Rachen, stehen in direkter Beziehung zum Tabakverbrauch und Alkoholkonsum. Dieses selbst gewählte Konsumverhalten trifft bei mehr als 80% dieser Krebsarten zu. Alkohol und Tabak gemeinsam konsumiert bewirken einen synergistischen Effekt, wodurch das Risiko, an einem Krebs der Mundhöhle oder des Oropharynx zu erkranken, 7x größer ist, als bei Zufuhr nur einer der beiden Genußstoffe. Das Risiko, ein Malignom zu entwickeln, ist 15x größer als das eines Nichtrauchers und Nichttrinkers.

Die berufliche Exposition mit anderen exogenen Noxen wie Asbest, Arsen, Stäube etc. tritt eher in den Hintergrund. Leder, Chrom, Nickel, Isopropylalkohol, aromatische Hydrocarbone und Holzstaub werden mit Karzinomen der inneren Nase und Nasennebenhöhlen in Verbindung gebracht.

Eine Strahlenexposition stellt einen Risikofaktor für das Schilddrüsenkarzinom und Speicheldrüsenneoplasma dar.

Eine enge Korrelation besteht zwischen **Epstein-Barr-Virus, genetischer Determination und Nasopharynxkarzinom.**

Die **Vernachlässigung der Mundhygiene und Ernährungsdefizite** in Form von Vitamin A-und Vitamin C-Mangel werden als begünstigende Faktoren gewertet.

4. Krebsvorsorge, Früherkennung

Ausschaltung der Noxen: Da Alkohol und Tabak die wichtigsten Karzinogene darstellen, ist die Reduzierung bzw. Eliminierung dieser Noxen anzustreben. Es handelt sich daher theoretisch um eine in der Mehrzahl der Fälle verhütbare Erkrankung. Die beruflichen Schadstoffe sind durch Staub- und Hitzeschutzmaßnahmen (Atemmaske, Absaugung, Ventilation etc.), durch Schutzkleidung und besondere Körperhygiene zu reduzieren.

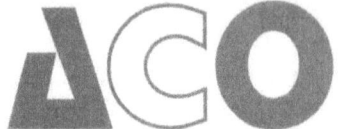

KOPF-/HALS-MALIGNOME

Erfassung von Risikogruppen: Holzindustriearbeiter, Stein- und Bergbauarbeiter, Teer-, Erdöl-, Chemie- und Hochofenarbeiter, Motorenarbeiter, Schlosser, Weinbauern, Köche, Kellner etc. sowie Alkoholiker und starke Raucher sind ab dem 40. Lebensjahr jährlichen Untersuchungen des oberen Aerodigestivtraktes zu unterziehen.

Früherkennung und Behandlung von Vorstufen: Eine sorgfältige HNO-Untersuchungstechnik, unterstützt von einer endoskopischen oder mikroskopischen Exploration von Ohr, Nase, Nasennebenhöhlen, Nasopharynx, Larynx, Hypopharynx, Ösophagus und Trachea macht meist eine frühzeitige Erkennung kleinster Schleimhautveränderungen möglich. Die Sonographie der Kopf- und Halsweichteile, CT, MRT, Probeexzision und Feinnadelbiopsie ergänzen die diagnostischen Hilfsmittel. Gerötete und weißlich verdickte Schleimhautareale (Erythroplasie, Leukoplakie, Epithelhyperplasie), Papillome und nicht heilende Ulzerationen sind chirurgisch zu entfernen.

Regelmäßige Nachkontrollen und eventuell zusätzliche Therapie mit Carotinoiden oder Kombinationspräparaten (Vitamin A, E, Selen) sind durchzuführen.

Ernährung, Zahnpflege und -sanierung: Vitaminreiche Ernährung (Vitamin A, C, E), Vermeidung heißer und scharfer Speisen; mehrmals täglich Zahnpflege, Zahnsanierung, Beseitigung von scharfen Zahnkanten oder Prothesenteilen, Behandlung eines gastroösophagealen Refluxes, Therapie einer Eisenstoffwechselstörung.

5. Pathologie

5.1. Histologische Klassifikation

Mehr als 90% aller Kopf-/Halstumoren sind Plattenepithelkarzinome. Adenokarzinome nehmen ihren Ausgang von den großen und kleinen Speicheldrüsen. Bezüglich der malignen Lymphome und Sarkome muß auf die betreffenden Spezialkapitel verwiesen werden.

5.2. Histopathologisches Grading

Nach dem Differenzierungsgrad werden gut (G1), mäßig (G2), schlecht (G3) und undifferenzierte Tumoren (G4) unterschieden.

Tabelle 1: TNM-Klassifikation der Kopf-/Hals-Malignome (UICC 1997)

Die Klassifikation erfolgt nach den Regeln des TNM-Systems der UICC 1997 (5.Auflage) für die einzelnen anatomischen Bezirke der Kopf-Halsregion (siehe dort).

Tributär den Kopf-/Hals-Malignomen sind die regionären Halslymphknoten. Die am häufigsten befallene Station ist die jugulodigastrische Lymphknotengruppe unter dem Kieferwinkel.

N – Regionäre Lymphknoten (ausgenommen Nasopharynx, Haut, Ösophagus, Trachea)

NX		Regionäre Lymphknoten können nicht beurteilt werden
N0		Keine regionären Lymphknotenmetastasen
N1		Metastase in solitärem ipsilateralen Lymphknoten, 3 cm oder weniger in größter Ausdehnung
N2	N2a	Metastase in solitärem ipsilateralen Lymphknoten, mehr als 3 cm, aber nicht mehr als 6 cm in größter Ausdehnung
	N2b	Metastasen in multiplen ipsilateralen Lymphknoten, keine mehr als 6 cm in größter Ausdehnung
	N2c	Metastasen in bilateralen oder kontralateralen Lymphknoten, keine mehr als 6 cm in größter Ausdehnung
N3		Metastase(n) in Lymphknoten, mehr als 6 cm in größter Ausdehnung.

Anmerkung:

In der Mittellinie gelegene Lymphknoten gelten als ipsilateral

M – Fernmetastasen

MX	Fernmetastasen können nicht beurteilt werden
M0	Keine Fernmetastasen
M1	Fernmetastasen

Fernmetastasen (vorwiegend in Lunge, Leber oder Knochen) sind zum Diagnosezeitpunkt relativ selten. Sie sind vor allem bei lokoregional fortgeschrittenen Malignomen zu erwarten.

pTNM: Pathologische Klassifikation

Die pT-, pN- und pM- Kategorien entsprechen den T-, N- und M-Kategorien.

pN0	Selektive Neck-Dissektion und histologische Untersuchung üblicherweise von 6 oder mehr Lymphknoten oder radikale oder modifizierte Neck-Dissektion und histologische Untersuchung üblicherweise von 10 oder mehr Lymphknoten

KOPF-/HALS-MALIGNOME

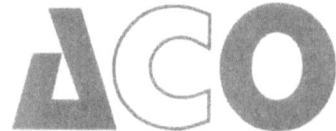

6. Symptomatik

Kopf-/Hals-Tumoren können frühzeitig zur Störung vitaler Funktionen, wie des Schluckens und Atmens, zur Störung sensorischer Funktionen und zu kosmetischen Entstellungen führen. Die Mehrzahl der Patienten mit einem Kopf-/Hals-Karzinom sind Männer im Alter zwischen 55 und 65 Jahren mit schlechtem Ernährungszustand, Tabak- und Alkoholabusus, mit kariösem Gebiß, meist an einer begleitenden kardiopulmonalen Erkrankung leidend und einer niederen sozioökonomischen Schichte angehörend. In letzter Zeit finden sich Kopf-/Hals-Malignome bei Männern jenseits des 70. Lebensjahres und bei jungen Frauen.

Zeichen und Symptome, die auf einen Kopf-/Hals-Tumor (insbesonders bei Rauchern älter als 35 Jahre) hinweisen, sind: Schluckbeschwerden, gelockerte Zähne, übler Mundgeruch, Kieferklemme, Gewichtsverlust, Ohrenschmerzen, umschriebene Halsschwellung, verschlagene Ohren (Otitis serosa), behinderte Nasenatmung, Nasenbluten, Gesichtsschmerz, -neuralgien, Aspiration, Fisteln, blutig tingierter Speichel, Heiserkeit, Atembeschwerden (Stridor).

7. Diagnostik

Zu den klinischen Untersuchungen gehören die direkte Inspektion, die Spiegeluntersuchung, die Endoskopie und die Palpation. Zur Diagnosesicherung ist die Biopsie unerläßlich.

Die Ultraschalldiagnostik (vor allem für Speicheldrüsen-, Mundboden- und Zungentumoren, Kontrolle der Halsweichteile) und die bildgebenden Verfahren der Computertomographie (CT) und Kernspintomographie (MRT) ergänzen die Erfassung der Ausdehnung und des Verhaltens der Tumoren zu den umgebenden Strukturen.

8. Therapie

Allgemein: Ziel der Krebstherapie im Kopf-Hals-Bereich ist es, die komplette Tumorkontrolle und Heilung anzustreben sowie die oropharyngeale Funktion und ein gutes ästhetisches Ergebnis durch plastisch-chirurgische Wiederherstellung nach tumorchirurgischen Eingriffen zu erzielen. Die Vorteile der Chirurgie sind die Möglichkeit der kompletten Tumorresektion und die Eradikation okkulter oder palpabler regionaler Krankheit.

Bei fortschreitender Tumorerkrankung soll im Rahmen der Palliation vor allem die Beschwerdefreiheit angestrebt werden.

8.1. Behandlung des Primärtumors

Die radikale chirurgische Resektion, die in der lokalen und lokoregionalen Tumorausräumung besteht, gilt für fast alle Kopf-/Hals-Malignome als die kurative Methode der Wahl.

Präkanzerosen und Läsionen des Stadium I und II können meist durch alleinige operative Therapie beherrscht werden, wobei Heilungsraten zwischen 80 und 100% erzielt werden. Stadium-III- und IV-Tumoren mit oder ohne regionale Metastasen, vor allem Tumoren des Oro-, Naso-, Hypopharynx oder zervikalen Ösophagus, haben ein hohes Risiko für lokale und regionale Rezidive.

Die besondere Vorgangsweise ist von der jeweiligen Lokalisation abhängig und wird dort näher ausgeführt.

Als Alternative zur konventionellen Chirurgie wird in jüngster Zeit die Laserchirurgie (Karzinom der Stimmlippe, der Supraglottis, Debulking großer lumeneinengender Tumoren des oberen Aero-Digestivtraktes) propagiert.

Die Radiotherapie ist als alleinige kurative Maßnahme nur bei sehr frühen Stadien oder bei chirurgisch unzugänglicher Lokalisation (Nasenrachen) angezeigt.

Für die Chemotherapie von Kopf-/Hals-Malignomen ist ein andauernder kurativer Effekt noch nicht gesichert.

8.2. Lymphknotenmetastasen

Bei fast allen Kopf-/Hals-Malignomen sind – unabhängig ob Lymphknotenmetastasen vorhanden sind oder nach klinischer Erfahrung erwartet werden müssen – die regionären Lymphabflußgebiete in die Therapie miteinzubeziehen. Eine Ausnahme bilden die auf die Glottis begrenzten Karzinome, mit Einschränkung die bösartigen Geschwülste der inneren Nase und Nasennebenhöhlen, der Speicheldrüsen und der Haut.

Allerdings ist eine Neck-Dissektion nur unter der Voraussetzung indiziert, daß der Primärtumor operabel ist. Die Evaluation und Behandlung von Patienten mit Kopf-/Hals-Karzinomen mit zervikaler Lymphknotenerkrankung sind weit entfernt von einer Standardisierung. Es können daher keine Behandlungsrichtlinien, sondern nur Empfehlungen gegeben werden. Chirurgie und Strahlenbehandlung bleiben die Standardmöglichkeiten der Therapie. Zur Behandlung des klinisch negativen (cN0) Halses empfehlen wir bei Tumoren mit hoher Metastasierungsrate (Mundhöhle, Oropharynx, Hypopharynx, Supraglottis, Schilddrüse) eine modifizierte Neck-Dissektion, um die Krankheit histologisch zu klassifizieren und eine prophylaktische Radiotherapie des Halses vermeiden zu können. Radikalere Methoden der Halslymphknotenausräumung mit oder ohne Erhalt des M. sternocleidomastoideus, der V. jugularis interna oder des N. accessorius sind meist beim N2- und N3-Hals erforderlich.

KOPF-/HALS-MALIGNOME

8.2.1. Radikale Neck-Dissektion
Eine radikale Neck-Dissektion (Ausräumung des Halsweichteilinhaltes unter Mitnahme der V. jugularis int., N. accessorius und des M. sternocleidomastoideus) der betroffenen Halsseite ist bei mehreren über 2,5 cm großen oder fixierten oder den N. accessorius infiltrierenden Lymphknoten angezeigt.

8.2.2. Funktionelle Neck-Dissektion
Bei der funktionellen Neck-Dissektion werden obige Strukturen erhalten. Die Indikation hierfür kann bei beweglichen bis 2,5 cm großen Lymphknoten, bei bilateraler Metastasierung oder bei Verdacht auf subklinische Aussaat gestellt werden.

8.2.3. Suprahyoidale Neck-Dissektion
Eine suprahyoidale Neck-Dissektion (Ausräumung des Halsweichteilinhaltes oberhalb des Zungenbeines) wird in manchen Zentren bei Mundhöhlenmalignomen durchgeführt.

8.2.4. Elektive Neck-Dissektion
Bei der elektiven Neck-Dissektion sollen Mikrometastasen in Abwesenheit von palpablen Lymphknoten eliminiert werden. Die Indikation ergibt sich aus der klinischen Einschätzung der Wahrscheinlichkeit einer mikroskopischen Lymphknotenbesiedlung, die abhängig ist von Lokalisation, Größe und Differenzierungsgrad des Primärtumors.

9. Nachsorge

Die meisten Rezidive bei Kopf-/Hals-Tumoren treten innerhalb der ersten zwei Jahre nach Abschluß der Primärbehandlung auf. Daher sind regelmäßige 6- bis 8-wöchige Kontrollen während der ersten drei Jahre nach Therapie angezeigt: sie dienen zur Kontrolle des physischen und psychischen Zustandes des Patienten, der Rehabilitationsmaßnahmen und zur frühzeitigen Erkennung eines Rezidivs. Keine Krebsoperation hat eine Chance auf einen Langzeiterfolg, wenn Alkohol- und Tabakkonsum nicht eingeschränkt bzw. beendet werden.

In den nachfolgenden Jahren sollen Kontrollen zunächst in viertel-, dann in halb- bzw. jährlichen Abständen erfolgen. Exakte Kontrollen, enge Zusammenarbeit mit dem niedergelassenen Fach- oder Hausarzt und konsequente Schmerztherapie, besonders in der Rezidivphase, sind wichtige Aufgaben der Tumornachsorge.

10. Strahlentherapie

Die Radiotherapie kann zu kurativen Zwecken als alleinige Therapie in Kombination mit chirurgischen Behandlungsverfahren und in Kombination mit Zytostatika oder als Palliativmaßnahme eingesetzt werden.

10.1. Bestrahlungstechnik

Eine moderne Therapie wird mit hochenergetischer ultraharter Strahlung (Photonen oder Elektronen von Linearakzeleratoren z.T. Telekobaltgeräte) durchgeführt. Zunehmend finden auch Kombinationsbehandlungen von ultraharter Perkutanbestrahlung und interstitieller und intrakavitärer Brachytherapie Anwendung (Zunge, Mundboden, Zungengrund, Nasopharynx, Lymphknotenmetastase).

Die Bestrahlung wird in der Regel nach individualisierter, rechnergestützter Bestrahlungsplanung unter Verwendung von CT-Querschnittsbildern durchgeführt. Die übliche Fraktionierung variiert zwischen 1.8 und 2.2 Gy (mittlere Wochendosis 10.0 Gy). Die Tumorvernichtungsdosen liegen zwischen 50.0 und 70.0 Gy. Sie sind abhängig von der Tumorhistologie einschließlich *Grading*, vom Tumorsitz, von der Tumorgröße und vom Ausmaß der befallenen Lymphknoten. Die subklinische Manifestation eines Plattenepithelkarzinoms im Kopf-Hals-Bereich benötigt zur Sterilisierung mindestens 45.0-50.0 Gy.

10.2. Klinische Ergebnisse der Strahlenbehandlung

Für die Behandlung von T1-, T2-Tumoren ohne regionären Lymphknotenbefall werden durch die alleinige Strahlentherapie komplette Remissionsraten zwischen 79 und 99% erreicht. Die mittlere komplette Remissionsrate für alle Kopf-/Hals-Tumoren und Stadien beträgt 79%.

Die Clearance-Raten fallen bei zunehmendem Lympknotenbefall rasch ab (90% für N1, 78% für N2, 43% für N3). 71% der Patienten mit Tumoren des Stadiums T4/N3 haben bei Bestrahlungsabschluß noch einen persistierenden Tumor.

Die lokalen Rezidivraten nach kompletter Remission liegen bei 7% nach einem Jahr, 12% nach zwei und 19% nach fünf Jahren. Hinsichtlich der präoperativen Bestrahlung besteht kein statistisch signifikanter Unterschied zur postoperativen Bestrahlung in Bezug auf Tumorkontrolle und Gesamtüberleben. Die vorliegenden Literaturdaten beweisen eindeutig den Wert einer postoperativen Strahlenbehandlung. Sie sollte innerhalb der ersten 6 Wochen nach dem chirurgischen Eingriff begonnen werden.

3-Jahres-Überlebensraten nach kurativer Radiotherapie: T1 N0-Tumoren: 82%, T2 N0-Tumoren: 60%, T4 N2/3-Tumoren: 24%

Die 5-Jahres-Ergebnisse variieren nach Tumorsitz und Stadium zwischen 63% (Larynx) und 18% (Hypopharynx).

KOPF-/HALS-MALIGNOME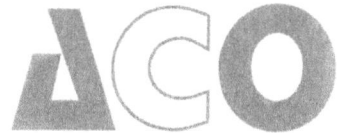

Die schlechten Heilungschancen bei weit fortgeschrittenen Tumoren durch alleinige chirurgisch/radiotherapeutische Behandlungsmethoden hat zunehmend zur Einbindung von zytostatischen Substanzen in ein multimodales Behandlungskonzept geführt.

Zur weiteren Verbesserung der Resultate werden unter anderem klinisch untersucht: Kombination von Hyperthermie und Radiotherapie, Strahlensensibilisierung mit antineoplastischen Chemotherapeutika, neue Fraktionierungsschemata, Kombination von systemischer Chemotherapie, Operation und Bestrahlung, intraoperative Strahlenbehandlung, photodynamische Therapie.

10.3. Nebenwirkungen der Radiotherapie

Als Nebenwirkungen der Radiotherapie sind Mucositis mit Schluckbeschwerden, Xerostomie, Ulzerationen, Candidiasis, bakterielle Infektionen, Zahnschäden, Osteoradionekrosen, Otitis serosa/fibrosa, Hypakusis sowie Kieferklemme bekannt.

11. Chemotherapie

Die antineoplastische Chemotherapie ist von Bedeutung bei der Behandlung von rezidivierenden oder fortgeschrittenen Kopf-/Hals-Malignomen sowie bei Fernmetastasierung. Einzelsubstanzen mit guter Wirksamkeit gegen das Plattenepithelkarzinom sind Cis-Platin, Carboplatin, Methotrexat und 5-Fluorouracil. Hohe Remissionsraten sind mit den heute wirksamsten Kombinationen Cis-Platin/5-FU bzw. Carboplatin/5-FU zu erreichen. Die Chemotherapie wird meist systemisch, intravenös – in wenigen Behandlungszentren regionär, intraarteriell – verabreicht. Der Vorteil der intraarteriellen Therapie ist trotz des großen Aufwandes umstritten. Die Wirksamkeit neuerer Substanzen wie Trimetrexat, Epirubicin, Ifosfamid, Paclitaxel, Taxotere und Leukovorin als Modulator des 5-Fluorouracil wird noch geprüft.

11.1. Palliative Chemotherapie

In weit fortgeschrittenen oder chirurgisch und/oder radiotherapeutisch ausbehandelten Fällen kann mit der Chemotherapie eine Teilremission des Tumors, eine Schmerzlinderung und Besserung funktioneller Beschwerden erzielt werden. Mit einer Monotherapie (z.B. Methotrexat) kann eine Remission in etwa 30%, mit einer Polychemotherapie bis zu 50% der Fälle erreicht werden.

11.2. Neoadjuvante (Induktions-) Chemotherapie

Bei der neoadjuvanten Chemotherapie werden Zytostatika in mehreren Behandlungszyklen als erster Behandlungsschritt vor der definitiven Lokaltherapie lokoregional fortgeschrittener Malignome verabreicht. Rationales Ziel der neoadjuvanten Chemotherapie ist die präoperative Tumorverkleinerung, Vernichtung mikroskopischer Ausläufer in der Tumorperipherie sowie Eliminierung subklinischer Fernmetastasen. Die Remissionsraten betragen zwischen 60 und 90%, wobei in etwa 20 bis 50% eine klinische Vollremission beobachtet werden kann. Auch nach einer klinischen Vollremission ist bei der folgenden definitiven, lokalen Behandlung die gesamte ursprüngliche Tumorausdehnung aus Radikalitätsgründen zu berücksichtigen. Ohne nachfolgende Lokaltherapie ist mit einem Rezidiv innerhalb weniger Wochen zu rechnen.

Prognostisch günstig ist eine Vollremission nach Induktionschemotherapie, die mit den heute gängigen Kombinationen nur bei primär resezierbaren Stadien zu erreichen ist. Eine Verbesserung der Überlebenszeit bei fortgeschrittenen Tumoren konnte bisher nicht erreicht werden.

11.3. Chemoradiotherapie

Bei der Chemoradiotherapie werden Chemotherapeutika simultan oder sequentiell mit der Strahlenbehandlung kombiniert, wobei diese (simultan) bessere Ergebnisse zu bringen scheint. Es muß noch gezeigt werden, daß die zusätzliche Chemotherapie bei inoperablen Tumoren einer alleinigen Strahlentherapie überlegen ist. Durch die synergistische Interaktion der Radiotherapie mit der Chemotherapie ist mit einer höheren Toxizität zu rechnen (Mucositis, Thrombo-, Granulozytopenien). Die Indikation für die Chemotherapien sind weit fortgeschrittene, nicht resezierbare, primäre oder rezidivierende Karzinome.

12. Immuntherapie

Es werden unterschieden

- eine passive (adoptive) Immuntherapie mit aus peripheren Blutlymphozyten gewonnenen Lymphokin- aktivierten Killerzellen (LAK), tumorinfiltrierenden Lymphozyten (TIL) sowie monoklonalen Antikörpern (MAK) und
- eine aktive Immunisierung mit Lymphokin, BCG, biological response modifiers (BRM), Interleukin, Interferon, Picibanil (OK 432) etc.

Die großen Erwartungen, die in die Immuntherapie von Tumoren gesetzt wurden, konnten bisher nicht erfüllt werden.

KOPF-/HALS-MALIGNOME

13. Prognose, Überleben

Innerhalb der ersten zwei Jahre nach Therapie werden die meisten Rezidiverkrankungen beobachtet. Mit dem Ausmaß des Lymphknotenbefalles (pN0-N3) steigen die Rezidivraten an, die Überlebensraten nehmen ab und die Rate von Fernmetastasen erhöht sich. Weitere Faktoren, wie Größe des Halstumors, extrakapsuläres Wachstum, Lokalisation im unteren Halsdrittel oder Fixation an benachbarten Strukturen (A. carotis interna, prävertebrale Muskulatur, Halswirbelkörper), sind verbunden mit einer sehr schlechten Prognose.

B. KARZINOME DER LIPPEN UND MUNDHÖHLE

1. Epidemiologie

Die häufigsten Lokalisationen des Mundhöhlenkarzinoms sind die Zunge, der Mundboden und die Lippe. Vorwiegend sind Männer zwischen 55 und 65 Jahren betroffen.

Neuerkrankungen	• absolut	580 Fälle pro Jahr
	• relativ	7 pro 100.000 Bevölkerung pro Jahr
Ätiologie		Tabakkonsum (Zigarette, Pfeife, Kautabak), mangelhafte Mundhygiene, chronische Traumen schlecht sitzender Prothesen oder scharfer Zahnkanten, Sonnenlichtexposition beim Lippenkrebs und das Plummer-Vinson-Syndrom beim Zungenkarzinom der Frau.

2. Pathologie

2.1. Histologische Klassifikation

Über 95% der Malignome sind Plattenepithelkarzinome vom mäßig bis gut differenziertem Typ. Die seltenen adenoidzystischen-, Adeno- und Mukoepidermoidkarzinome nehmen ihren Ausgang von den kleinen Speicheldrüsen.

Tabelle 2: TNM-Klassifikation der Karzinome der Lippen und Mundhöhle (UICC 1997)

Die Lippen-Mundhöhlenregion reicht von der Haut-Lippenrotgrenze bis zum hinteren Rand des harten Gaumens bzw. bis zu den Papillae circumvallatae am Übergang zum Zungengrund.

T – Primärtumor

TX	Primärtumor kann nicht beurteilt werden
T0	Kein Anhalt für Primärtumor
Tis	Carcinoma in situ
T1	Tumor 2 cm oder weniger in größter Ausdehnung
T2	Tumor mehr als 2 cm, aber nicht mehr als 4 cm in größter Ausdehnung
T3	Tumor mehr als 4 cm in größter Ausdehnung
T4	*Lippe:* Tumor infiltriert Nachbarstrukturen z.B. durch kortikalen Knochen, den N. alveolaris inferior, in Mundboden oder Gesichtshaut *Mundhöhle:* Tumor infiltriert Nachbarstrukturen z.B. durch kortikalen Knochen, in tiefe (äußere) Zungenmuskulatur, Kieferhöhle, Haut (eine nur oberflächliche Arrosion des Alveolarfortsatzes durch primäre Gingivakarzinome (berechtigt nicht zur Einordnung eines Tumors als T4).

---

3. Lokale Ausbreitung und Metastasierung

Zungenkarzinome entstehen weitaus am häufigsten am lateralen Zungenrand und infiltrieren die Zungenmuskulatur.

Mundbodenkarzinome entstehen typischerweise im vorderen Teil der Mundbodenrinne (Sulcus glossoalveolaris) und infiltrieren rasch in die Zunge und in die Mundbodenmuskulatur.

Lippenkarzinome entstehen in ca. 90% an der Unterlippe und infiltrieren den M. orbicularis oris.

Karzinome der Wangenschleimhaut, des **harten Gaumens**, der **Retromolarregion** und des **Alveolarkammes** sind relativ selten.

Regionäre Metastasen: bei 50% und mehr der Mundhöhlenkarzinome, 15% der Lippenkarzinome.

Hämatogene Fernmetastasen (Lunge, Leber, Knochen) treten in etwa 15% auf.

KOPF-/HALS-MALIGNOME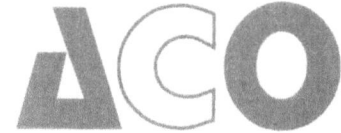

4. Symptomatik

Als prämaligne Läsion gilt die Leukoplakie und Erythroplasie, welche vor allem an der Unterlippe, dem Mundboden, der Wangenschleimhaut, am lateralen Zungenrand und in der retromolaren Region auftreten (etwa 5% entarten maligne). Nicht heilende Ulzerationen, Schmerzen (Zeichen für Tiefeninfiltration mit Befall von Knochen und Nerven), kloßige Sprache, Schluckbeschwerden und Foetor ex ore.

5. Diagnostik

Die Inspektion und die Palpation sind am wichtigsten. Die Probeexzision sichert die Diagnose. Weitere diagnostische Maßnahmen: Panoramaröntgen bei Verdacht auf Knochenarrosion, Sonographie, CT und MRT zur Abschätzung der Ausdehnung.

6. Therapie

6.1. Kurative Therapie

6.1.1. Lippenkarzinom

Die chirurgische Resektion und Rekonstruktion mit Lappenplastiken ist bevorzugt. Eine postoperative Strahlenbehandlung ist bei fortgeschrittenen Tumoren angezeigt.

6.1.2. Mundhöhlenkarzinom

Kleine Tumoren von weniger als 1 cm werden durch eine alleinige lokale Exzision behandelt, bei großen Geschwülsten gibt die kombinierte operativ-radiologische Therapie die besten Heilungsergebnisse.

T1-Tumoren der Zunge: transorale, partielle Glossektomie

T1-Tumoren des Mundboden: transorale Resektion des Mundboden mit Sicherheitszone zum Unterkiefer

T2/3- und T4-Tumoren des Zungenkörpers und Mundbodens: Resektion bis Hemiglossektomie mit segmentaler Unterkieferresektion, die meist eine Primär- oder Sekundärrekonstruktion mit Osteosynthese und/oder gefäßgestielten myokutanen, und mikrochirurgisch revaskularisierten kutanen, osteokutanen und osteomyokutanen Lappentechniken verlangen. Mikrochirurgischer Dünndarmtransfer zum Ersatz der Mundschleimhaut

6.1.3. Lymphknotenmetastasen

Bei Lymphknotenbefall wird eine Neck-Dissektion auf der Tumorseite am besten en bloc durchgeführt, kontralateral eine elektive suprahyoidale oder funktionelle Halslymphknotenausräumung. Grundsätzlich ist bei allen Malignomen der Mundhöhle eine elektive Neck-Dissektion wegen der hohen Wahrscheinlichkeit eines subklinischen Lymphknotenbefalls angezeigt.

6.2. Radiotherapie

Nur bei T1-Tumoren werden der Chirurgie vergleichbare Kontrollraten erzielt. Die Kombination von perkutaner und interstitieller Bestrahlung hat sich bei größeren Tumoren, die nicht den Knochen erreichen, bewährt. Die postoperative Radiotherapie des Primärtumors und der beidseitigen Lymphabflußwege wird in allen Fällen von fortgeschrittenen Tumoren empfohlen. Eine elektive Bestrahlung des Halsgebietes ist in Fällen angezeigt, bei denen keine elektive Neck-Dissektion durchgeführt wurde.

6.3. Chemotherapie

Mundhöhlenkarzinome zeigen unter primärer Chemotherapie eine gute initiale Remission. Eine Lokalbehandlung unter Berücksichtigung der ursprünglichen Tumorausdehnung muß aus Radikalitätsgründen angeschlossen werden.

Bei fortgeschrittenen Malignomen erzielte die Kombination mit der Radiotherapie höhere Ansprechraten als die alleinige Chemotherapie.

7. Prognose

5-Jahres-Überlebenszeit (alle Stadien): Mundhöhlenkarzinom   40-60%

Lippenkarzinom   90%.

8. Prävention

Meiden von übermäßigem Alkohol- und Nikotinkonsum, Zahnpflege und -sanierung, Beseitigung scharfer Zahnkanten und Prothesenteile

Lippenkarzinom: Meiden starker Sonnenexposition. Behandlung der Vorstufen: Exzision von Leukoplakie und Hyperkeratose

Mundhöhlenkarzinom: Therapie der Vorstufen: Exzision aller weißen (Leukoplakie) und roten (Erythroplasie) Schleimhautveränderungen, Retinoid-Medikation

C. MALIGNOME DER SPEICHELDRÜSEN

1. Epidemiologie

Speicheldrüsenmalignome machen etwa 5% aller Neubildungen des Kopf-Hals-Gebietes aus. Je kleiner die tumorbefallene Speicheldrüse ist, desto häufiger besteht eine maligne Entartung: 90% bei Sublingualis-, 45% bei Submandibularis- und kleinen Speicheldrüsen, 20% bei Parotistumoren.

2. Pathologie

2.1. Histologische Klassifikation (WHO-Nomenklatur)

Tabelle 3: Histologische Klassifikation der Speicheldrüsenmalignome (WHO-Nomenklatur)

Tumortyp	Prozentanteile
Karzinome	
Azinuszelltumor (-karzinom)	15%
Mukoepidermoidtumor (-karzinom)	30%
Adenoidzystisches Karzinom	20%
Adenokarzinome (polymorph niedrig diff., basalzellig, muzinös)	5%
Plattenepithelkarzinome	5%
Karzinome in pleomorphen Adenomen	10%
Speichelgangkarzinom, Talgdrüsenkarzinom, pap. Zystadenokarzinom, onkozyt. Karzinom, mal. Myoepitheliom, kleinzelliges Karzinom, undiff. Karzinom	15%
Maligne Lymphome	<1%
Weichteiltumore	
Sarkome	

Tabelle 4: TNM - Klassifikation der Speicheldrüsenmalignome (UICC 1997)

Epitheliale Malignome der Speicheldrüsen können von den großen, paarigen Speicheldrüsen (Gl. parotideae, Gl. submandibulares, Gl. sublinguales) oder von den 600-1000 kleinen, solitären Speicheldrüsen der Lippen, Wangen, des Gaumens und Pharynx ausgehen.

T – Primärtumor

Gilt für Gl. parotis, Gl. submandibularis, Gl. sublingualis (übrige Speicheldrüsentumoren werden nach den Klassifikationen für Tumoren der Mundhöhle und des Oropharynx klassifiziert)

- TX   Primärtumor kann nicht beurteilt werden
- T0   Kein Anhalt für Primärtumor
- T1   Tumor 2 cm oder weniger in größter Ausdehnung, ohne extraparenchymale Ausbreitung
- T2   Tumor mehr als 2 cm, aber nicht mehr als 4 cm in größter Ausdehnung, ohne extraparenchymale Ausbreitung
- T3   Tumor mit extraparenchymaler Ausdehnung ohne Invasion des N. facialis und /oder mehr als 4 cm, aber nicht mehr als 6 cm in größter Ausdehnung
- T4   Tumor mit Infiltration der Schädelbasis, des N. facialis und/oder mehr als 6 cm in größter Ausdehnung

Anmerkung:

„Extraparenchymale Ausbreitung" bedeutet die klinische oder makroskopische Evidenz der Infiltration von Haut, Weichteilen, Knochen oder Nerven. Der lediglich mikroskopische Nachweis entspricht nicht der „extraparenchymalen Ausbreitung" als Klassifikationskriterium.

KOPF-/HALS-MALIGNOME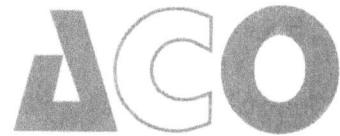

3. Lokale Ausbreitung und Metastasierung

Prätherapeutisch ist in 20% mit Lymphknotenmetastasen zu rechnen, wobei Plattenepithelkarzinome, undifferenzierte Karzinome und Adenokarzinome mit ca. 60% an der Spitze liegen.

3.1. Azinuszelltumor (-karzinom)

Bis 95% entstehen in der Gl. parotis; häufiger bei den Frauen. Nach dem Mukoepidermoidtumor der häufigste Speicheldrüsentumor beim Kind. Neigt zu Lokalrezidiven, selten regionäre Metastasen, relativ gute Prognose.

3.2. Mukoepidermoidtumor (-karzinom)

60-70% in der Gl. parotis. Wird klassifiziert als gut differenzierter (low grade malignancy, 75%), relativ gutartiger Tumor oder als undifferenzierter Mukoepidermoidtumor (high grade malignancy, 25%) mit aggressivem Wachstum und hoher Metastasierungsrate. Häufigstes Speicheldrüsenmalignom des Kindesalters.

3.3. Adenoidzystisches Karzinom

30% treten in kleinen Speicheldrüsen, 15-30% in Submandibulardrüsen, 2-15% in der Gl. parotis auf. Niedrig differenzierter Tumor: kribriformes oder zylindromatöses Wachstum; hoch differenzierter Tumor: solide Form, langsames, unaufhaltsames Wachstum; Lokalrezidive und hämatogene Metastasierung (Lunge, Skelett) noch nach 5-10 Jahren möglich.

3.4. Adenokarzinome

10% der malignen Parotistumoren; häufiger in Submandibulardrüse; aggressives Wachstum; hohe Metastasierungstendenz.

3.5. Plattenepithelkarzinom

Aggressives Wachstum; hohe Inzidenz regionärer und Fernmetastasierung.

3.6. Karzinom in pleomorphem Adenom

Entsteht in vorhandenem pleomorphen Adenom (ex-mixed tumor); Zeichen der Entartung: 10-15 Jahre bestehender Parotistumor zeigt plötzlichen Wachstumsschub; regionäre und Fernmetastasierung.

4. Symptomatik

Derbe Schwellung, Fixierung, Hautinfiltration, Schmerzen und Parästhesien, evtl. rasches Wachstum, Exulzeration; Einbruch in den äußeren Gehörgang, periphere Fazialisparese bei Parotismalignomen.

5. Diagnostik

Inspektion und Palpation. Facialisparese und Halslymphknotenschwellung als Zeichen der Malignität. Diagnostische Hilfsmittel: Sonographie, CT, MRT. Eine Feinnadelbiopsie (FNB) gilt nur bei positivem Befund.
Diagnostische Chirurgie: Laterale Parotidektomie mit Erhaltung des N. facialis und adäquater Tumorentfernung. In den meisten Fällen ist dieses Vorgehen auch kurativ. Eine Probeexzision ist nur bei inoperablen Tumoren durchzuführen bzw. nicht operationstauglichen Patienten, bei denen die FNB kein Ergebnis brachte. In der Schnellschnittdiagnostik darf nur eine definitive Diagnose eines Malignoms gewertet werden.

6. Therapie

6.1. Kurative Therapie

6.1.1. Laterale Parotidektomie

Bei Low-grade-Malignomen (Mukoepidermoidtumor und Azinuszelltumor) laterale bis totale Parotidektomie mit Erhalt des N. facialis.

6.1.2. Totale Parotidektomie

Bei High-grade-Malignomen (Mukoepidermoidtumor, Azinuszelltumor, Karzinom im pleomorphem Adenom, Adenokarzinom); Fazialisresektion nur bei Tumorinfiltration, gefolgt von Nerventransplantation. Intraoperative Inspektion der oberen jugulären und posterioren submandibulären Lymphknotengruppen. Bei histologisch positiven Lymphknoten Neck-Dissektion.

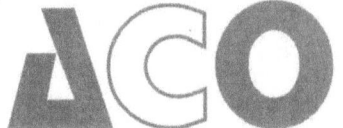

KOPF-/HALS-MALIGNOME

6.1.3. Totale und radikale Parotidektomie mit Resektion der umgebenden Strukturen (ggf. Unterkiefer, Mastoid) unter Opferung des N. facialis ohne Rekonstruktion

Bei allen Tumoren mit Fazialisparese sowie adenoidzystischem Karzinom. Neben den Problemen einer Fazialisparese kann im Anschluß an eine Operation an der Parotis (Marginalisparese bei Submandibularis) ein aurikulotemporales Syndrom n. Frey (Schweißabsonderung im aurikulotemporalen Bereich) auftreten.

6.1.4. Resektion der Gl. submandibularis und Gl. sublingualis mit Resektion des paraglandulären Gewebes

Bei Malignomen der Gl. submandibularis oder sublingualis angezeigt. N. hypoglossus und N. lingualis werden erhalten, außer bei Evidenz einer Tumorinfiltration. Bei Invasion des umgebenden Gewebes ist eine ausgedehnte Resektion notwendig.

Die Behandlung der von den kleinen Speicheldrüsen ausgehenden Malignome erfolgt nach den Richtlinien für die Therapie von Mundhöhlen- und Oropharynxneoplasmen.

6.1.5. Lymphknotenmetastasen

Eine Neck-Dissektion – möglichst en bloc – ist in allen Fällen von regionären Lymphknotenmetastasen angezeigt. Zu erwägen ist eine elektive Neck-Dissektion bei fortgeschrittenen Tumoren mit hoher regionärer Metastasierungsrate.

6.2. Radiotherapie

Die Bestrahlung ist als alleinige kurative Maßnahme der chirurgischen Resektion unterlegen. Sie ist deshalb für Residualtumoren, Rezidive und nicht resezierbare Tumoren reserviert. Eine postoperative Nachbestrahlung sollte bei allen Patienten durchgeführt werden, außer bei Patienten mit T1- oder T2N0-Tumoren mit Low-grade-Histologie und negativen Resektionsrändern.

7. Prognose

Fernmetastasen in zirka 20% (vor allem beim adenoidzystischen Karzinom und undifferenzierten Karzinom).

Tabelle 5: 5-Jahres-Überlebenszeit

Azinuszelltumor	80%
Mukoepidermoidtumor	
low grade	90-97%
high grade	30-55%
Adenokarzinom	50-70%
Plattenepithelkarzinom	40-55%
Undifferenziertes Karzinom	30-40%
Karzinom in pleomorphem Adenom	50-70%
Adenoidzystisches Karzinom	45-70%

KOPF-/HALS-MALIGNOME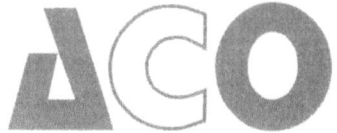

D. MALIGNOME DES OROPHARYNX

1. Epidemiologie

Männer sind häufiger betroffen als Frauen. Altersgipfel: Zwischen 55-65 Jahre. Rauchen und Alkoholkonsum sind wesentliche ätiologische Faktoren. Die meisten Oropharynxkarzinome gehen von den Gaumenmandeln aus, an zweiter Stelle steht der Zungengrund.

2. Pathologie

2.1. Histologische Klassifikation

Etwa 80% sind epitheliale Malignome (Plattenepithelkarzinome einschließlich Lymphoepitheliome – Schmincke, Regaud) und 20% maligne Lymphome. Adenoidzystische, Adeno- und Mukoepidermoidkarzinome etc. entstehen in kleinen Speicheldrüsen (s. Speicheldrüsenmalignome).

Tabelle 6: TNM-Klassifikation der Malignome des Oropharynx (UICC 1997)

Die Region des Oropharynx umschließt die Unterbezirke der Seitenwände (Gaumenmandel einschließlich Gaumenbögen, Glossotonsillarfurche), der Vorderwand (Zungengrund einschließlich Valleculae), der Hinterwand (Rachenhinterwand) sowie der Oberwand (Vorderfläche des weichen Gaumens einschließlich Uvula).

T – Primärtumor

TX	Primärtumor kann nicht beurteilt werden
T0	Kein Anhalt für Primärtumor
Tis	Carcinoma in situ
T1	Tumor 2 cm oder weniger in größter Ausdehnung
T2	Tumor mehr als 2 cm, aber nicht mehr als 4 cm in größter Ausdehnung
T3	Tumor mehr als 4 cm in größter Ausdehnung
T4	Tumor infiltriert Nachbarstrukturen, wie z.B. M. pterygoideus, Unterkiefer, harter Gaumen, tiefe Zungenmuskulatur, Larynx

3. Lokale Ausbreitung und Metastasierung

Karzinome der Tonsille infiltrieren häufig den Zungengrund, die Rachenhinterwand und den parapharyngealen Raum. Karzinome des Zungengrundes wachsen nach vorne in den Zungenkörper und in den Mundboden, nach unten über die Vallekel und Epiglottis in den supraglottischen Raum und den Sinus piriformis.

Trismus ist ein Zeichen für Infiltration der Pterygoidmuskulatur. Eine regionäre Metastasierung (Jugulodigastricus-Knoten) liegt zum Diagnosezeitpunkt in 60-75% der Tonsillen- und Zungengrundkarzinome vor; in 15% ein beidseitiger Lymphknotenbefall.

Hämatogene Metastasen: Etwa 10-20% (vor allem in die Lunge).

4. Symptomatik

Fremdkörpergefühl, Schluckbeschwerden und Halsschmerzen mit Ausstrahlung ins Ohr, Foetor ex ore, Kieferklemme, Blut im Speichel, Rhinolalie, „hot potato voice".

5. Diagnostik

Inspektion, indirekte Spiegelung, Fieberoptik, Palpation (Zungengrundtumoren können leicht übersehen werden), Biopsie. Sonographie und MRT sind zur präoperativen Bestimmung der Tumorausdehnung essentiell.

6. Therapie

6.1. Kurative Therapie

Die besten Heilungsergebnisse werden mit einer kombiniert chirurgisch-radiologischen Behandlung erreicht. Bei T1No-Tumoren genügt meist die chirurgische Resektion.

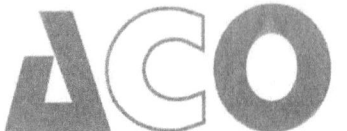

KOPF-/HALS-MALIGNOME

6.1.1. Tonsille

Bei T1-Tumoren ist eine transorale Exzision in der Mehrzahl ausreichend.

T2- und T3-Tumoren: Externe Blockresektion (nach Möglichkeit) mit temporärer Spaltung oder Teilresektion des Unterkiefers; Defektdeckung und Rekonstruktion mit Zungenlappen, gefäßgestieltem myokutanen Lappen, radialem Unterarmlappen oder mikrochirurgisch revaskularisiertem Jejunumtransplantat. Nach besonders ausgedehnten Malignomen mit Ausbreitung auf die Umgebung (aufsteigender UK-Ast, Durchbrechen der äußeren Haut) Rekonstruktion mit mikrochirurgisch reanastomosierten Osteomyokutanlappen.

6.1.2. Zungengrund

Karzinome des Zungengrundes werden chirurgisch reseziert, solange ein einseitiges Wachstum vorliegt. Zugangswege: laterale Pharyngotomie, transmandibulär mit temporärer Unterkieferdurchtrennung, labiomandibuläre Glossotomie. In manchen Fällen ist auch eine partielle oder totale Larynxresektion nötig, in jedem Fall eine Tracheotomie.

Bei operablen T1-3-Karzinomen des weichen Gaumens und der Uvula wird entsprechend den bei der Tonsille aufgezeigten Maßnahmen vorgegangen.

6.1.3. Lymphknotenmetastasen

Eine Neck-Dissektion wird in allen Fällen von palpablen Lymphknoten gefordert. Bei beidseitigem Lymphknotenbefall ist auf der kontralateralen Seite eine funktionelle oder modifizierte Dissektion durchzuführen. Ein klinisch negativer Halsbefund bei T ≠ 2 kann mit einer Neck-Dissektion oder Bestrahlung behandelt werden.

6.2. Radiotherapie

Mit alleiniger Radiotherapie werden bei frühen Karzinomen der Gaumentonsille gleich gute Ergebnisse erzielt wie mit chirurgischer Resektion. Viele Strahlentherapeuten kombinieren die externe Bestrahlung mit einer Brachytherapie. Als einzige Maßnahme wird die Strahlenbehandlung auch bei großen median gelegenen Tumoren, inoperablen Karzinomen und Rezidiven durchgeführt. In Kombination mit Chemotherapeutika kann die Remission verbessert werden.

6.3. Chemotherapie

Mit der Induktionschemotherapie werden hohe Remissionsraten von 70-90% erreicht. Verbesserte Überlebenszeiten konnten auch nach folgender radiochirurgischer Therapie bisher nicht belegt werden.

Bei Rezidiven wird eine Palliation von 20-50% der Fälle gesehen.

7. Prognose

Tabelle 7: 5-Jahres-Überlebensrate (%) Stadium

Stadium	I	II	III	IV
Tonsille	90-100	50-80	25-70	15-60
Zungengrund	60	35-50	19-30	5-15

8. Prävention

Vermeiden von Alkohol- und Tabakkonsum, Schutz vor exogenen Noxen am Arbeitsplatz. Behandlung der Vorstufen: Exzision von Leukoplakie und Papillom. Tonsillektomie bei rezidiv. Tonsillitis.

E. MALIGNOME DER INNEREN NASE UND NASENNEBENHÖHLEN

1. Epidemiologie

Etwa 12% aller Malignome des Kopf-Hals-Bereiches sind bösartige Tumoren der inneren Nase und der NNH, repräsentieren aber nur 1% aller Malignome des Menschen. Befallen sind in 40-60% die Kieferhöhle (KH), in 20% die Nasenhaupthöhle, in 15% das Siebbein, in 9% die Maxilloethmoidalregion und in 2% die Keilbein- und Stirnhöhle. In etwa 80% der Fälle ist die Kieferhöhle miterfaßt, aber nur in ungefähr 20% ist das Malignom auf die KH beschränkt.

KOPF-/HALS-MALIGNOME
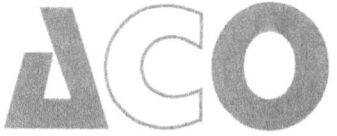

Männer sind häufiger betroffen als Frauen (2:1). Erkrankungsgipfel: 50.-70. Lj. Gehäuftes Auftreten bei Arbeitern in holzverarbeitenden Betrieben (Eichen- und Buchenstäube; Adenokarzinom), in Leder- (Gerber), Nickel-, Chrom- und chemischer Industrie. In einem Teil der Fälle gehen chronische Sinusitis, Polypen und invertiertes Papillom voraus.

2. Pathologie

2.1. Histologische Klassifikation

60-80% der Tumoren sind Plattenepithelkarzinome. Seltener kommen vor: Adenokarzinome (6-10%), adenoidzystische Karzinome (3-5%), maligne Lymphome (10-20%), Sarkome, Melanome, maligne entartete Papillome, Olfactorius-Neuroblastom.

Tabelle 8: TNM-Klassifikation der Malignome der inneren Nase und Nasennebenhöhlen (UICC 1997)

Die Klassifikation nach UICC bleibt vorerst den Geschwülsten der Kieferhöhle und des Siebbeins vorbehalten. Für die übrigen Karzinome des sinunasalen Raumes ist die Klassifikation der AO/HNO der Deut. Ges. f. HNO-, Kopf- und Halschirurgie (n. W. Schwab) zu empfehlen.

T – Primärtumor

TX	Primärtumor kann nicht beurteilt werden
T0	Kein Anhalt für Primärtumor
Tis	Carcinoma in situ

Kieferhöhle (KH)

T1	Tu begrenzt auf die Schleimhaut
T2	Tu mit Arrosion oder Destruktion (ausgenommen Hinterwand der KH) einschließlich Ausbreitung in harten Gaumen und/oder mittleren Nasengang
T3	Tu infiltriert knöcherne Hinterwand, Subkutis, Wangenhaut, Boden od. med. Wand der Orbita
T4	Tu infiltriert den Orbitainhalt einschließlich Apex orbitae u./o. Lamina cribrosa, Schädelbasis, Nasopharynx, S. sphenoidalis, S. frontalis

Siebbein

T1	Tu begrenzt auf Siebbein mit oder ohne Knochenarrosion
T2	Tu erstreckt sich in die Nasenhaupthöhle
T3	Tu erstreckt sich in den vorderen Teil der Orbita u./o. Kieferhöhle
T4	Tu mit intrakranieller Ausbreitung, Orbitainvasion bis Apex, infiltrierend Keilbein- u./o. Stirnhöhle u./o. Haut der Nase

Tabelle 9: Klinische Klassifikation der Malignome der inneren Nase und Nasennebenhöhlen (AO/HNO) (n. W. Schwab)

Die Region der inneren Nase und Nasennebenhöhlen umschließt die Bezirke innere Nase, die obere Etage der Nebenhöhlen und die mittlere Etage der Nebenhöhlen. Unterbezirke der Nasenhöhle sind: Nasenboden, Nasendach einschließlich oberer Nasenmuschel, laterale Nasenwand einschließlich mittlere und untere Muschel sowie mediale Nasenwand; der oberen Etage: maxillo-ethmoidaler Winkel, Siebbein, Keilbeinhöhle, Stirnhöhle; der mittleren Etage: oberer hinterer Bezirk der Kieferhöhle, unterer vorderer Bezirk der Kieferhöhle.

Nebenbezirke sind die untere Etage der Nasennebenhöhlen mit dem oberen Alveolarfortsatz mit hartem Gaumen und die Orbita.

T – Primärtumor

Tis	Carcinoma in situ
T1	auf einen Unterbezirk beschränkt
T2	auf einen Bezirk beschränkt
T3	mehr als einen Bezirk, auf Organ beschränkt, oder Nachbarorgan (untere Etage, Orbita)
T4	Überschreiten der Organgrenzen, Ausdehnung auf mehr als eine Nachbarregion

3. Lokale Ausbreitung und Metastasierung

Tumoren des Siebbeines, der KH und des Maxilloethmoidalwinkels wachsen meist rasch in die Orbita und die Flügelgaumengrube, Geschwülste der Stirnhöhle, des Siebbeines oder der Keilbeinhöhle in die vordere und mittlere Schädelgrube.

Bei 10% der Patienten treten regionäre und bei 5% Fernmetastasen in Lunge, Gehirn, Leber und Skelett auf.

4. Symptomatik

Symptome der NNH-Tumoren treten meist spät auf, früher manifestieren sich Geschwülste der Nasenhaupthöhle: langdauernde Sinusitis, einseitig behinderte Nasenatmung, serös-blutiges Nasensekret, Druckgefühl (Schmerzen, Parästhesien an Wange, Stirn), Epiphora, Riechstörungen, Zahnschmerzen, -lockerung, Schwellung (Wange, Mundvorhof, Augenlider, Stirn, Jochbeinregion), Bulbusverlagerung, Doppelbilder, Sehstörungen.

5. Diagnostik

Inspektion, Palpation, Rhinoskopie, Nasenendoskopie, Untersuchung der Mundhöhle, NNH-Rö., CT, MRT und Probeexzision.

6. Therapie

6.1. Kurative Therapie

Epitheliale Malignome und Weichteilsarkome: Kombination von Chirurgie und Strahlentherapie (ausgenommen Geschwülste des Stadiums I).

6.1.1. Transorale Resektion

Kleine T1-, T2-Tumoren des Septums, Nasenbodens, der lateralen Nasenwand, der kaudalen KH-Anteile und des Alveolarkammes können von oral angegangen werden.

6.1.2. Transfaziale Eingriffe mit Aufklappung der Unterwange (osteoplastische oder -klastische Rhinotomie, transfaziale Maxillektomie)

Bei Tumoren der mittleren und oberen Etage bewährt.

6.1.3. Erweiterte transfaziale Resektion

Zusätzliche verschiedene Schnittführungen und Erweiterungen ermöglichen Resektionen von Septum, laterale Nasenwand, des Oberkiefers, des Siebbeins, Stirn- und Keilbeinhöhlen sowie Exenteration des Orbitainhaltes. Tumoren mit Infiltration der Schädelbasis sollten einer interdisziplinären kraniofazialen Resektion zugeführt werden.

6.1.4. Lymphknotenmetastasen

Wegen der niedrigen Metastasierungsrate von weniger als 10% ist eine Neck-Dissektion nur bei vergrößerten Halslymphknoten angezeigt.

6.2. Radiotherapie

Bei kleinen Tumoren ohne Knochendestruktion sind die Ergebnisse der Radiotherapie bei gutem kosmetischem Ergebnis mit jenen der Chirurgie vergleichbar. Vorbestrahlungen (mit Drainage über weite Antrotomie), Sandwichtechniken und auch Dreifachtherapien mit Induktionschemotherapie werden bei fortgeschrittenen Tumoren praktiziert. Darüber hinaus zeigt die Brachytherapie mit Ir-192 in Kombination mit der chirurgischen Tumorresektion gute Ergebnisse.

6.3. Chemotherapie

Zytostatikakombinationen werden bei fortgeschrittenen Tumoren in der Primärtherapie (auch intraarteriell) eingesetzt. Bei Rezidiverkrankungen können sie oft gemeinsam mit anderen palliativen Maßnahmen (Dekompression der Orbita, Elektro- und Kryotherapie, Drainage, Strahlentherapie) angewendet Remissionen erzielen.

6.4. Rekonstruktion

Abhängig vom Ausmaß des operativen Eingriffes: Plastisch-chirurgische Rekonstruktion mit temporalen gefäßgestielten Knochen-Muskellappen, mikrochirurgischen freien Lappen z.B. vorgefertigten Skapulalappen. Implantatgetragene prothetische und epithetische Versorgung.

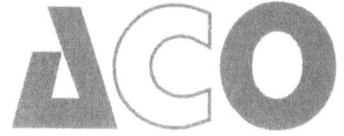

KOPF-/HALS-MALIGNOME

7. Prognose

5-Jahres-Rezidivfreiheit: 30-40% aller Fälle (Stadium I: 70-90%)
bei Mitbefall der Orbita: 20%
oder Flügelgaumengrube: 5-10%

F. MALIGNOME DES NASOPHARYNX

1. Epidemiologie

In der westlichen Welt sind Nasopharynxmalignome mit 2% aller bösartigen Erkrankungen selten. Die Altersverteilung zeigt einen schmalen Gipfel bei Jugendlichen und einen breiten Gipfel zwischen 50-70 Jahren. Männer sind doppelt so häufig betroffen wie Frauen. Mit dem undifferenzierten Nasopharynxkarzinom ist das Epstein-Barr-Virus assoziiert.

2. Pathologie

2.1. Histologische Klassifikation (WHO-Nomenklatur)

Mehr als 80% der Malignome des Nasopharynx sind Plattenepithelkarzinome

Tumortyp:

Epitheliale Tumoren

Nasopharynxkarzinom
Plattenepithelkarzinom
Nicht verhornendes Karzinom (diff., undiff. Karzinom)
Adenokarzinom (papillär, polymorph., niedrig diff.)
Mucoepidermoidkarzinom
Adenoidzystisches Karzinom

Weichteiltumoren

Sarkome (Fibro-, Rhabdomyo-, Angio-, Synovial-, Kaposi)
Malignes Hämangioperizytom
Maligner Nervenscheidentumor

Maligne Lymphome

Mischtumore

Malignes Melanom
Chordom
Maligne Keimzelltumore

Tabelle 10: TNM-Klassifikation der Malignome des Nasopharynx (UICC 1997)

Der Nasopharynx wird durch das Rachendach und die Rachenhinterwand bis auf Höhe des Überganges zwischen harten und weichen Gaumen, die Seitenwände einschließlich Rosenmüller'scher Gruben und der Rückfläche des weichen Gaumens begrenzt.

Unterbezirke sind das Rachendach und die Hinterwand, die Seitenwand mit der Rosenmüller'schen Grube und die Vorderwand (Rückfläche des weichen Gaumens).

T – Primärtumor

T1		Tumor auf den Nasopharynx begrenzt
T2		Tumor breitet sich auf Weichteile des Oropharynx und/oder der Nasenhöhle aus
	T2a	Ohne parapharyngeale Ausbreitung
	T2b	Mit parapharyngealer Ausbreitung
T3		Tumor infiltriert Knochenstrukturen und/oder Nasennebenhöhlen
T4		Tumor mit intrakranieller Ausbreitung und/oder Befall von Hirnnerven, Fossa infratemporalis, Oropharynx oder Augenhöhle

Anmerkung:

Parapharyngeale Ausbreitung bedeutet die postero-laterale Infiltration jenseits der Fascia pharyngeobasilaris

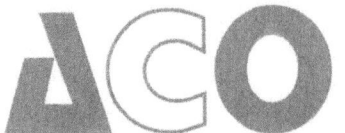

KOPF-/HALS-MALIGNOME

N – Regionäre Lymphknoten

NX Regionäre Lymphknoten können nicht beurteilt werden
N0 Keine regionären Lymphknotenmetastasen
N1 Metastase(n) in ipsilateralen Lymphknoten, 6 cm oder weniger in größter Ausdehnung, oberhalb der Supraklavikulargrube
N2 Metastase(n) in bilateralen Lymphknoten, 6 cm oder weniger in größter Ausdehnung, oberhalb der Supraklavikulargrube
N3 Metastase(n) in Lymphknoten
  a) Größer als 6 cm
  b) In der Supraklavikulargrube

Anmerkung:
Lymphknoten in der Mittellinie sind als ipsilaterale Knoten zu betrachten.

3. Lokale Ausbreitung und Metastasierung

Häufigster Ursprung ist der Tubenwulst, gefolgt von Rosenmüller´scher Grube und Rachendach. Die Ausbreitung erfolgt in die Nasenhöhle und den Oropharynx, ins pharyngeale Tubenostium (Otitis serosa), in die Schädelbasis und via Foramen lacerum in den Sinus cavernosus (Läsion der Hirnnerven II-VI), in die Fossa infratemporalis, ins Foramen ovale (Läsion V) und in die prävertebrale Muskulatur.

Zum Diagnosezeitpunkt bestehen bei ca. 85% der Nasenrachenkarzinome Halslymphknotenmetastasen, häufig bi- oder kontralateral (tiefe obere juguläre, retropharyngeale und Lymphknoten der Akzessoriuskette). Fernmetastasen: In 25% (häufiger in Knochen als in Lunge).

4. Symptomatik

Wegen ihrer Seltenheit, versteckten Lage und uncharakteristischen Anfangssymptomatik werden Nasopharynxmalignome oft spät erkannt.

Erstsymptome: Halslymphknotenvergrößerung, behinderte Nasenatmung und Hörstörung (Otitis serosa), blutiges Speichel- und Nasensekret, später Trigeminusschmerzen, Abduzensparese.

5. Diagnostik

Spiegelung des Nasenrachens, Endoskopie, Biopsie, CT, MRT (zur Beurteilung der Weichteile, vor allem bei Rezidiven). Neurologische und ophthalmologische Untersuchung. Palpation und Sonographie des Halses.

EBV-Serologie: IgA- und IgG-(Anti-VCA) Antikörper und IgG-Antikörper gegen EA zur Diagnose, Beurteilung des Therapieerfolges und zur Kontrolle des Krankheitsverlaufes.

VCA: Viral capsid antigen. EA: Early antigen.

6. Therapie

Wegen der schweren Zugänglichkeit des Nasenrachens, seiner engen Beziehung zur Schädelbasis und den Hirnnerven und dadurch begrenzten Möglichkeit einer chirurgischen Resektion ist die Radiotherapie mit Herddosen bis 70 Gy die Therapie der Wahl. Die Bestrahlungsfelder reichen von der Schädelbasis bis zu den Klavikeln. Die Resektion kleiner Tumoren ist über den infratemporalen Zugangsweg nach Fisch, transparotideal nach Panje und transpalatinal nach Fee in ausgewählten Fällen möglich.

Eine Neck-Dissektion ist indiziert bei persistierenden oder rezidivierenden Halslymphknoten, wenn der Primärtumor beherrscht ist und keine Fernmetastasen vorliegen. Transnasale intrakavitäre Brachytherapie kann Teil der primären Strahlenbehandlung sein oder für Residual- oder Rezidivtumoren reserviert bleiben.

7. Prognose

5-Jahres-Überlebensrate: Zwischen 20 und 40%

KOPF-/HALS-MALIGNOME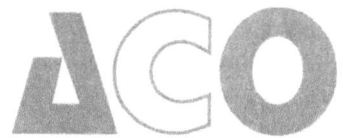

G. MALIGNOME DES LARYNX UND HYPOPHARYNX (inkl. zervikaler Ösophagus)

1. Epidemiologie

Das Larynxmalignom ist mit etwa 30-40% aller Neoplasien des Kopf-Hals-Bereiches der häufigste Schleimhauttumor im HNO-Gebiet.

Hypopharynxgeschwülste gehören mit einer Inzidenz von 2-8% zu den seltenen Tumoren. Erkrankungsgipfel: Zwischen 50. und 70. Lj.

Geschlechtsverteilung: **Larynx:** Mann Frau = 5-20:1,
Hypopharynx: Mann Frau = 1-5:1.

Tabak und Alkohol – vor allem in Kombination – sind als exogene ätiologische Faktoren gesichert. Der chronische gastroösophageale Reflux verbunden mit diesen Noxen scheint als Triggermechanismus zu wirken.

2. Pathologie

2.1. Histologische Klassifikation

Über 90% der Neoplasien des Larynx und Hypopharynx sind Plattenepithelkarzinome, 5-10% kommen als undifferenzierte Karzinome vor. Sehr selten sind Adeno- und adenoidzystische Karzinome ebenso wie Karzinosarkome und Sarkome.

2.2. TNM: Klinische Klassifikation nach UICC 1997

Der Larynx umfaßt die Regionen Supraglottis (S; Bezirke: suprahyoidale Epiglottisfläche einschließlich freiem Rand, linguale und laryngeale Oberfläche, aryepiglottische Falte und Arytaenoidgegend, infrahyoidale Epiglottisfläche, Taschenfalten, Sinus Morgagni), Glottis (G; Stimmlippen, vordere und hintere Kommissur) und Subglottis (Sb).

Die Region des Hypopharynx reicht von den pharyngoepiglottischen Falten nach kaudal bis zum Ösophaguseingang und umfaßt die Unterbezirke des Sinus piriformis einschließlich lateraler Abhang der aryepiglottischen Falte, den Postkrikoid-Bezirk und die Hypopharynxhinterwand.

Tabelle 11: T – Primärtumor

		Larynx	Hypopharynx
Tis		S, G, Sb: Carcinoma in situ	Carcinoma in situ
T1		S: Auf einen Unterbezirk beschränkt G: auf Stimmlippe begrenzt, normal beweglich	Tumor auf einen Unterbezirk beschränkt, mit normaler Stimmlippenbeweglichkeit, 2 cm oder weniger in größter Ausdehnung
	T1a	Tu auf eine Stimmlippe begrenzt	
	T1b	Tumorbefall beider Stimmlippen	
	Sb:	Tumor auf Subglottis begrenzt	
T2	S:	Tu infiltriert mehr als einen Unterbezirk der der S oder G oder Region außerhalb der S (z.B. Zungengrund, Vallecula, med. Wand d. S. pirif.) ohne Fixation des Larynx	Tumor infiltriert mehr als einen Unterbezirk des Hypopharynx od. einen benachbarten Bezirk od. mißt mehr als 2 cm aber nicht mehr als 4 cm in größter Ausdehnung, ohne Fixation des Hemilarynx
	G:	Tu breitet sich auf Supraglottis u./o. auf Subglottis aus, u./od. mit eingeschr. Stimmlippenbeweglichkeit	
	Sb:	Tu breitet sich auf eine od. beide Stimmlippen aus, diese eingeschränkt oder normal beweglich	
T3	S:	Tu auf Larynx begrenzt, mit Stimmlippenfixation u./od. Infiltration des Postkrikoidbezirkes, des präepiglottischen Gewebes, Zungengrundes	Tu mißt mehr als 4 cm in größter Ausdehnung oder mit Fixation des Hemilarynx
	G:	Tu begrenzt auf Larynx mit Stimmlippenfixation	
	Sb:	Tu begrenzt auf Larynx mit Stimmlippenfixation	
T4		S, G, Sb: Tumor überschreitet Larynx (Oropharynx, Weichteile des Halses, Schilddrüse, Ösophagus, Trachea)	Tu infiltriert Nachbarstrukturen, wie Knorpel, Weichteile des Halses, A. carotis, prävertebr. Faszie/Muskel, Schilddrüse u./o. Ösophagus

KOPF-/HALS-MALIGNOME

3. Lokale Ausbreitung und Metastasierung

3.1. Larynx

Etwa 60-70% der Malignome entstehen im Glottisbereich, 30-40% in supraglottischen Bezirken. Glottische Karzinome breiten sich flächenhaft oder primär infiltrierend aus. Die regionäre Metastasierung erfolgt in der Regel später als bei primär supraglottisch entstandenen Malignomen. Diese infiltrieren häufig den präepiglottischen Raum, überschreiten bald die anatomischen Grenzen des Organs und metastasieren frühzeitig in die regionären Lymphknoten.

3.2. Hypopharynx

Häufigster Sitz ist der Sinus piriformis (60%), gefolgt von der Postkrikoidregion (30%) und der Hypopharynxhinterwand (10%). Der Entstehungsort ist infolge fortgeschrittenen Wachstums oft schon bei der Erstdiagnose nicht mehr sicher feststellbar. Häufig besteht zu diesem Zeitpunkt schon eine Infiltration des Larynx. Die kraniokaudale Ausdehnung und die zumeist frühe Lymphknotenmetastasierung sind weitgehend prognosebestimmend. Fernmetastasen sind ebenso wie beim Larynx selten und betreffen am häufigsten die Lunge.

4. Symptomatik

Bis auf das Symptom Heiserkeit besteht bei Tumoren dieser Region kein Frühsymptom, die Krankheitszeichen von supraglottischen und Hypopharynxmalignomen sind diskret und unspezifisch.

Frühsymptome: Dysphonie (Glottis), Dysphagie, Globusgefühl, Foetor ex ore (Hypopharynx)

Spätsymptome: Dysphonie bis Aphonie, Aphagie, Hämoptysen, Otalgie, zunehmende Dyspnoe, Stridor, Halslymphknotenschwellung

5. Diagnostik

Spiegeluntersuchung und Palpation des Halses, Lupenlaryngoskopie, Hypopharyngo-Oesophagoskopie, Mikrolaryngoskopie, Tracheoskopie, Biopsie. Ergänzende Untersuchungen für die Frage der Tiefeninfiltration und der Metastasierung: Sonographie, CT und MRT.

6. Therapie

6.1. Kurative Therapie

Die Größe des Primärtumors verhindert nur in seltenen Fällen chirurgisch kurative Maßnahmen. Beidseits fixierte Lymphknotenmetastasen müssen allerdings als inoperabel angesehen werden, wobei dies praktisch immer mit Inkurabilität gleichzusetzen ist.

6.1.1. Tis, Larynx

Das Carcinoma in situ und mikroinvasive Karzinom der Stimmlippe wird durch endoskopisch chirurgische Verfahren (mikrolaryngoskopische Dekortikation, Laserchirurgie) therapiert.

6.1.2. T1, Larynx

- **Glottis:** Einseitige Stimmlippentumore lassen sich durch die Chordektomie (Entfernung einer Stimmlippe) gut beherrschen. Bei Ausdehnung in die vordere Kommissur ist die Resektion des Tumors durch Erweiterung dieses Eingriffes möglich.
- **Supraglottis:** Die horizontale Laryngektomie sollte mit einer funktionellen oder radikalen Neck-Dissektion kombiniert werden.

6.1.3. T1, Hypopharynx

Partielle Pharynxresektionen, verbunden mit Teilresektionen benachbarter Larynxregionen und Defektdeckung mit regionären Lappen oder Spalthaut. Eine elektive Neck-Dissektion ist indiziert. Bei günstiger Lokalisation ist eine Laserresektion möglich.

6.1.4. T2, Larynx

- **Glottis:** Vertikale Teilresektionen, bei Beweglichkeitseinschränkung einer Stimmlippe Hemilaryngektomie. Vielfach ist eine elektive Neck-Dissektion angezeigt.
- **Supraglottis:** Bei einem Teil dieser Neoplasien ist eine Teilresektion (supraglottische Laryngektomie oder Laserresektion) noch ausreichend, in den anderen Fällen ist die totale Laryngektomie und eine Neck-Dissektion angezeigt.

6.1.5. T2, Hypopharynx

Überwiegend ist eine partielle Pharyngektomie – abhängig vom Tumorsitz, ausgenommen der Pharynxhinterwand – mit partieller oder totaler Laryngektomie und ein- oder beidseitige Neck-Dissektion durchzuführen.

KOPF-/HALS-MALIGNOME

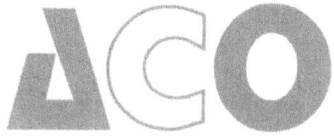

6.1.6. T3, T4, Larynx

Totale Laryngektomie mit ein- oder beidseitiger Neck-Dissektion ist unumgänglich. In ausgewählten T3-Tumoren kann eine vertikale Hemilaryngektomie möglich sein.

6.1.7. T3, T4, Hypopharynx

Je nach Ausdehnung in den zervikalen Ösophagus oder die umgebenden Strukturen ist eine quere Pharyngolaryngektomie, eine Neck-Dissektion und die Resektion benachbarter Schilddrüsenanteile notwendig.

6.1.8. Rekonstruktion und Stimmrehabilitation

Zur Defektdeckung und Rekonstruktion des Pharynx können mikrovaskularisierte Transplantate (Darm, Unterarm) und myokutane Lappen verwendet werden.

Bleibt ein Streifen Pharynxschleimhaut zurück, kann der Pharynx auch ohne Lappen oder Transplantat verschlossen werden.

Die sogenannte Ösophagusersatzstimme, die durch in Schwingungen versetzte Schleimhautfalten im pharyngoösophagealen Übergang entsteht, wird erfahrungsgemäß von einem Drittel der Patienten gut erlernt, ein Drittel kommt damit nicht zurecht, sodaß weitere Maßnahmen wie Stimmprothesen (Bloom-Singer, Herrmann, Groningen) oder die Benutzung elektronischer Sprechhilfen erforderlich werden. Primär operative Verfahren haben einiges zur Lösung dieser Problematik beigetragen.

6.2. Radiotherapie

Die primäre Radiotherapie ist bei flächenhafter Ausdehnung oder multilokulärer Entstehung eines Karzinoms im Bereich beider Stimmlippen oder der vorderen Kommissur (Tis, T1b) angezeigt. Sie erzielt der Chirurgie vergleichbare Heilungsraten beim laryngealen T1-Tumor. Bei histologisch positiven Lymphknoten und bei ausgedehnten Primärtumoren ist eine postoperative Strahlentherapie indiziert.

6.3. Chemotherapie

Neoadjuvante (primäre) Behandlung: Gute Remissionsergebnisse, jedoch derzeit kein Beweis für höhere Heilungsraten nach kombinierter Behandlung vorliegend. Palliative Therapie: Insgesamt eher bescheidene Erfolge.

7. Prognose

5-Jahres-Rezidivfreiheit:

Glottis	T1: 70-95%,	T4:	10-30%
Supraglottis	T1: 60-85%,	Stadium IV:	0-30%.
Hypopharynx (gesamt):	20-40%.		

8. Prävention

Larynx: Vermeiden von Zigaretten- und Pfeifenrauch sowie anderer exogener, karzinogene Inhalater; Meiden übermäßigen Alkoholgenusses. Therapie von Vorstufen: Entfernung von Epitheldysplasien (Pachydermie, Keratose), Papillome, Polypen. Zur Rückbildung zellulärer Alterationen Vitamin A und beta-Caroten-Gaben.

Hypopharynx: Vermeiden von Alkohol- und Tabakabusus. Meiden heißer Speisen. Behandlung eines gastroösophagealen Refluxes, einer Eisenstoffwechselstörung.

H. MALIGNOME DER ZERVIKALEN TRACHEA

1. Epidemiologie

Malignome der Trachea sind relativ seltene Tumoren, etwa 2,7 pro 1 Million Einwohner jährlich.

2. Pathologie

2.1. Histologische Klassifikation

Etwa 2/3 der primären Trachealtumoren sind Plattenepithel- und adenoidzystische Karzinome mit annähernd gleicher Inzidenz. Seltener sind maligne Karzinoide, Adenokarzinome und Sarkome. Sekundäre Tracheamalignome: Infiltration durch Karzinome des Larynx, der Schilddrüse, Lunge, Ösophagus und mediastinale maligne Lymphome. Metastasen.

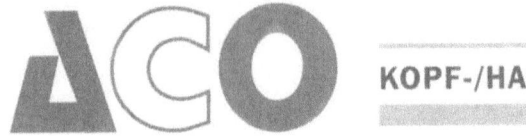

KOPF-/HALS-MALIGNOME

2.2. Klinische Klassifikation

Richtlinien für eine TNM-Klassifikation existieren derzeit nicht.

3. Symptomatik

Die Symptome sind bedingt durch die Trachealstenose: Husten, Haemoptoe, Dyspnoe („Schnaufen" im allgemeinen erst bei Lumenreduktion von 50%), Stridor, Heiserkeit, Foetor, rezidivierende Pneumonie.

4. Diagnostik

Thorax- und Trachearöntgen, CT, MRT, Endoskopie und Biopsie nur unter kontrollierten Bedingungen (stationär, Bereithalten von starren Bronchoskopen, Intubation etc.), Schilddrüsen- und Ösophagusdiagnostik.

5. Therapie

5.1. Kurative Therapie

Im Vordergrund der therapeutischen Möglichkeiten steht die Resektion des Tumors. Bei operablen Tumoren kommt vor allem eine Segmentresektion in Frage. Für 3-4 cm lange Defekte können beim Erwachsenen in der Regel die Trachealstümpfe approximiert und End-zu-End anastomosiert werden. Bei Resektion längerer Segmente kann durch Mobilisation des Kehlkopfes etwas gewonnen werden, oder es muß die kaudale Trachea hochgezogen werden. Teilresektionen der Trachealwand kommen nur bei sehr umschriebenen Tumoren in Frage. Bleiben größere Defekte der Trachealwand nach Tumorresektion, empfiehlt sich die temporäre Einlage eines Silastic-T-Tubus in die Trachea.

5.2. Palliative Therapie

Bei inoperablen Tracheamalignomen müssen palliative endoskopische Tumorabtragungen, eventuell mit Lasertechnik, zur Gewährleistung der Atmung vorgenommen oder lange Trachealkanülen durch den stenosierenden Tumor gelegt werden.

5.3. Radiotherapie

Eine postoperative Strahlenbehandlung auch bei histologisch tumorfreien Rändern ist nötig. Adenoidzystische Karzinome breiten sich oft weit submukös aus, so daß eine radikale chirurgische Entfernung problematisch wird. Günstige Erfahrungen gibt es hier mit der Radiotherapie. Sie erscheint wirksamer als gegen Plattenepithelkarzinome.

6. Prognose

5-Jahres-Heilungen: Adenoidzystisches Karzinom   ca. 50-60%,
Plattenepithelkarzinom   10-20%.

I. MALIGNOME DES PARA- UND RETROPHARYNGEALEN RAUMES

1. Epidemiologie

Die Malignome des para- und retropharyngealen Raumes sind sehr selten. Neurogene und Speicheldrüsenmalignome stellen 80% der Tumoren (ausgenommen Lymphknotenmetastasen) dar.

2. Pathologie

2.1. Histologische Klassifikation

Neurofibrosarkome und Malignome der kleinen Speicheldrüsen und der Gl. parotis (s. Speicheldrüsenmalignome) kommen am häufigsten vor, seltener andere Weichteilsarkome, wie Rhabdomyosarkom, Leiomyo-, Fibro-, Lipo-, Osteosarkom, Hämangioperizytom und Chordom.

Metastasen in Lymphknoten dieses Raumes finden sich bei Tumoren des Nasenrachen, Teilen der Nase und Nebenhöhlen, sowie des Oropharynx.

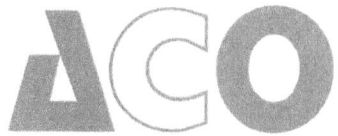

KOPF-/HALS-MALIGNOME

2.2. Klinische Klassifikation

Das Spatium para- und retropharyngeum reicht von der Schädelbasis bis in Höhe des Ösophagusmundes, wo es sich in die Faszienräume des Mediastinums fortsetzt.

Gesonderte Richtlinien für eine TNM-Klassifikation existieren zur Zeit nicht.

3. Lokale Ausbreitung und Metastasierung

Entlang der Faszienblätter und Gefäßnervenscheide kommt es zum Vorwachsen in die Schädelbasis, der Tuba auditiva folgend zum Einbruch in das Mittelohr und nach vorne und medial in die prästyloidale Region und den Pharynx. Die Metastasierung der mesenchymalen und Speicheldrüsenmalignome ist selten.

4. Symptomatik

Meist verursachen erst größere Tumoren charakteristische Symptome: Schwellung der lateralen Pharynxwand, Tumor unter dem Kieferwinkel, Hörstörung, Ohrenschmerzen, behinderte Nasenatmung, Schluckbeschwerden, Kopfschmerzen, Heiserkeit, Hirnnervenlähmung (VII, IX, X, XI, XII).

5. Diagnostik

Inspektion, Palpation, Pharyngo- und Otoskopie, HWS-, Schädel-Röntgen, Sonographie, CT, MRT und Angiographie; histologische Abklärung durch Feinnadel- oder Inzisionsbiopsie.

6. Therapie

6.1. Kurative Therapie

Chirurgisch radikale Resektion in Abhängigkeit von Größe und Histologie der Tumoren peroral, zervikal und transparotideozervikal mit oder ohne temporärer, lateraler Mandibulotomie; große Geschwülste extraparotideal, zervikotranspharyngeal mit medianer Unterkieferdurchtrennung.

6.1.1. Lymphknotenmetastasen

Eine Neck-Dissektion bei vergrößerten Halslymphknoten; bei hochmalignen aggressiven Tumoren mit klinisch negativem Hals eine elektive Halslymphknotenausräumung.

6.2. Radiotherapie

Mehrheitlich sind die chirurgische Resektion und Nachbestrahlung die ersten therapeutischen Maßnahmen.

6.3. Chemotherapie

Bei niedrig differenzierten und großen Weichteilmalignomen (ø über 5 cm), wie z.B. myogenen Sarkomen, malignem fibrösem Histiozytom und Synovialsarkom, wird meist die Chemotherapie in die Erstbehandlung einzuschließen sein (siehe Weichteilmalignome). Bei primärer Inoperabilität und ausgedehnten Rezidivtumoren ist meist mit einer Strahlen- und/oder Chemotherapie eine Palliation zu erzielen.

7. Prognose

Abhängig von Ausdehnung und Histologie des Tumors. Kurzfristige Nachsorgeuntersuchungen mit Sonographie, CT, und/oder MRT sind besonders wichtig.

J. MALIGNOME DES OHRES

1. Epidemiologie

Die meisten Tumoren entstehen im äußeren Gehörgang, wobei eine chronische Otitis externa oder eine langjährige Otorrhoe bei Otitis media chronica auslösend sein kann. Tritt meist bei älteren Menschen auf.

Häufigkeit: Sehr selten

2. Pathologie

2.1. Histologische Klassifikation

Gehörgang: Vorwiegend Plattenepithelkarzinome, selten adenoidzystische Karzinome oder Adenokarzinome.

Mittelohr: Vorwiegend Plattenepithelkarzinome, ausnahmsweise Adenokarzinome oder adenoidzystische Karzinome.

Schläfenbein: Malignommetastasen (Mammakarzinom, Hypernephrom, Struma maligna, Prostata- und Bronchuskarzinom); symmetrische Metastasen bei Meningitis carcinomatosa.

2.2. Klinische Klassifikation

Die Ohrregion umfaßt die Ohrmuschel, den äußeren Gehörgang, das Mittelohr und das Schläfenbein (Malignome der Ohrmuschel werden im Kapitel Hauttumoren abgehandelt).

Gegenwärtig gibt es keine allgemein gültige Klassifikation.

3. Lokale Ausbreitung und Metastasierung

Schädelbasis (Hirnnervenausfälle), Parotis, Endokranium. Adenoidzystische Karzinome breiten sich häufig entlang präformierter Bahnen und ohne Knochenzerstörung aus.

4. Symptomatik

4.1. Karzinome des äußeren Gehörganges

Obstruktionsgefühl, Schmerzen, serös-hämorrhagische Ohrsekretion, Schwerhörigkeit.

4.2. Mittelohrkarzinom

Blutige Ohrsekretion, Schmerzen, Tinnitus, progrediente Schwerhörigkeit, Fazialisparese, Ertaubung, Trigeminusneuralgie, Ausfall der kaudalen Hirnnerven.

4.3. Schläfenbeinmalignome

Gehörabnahme bis Ertaubung, Schwindel, Fazialisparese.

5. Diagnostik

Otoskopie (vulnerable, polypöse Granulationen), neurootologische Untersuchung, Probeexzision, CT, Halssonographie, evtl. Angiographie.

KOPF-/HALS-MALIGNOME

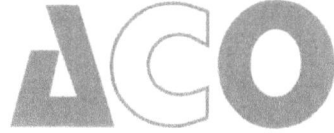

6. Therapie

6.1. Kurative Therapie

Gehörgangskarzinom: Breite Resektion mit Mastoidektomie oder Radikaloperation des Ohres (eventuell Parotidektomie).
Mittelohrkarzinom: Subtotale bis totale Petrosektomie, partielle oder totale Parotidektomie.
Schläfenbeinmalignom: Metastasen im Schläfenbein werden meist symptomatisch behandelt.
Halslymphknotenmetastasen: werden bei Resektion des Primärtumors mit einer Neck-Dissektion behandelt.

6.2. Radiotherapie

Außer bei umschriebenen Gehörgangskarzinomen ist in den meisten Fällen eine postoperative Bestrahlung nötig.

7. Prävention

Therapie und Kontrolle beim Facharzt bei chronischen Entzündungen des äußeren Gehörganges und/oder Mittelohres.

8. Prognose

5-Jahres-Heilung: Gehörgangskarzinom: 10-25%
Mittelohrkarzinom: 25-30%

K. MALIGNOME DER GESICHTS- UND HALSHAUT

1. Epidemiologie

Bösartige Geschwülste der Haut gehören zu den häufigsten Tumoren des Menschen. Über 80% der Hautmalignome sind in den sonnenexponierten Regionen des Kopf und Halses lokalisiert. Im wesentlichen handelt es sich um Basaliome, spinozelluläre Karzinome und maligne Melanome.

Erkrankungsalter: Basaliom und Plattenepithelkarzinom: älter als 60 Jahre; malignes Melanom: 30.-50. Lj. Frauen erkranken etwas häufiger als Männer.

2. Pathologie

2.1. Histologische Klassifikation

2.1.1. Basaliom (Basalzellkarzinom)

- Knötchenförmiges Basaliom: Anfangs knotig erhaben, letztlich ulzerierend
- Oberflächliches, vernarbendes Basaliom: Leicht erhaben, rötlich
- Ulcus rodens: Frühzeitiger Gewebszerfall, rasches flächenhaftes Wachstum
- Ulcus terebrans: Tiefenwachstum und Destruktion benachbarter Gewebe

2.1.2. Plattenepithelkarzinom

Häufigste Form ist das Spinaliom (spinocelluläres Karzinom).

2.1.3. Malignes Melanom (MM)

- Superfiziell spreitendes Melanom: Flach, landkartenähnlich, braun bis dunkel pigmentiert
- Lentigo maligna Melanom: In Hautniveau, kleinfleckig, gelb-braun bis dunkelbraun
- Akrolentiginöses Melanom: Ähnlich lentigo maligna Melanom, vor allem palmoplantar, subungual, in der Mukosa
- Noduläres Melanom: Knotig, braun, schwarz oder rötlich, rasche Exulzeration
- Sonderformen: Schleimhautmelanom (Lippe, Mundschleimhaut), maligner blauer Nävus, nicht klassifizierbares Melanom

Extrem selten sind Adenokarzinome, Sarkome, Hautinfiltrate bei Leukosen, Mycosis fungoides und andere.

KOPF-/HALS-MALIGNOME

Tabelle 12: TNM-Klassifikation der Malignome des Para- und Retropharyngealen Raumes (UICC 1997)

T – Primärtumor

Tis	Carcinoma in situ
T1	Tumor < 2 cm in der größten Ausdehnung
T2	Tumor 2 - 5 cm
T3	Tumor > 5 cm
T4	Befall von Knorpel, Muskulatur, Knochen

Anmerkung:
Bei simultan, multipel auftretenden Tumoren ist der größte Tumor zu klassifizieren und die Zahl der einzelnen Tumoren in Klammer zu setzen, z.B. T2 (5)

N – Regionäre Lymphknoten

NX	Regionäre Lymphknoten können nicht beurteilt werden
N0	Keine regionären Lymphknotenmetastasen
N1	Regionäre Lymphknotenmetastasen

pT - Pathologische Klassifikation des Melanoms: Siehe Kapitel „Malignes Melanom der Haut"

3. Lokale Ausbreitung und Metastasierung

3.1. Basaliom

Ungefähr 95% aller Basaliome zeichnen sich durch ein langsames kontinuierliches Wachstum aus. Ein kleiner Teil weist eine rasche, zerstörende Tiefeninfiltration auf. Auch eine insuffiziente Erstbehandlung kann einen malignen Verlauf eine Basalioms mit primär guter Prognose auslösen. Zu einer Metastasierung kommt es praktisch nie.

3.2. Karzinom

Wachstumsform (exophytisch, invasiv), Tumorgröße und Ausbreitung bestimmen den Metastasierungsgrad. Tumoren mit einem Durchmesser von 2 cm und mehr und einem Tiefenwachstum mit Infiltration von Muskulatur, Knorpel und Knochen führen in etwa 30% zu regionären Metastasen (in 10-20% bei Erstdiagnose).

3.3. Malignes Melanom (MM)

Eine Besonderheit stellt die Bildung von Satelliten- oder Transit-Metastasen in der Umgebung dar, von wo es zu einer Aussaat in die regionären Lymphknoten kommt. Selten primär eine hämatogene Fernmetastasierung wie im Endstadium.

4. Symptomatik

Karzinom: Im Frühstadium diskrete sichtbare Veränderungen, später Juckreiz, Ulzeration und Schmerzen.

Melanom: Verdächtig jede Größenveränderung von pigmentierten Bezirken, Hautnävi mit Juckreiz, Blutung; ausgenommen amelanotische Formen.

5. Diagnostik

Bei klinischer Verdachtsdiagnose beim Basaliom Probeexzision oder Stanzbiopsie, beim MM Exzisionsbiopsie.

6. Therapie

6.1. Kurative Therapie

Die radikale operative Entfernung stellt die Therapie der Wahl dar. Bei der Resektion von Basaliomen und Spinaliomen sind beim Primäreingriff ein Sicherheitsabstand von 0.8 cm und beim Rezidiv von zirka 2.0 cm einzuhalten. Der beim MM am Stamm geforderte Abstand von etwa 5.0 cm ist oft aufgrund der anatomischen Situation am Gesichtsschädel nicht einhaltbar.

KOPF-/HALS-MALIGNOME

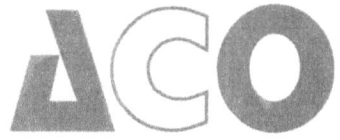

Die operative Therapie setzt daher in erster Linie neben der Kenntnis der jeweiligen Tumorbiologie das Wissen um die Möglichkeiten der plastischen Deckung innerhalb der einzelnen Gesichtsregionen (z.B. Nase, Wange, Lid) voraus. Bei kleinen Tumoren ist ein primärer Wundverschluß nach Mobilisation der Ränder möglich.

6.1.1. Lymphknotenmetastasen

Bei vergrößerten Halslymphknoten ist eine radikale oder funktionelle Neck-Dissektion en bloc durchzuführen. Eine elektive suprahyoidale bzw. funktionelle Lymphknotenausräumung ist bei großen Tumoren (> T2) ohne nachweisbare lymphogene Metastasierung zu erwägen. Beim MM über 0.75 mm Tumordicke sollte wegen der rasch steigenden Metastasierungsrate eine elektive Neck-Dissektion erfolgen.

6.1.2. Rekonstruktion

Gewebedefekte nach Resektion größerer Tumoren können mit Verschiebelappen, Rotations- oder Transpositionslappen geschlossen werden. Freie Vollhauttransplantate eignen sich gut für kleine Defekte im Bereich der Nasenspitze und der Nasenflügel. Für den Ersatz von Nasensteg, Nasenflügel oder Teilen der Ohrmuschel hat sich die Verwendung von composite grafts bewährt. Zur Deckung großer und tiefreichender Defekte im Gesichts- und Halsbereich ist die freie Gewebetransplantation mit vorgefertigten Fernlappen mittels mikrovaskulärer Anastomosierung Mittel der Wahl.

6.2. Radiotherapie

Primäre Strahlentherapie nur bei Patienten in schlechtem Allgemeinzustand. Nachbestrahlung bei histologisch positiven Lymphknoten und großen, tief infiltrierenden Tumoren mit schmalen Resektionsrändern.

6.3. Chemo- und Immuntherapie

Der Nutzen einer Chemotherapie und Immuntherapie in der adjuvanten und palliativen Therapie ist noch nicht belegt.

7. Prognose

5-Jahres-Rezidivfreiheit: Basaliom   zirka 90%
                               Plattenepithelkarzinom   60-80%

Die Prognose des MM ist aufgrund höherer Metastasierungswahrscheinlichkeit deutlich schlechter. Relativ günstig ist die Prognose des superfiziell spreitenden Melanoms (50-75%).

8. Prävention

Sonnenschutz, Behandlung der prämalignen und low-grade Hautläsionen (Aktinische Keratose, Morbus Bowen, Keratoakanthom): Excision, Kryochirurgie, CO_2-Laser, Kürettage, 5-Fluorouracil topisch (Keratose).

L. LITERATUR

Axtell M.A., Asire A.J., Myers M.H.: Cancer patient survival. DHEW Publication No. (NIH) (1976), 5: 77-992

Batsakis J.G.: Tumors of the head and neck. Williams and Wilkins (1996)

Böheim K., Jakse R, Vinzenz K: Kopf-Hals-Malignome. In: Manual der chirurgischen Krebstherapie. Hsg.: P. Steindorfer. Springer (1990)

Chretien P.B., Johns M.E., Shedd D.P., Strong E.W., Ward. P.H.: Head and neck cancer. B.C. Decker (1985), Vol. 1

Clasen B, Schwab W: Zur Klassifikation und Dokumentation der Malignome der inneren Nase und Nebenhöhlen. Demeter (1989)

Million RR, Cassis NJ: Management of Head and Neck Cancer. JB Lippincott (1994)

Naumann HH, Helms J, Herbold C: Oto-Rhino-Laryngologie in Klinik und Praxis. G.Thieme (1992), Bd 1, 2, 3

Perez CA, Brady LW: Principles and Practice of Radiation Oncology. Lippincott-Raven (1997)

Seifert G: Histological Typing of Salivary Gland-Tumours. In: Int. Histological Classif. of Tumours. WHO. Springer (1996)

Sobin LH, Wittekind CH: TNM Classification of Malignant Tumours 5th ed., Wiley-Liss (1997)

Shanmugaratuam K, Sobin LH: Histological Typing of Tumours of the Upper Respiratory Tract and Ear. In: Int. Histological Classification of Tumours. WHO. Springer (1996)

KORPUSKARZINOM

P. Sevelda, S.F. Lax, G. Breitenecker, P. Lukas

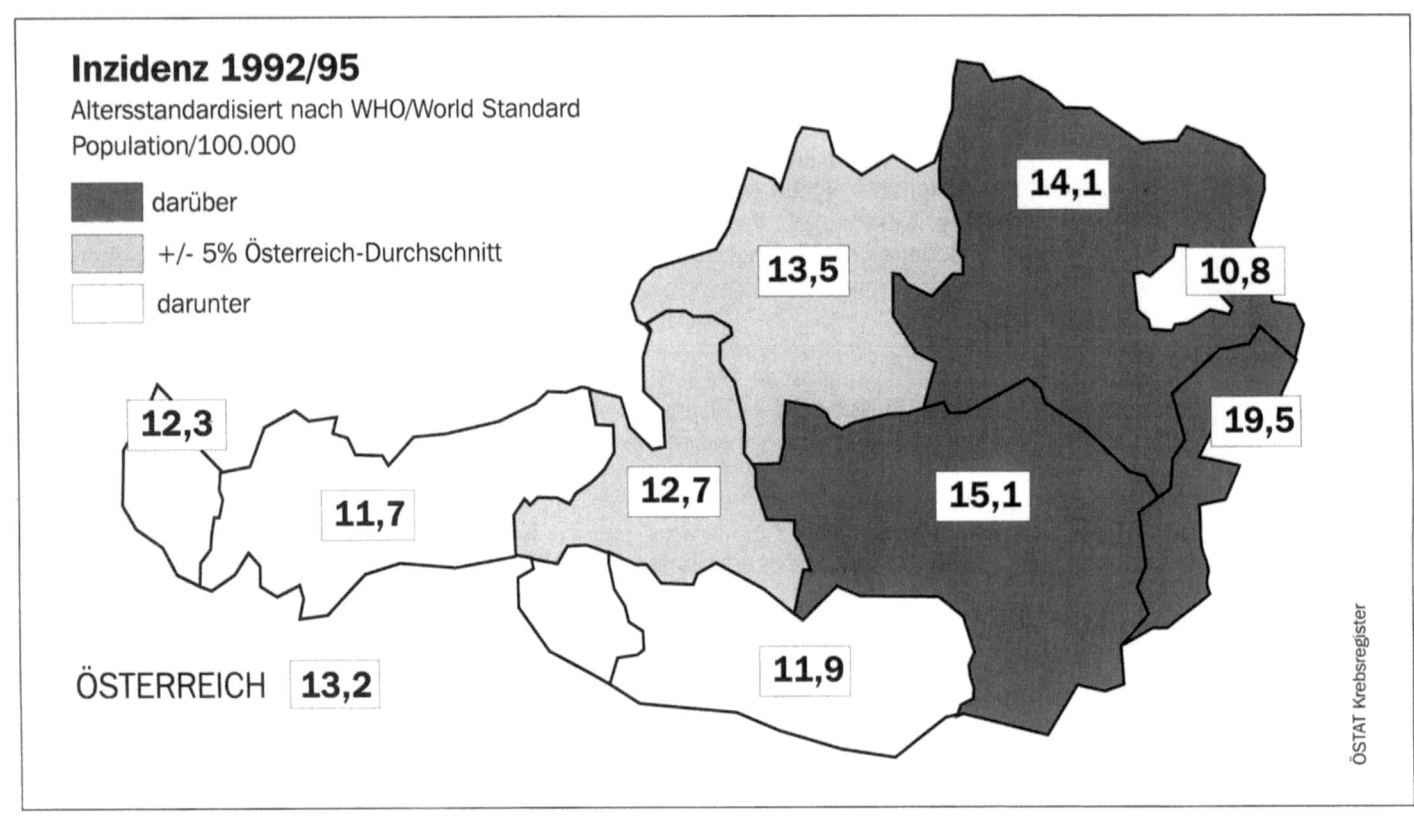

	Frauen
Inzidenz 1992/95	
Neuerkrankungen absolut (Jahresdurchschnitt):	945
Rohe Raten/100.000:	22,9
WHO-World-Standard-Raten/100.000:	13,2
Linearer Trend 1983-1995:	- 19,5%
Prozent an Gesamt-Krebsinzidenz:	5,4
Stadien-Verteilung (U.S.-SEER) in Prozent	
Carcinoma in situ:	2,6
lokalisiert:	69,1
regionalisiert:	8,1
disseminiert:	5,9
unbekannt:	14,3
Mortalität 1992/95	
Sterbefälle absolut (Jahresdurchschnitt):	115
Rohe Raten/100.000:	2,8
WHO-World-Standard-Raten/100.000:	1,2
Linearer Trend 1983-1995:	- 5,5%
Prozent an Gesamt-Krebsmortalität:	1,2

KORPUSKARZINOM

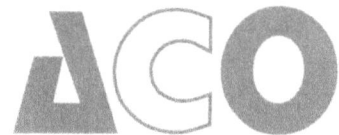

Inzidenz im Jahresdurchschnitt 1992/95			Neuerkrankungen (Jahresdurchschnitt)		%-Veränderung
Bundesland	Geschlecht	Absolut	Rohe Rate auf 100.000	Altersstand. Raten auf 100.000 (WHO-WORLD)	1983/95 (linearer Trend)
ÖSTERREICH	Frauen	945	22,9	13,2	-19,5
Burgenland	Frauen	51	36,4	19,5	+ 7,5
Kärnten	Frauen	61	21,2	11,9	-19,0
Niederösterreich	Frauen	197	25,6	14,1	-15,0
Oberösterreich	Frauen	152	21,8	13,5	-11,9
Salzburg	Frauen	51	19,7	12,7	-34,3
Steiermark	Frauen	162	26,3	15,1	- 2,5
Tirol	Frauen	59	17,9	11,7	- 3,0
Vorarlberg	Frauen	29	17,1	12,3	- 1,8
Wien	Frauen	182	21,6	10,8	-44,6

Sterbefälle im Jahresdurchschnitt 1992/95			Sterbefälle (Jahresdurchschnitt)		%-Veränderung
Bundesland	Geschlecht	Absolut	Rohe Rate auf 100.000	Altersstand. Raten auf 100.000 (WHO-WORLD)	1983/95 (linearer Trend)
ÖSTERREICH	Frauen	115	2,8	1,2	- 5,5
Burgenland	Frauen	8	5,7	2,3	+148,1
Kärnten	Frauen	9	3,2	1,2	+321,0
Niederösterreich	Frauen	22	2,8	1,2	- 25,0
Oberösterreich	Frauen	21	3,0	1,5	+ 57,3
Salzburg	Frauen	5	2,1	1,2	+ 23,9
Steiermark	Frauen	20	3,2	1,3	- 0,3
Tirol	Frauen	8	2,5	1,2	- 15,6
Vorarlberg	Frauen	4	2,3	1,5	+ 33,8
Wien	Frauen	18	2,1	0,8	- 70,2

KORPUSKARZINOM

P. Sevelda, S.F. Lax, G. Breitenecker, P. Lukas

1. EPIDEMIOLOGIE

Das Endometriumkarzinom zeigt weltweit eine Tendenz zur Zunahme und ist in den Industrieländern bereits das häufigste Genitalkarzinom (häufiger als das Zervixkarzinom). In Deutschland ist jährlich mit etwa 8.000, in Österreich mit etwa 900 Neuerkrankungen zu rechnen (Inzidenz 22/100.000). Da das Endometriumkarzinom vorwiegend im höheren Alter (postmenopausal) auftritt, ist diese Zunahme in erster Linie auf die gestiegene Lebenserwartung in den vergangenen Dezennien zurückzuführen. Der Erkrankungsgipfel liegt zwischen dem 50. und 70. Lebensjahr (Inzidenz im 45. Lebensjahr: 10/100.000; Inzidenz im 75. Lebensjahr: 100/100.000). Endometriumkarzinome sind während der Geschlechtsreife sehr selten, kommen aber vor.

Neben dem Alter, konstitutionellen Faktoren (Pykniker) und einer genetischen Disposition sind für die Entstehung endokrine Faktoren mit einer langzeitigen Östrogendominanz sowie Adipositas, Diabetes mellitus (Typ II) und erhöhter Blutdruck bedeutsam. Mit zunehmendem Körpergewicht erhöht sich die extraglanduläre Aromatisierung von Androstendion zu Östron. Die durch weitere Metabolisierung hervorgerufene Erhöhung der Östradiolkonzentration wird bei adipösen Frauen noch ergänzt durch eine größere Bioverfügbarkeit (Speicherung von Östron im Fettgewebe). Auch ein häufig bei Adipositas vorhandener Hyperkortizismus führt zusätzlich zu Störungen im Östrogenstoffwechsel. Die Korrelation Adipositas-Hyperkortizismus wird möglicherweise durch einen Hyperinsulinismus verstärkt, womit sich das gehäufte Auftreten von Endometriumkarzinomen bei Diabetes mellitus erklären läßt.

Von Bedeutung kann eine anovulatorische Ovarialinsuffizienz sein, speziell bei polyzystischen Ovarien (PCO Syndrom), da durch den dauernden Progesteronmangel (keine Corpus luteum-Bildung) ein wesentlicher Schutzmechanismus fehlt. Zu den endokrinen Risikofaktoren gehören auch hormonbildende Ovarialtumoren. Dies gilt sowohl für östrogen- als auch androgenproduzierende Tumoren, da bei letzteren die Möglichkeit der Konversion zu Östron besteht.

Den erwähnten Risikofaktoren ist das Prinzip einer langen Phase ungehemmter östrogenbedingter proliferativer Terrainwirkung am Endometrium gemeinsam, wobei die Östrogene nicht selbst als Karzinogene wirken, sondern als Promotoren anzusehen sind. Es ist daher eine langfristige Östrogensubstitutionsbehandlung bei Frauen in der Peri- und Postmenopause (Behandlung von klimakterischen Beschwerden, Osteoporose etc.) ohne intermittierende Gestagengabe abzulehnen.

2. ÄTIOLOGIE

Es besteht ein eindeutiger Zusammenhang zwischen der Entstehung des Endometriumkarzinoms und einer verstärkten und verlängerten Einwirkung von Östrogenen auf das Endometrium bei gleichzeitiger (meist relativer) Verminderung der Progesteronwirkung. Ein derartiger Hyperöstrogenismus führt über eine gesteigerte Proliferation zur Hyperplasie des Endometriums. Eine Endometrium-Hyperplasie mit zellulären Atypien (atypische Hyperplasie) geht mit einem deutlich erhöhten Risiko eines Übergangs in ein endometrioides Adenokarzinom einher (siehe unten). Die Östrogene wirken dabei nicht selbst als Karzinogen, sondern werden als Promotoren der Karzinogenese angesehen. Ein Hyperöstrogenismus kann exogen oder endogen verursacht sein. Eine langdauernde alleinige und permanente Zufuhr synthetischer Östrogene geht mit einer erhöhten Endometriumkarzinominzidenz einher (Antunes 1979, Gray 1977), wohingegen eine zyklische Östrogengabe und eine Kombination mit Gestagenen zu keinem erhöhten Karzinomrisiko führen. Die hormonelle Kontrazeption mit der Pille (Kombinationspräparate) führt zu einer deutlichen Senkung des Endometriumkarzinomrisikos um etwa 50%.

Ein endogener Hyperöstrogenismus kann durch folgende Faktoren verursacht sein:

1. Oligoovulationen und gehäufte anovulatorische Zyklen, wie z.B. beim polyzystischen Ovarsyndrom
2. Östrogenproduzierende Tumoren, wie z.B. Granulosazelltumoren des Ovars
3. Frühe Menarche und späte Menopause
4. Nulliparität

Auch bei Adipositas besteht durch die Umwandlung des in der Nebennierenrinde produzierten Androstendions in Östrogene durch die Fettzellen ein geringer, jedoch permanent wirkender Hyperöstrogenismus. Dieser wird noch durch die bei adipösen Frauen größere Bioverfügbarkeit verstärkt (Speicherung von Östron im Fettgewebe). Ein erhöhtes Erkrankungsrisiko besteht ferner bei Diabetes mellitus, Cholelithiasis und Hypertonie sowie bei vorangegangenen Bestrahlungen im Beckenbereich. Wie beim Mamma- und Kolonkarzinom wird auch beim Endometriumkarzinom ein Zusammenhang mit einem erhöhten Fettgehalt

KORPUSKARZINOM

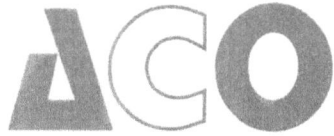

der Nahrung beobachtet (Parazzina 1991). Eine familiäre Häufung sowie eine Koinzidenz mit Karzinomen des Ovars, der Mamma und des Kolons wurde von Lynch (1966, 1976) beschrieben. Tamoxifen übt über einen milden Östrogeneffekt eine proliferative Wirkung auf das Endometrium aus. Unter Tamoxifentherapie entwickeln sich gehäuft Polypen, Hyperplasien und Karzinome des Endometriums (Uziely 1993, Magriples 1993). Zum Teil werden dabei gehäuft hochmaligne Tumortypen wie seröse und klarzellige Karzinome sowie Karzinosarkome beobachtet.

3. PRÄKANZEROSEN

Als Vorstufen des endometrioiden Karzinoms gelten die Endometriumhyperplasien. Nach der neuen WHO-Klassifikation (1994) werden diese in einfache und komplexe Formen, jeweils mit und ohne Atypien eingeteilt (WHO 1994). Ein deutlich erhöhtes Karzinomrisiko besteht jedoch nur bei der atypischen komplexen Endometriumhyperplasie mit ca. 30% (Kurman et al 1985). Ein sehr geringes Karzinomrisiko besteht bei der einfachen Hyperplasie ohne Atypie (1%) und der komplexen Hyperplasie ohne Atypie (3%). Bei der atypischen einfachen Hyperplasie liegt das Karzinomrisiko bei etwa 8%. Von praktischer Bedeutung ist ferner die Tatsache, daß eine Unterscheidung zwischen atypischer komplexer Hyperplasie und einem hochdifferenzierten endometrialen Frühkarzinom in der Curettage sehr schwierig sein kann, wobei von verschiedenen Autoren (Kurman 1982, Silverberg 1992) unterschiedliche Kriterien angeführt werden und die WHO (1994) keine strikten Kriterien festlegt.

Im Gegensatz zum endometrioiden Karzinom sind das seröse und das klarzellige Karzinom häufig mit atrophem Endometrium assoziiert (Lax 1998). Vorstufe des serösen Karzinoms und möglicherweise eines Teiles der klarzelligen Karzinome ist das endometriale intraepitheliale Karzinom (EIC, Sherman 1992, Lax 1998)

4. VORSORGE – FRÜHERKENNUNG – ZYTOLOGIE

Im Gegensatz zum Zervixkarzinom steht für das Korpuskarzinom derzeit kein genügend empfindliches Untersuchungsverfahren als Screening-Methode für die Früherkennung zur Verfügung. Da bei den meisten Endometriumkarzinomen (mit Ausnahme der seltenen serösen und klarzelligen Karzinome) sehr frühzeitig Symptome in Form pathologischer Blutungen auftreten und deshalb mehr als 75% der Endometriumkarzinome im Stadium I diagnostiziert werden, wurde die Notwendigkeit einer Screeningmethode verschiedentlich in Frage gestellt. Epidemiologische Untersuchungen haben außerdem gezeigt, daß ein Screening nach Korpuskarzinom keinen Einfluß auf die Mortalität hat.

Der routinemäßige Zervixabstrich (Zervixzytologie) erbringt nur bei 30-50% der Fälle mit Endometriumkarzinom ein positives Ergebnis, sodaß diese Methode für ein Screening nicht empfindlich genug ist. Methoden zur Gewinnung von Zellmaterial aus dem Uteruscavum sind derzeit nicht für ein Screening zu empfehlen, da sie einerseits durchaus als invasiv zu betrachten sind, andererseits in bis zu 40% das Material nur eingeschränkt beurteilt werden kann.

Eine steigende Bedeutung kommt der Vaginosonographie und Hysteroskopie in der Früherkennung von Vorstufen und der diagnostischen Abklärung des Endometriumkarzinoms zu. Ein wichtiger Parameter ist dabei die Endometriumdicke, die auf proliferative Veränderungen hinweist.

5. KLASSIFIKATION

definiert nach WHO und Österreichische Gesellschaft für Pathologie 1994

5.1. Histologische Typen

5.1.1. Endometrioides Adenokarzinom

Varianten: Sekretorische Variante
Flimmerepithel-(ziliäre) Variante

Das endometrioide Adenokarzinom, dessen Drüsen jenen des normalen Endometriums ähneln, ist der häufigste Typ (ca. 80%). Papilläre Formen müssen vom prognostisch ungünstigeren serösen papillären Adenokarzinomen unterschieden werden.

Grading: Der Differenzierungsgrad ist ein prognostisch hoch signifikanter Parameter und wird primär nach dem Prozentsatz nicht-plattenepithelialer, solider Anteile bestimmt (Architekturgrading):

G1: 5% und weniger
G2: 5 bis 50%
G3: mehr als 50%

Eine ausgeprägte Kernatypie erhöht den Differenzierungsgrad um eine Stufe

KORPUSKARZINOM

5.1.2. Endometrioides Adenokarzinom mit plattenepithelialer Differenzierung (Adenoakanthom, adenosquamöses Karzinom)

Endometrioides Adenokarzinom mit partieller plattenepithelialer Differenzierung. Unabhängig vom Dignitätsgrad des Plattenepithels erfolgt das Grading anhand der drüsigen Komponente. Hochdifferenzierte Tumoren (Adenoakanthome) zeigen einen günstigen, niedrig differenzierte Tumoren (adenosquamöse Karzinome) einen ungünstigen Verlauf.

5.1.3. Seröses Adenokarzinom

Dieser Tumortyp ähnelt histologisch dem serösen Ovarialkarzinom und ist durch aggressives Wachstum und schlechte Prognose gekennzeichnet. Zum Zeitpunkt der Diagnosestellung liegt meist bereits ein fortgeschrittenes Stadium mit lymphogener und hämatogener Metastasierung vor. Nahezu alle Tumore entsprechen einer niedrigen Differenzierung (reines Kerngrading).

5.1.4. Klarzelliges Adenokarzinom

Wie beim serösen Adenokarzinom besteht eine Tendenz zu rascher Tumorprogression. Kerngrading!

5.1.5. Muzinöses Adenokarzinom

Die Diagnosestellung erfolgt anhand eines positiven Schleimnachweises innerhalb der Tumorzellen. Während rein muzinöse Karzinome sehr selten sind, kommt eine muzinöse Komponente in endometrioiden Karzinomen relativ häufig vor. Die Tumoren sind meist hochdifferenziert mit günstiger Prognose. Wichtig ist der Ausschluß eines primär von der Endozervix ausgehenden muzinösen Adenokarzinoms mit Ausbreitung auf das Corpus uteri!

5.1.6. Plattenepithelkarzinom

Sehr selten! Wichtig ist der Ausschluß eines primären Plattenepithelkarzinoms der Zervix uteri.

5.1.7. Gemischtes Karzinom

Ein aus 2 und mehr verschiedenen, nicht-plattenepithelialen Komponenten bestehendes Karzinom, wobei eine Komponente zumindest 10% des Tumors einnimmt.

5.1.8. Undifferenziertes Karzinom

Seltenes Karzinom ohne glanduläre, squamöse oder sarkomatöse Differenzierung und ungünstiger Prognose wie das seröse oder klarzellige Adenokarzinom.

5.1.9. Seltene maligne Tumorformen

- Gemischte epitheliale-mesenchymale Tumoren
- mesenchymale Tumoren

5.1.9.1. Endometriales Stromasarkom

Diese seltenen Tumoren (2% der Endometriummalignome) entwickeln sich meist um das 50. Lebensjahr, diffus oder knotig im Stroma des Endometriums, füllen das Cavum uteri in Form polypöser, weicher Tumormassen aus, infiltrieren bald das Myometrium und setzen frühzeitig hämatogene und lymphogene Metastasen. Diese sind histologisch aus tumorös gewucherten atypischen Stromazellen aufgebaut, in denen sich nur noch spärlich normale Drüsenschläuche finden. Niedrig maligne Stromasarkome (mit relativ guter Prognose) werden von hochmalignen Stromasarkomen (mit ungünstiger Prognose) in erster Linie durch den Atypiegrad unterschieden, von manchen Autoren auch durch die Mitosezahl (weniger oder mehr als 10 Mitosen pro 10 HPF).

5.1.9.2. Leiomyosarkom

Etwa die Hälfte aller Sarkome der Gebärmutter, die unter 1% aller malignen Tumoren des Uterus ausmachen, sind Leiomyosarkome. Sie entwickeln sich nur sehr selten aus gutartigen Leiomyomen, in der Regel entstehen sie diffus als primäres Malignom des Myometriums, selten vor dem 50.Lebensjahr. Makroskopisch unterscheiden sie sich von den gutartigen Leiomyomen durch ihre unscharfe Begrenzung und weiche, fischfleischartige Konsistenz. Sie sind meist größer und zeigen umfangreichere Nekrosen und Blutungen.

Malignitätskriterien sind zelluläre Atypien, Tumorzellnekrose und eine erhöhte Anzahl von Mitosen. Vermehrt Mitosen können sich auch bei Myomen finden (mitotisch aktive Myome) und sind allein für eine Malignitätsdiagnose nicht ausreichend. Die 5-Jahres-Überlebensrate beträgt etwa 30%.

KORPUSKARZINOM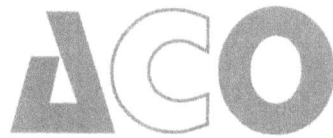

Tabelle 1: TNM-Klassifikation für das Korpuskarzinom (UICC und FIGO 1997)

T - Primärtumor

TNM-Kategorie	Figo Stadien	
TX		Primärtumor kann nicht beurteilt werden
T0		Kein Anhalt für Primärtumor
Tis	0	Carcinoma in situ
T1	I	Karzinom auf das Corpus uteri beschränkt
T1a	IA	Karzinom beschränkt auf das Endometrium
T1b	IB	Karzinom infiltriert maximal in die innere Hälfte des Myometriums
T1c	IC	Karzinom infiltriert weiter als in die innere Hälfte des Myometriums
T2	II	Karzinom infiltriert Zervix, breitet sich aber nicht jenseits des Uterus aus
T2A	IIA	Lediglich endozervikaler Drüsenbefall
T2B	IIB	Invasion des Stromas der Zervix
T3 und/oder N1	III	Lokale und/oder regionäre Ausbreitung wie in T3a, b, N1 bzw. FIGO IIIA, B, C beschrieben
T3a	IIIA	Tumor befällt Serosa und/oder Adnexe (direkte Ausbreitung oder Metastasen) und/oder Tumorzellen in Aszites oder Peritonealspülung
T3b	IIIB	Befall der Vagina (direkte Ausbreitung der Metastasen)
N1	IIIC	Metastasen in Becken- und/oder paraaortalen Lymphknoten
T4	IVA	Tumor infiltriert Blasen und/oder Darmschleimhaut[1]
M1	IVB	Fernmetastasen (ausgenommen Metastasen in Vagina, Beckenserosa oder Adnexen, einschließlich Metastasen in anderen intraabdominalen Lymphknoten als paraaortalen und/oder Leistenlymphknoten)

Anmerkung:

1 Das Vorhandensein eines bullösen Ödems genügt nicht, um einen Tumor als T4 zu klassifizieren.

N - Regionäre Lymphknoten

Beinhalten die Lymphknoten des kleinen Beckens, die Lymphknotenstationen der Iliaca externa, interna und communis, obturatoria, sacrale und paraaortale Lymphknoten

NX	Regionäre Lymphknoten können nicht beurteilt werden
N0	Keine regionären Lymphknotenmetastasen
N1	Regionäre Lymphknotenmetastasen

M - Fernmetastasen

MX	Fernmetastasen können nicht beurteilt werden
M0	Keine Fernmetastasen
M1	Fernmetastasen

Die FIGO-Stadien basieren auf chirurgischem Staging, die TNM-Stadien auf klinischer und/oder pathologischer Klassifikation.

pTNM: Pathologische Klassifikation

Die pT-, pN- und M-Kategorien entsprechen den T-, N- und M- Kategorien.

pN0   Regionäre Lymphadenektomie und histologische Untersuchung üblicherweise von 6 oder mehr Lymphknoten

KORPUSKARZINOM

5.1.9.3. Gemischte epitheliale-mesenchymale Tumoren

Diese ebenfalls seltenen Tumoren treten im hohen Alter im Fundus- und Corpusbereich auf und weisen sowohl eine epitheliale als auch mesenchymale Tumorkomponente auf. Sind beide Komponenten gutartig, spricht man von Adenofibromen. Ist die epitheliale Komponente gutartig, die mesenchymale maligne, liegt ein Adenosarkom vor. Bei den Karzinosarkomen oder malignen Müller`schen Mischtumoren (MMMT) sind beide Komponenten bösartig. Dabei wird zwischen einer homologen (enthält Gewebsstrukturen, die normalerweise im Uterus vorkommen, wie glatte Muskelzellen und Stromazellen) und einer heterologen Form (enthält Gewebselemente, die normalerweise nicht im Uterus vorkommen, wie Knorpel, Knochen, Fett und quergestreifte Muskelzellen) unterschieden. Die 5-Jahres-Überlebensraten betragen etwa 30%.

Die Histogenese der gemischten mesodermalen Tumoren ist unklar, eine Entstehung aus undifferenzierten Elementen des Müller`schen Ganges wird angenommen.

6. STADIENEINTEILUNG

Tabelle 2: Stadiengruppierung des Korpuskarzinoms (UICC 1997)

Stadium 0	Tis	N0	M0
Stadium IA	T1a	N0	M0
Stadium IB	T1b	N0	M0
Stadium IC	T1c	N0	M0
Stadium IIA	T2a	N0	M0
Stadium IIB	T2b	N0	M0
Stadium IIIA	T3a	N0	M0
Stadium IIIB	T3b	N0	M0
Stadium IIIC	T1	N1	M0
Stadium IIIC	T2	N1	M0
Stadium IIIC	T3a, b	N1	M0
Stadium IVA	T4	jedes N	M0
Stadium IVB	jedes T	jedes N	M1

7. PRÄ- BZW. PERIOPERATIVE DIAGNOSTIK

Das Leitsymptom des Korpuskarzinoms stellt die abnorme Blutung aus dem Corpus uteri dar, aber nicht alle Korpuskarzinome gehen mit einer Blutung einher. Die histologische Sicherung der Diagnose erfolgt durch die fraktionierte Kürettage. In letzter Zeit wird zunehmend die Hysteroskopie als diagnostische Methode eingesetzt, mit der es exakter möglich ist, die intrakavitäre Tumorausbreitung und vor allem das Übergreifen des Karzinoms auf die Cervix uteri zu beurteilen.

Die Endometriumdicke – beurteilt durch die Vaginosonographie – kann ein Hinweis auf das Vorliegen von proliferativen Veränderungen des Endometriums sein. Ob daraus auch bei klinisch asymptomatischen Frauen eine invasivere Diagnostik mittels Hysteroskopie und Strichkürettage abgeleitet werden soll, wird derzeit noch diskutiert.

Bei histologisch gesicherter Diagnose eines Korpuskarzinoms ist nachfolgende Diagnostik empfehlenswert:

Obligatorische Untersuchungen
- Klinische Palpation
- Vaginosonographie
- IvP

Fakultative Untersuchungen
- Rektoskopie
- Irrigoskopie
- Zystoskopie
- Computertomographie und/oder NMR

KORPUSKARZINOM

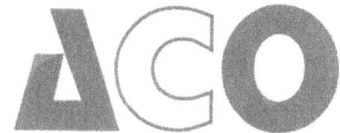

8. OPERATIVE THERAPIE

8.1. Hysterektomie

Die Therapie der Wahl des Korpuskarzinoms im Stadium I ist die abdominale Hysterektomie mit Entfernung der Adnexe und die Peritoneallavage. Nach Absetzen des Uterus ist durch Schnellschnitt die Invasionstiefe des Tumors in das Myometrium und eine eventuelle Ausbreitung über die Grenzen des Corpus uteri festzustellen. Bei Infiltration des Myometriums über 50% ist eine pelvine und paraaortale Lymphadenektomie anzuschließen. Das Ziel beim fortgeschritteneren Stadium ist, möglichst radikal alle Tumorabsiedelungen zu entfernen.

9. STRAHLENTHERAPIE

9.1. Primäre Bestrahlung

Die primäre Strahlentherapie kommt bei Patientinnen zur Anwendung, die einer operativen Technik aus verschiedenen Gründen nicht zugeführt werden können. Die Wirksamkeit der primären Bestrahlung ist deutlich der operativen Therapie unterlegen.

Die primäre Bestrahlung des Korpuskarzinoms kann entweder durch alleinige Afterloading-Technik, durch Kombination von Afterloading- und Perkutantechnik oder durch perkutane Strahlentherapie alleine erfolgen. Die Anzahl der Fraktionen der Brachytherapie kann zwischen 3 und 10 liegen, die Einzeldosen zwischen 4 und 10 Gy, bezogen auf die Uteruskontur oder den Punkt A. Bei einer Kombination von Afterloading- und Perkutantherapie werden üblicherweise 50 Gy über die Perkutantherapie appliziert, wobei eine partielle Ausblockung von Blase und Darm zwischen 24 und 30 Gy erfolgt. 2-5 Fraktionen mittels Brachytherapie werden üblicherweise ab Erreichen dieser Dosis appliziert, können in besonderen Fällen aber auch vor Beginn der Perkutantherapie verabreicht werden. Ist der Tumor so groß oder das offenen Lumen so asymmetrisch zum Tumor gelegen, daß durch die Brachytherapie keine sinnvolle Dosisverteilung erreicht werden kann, wird die Strahlentherapie über eine alleinige perkutane Therapie des kleinen Beckens appliziert, wobei das Feld nach Erreichen einer Dosis von ca. 50 Gy deutlich verkleinert wird und eine Aufsättigung bis ca. 66 Gy erfolgen kann.

Die simultane Gabe von chemotherapeutischen Substanzen zur Radiosensibilisierung sind noch im Stadium klinischer Studien.

9.2. Adjuvante postoperative Bestrahlung

Auch hier ist die Wertigkeit bezüglich eines verbesserten Überlebens nicht durch randomisierte Studien abgesichert. Bei ungünstigen prognostischen Faktoren wie undifferenzierter Tumor oder histologische Sonderformen kann die postoperative Bestrahlung der Vagina die Inzidenz des Scheidenblindsackrezidives senken.

9.3. Palliative Bestrahlung

Vor allem bei fortgeschrittenen, inoperablen Fällen mit anhaltender vaginaler Blutung kann in den meisten Fällen durch palliative Bestrahlung ein Blutungsstop erzielt werden. Alternativ zur Strahlentherapie kann in den fortgeschrittenen Stadien eine systemische Behandlung durchgeführt werden.

10. MEDIKAMENTÖSE THERAPIE

Die jahrelang durchgeführte adjuvante Gestagennachbehandlung ist bis heute in ihrer Wirksamkeit nicht erwiesen. Beim Korpuskarzinom sollte sich die systemische Therapie mit Zytostatika und/oder Hormonen auf klinische Studien beschränken.

11. PROGNOSEFAKTOREN

Die Überlebens- und Heilungsraten hängen im wesentlichen von der Invasionstiefe in das Myometrium sowie vom Lymphknotenstatus ab. Klassische morphologische Faktoren, die die Prognose beeinflussen, sind das Stadium, der histologische Tumortyp (Sidawy 1992) und der Differenzierungsgrad (Grading). Die kumulative 5-Jahres-Überlebensrate (chirurgisch/pathologisches staging) beträgt im Stadium I 85%, im Stadium II 70%, im Stadium III 49% und im Stadium IV 18%. Über alle Stadien liegt die 5- Jahres-Überlebensrate bei 77.5 %.

Der Wert einer positiven Peritonealzytologie als unabhängiger Prognosefaktor wird unterschiedlich beurteilt (Vecek 1993). Im Stadium I sind Infiltrationstiefe des Myometriums, Gefäßinvasion, Mitosezahl und Progesteronrezeptornegativität statistisch signifikante Prognosefaktoren (Breitenecker 1984, Gal 1991, Tornos 1992), wohingegen Aneuploidie und hohe Proliferationsaktivität keine statistische Signifikanz aufweisen.

Eine Überexpression von P 53 wird in ca. 20% aller Endometriumkarzinome beobachtet, jedoch in etwa 90% der serösen

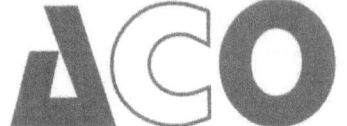

KORPUSKARZINOM

Karzinome (Sherman 1995).

Der Plasminogen Aktivator Inhibitor Typ 2 wird als ein möglicher unabhängiger prognostischer Marker diskutiert (Gleeson 1993). Die Überexpression des Onkogens Her-2/neu wird signifikant häufiger bei fortgeschrittenen als bei frühen Tumorstadien beobachtet. Auch der Ploidiestatus stellt möglicherweise einen unabhängigen Prognosefaktor dar (Ikeda 1993), wobei Aneuploidie vor allem mit den prognostisch ungünstigen serösen, klarzelligen und niedrig differenzierten Karzinomen assoziiert ist.

12. NACHSORGE

Sowohl das Zervixkarzinom als auch das Korpuskarzinom wird innerhalb der ersten 3 Jahre in 3-monatigen Abständen, dann bis zum 5. Jahr in 6-monatigen Abständen und dann 1x jährlich nachkontrolliert. Dabei wird die Anamnese erhoben, eine gynäkologische Tast- und Spiegeluntersuchung durchgeführt sowie die Kolposkopie und Abstrichuntersuchung vom Scheidenblindsack durchgeführt. In Ergänzung zur Klinik kann die Vaginosonographie, das Isotopennephrogramm, Tumormarkerbestimmungen (SCC, CA-125), die Computertomographie Hinweise auf das Vorliegen eines Rezidives geben. Nach primärer Bestrahlung eines Korpuskarzinoms ist eine neuerlich auftretende Blutung mittels Kürettage und Hysteroskopie histologisch abzuklären.

13. LITERATUR

13.1. Allgemeine Literatur

Breitenecker G, Lax S. Tumoren des Corpus uteri. in: Holzner JH et al. (ed.) Histologische Tumorklassifikation der Österreichischen Gesellschaft für Pathologie. Springer Verlag 1994

Gompel C, Silverberg St G. Pathology in Gynecology and Obstetrics. 4th edition. Chapter 4, The Corpus Uteri pp163-284. J B Lippincott Company, Philadelphia, 1994

Scully RE (editor). Histological Typing of Female Genital Tract Tumours. WHO International Histological Classification of Tumours. 2nd edition, Springer Verlag 1994.

Silverberg St G, Kurman RJ. Tumors of the Uterine Corpus and Gestational Trophoblastic Disease. Atlas of Tumor Pathology. AFIP Fascicle 3, 3rd edition. 1992

Wittekind CH, Wagner G. TNM Klassifikation maligner Tumoren. 5. Auflage 1997, Springer Verlag

13.2. Originalarbeiten

Antunes CMF, Stolley PD, Rosenshein NB etal. Endometrial cancer and estrogen use: Report of a large case-control study. N Engl J Med (1979), 300: 9

Breitenecker,G., Bartl,W., Endler Margit, Gring,H.: Die prognostische Bedeutung morphologischer Parameter bei Endometriumkarzinomen. Onkologie (1984), 7(4):222-235,1984

Enomoto T, Fujita M, Inoue M etal. Alterations in the p 53 tumor suppressor gene and ist association with activation of the c-K-ras-2 protooncogene in premalignant and malignant lesions of the human uterine endometrium. Cancer Res (1993), 53(8): 1883-8

Gal D, Recio FO, Zamurovic D et al. Lymphvascular space involvement: A prognostic indicator in endometrial adenocarcinoma. Gynecol Oncol (1991), 42: 142-5

Gleeson NC, Gonsalves R, Bonnar J. Plasminogen activator inhibitors in endometrial adenocarcinoma. Cancer (1993), 72(5): 1670-72

Ikeda M, Watanabe Y, Nanjoh T et al. Evaluation of DNA ploidie in endometrial cancer. Gynecol Oncol (1993), 50 (1): 25-29

Kohler MF, Berchuck A, Davidoff AM et al. Overexpression and mutation of p 53 in endometrial carcinoma. Cancer Res (1992), 52 (6): 1622-27

Koshiyama M, Konishi I, Wang DP et al. Immunohistochemical analysis of p 53 protein over-expression in endometrial carcinomas: inverse correlation with sex steroid receptor status. Virchows Arch A (1993), 423(4): 265-271

Kurman RJ, Norris HJ. Evaluation of criteria for distinguishing atypical endometrial hyperplasia from well differentiated carcinoma. Cancer (1982), 49: 2547

Kurman RJ, Kaminski PF, Norris HJ. The behavior of endometrial hyperplasia: A long-term study of "untreated" hyperplasia in 170 patients. Cancer (1985), 56: 403

Lax SF, Piza ES, Ronnett BM, Kurman RJ. Clear cell carcinoma of the endometrium is characterized by a distinctive profile of p53, Ki67, estrogen and progesterone receptor expression. Hum Pathol 1998, in press

Lynch HT, Krush AJ, Larsen AL, Magnuson CW. Endometrial carcinoma: Multiple primary malignancies, constitutional factors and heredity. Am J Med Sci (1966), 252: 381

Lynch HT, Krush AJ, Thomas RJ, Lynch J. Cancer family syndrome. in: Lynch HT ed. Cancer genetics. Springfield Ill: Charles C Thomas (1976), 355-388

Magriples U, Naftolin F, Shwartz PE, Carcangiu ML. High-grade endometrial carcinoma in tamoxifen-treated breats cancer patients. J Clin Oncol (1993), 11(3): 485-490

Parazzina F, La Vecchia C, Bocciolone L, Francheschi S. Review: The epidemiology of endometrial cancer. Gynecol Oncol (1991), 41: 1

Sherman ME, Bittermann P, Rosenschein NB, Kurman RJ. Uterine serous carcinoma. A morphologically diverse neoplasm with unifying clinicopathological features. Am J Surg Pathol (1992), 16: 600-10

Sherman ME, Bur ME, Kurman RJ. p53 in endometrial cancer and its putative precursors: evidence for diverse pathways of tumorigenesis. Hum Pathol (1995), 26: 1268-74

Sidawy MK, Silverberg SG. Endometrial Carcinoma: Pathological factors of therapeutic and prognostic significance. Pathol Annu (1992), 27 (Part 2): 153-186

Tornos C, Siva EG, el-Naggar A et al. Aggressive stage I grade 1 endometrial carcinoma. Cancer (1992), 70 (4): 790-8

Uziely B, Lewin A, Brufman G et al. The effect of tamoxifen on the endometrium. Brest Cancer Res Treat (1993), 26(1): 101-05

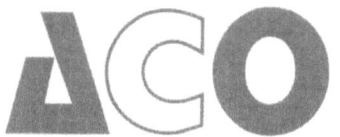

LEBERKARZINOM

LEBERKARZINOM – PRIMÄRE UND METASTATISCHE MALIGNE TUMOREN

A. Marczell, K. Glaser, J. Karner, H.J. Mischinger, A. Schratter-Sehn, G. Tatzer

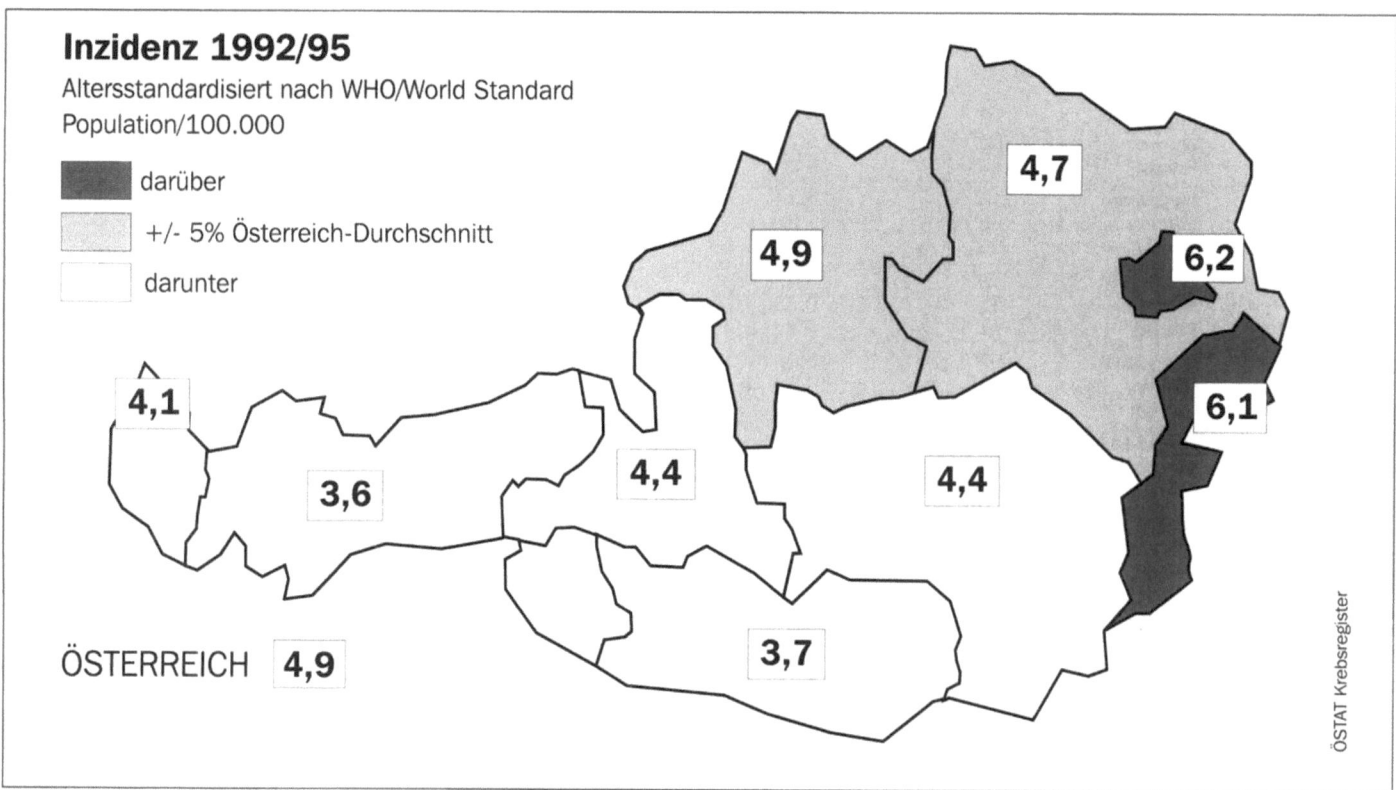

	Insgesamt	Männer	Frauen
Inzidenz 1992/95			
Neuerkrankungen absolut (Jahresdurchschnitt):	691	449	242
Rohe Raten/100.000:	8,7	11,6	5,9
WHO-World-Standard-Raten/100.000:	4,9	8,1	2,5
Linearer Trend 1983-1995:	+20,9%	+28,7%	+0,6%
Prozent an Gesamt-Krebsinzidenz:	2,1	2,8	1,4
Stadien-Verteilung (U.S.-SEER) in Prozent			
Carcinoma in situ:	0,0	0,0	0,0
lokalisiert:	31,2	33,3	27,3
regionalisiert:	17,4	16,9	18,5
disseminiert:	24,0	23,2	25,6
unbekannt:	27,3	26,6	28,6
Mortalität 1992/95			
Sterbefälle absolut (Jahresdurchschnitt):	582	377	205
Rohe Raten/100.000:	7,3	9,8	5,0
WHO-World-Standard-Raten/100.000:	4,0	6,8	2,0
Linearer Trend 1983-1995:	+10,0%	+13,9%	-8,7%
Prozent an Gesamt-Krebsmortalität:	3,0	3,9	2,1

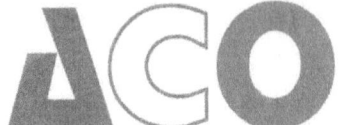

LEBERKARZINOM

Inzidenz im Jahresdurchschnitt 1992/95			Neuerkrankungen (Jahresdurchschnitt)		%-Veränderung
Bundesland	Geschlecht	Absolut	Rohe Rate auf 100.000	Altersstand. Raten auf 100.000 (WHO-WORLD)	1983/95 (linearer Trend)
ÖSTERREICH	Insgesamt	691	8,7	4,9	+20,9
	Männer	449	11,6	8,1	+28,7
	Frauen	242	5,9	2,5	+ 0,6
Burgenland	Insgesamt	32	11,6	6,1	+99,0
	Männer	24	18,0	11,6	+96,5
	Frauen	8	5,5	2,2	+97,0
Kärnten	Insgesamt	38	6,9	3,7	+47,1
	Männer	27	9,9	6,6	+78,5
	Frauen	12	4,1	1,5	- 8,2
Niederösterreich	Insgesamt	128	8,5	4,7	+ 0,2
	Männer	82	11,2	7,5	+ 4,6
	Frauen	46	6,0	2,5	- 16,8
Oberösterreich	Insgesamt	114	8,3	4,9	+71,3
	Männer	75	11,2	8,3	+76,0
	Frauen	39	5,5	2,5	+57,0
Salzburg	Insgesamt	34	6,8	4,4	+50,7
	Männer	23	9,7	7,4	+44,3
	Frauen	11	4,1	2,1	+48,6
Steiermark	Insgesamt	96	8,0	4,4	+63,8
	Männer	60	10,3	7,0	+79,4
	Frauen	36	5,9	2,4	+29,4
Tirol	Insgesamt	39	6,0	3,6	+10,0
	Männer	22	7,1	5,2	+13,1
	Frauen	16	4,9	2,5	+ 8,8
Vorarlberg	Insgesamt	18	5,2	4,1	+12,0
	Männer	14	8,1	7,1	+38,0
	Frauen	4	2,3	1,8	- 42,3
Wien	Insgesamt	192	12,1	6,2	- 2,1
	Männer	122	16,4	10,7	+ 0,6
	Frauen	71	8,4	3,3	- 11,9

Sterbefälle im Jahresdurchschnitt 1992/95			Sterbefälle (Jahresdurchschnitt)		%-Veränderung
Bundesland	Geschlecht	Absolut	Rohe Rate auf 100.000	Altersstand. Raten auf 100.000 (WHO-WORLD)	1983/95 (linearer Trend)
ÖSTERREICH	Insgesamt	582	7,3	4,0	+ 10,0
	Männer	377	9,8	6,8	+ 13,9
	Frauen	205	5,0	2,0	- 8,7
Burgenland	Insgesamt	27	9,8	5,1	+ 78,0
	Männer	21	15,5	10,0	+ 53,1
	Frauen	6	4,3	1,6	+108,2
Kärnten	Insgesamt	36	6,5	3,5	+ 43,2
	Männer	24	8,8	5,8	+ 56,0
	Frauen	13	4,4	1,8	+ 25,0
Niederösterreich	Insgesamt	117	7,8	4,2	- 1,5
	Männer	74	10,1	6,7	+ 0,2
	Frauen	43	5,6	2,3	- 9,0
Oberösterreich	Insgesamt	92	6,7	3,9	+ 34,9
	Männer	59	8,8	6,6	+ 39,6
	Frauen	33	4,7	2,0	+ 17,2
Salzburg	Insgesamt	25	4,9	3,3	+ 41,0
	Männer	17	6,9	5,4	+ 32,7
	Frauen	8	3,1	1,6	+ 37,2
Steiermark	Insgesamt	86	7,2	4,0	+ 41,1
	Männer	54	9,3	6,3	+ 53,6
	Frauen	32	5,1	2,3	+ 14,9
Tirol	Insgesamt	33	5,1	2,9	+ 10,0
	Männer	21	6,5	4,7	+ 17,2
	Frauen	13	3,8	1,6	- 8,0
Vorarlberg	Insgesamt	15	4,5	3,4	+ 28,0
	Männer	12	7,1	6,2	+ 61,4
	Frauen	3	1,9	1,0	- 44,9
Wien	Insgesamt	151	9,5	4,6	- 19,6
	Männer	96	13,0	8,2	- 15,4
	Frauen	54	6,5	2,3	- 31,8

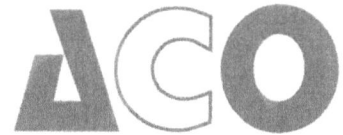

LEBERKARZINOM – PRIMÄRE UND METASTATISCHE MALIGNE TUMOREN

A. Marczell, K. Glaser, J. Karner, H.J. Mischinger, A. Schratter-Sehn, G. Tatzer

1. ÄTIOLOGIE UND EPIDEMIOLOGIE

Als primäre Leberkarzinome im weiteren Sinn werden das eigentliche hepatozelluläre Karcinom (HCC) der Hepatozyten (90% der primären Leberkarzinome) und das cholangiozelluläre Karcinom (CCC), ausgehend von den intrahepatischen Gallenwegen (10%), zusammengefaßt. Während die primären Malignome der Leber in Europa eine relativ seltene Erkrankung darstellen, zählt das HCC weltweit zu den häufigsten Karzinomen mit einer Inzidenz bis zu 150/100.000 pro Jahr wie in Asien und im südlichen Afrika. In Europa und in den Vereinigten Staaten ist mit einer Inzidenz von 3-4 Neuerkrankungen bei Männern und mit 1-2 Neuerkrankungen bei Frauen pro 100.000 EW pro Jahr zu rechnen. Der Altersgipfel liegt im Westen bei 50-60 Jahren, in Ländern mit hoher Inzidenz 1-2 Jahrzehnte darunter. Die Ursache hierfür ist der Durchseuchung mit Hepatitis B zuzuschreiben.

Etwa 80-95 % der Patienten mit HCC in Asien sind HBS-Antigen positiv. Diese Rate liegt bei uns deutlich niedriger, bei HCC-Patienten ohne Zirrhose konnte in 70-90% Anti-HBC oder/und Anti-HCV nachgewiesen werden. Bei positivem HBS-Antigen-Nachweis steigt das Risiko für die Entwicklung eines Leberzellkarzinoms um den Faktor 1-200 auf 0,5% an. Wenn zusätzlich eine Zirrhose vorliegt, nimmt das Risiko nochmals um den 5fachen Wert zu. Weitere ätiologische Faktoren sind vor allem die Leberzirrhose, in der sich Karzinome im Rahmen der Regeneration bilden können. Auch für Mykotoxine, vor allem Aflatoxin und verschiedene chemische Substanzen wie Androgene, Kontrazeptiva und Arsen, wird eine kanzerogene Wirkung diskutiert. Das früher verwendete Kontrastmittel Thorotrast führte ebenfalls häufig zu Lebermalignomen, in 65% zu einem HCC, in 35% zu einem Hämangioendotheliom. Keine gesicherten Daten liegen für die Karzinompropagierung durch Alkohol und Nikotinkonsum vor.

In den westlichen Ländern zeigt sich ein häufiges Auftreten von Lebermetastasen. Etwa 15-20% aller Patienten, die wegen eines gastrointestinalen Karzinoms operiert und nachbehandelt werden, entwickeln im weiteren Verlauf Lebermetastasen, bei 5-10% dieser Karzinompatienten stellt sich die Frage einer konsekutiven Leber(-teil)resektion. Ohne entsprechende Therapie entwickelt sogar die Hälfte aller Malignome des Gastrointestinaltraktes früher oder später Lebermetastasen.

2. PATHOLOGIE UND AUSBREITUNG

2.1. Primäre Lebertumoren

2.1.1. Hepatozelluläres Karzinom (HCC)

2.1.1.1. Histologische Klassifikation

- Trabekulär, tubulär (pseudoglandulär, azinär), solid, fibrolamellär
- Etwa 2% aller HCC lassen sich – als Sonderform des hepatozellulären Karzinoms – dem sog. fibrolamellären Karzinom zuordnen (Craig 1980). Diesem Typ wird bei jüngeren Patienten in nicht-zirrhotischen Lebern bzw. ohne vorausgegangene Hepatitis eine günstigere Prognose zugeschrieben.

2.1.1.2. Histologisches Grading des hepatozellulären Karzinoms (nach Edmondson und Steiner)

Grad I — Überwiegend trabekulär, nur geringgradige zelluläre Atypiezeichen, meist Galleproduktion, Abgrenzung gegen normale Leber oder Adenom schwierig

Grad II — Überwiegend tubulär, pseudoglandulär oder azinär, mittelgradige zelluläre Atypiezeichen; häufig Galleproduktion

Grad III — Überwiegend solid mit weitgehendem Verlust einer organoiden Anordnung; mittel- bis hochgradige zelluläre Atypiezeichen, selten Galleproduktion, häufige Gefäßinvasion

Grad IV — Solid mit völligem Verlust des organoiden Aufbaues, hochgradige zelluläre Atypiezeichen und verschobene Kern-Plasma-Relation, sehr selten Galleproduktion. Hepatozelluläre Karzinome sind häufig heterogene Tumoren, die gleichzeitig verschiedene Differenzierungsgrade aufweisen. Der Malignitätsgrad steigt mit zunehmender Entdifferenzierung.

LEBERKARZINOM

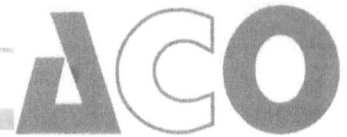

2.1.1.3. Ausbreitung der Metastasierung

- Makroskopische Wachstumstypen (nach Gross in der Modifikation von Nakashima und Kojiro):
  a) *Infiltrativer Typ* - makroskopisch unscharfe Abgrenzung des Tumors gegen das nicht-neoplastische Leberparenchym mit Konfluenz einzelner Tumorknoten
  b) *Expansiver Typ* - makroskopisch scharfe Abgrenzung des Tumors
  c) *Gemischter infiltrativ-expansiver Typ*
  d) *Diffuser Typ* - multiple Knoten ohne Konfluenz in zirrhotischen Lebern, fallweise nur schwer von Regenerationsknoten zu unterscheiden
  e) *Seltenere Typen,* wie gestielter Typ oder umkapselter Typ
- Metastasierung:
  - Hämatogen: frühzeitige Invasion der portalen und hepatischen Venen, Embolisation von Tumorpartikeln oder Tumorthromben intra- und extrahepatisch (Lunge, Lymphknoten des oberen Bauchraumes, Pleura, Peritoneum, Knochen, Nebennieren).
  - Lymphogen: in die Porta hepatis und das Ligamentum hepatoduodenale, Oberbauchlymphknoten und seltener thorakale Lymphknoten.
  - Wachstum per continuitatem: in Gallenblase, Diaphragma, Duodenum, selten in die großen Gallengänge, häufig Ummauerung der extrahepatischen Gallenwege.

2.1.2. Cholangiozelluläres Karzinom – CCC (Karzinom der intrahepatischen Gallengänge)

2.1.2.1. Histologische Klassifikation

Tubulär, muzinös, siegelringzellig, adenosquamös, mukoepidermoid, Gallengangszystadenokarzinom

2.1.2.2. Histologisches Grading

Nach UICC Grad 1-4 (hoch-, mittel-, niedrig-, undifferenziert).

2.1.2.3. Ausbreitung und Metastasierung

- Makroskopisches Wachstum
- Meist derbe solitäre Tumoren in nicht-zirrhotischen Lebern
- Sonderform: Klatskin-Tumor als hiläres Adenokarzinom, häufig mit sekundärer biliärer Fibrose/Zirrhose

Metastasierung

- Lymphogen: In portale und peripankreatische Lymphknoten
- Hämatogen: Selten, Lokalisation wie beim hepatozellulären Karzinom

2.1.3. Undifferenziertes Karzinom mit äußerst schlechter Prognose

2.1.4. Hepatoblastom

2.1.5. Angiosarkom (malignes Hämangioendotheliom)

2.1.6. Seltene Weichteilsarkome

2.2 Sekundäre Lebertumoren (Metastasen)

Nach den Lymphknoten ist die Leber die zweithäufigste Lokalisation von Karzinommetastasen vor allem des Gastrointestinaltraktes, aber auch von Karzinoiden, Sarkomen und bei neoplastischen Erkrankungen des blutbildenden Systems.

3. KLASSIFIKATION UND STADIENEINTEILUNG (UICC 1997)

Mit der UICC-Klassifikation von 1997 wurde für die malignen Lebertumoren eine Klassifizierung geschaffen (für HCC und CCC), die neben der Größe des Primärtumors sowohl die intrahepatische Streuung und Lokalisation als auch die Gefäßinvasion berücksichtigt, jedoch nicht das Vorliegen einer Zirrhose. Die Klassifikation gilt nur für primäre hepatozelluläre und Cholangio- (intrahepatische Gallengangs-)karzinome der Leber.

Die regionären Lymphknoten sind die Lymphknoten am Leberhilus (d.h. jene am Lig. hepatoduodenale).

Tabelle 1: TNM-Klassifikation des Leberkarzinoms (UICC 1997)

T - Primärtumor

TX	Primärtumor kann nicht beurteilt werden
T0	Kein Anhalt für Primärtumor
T1	Solitärer Tumor, 2 cm oder weniger in größter Ausdehnung ohne Gefäßinvasion
T2	Solitärer Tumor, 2 cm oder weniger in größter Ausdehnung, mit Gefäßinvasion oder multiple Tumoren begrenzt auf einen Lappen, keiner mehr als 2 cm in größter Ausdehnung ohne Gefäßinvasion oder solitärer Tumor, mehr als 2 cm in größter Ausdehnung, ohne Gefäßinvasion.
T3	Solitärer Tumor, mehr als 2 cm in größter Ausdehnung mit Gefäßinvasion oder multiple Tumoren begrenzt auf einen Lappen, keiner mehr als 2 cm in in größter Ausdehnung mit Gefäßinvasion oder multiple Tumoren begrenzt auf einen Lappen, einer davon mehr als 2 cm in größter Ausdehnung mit oder ohne Gefäßinvasion
T4	Multiple Tumoren in mehr als einem Lappen oder Tumor(en) mit Befall eines größeren Astes der V. portae oder Vv. hepaticae; oder Tumor(en) mit Invasion von Nachbarorganen, ausgenommen Gallenblase; oder Tumor(en) mit Perforation des viszeralen Peritoneums

Anmerkung:
Zur Feststellung der T-Kategorien wird die Leber durch die Ebene zwischen Gallenblase und der V. cava in zwei Lappen unterteilt

N - Regionäre Lymphknoten

NX	Regionäre Lymphknoten können nicht beurteilt werden
N0	Keine regionären Lymknotenmetastasen
N1	Regionäre Lymphknotenmetastasen

M - Fernmetastasen

MX	Fernmetastasen können nicht beurteilt werden
M0	Keine Fernmetastasen
M1	Fernmetastasen

pTNM: Pathologische Klassifikation

Die pT-, pN- und pM- Kategorien entsprechen den T-, N- und M- Kategorien

pN0	Regionäre Lymphadenektomie und histologische Untersuchung üblicherweise von 3 oder mehr Lymphknoten

Tabelle 2: Klassifikation nach Okuda

Leberbefall	50% = 0	> 50% = 1
Ascites	nein = 0	ja = 1
Bilirubin	3 mg/dl = 0	> 3 mg/dl = 1
Albumin	> 3 g/dl = 0	< 3 g/dl = 1

Stadium I	0 Punkte
Stadium II	1-2 Punkte
Stadium III	3-4 Punkte

4. KLINIK UND PROGNOSE

Bei Vorliegen klinischer Symptome liegt meist schon ein fortgeschrittenes Tumorleiden mit schlechter Prognose vor. Zur Verbesserung der Behandlungsergebnisse sollten daher Screening-Untersuchungen zur Früherkennung bei Risikokollektiven (HBS-Antigen-positiv, Zirrhose) im asymptomatischen Stadium vorgenommen werden (Sonographie, AFP). Eine Impfprophylaxe gegen Hepatitis B in Ländern mit hoher primärer Leberkrebsinzidenz ist diskutabel. Bei kurzer Anamnesedauer ist das Hauptsymptom der Patienten ein Leistungsknick mit Reduktion des Allgemeinzustandes (60%) sowie in der Hälfte der Fälle Oberbauchschmerzen, Völlegefühl, Anorexie und Gewichtsabnahme. In 30% besteht bereits ein Aszites und in 15-20% ein Ikterus, Fieber als Zeichen des Tumorzerfalls oder Übelkeit und Erbrechen. Etwa 10% der Patienten zeigen Ödeme und gastrointestinale Blutungen, bei Einzelfällen kann es zu einer intraabdominalen Blutung bzw. einer Tumorruptur kommen.

Die mediane Überlebenszeit bei unbehandelten Patienten beträgt ab Symptombeginn 4 Monate. Die Prognose wird entscheidend vom Tumorstadium und vom klinischen Bild beeinflußt. Eine Abschätzung der Prognose kann am ehesten an Hand der klinischen Stadieneinteilung nach Okuda vorgenommen werden (siehe Tabelle 3).

Die Resektion ist die einzige Therapieform mit prognostischem Gewinn. Bei einer Operationsletalität unter 10% in guten Zentren finden wir eine 5-Jahres-Überlebensrate von 30-55%. Bei Zirrhosekarzinomen steigt die Operationsletalität, die Überlebensrate sinkt deutlich ab. Bei Lebermetastasen finden wir Letalitätsraten um 5%, 5-Jahres-Überlebensraten für alle Metastasenresektionen von 15%, bei kolorektalen Karzinomen zwischen 25 und 32%, abhängig vom ursprünglichen Dukes-Stadium. Keine andere Therapievariante weist ähnlich gute Ergebnisse auf, wie die Chirurgie der Lebermetastasen.

Tabelle 3: Stadiengruppierung

Stadium				
Stadium	I	T1	N0	M0
Stadium	II	T2	N0	M0
Stadium	IIIA	T3	N0	M0
	IIIB	T1	N1	M0
		T2	N1	M0
		T3	N1	M0
Stadium	IVA	T4	jedes N	M0
Stadium	IVB	jedes T	jedes N	M1

5. PRÄOPERATIVE DIAGNOSTIK UND DIFFERENTIALDIAGNOSTIK

Zielsetzung ist die Früherkennung. Bei entsprechenden Beschwerden wie Oberbauchschmerzen, Fieber, Ikterus, Hepatomegalie, Aszites oder entsprechenden pathologischen Laborproben (alkalische Phosphatase, Gamma-GT, LDH) liegt meist ein fortgeschrittenes Tumorstadium vor. Durch Sonographie und Alfa-Fetoprotein-Bestimmung kann die Diagnose meist gesichert werden. Asymptomatische Patienten weisen lediglich in einem Drittel der Fälle AFP-Spiegel über 200 IU/ml auf, während symptomatische Patienten in über 70% pathologische AFP-Erhöhungen über 500 IU/ml aufweisen.

Die AFP-Erhöhung korreliert mit der Tumorgröße. Daher ist bei Risikopatienten zur Früherkennung eine kurzfristige AFP-Bestimmung in Kombination mit der Sonographie sinnvoll. Bei den bildgebenden Verfahren zur Diagnosesicherung ist die Computertomographie mit einer Sensitivität von 96% und einer Spezifität von bis zu 90% der Sonographie, die als Screeningmethode zur Verfügung steht, weit überlegen, wobei gezielte Feinnadelbiopsien die präoperative Diagnose sichern.

Die selektive Angiographie als alleinige Untersuchung dient weniger tumordiagnostischen Zwecken als vielmehr der Darstellung anatomischer Gefäßvariationen. Die Angiographie kommt routinemäßig meist nur mehr als kombiniertes Verfahren mit dem Spiral-CT als arterielle CT-Portographie unter transfemoraler Kontrastierung des Truncus coeliacus bzw. der A. mesenterica superior zum Einsatz.

Die intraoperative Sonographie dient zusätzlich der Abgrenzung von Lebertumoren und der sicheren Bestimmung von Leberresektionsgrenzen. Die Magnetresonanztomographie (MRT) bringt derzeit keine Befunderweiterung. Der Wert der Leberszintigraphie für die primäre Diagnostik ist limitiert.

Die Staginguntersuchungen schließen ein Thorax-CT sowie ein Skelettszintigramm mit ein. Ein weiterer Primärtumor wird durch Gastroskopie, Koloskopie sowie durch CT oder Sonographie des Abdomens ausgeschlossen. Eine entscheidende Bedeutung kommt der allgemein-klinischen Untersuchung unter Bestimmung der Leberfunktion zu, um eine Prognoseabschätzung und die funktionelle Resektabilität zu klären. Neben den Lebersyntheseparametern kommen Leberfunktionsteste zum Einsatz.

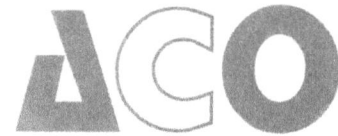

LEBERKARZINOM

6. OPERATIVE THERAPIE

6.1. Chirurgische Anatomie

Die Gliederung in chirurgische Lebersegmente nach Couinaud entspricht im wesentlichen dem Aufzweigungsmuster des portalen Gefäßsystems, wobei das topographisch eng aneinanderlaufende intrahepatische System von V. portae, A. hepatica und D. hepaticus (Glisson'sche Trias) eine segmentale Resektion ermöglicht. Kenntnisse über mögliche Anomalien (akzessorische und dystope Leberarterien, Pfortader und Lebervenenvarianten, Anomalien im Bereich der Gallengänge) sind für erfolgreiche Resektionen wesentlich.

Aus funktioneller und klinischer Sicht wird die Leber zwischen der suprahepatischen V. cava inferior und der Gallenblase (Cava-Gallenblasenlinie), entsprechend der Aufteilung der hilären Strukturen, in einen rechten und linken Lappen geteilt.

6.2. Primäres Leberkarzinom

In etwa 75% liegt ein Befall beider anatomischer Leberlappen vor, in 10-15% des rechten, in 10% des linken allein. Die Resektionsraten finden sich zwischen 15 und 20%. Die Operationsletalität konnte unter 10%, in einzelnen Zentren auf 3% gesenkt werden. Ebenso konnte die operative Morbidität mit den Hauptproblemen Nachblutung, Hämatom, Galleleck bzw. Abszedierung und Pneumonie gesenkt werden.

6.2.1. Operabilität

Ausmaß und Art des Eingriffes werden bestimmt durch Tumorsitz, Tumorgröße, Penetration und Metastasierungsgrad. Etwa 80% einer gesunden Leber gelten als resezierbar.

Bei Organen ohne funktionelle Einschränkung ist jegliche Form der Standardoperation möglich, bei eingeschränkter Leberfunktion ist hingegen ein individuelles Vorgehen angezeigt. Ein für das Ausmaß des operativen Eingriffs entscheidendes Kriterium ist die funktionelle Reservekapazität des Organs. Diese kann durch Parameter wie die Child-Pugh-Klassifikation, die Synthesekapazität von Gerinnungsfaktoren und durch die ebenso von der Syntheseleistung der Leber abhängige Cholinesterase zum Ausdruck kommen.

Leberbelastungstests bei nicht vorhandenem Regenerationspotential wie etwa bei Zirrhoselebern haben heute einen festen Stellenwert. Quantitative Funktionstests wie die Galaktose-Eliminationskapazität, der Amino-Pyrin-Atemtest, der Indocyanin-Grün- oder der Monoäthylglycinxylidid(MEGX)-Test können, in Kombination mit Ergebnissen der Syntheseleistung, zur Prognoseabschätzung wesentlich beitragen.

Bei 50% der Patienten liegt zum Zeitpunkt der Operation eine extrahepatale Tumorabsiedelung vor. Eine retrograde Lymphknotenmetastasierung im Ligamentum hepatoduodenale ist möglich, diese stellt aber keine Kontraindikation für die Resektion dar. Durch intraoperativen Ultraschall können Satellitenknoten oder Zweitherde in der Leber nachgewiesen oder ausgeschlossen werden. Außerdem erlaubt die intraoperative Ultraschalluntersuchung eine genaue Bestimmung der Tumorbeziehung zu den Lebergefäßen. Nach erfolgter Leberresektion sollte eine regionäre Lymphadenektomie angeschlossen werden, weitere extrahepatale Tumorabsiedelungen gelten als Kontraindikation für eine Resektion. Nach multivariaten Analysen hängt die Prognose nach Resektion von der Tumorgröße, dem Vorliegen von Tumorthromben, intrahepatischen Metastasen, Leberfunktion und einem tumorfreien Resektionsrand von über 1cm ab. Daraus ergeben sich 5-Jahres-Überlebensraten von 15-22%, im selektionierten Krankengut bis 40%.

6.2.2. Operationsausmaß

A) Anatomiegerechte Leberresektion („typische Resektion")

Segmentresektion

- Monosegmentresektion
- Bi- oder Trisegmentresektion
- Plurisegmentresektion

Rechtsresektion

- Hemihepatektomie rechts (Resektion rechts der Gallenblasen-Cava-Linie)
- Erweiterte Hemihepatektomie rechts (Resektionserweiterung auf Segmente I und IV sowie Mitresektion der V. hepatica media)
- Lobektomie rechts (Resektion des anatomisch rechten Leberlappens. Resektionsebene: Lig. falciforme bzw. linker Nebengrenzspalt („right trisegmentectomy"), erweiterte Lobektomie rechts unter Mitnahme des Lobus caudatus)

Linksresektion
- Hemihepatektomie links (Resektion links der Gallenblasen-Cava-Linie)
- Erweiterte Hemihepatektomie links (Resektionserweiterung auf Segmente V und VIII „left trisegmentectomy")
- Lobektomie links (Resektion des linken anatomischen Lappens mit den Segmenten II und III, Resektionsebene Lig. falciforme)

B) Atypische Leberresektion

vorwiegend bei kleinen peripheren Tumoren
- Randresektion
- Exzision
- Atypische Segmentresektion

6.2.3. Kontraindikationen zur Resektion

Eine potentiell kurative Therapie stellen Fernmetastasen, eine ausgedehnte multizentrische Lokalisation, übergroße Tumore in beiden Leberlappen, die Miteinbeziehung von wichtigen Hilusstrukturen der Restleber oder eine ausgedehnte begleitende Leberzirrhose in Frage, während eine Infiltration in die Pfortader und/oder V. cava inferior keine absolute Kontraindikation darstellt.

6.3. Lebermetastasen

Lebermetastasen gelten unter folgenden Voraussetzungen als grundsätzlich operabel: Der Primärtumor muß radikal operiert sein, extrahepatisch darf keine Tumorabsiedelung bestehen, und ein sogenannter operabler Metastasierungstyp sollte vorliegen. Dazu zählen alle solitären Lebermetastasen, alle unilateralen, anatomisch resektablen und jene Metastasengruppe, die durch einseitige erweiterte Leberresektion und zusätzliche kontralaterale Metastasektomie mit einiger Sicherheit als kurativ operabel bezeichnet werden kann.

Die *Synchrone Resektion* von Primärtumor und Lebermetastasen gilt als erlaubt, wenn nicht mehr als eine atypische Leberresektion oder eine Bisegmentektomie zur Entfernung der Sekundaria genügt, oder wenn der Tumor per continuitatem in die Leber eingebrochen ist.

Intervalloperationen werden bei bekannten Lebermetastasen zum elektiven Zeitpunkt ausgeführt: Anzustreben ist jener frühest mögliche Zeitpunkt, an dem eine anabole Ausgangslage nach der Erstoperation wieder erreicht ist (in der Mehrzahl der Fälle zwischen der 6. und 10. Woche nach dem Ersteingriff).

Die *Metachrone Resektion* wird bei all jenen Patienten durchgeführt, die im Laufe der Nachsorge Lebermetastasen akquirieren. Grundsätzlich sollten alle resektablen Lebermetastasen unabhängig von der Art und vom Sitz des Primärtumors operiert werden. Bessere Langzeitergebnisse sind bei Metastasen nach kolorektalen Tumoren, bei Metastasen nach differenzierten Karzinomen und bei unilateraler Lokalisation zu erwarten.

Chirurgische Letalitätsraten unter 5%, 5-Jahres-Überlebensraten für alle Metastasenresektionen in 15-20%, nach kolorektalen Karzinomen über 25%. Keine andere derzeit zur Verfügung stehende Therapievariante kann ähnlich gute Ergebnisse wie die Chirurgie der Lebermetastasen aufweisen.

6.4. Lebertransplantation

Die einzig mögliche Alternative bei primären nicht-resektablen Leberkarzinomen stellt in ausgesuchten Fällen die Lebertransplantation dar, wobei die Selektion und die Kriterien für die Auswahl dem jeweils transplantierenden Zentrum zufallen. Die Tumorrezidivquoten nach einem Jahr sind mit etwa 50% zu veranschlagen. Mehrjährige Überlebensraten werden berichtet. Als ideale Indikation werden inzidentielle oder kleine Karzinome in einer Zirrhoseleber angesehen, da hier die Prognose ähnlich wie bei einer Transplantation bei terminalen nicht-neoplastischen Lebererkrankungen ist.

6.5. Strahlentherapie

Der Strahlentherapie kommt nur ein palliativer Charakter bei Schmerzen auf dem Boden einer Kapselspannung als Hauptsymptom zu.
- Externe Strahlentherapie eventuell in Kombination mit Chemotherapie
- Interne Strahlentherapie mit radioaktiven Mikrosphären

Lawrence berichtete 1991 über eine Kombination aus intraarterieller 5-FU-Gabe und einer externen Bestrahlung, wobei er in 50 % eine Remission mit einer medianen Remissionsdauer von 8 Monaten fand.

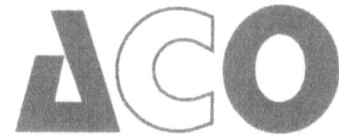

LEBERKARZINOM

6.6. Regionale Therapieverfahren

6.6.1. Regionale Chemotherapie

Die regionalen nicht-operativen Therapieverfahren beruhen auf der Tatsache, daß das hepatozelluläre Karzinom überwiegend arteriell versorgt wird.

Sinn ist, eine erhöhte Zytostatikakonzentration zu erreichen.

- Regionale intraarterielle Chemotherapie über die A.hepatica (Infusionspumpen, Port-A-Cath)
- Temporäre isolierte Zytostatikaperfusion der Leber
- Isolierte hypertherme Leberperfusion

6.6.2. Chemoembolisation

Die Chemoembolisation weist nach Okuda etwas bessere Ergebnisse auf als eine systemische Therapie. Als Embolisationsmaterial werden Gelfoam, Ivalonschwämme und Ethiblockverbände verwendet. Manche Zentren bevorzugen das ölige Kontrastmittel Lipiodol, welches selektiv in den kleinen peripheren Tumorgefäßen angereichert wird. Dem Embolisationsmaterial werden unterschiedlich Zytostatika, vor allem Adriamycin, Cisplatin, Mitomycin-C, zugemischt. Mit den verschiedenen Formen dieser Chemoembolisation werden teilweise Einjahresüberlebensraten von knapp über 50 % berichtet. Eine randomisierte Studie von Pelletier konnte keinen Vorteil gegenüber einer supportiven Therapie finden, sodaß letztlich die Patientenselektion den entscheidenden Einfluß ausübt.

Als **Indikation** für eine Chemoembolisation gelten nachgewiesene endokrin aktive Metastasen, Metastasen nach kolorektalen Tumoren oder Metastasenrezidive im Leberrest nach vorangegangener Resektion.

Als **Kontraindikation** sind schwere Leberfunktionsstörungen, Ikterus und die Pfortaderthrombose anzusehen.

Weitere regionale oder lokale Verfahren sind die Alkoholinjektion intratumoral, die Kryotherapie oder die Laserkoagulation intratumoral, unter Umständen in Kombination mit einer Chemoembolisation.

Alle genannten Verfahren müssen als nicht gesicherte Therapiemodalitäten gelten und können nicht als Standardverfahren angesehen werden, weshalb diese möglichst in Zentren im Rahmen von klinischen Studien angewandt werden sollten.

6.6.3. Systemische Chemotherapie

Die gängigste systemische Chemotherapie bei gutem Allgemeinzustand der Patienten ist beim Leberzellkarzinom das FAM-Schema. Hier werden z.T. Remissionsraten bis 44% erreicht. Die Remissionsdauer beträgt aber nur wenige Monate, das Überleben der Patienten scheint eher auf Patientencharakteristika, als auf die Wahl der Chemotherapie zurückzuführen sein. Bei Lebermetastasen ist die Kombination von 5-FU mit Calciumfolinat die Therapie der Wahl.

6.7. Palliative Therapie

Neben den vorgenannten regionalen und systemischen Chemotherapieverfahren kann palliativ auch eine Hormontherapie mit Tamoxifen versucht werden, da bei einem Teil der Leberkarzinome Östrogen- und/oder Androgenrezeptoren nachweisbar sind; dabei wird über einen Krankheitsstillstand in etwa 25 % berichtet. Auch das Antiandrogen Cyproteronazetat kann eingesetzt werden. Der Ansatz erscheint im Vergleich zu Zytostatika wegen der sehr guten Verträglichkeit für die palliative Situation attraktiv. Weitere neue Therapieansätze, wie Interferon, radioaktiv markiertes Antiferritin und Interleukin-2, werden derzeit erprobt, ohne bisher ihre Effektivität belegt zu haben.

7. NACHSORGE

Eine Nachsorge im strengen Sinn ist nur für kurativ operierte und transplantierte Patienten sinnvoll. Entsprechend den allgemeinen Richtlinien innerhalb der ersten 3 postoperativen Jahre werden halbjährliche Kontrollen empfohlen, anschließend jährliche Kontrollen, verbunden mit klinischer Untersuchung, Leberfunktionsproben, Tumormarker, Sonographie und eventuell Computertomographie. Am häufigsten zeigt sich ein Tumorrezidiv intrahepatisch, in seltenen Fällen kann dann erneut über eine Resektion, eventuell eine Transplantation oder Chemoembolisation diskutiert werden.

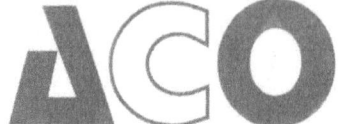

LEBERKARZINOM

8. LITERATUR

Adson, M.A.: Primary hepatocellular carcinoma - western experience. In: surgery of the liver and biliary tract. Levingstone, Edingburgh (1989), 1153-1165

Bismuth, H.: Surgical anatomy and anatomical surgery of the liver. World J Surg (1982), 6: 3-9

Funovics J. et al.: Leber- Gallen, Pankreaskarzinom In: Fasching W. (Hrsg.): ACO-Manual der chirurgischen Krebstherapie. Facultas, Wien (1984)

Bruix, J., Bru, C.: Medical treatment of hepatocellular carcinoma. In.: Rodes, J., Arroyo, V. (eds.): Therapy in liver diseases, Ediciones Doyma, Barcelona (1992), 427-437

Colombo, M., Choo, Q.L., Ninno, E.D., Diguardi, N., Kuo., G., Donato, M.F., Tommasini, M.A. Houghton, M.: Prevalence of antibodies to hepatitis C virus in italian patients with hepatocellular carcinoma, Lancet (1989), 1006-1008

Falkson, G., Coetzer, B.: Chemotherapy of primary liver cancer. In: Okuda, K., Ishal, K.G.: Neoplasms of the liver, Springer Heidelberg (1988), 321-326

Gibson J.B. et al. (eds): Histological typing of tumors of the liver, biliary tract and pancreas. WHO, Geneva (1978), 20

Kumada, K., Ozawa, K., Okamoto, R., Takayasu, T., Yamaguchi, M., Yamamoto, Y., Higashiyama, H., Morikawa, S., Sasaki, H., Shimahara., Y., Yamaoka Y., Takeuchi, E.: Hepatic resection for advanced hepatocellular carcinoma with removal of portal vein tumor thrombi. Surgery (1990), 108: 821-827

Lai, C.L., Wu., P.C., Lok, A.S.F.L Recombinat 2-interferon is superior to doxorubicin for inoperable hepatocellular carcinoma. A prospective randomized trial. Br. J. Cancer (1989), 60: 928-933

Munoz, N., Bosch, X., Epidemiology of hepatocellular carcinoma. In: Okuda, K., Ishak, K.G. (Hrsg.) Neoplasms of the liver. Heidelberg, Springer (1988), 3-19

Nagao, T., Inoue, S., Mizuta, T., Saito, H., Kawano. N., Morioka, Y.: One hundred hepatic resections. Ann. Surg. (1985), 202: 42-49

Nakashima T. et al. (eds): Hepatocellular carcinoma. An atlas of histoopathology. Springer , Berlin - Heidelberg - New York - London - Paris - Tokyo (1987)

Okuda, K., Ishak, K.G.: Neoplasms of the liver. Heidelberg, Springer (1987)

Österreichische Gesellschaft für Pathologie (Hrsg.): Histologische Tumorklassifikation. Histopathologische Nomenklatur und Klassifikation der Tumoren und tumorartigen Veränderungen. Springer , Wien - New York (1984)

Priesching A.: Leberresektion - Chirurgische Anatomie, Indikation und Technik. Urban & Schwarzenberg, München - Wien - Baltimore (1986)

Schumpelick V. et al. (Hrsg.): Chirurgie der Leber, Springer. Berlin - Heidelberg- New York - London - Paris - Tokyo (1987)

Tsuzuki, T., Sugioka, A., Ueda, M., Iida, S., Kanai, T., Yoshii, H., Nakayasu, K.,: Hepatic resection for hepatocellular carcinoma. Surgery (1990) 107: 511-520

Vernook, A.P., R.J. Stagg, B.J. Lewis, J.L. Chase, E.J. Ring, T.P. Maroney, D.C. Hohn.: chemoembolization for hepato cellular carcinoma. J.Clin. Oncol. (1990), 8: 1108-1114

Wanebo, H.J. Semoglou, C., Attiyeh, F., Sterans, M.J. Surgival management of patients with primary operable colorectal cancer and synchronous liver metastases. Am.J.Surg (1978), 135: 81-85

Wittekind CH, Wagner G. TNM Klassifikation maligner Tumoren. 5. Auflage, Springer Verlag (1997)

MAGENKARZINOM

H. Rosen, M. Klimpfinger, G. Jatzko, G. Mikuz, H. Rabl, A. Reiner, F. Wrba,
H. Samonigg, A. Schratter-Sehn, P. Steindorfer

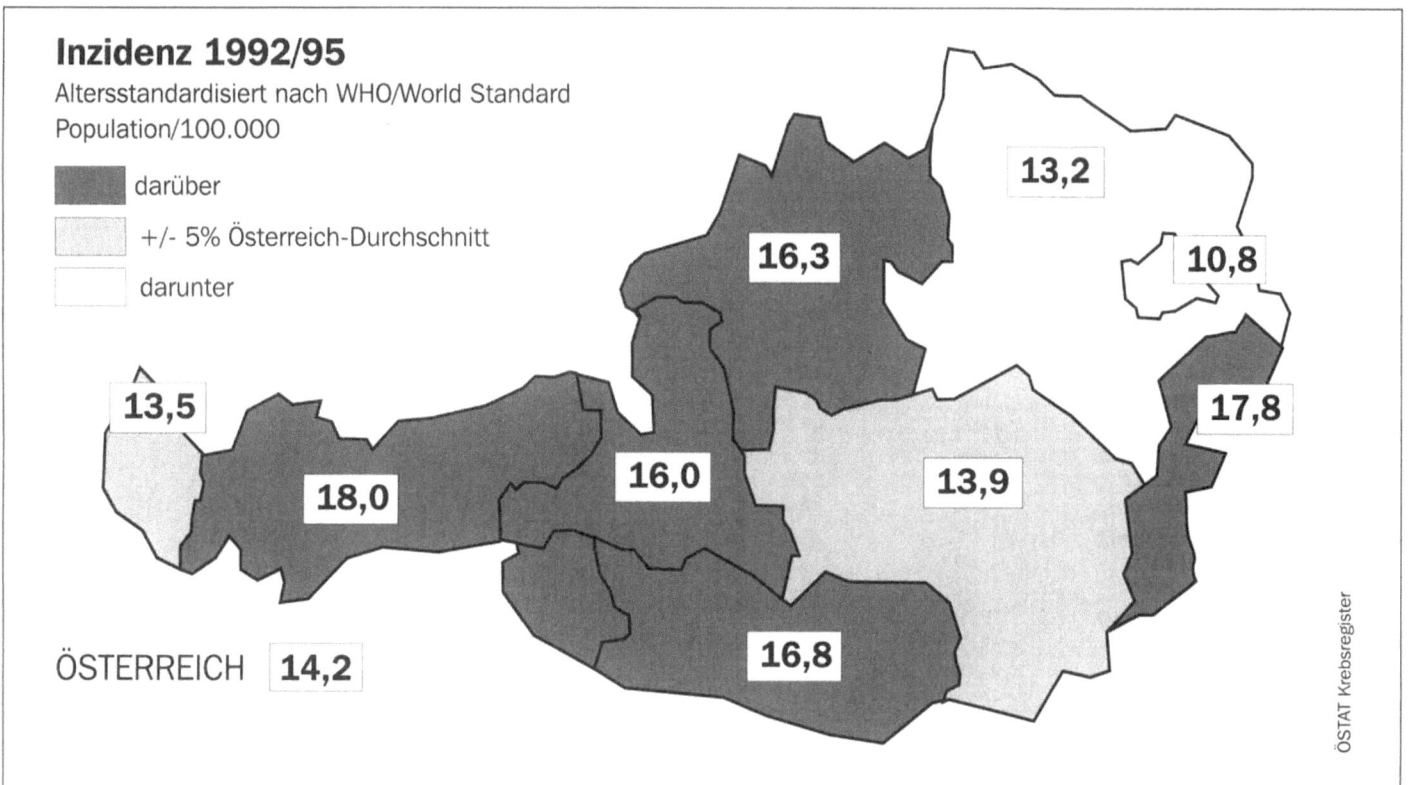

	Insgesamt	Männer	Frauen
Inzidenz 1992/95			
Neuerkrankungen absolut (Jahresdurchschnitt):	2.220	1.169	1.051
Rohe Raten/100.000:	27,8	30,3	25,5
WHO-World-Standard-Raten/100.000:	14,2	20,2	10,2
Linearer Trend 1983-1995:	-34,6%	-35,7%	-33,2%
Prozent an Gesamt-Krebsinzidenz:	6,6	7,2	6,0
Stadien-Verteilung (U.S.-SEER) in Prozent			
Carcinoma in situ:	1,1	1,0	1,2
lokalisiert:	23,7	24,8	22,5
regionalisiert:	32,3	32,3	32,2
disseminiert:	26,0	25,8	26,3
unbekannt:	16,9	16,1	17,8
Mortalität 1992/95			
Sterbefälle absolut (Jahresdurchschnitt):	1.695	876	819
Rohe Raten/100.000:	21,2	22,7	19,9
WHO-World-Standard-Raten/100.000:	10,3	14,7	7,6
Linearer Trend 1983-1995:	-34,6%	-37,2%	-31,7%
Prozent an Gesamt-Krebsmortalität:	8,8	9,0	8,5

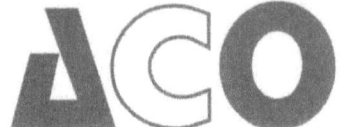

MAGENKARZINOM

Inzidenz im Jahresdurchschnitt 1992/95			Neuerkrankungen (Jahresdurchschnitt)		%-Veränderung
Bundesland	Geschlecht	Absolut	Rohe Rate auf 100.000	Altersstand. Raten auf 100.000 (WHO-WORLD)	1983/95 (linearer Trend)
ÖSTERREICH	Insgesamt	2.220	27,8	14,2	-34,6
	Männer	1.169	30,3	20,2	-35,7
	Frauen	1.051	25,5	10,2	-33,2
Burgenland	Insgesamt	104	38,2	17,8	-44,0
	Männer	53	39,8	24,6	-50,4
	Frauen	51	36,6	12,8	-39,2
Kärnten	Insgesamt	174	31,2	16,8	-37,4
	Männer	95	35,1	22,6	-46,6
	Frauen	79	27,5	12,8	-18,4
Niederösterreich	Insgesamt	412	27,4	13,2	-33,4
	Männer	217	29,6	18,7	-29,9
	Frauen	195	25,3	9,4	-39,5
Oberösterreich	Insgesamt	405	29,6	16,3	-33,7
	Männer	211	31,4	22,8	-35,7
	Frauen	194	27,7	11,7	-31,4
Salzburg	Insgesamt	139	27,8	16,0	-43,3
	Männer	71	29,5	21,8	-41,3
	Frauen	67	26,1	12,2	-46,3
Steiermark	Insgesamt	331	27,6	13,9	-34,8
	Männer	181	31,0	19,9	-36,1
	Frauen	151	24,4	9,8	-33,4
Tirol	Insgesamt	196	30,3	18,0	-31,8
	Männer	110	34,8	26,0	-32,3
	Frauen	86	26,0	12,7	-30,3
Vorarlberg	Insgesamt	71	20,8	13,5	-47,1
	Männer	39	22,9	19,4	-41,1
	Frauen	32	18,7	9,0	-55,8
Wien	Insgesamt	388	24,5	10,8	-31,6
	Männer	192	25,9	15,9	-32,6
	Frauen	196	23,2	7,7	-31,4

Sterbefälle im Jahresdurchschnitt 1992/95			Sterbefälle (Jahresdurchschnitt)		%-Veränderung
Bundesland	Geschlecht	Absolut	Rohe Rate auf 100.000	Altersstand. Raten auf 100.000 (WHO-WORLD)	1983/95 (linearer Trend)
ÖSTERREICH	Insgesamt	1.695	21,2	10,3	-34,6
	Männer	876	22,7	14,7	-37,2
	Frauen	819	19,9	7,6	-31,7
Burgenland	Insgesamt	74	27,2	12,1	-52,3
	Männer	39	29,6	17,3	-55,5
	Frauen	35	25,0	8,5	-52,9
Kärnten	Insgesamt	134	24,1	12,3	-30,6
	Männer	73	27,0	16,7	-40,8
	Frauen	61	21,3	9,2	- 9,6
Niederösterreich	Insgesamt	324	21,6	9,7	-30,7
	Männer	163	22,2	13,6	-28,5
	Frauen	161	21,0	7,2	-33,7
Oberösterreich	Insgesamt	293	21,4	11,3	-37,2
	Männer	151	22,5	15,9	-41,8
	Frauen	142	20,3	8,3	-32,0
Salzburg	Insgesamt	103	20,7	11,6	-40,5
	Männer	52	21,4	15,7	-42,6
	Frauen	52	20,1	9,0	-38,3
Steiermark	Insgesamt	252	21,0	10,2	-38,5
	Männer	136	23,3	14,6	-40,7
	Frauen	116	18,8	7,5	-33,7
Tirol	Insgesamt	144	22,2	12,9	-35,5
	Männer	77	24,5	18,0	-43,1
	Frauen	66	20,0	9,6	-21,8
Vorarlberg	Insgesamt	55	16,1	10,0	-41,1
	Männer	28	16,4	13,8	-36,0
	Frauen	27	15,8	7,3	-49,2
Wien	Insgesamt	315	19,9	8,4	-28,3
	Männer	157	21,1	12,6	-27,4
	Frauen	158	18,8	6,0	-31,2

MAGENKARZINOM

*H. Rosen, M. Klimpfinger, G. Jatzko, G. Mikuz, H. Rabl, A. Reiner, F. Wrba,
H. Samonigg, A. Schratter-Sehn, P. Steindorfer*

1. EPIDEMIOLOGIE UND ÄTIOLOGIE

Grundsätzlich läßt sich für das Magenkarzinom eine multifaktorielle Ätiologie postulieren. Epidemiologische Untersuchungen konnten jedoch wiederholt einen Zusammenhang mit dem sozioökonomischen Status und den Ernährungsgewohnheiten nachweisen. Als erster Schritt im Geschehen wird die akute Entzündung vor allem durch übermäßigen Konsum gesalzener Nahrung vermutet, welche zu einer Produktion von Mutagenen als Folge der Nitritbildung führen könnte. Die Infektion mit Helicobacter pylori, welche sich ungewöhnlich hoch in Populationen mit erhöhter Magenkarzinominzidenz findet, scheint für die Entstehung einer chronischen Gastritis von Bedeutung zu sein. Die weitere Entwicklung der Erkrankung dürfte u.a. über die Entstehung der chronisch atrophen Gastritis und intestinalen Metaplasie zum Magenkarzinom führen.

Neben der Eradikation des Helicobacter pylori scheinen zwei ernährungsbedingte Hauptmechanismen der Karzinogenese entgegen zu wirken: Vitamin C ist in der Lage, die Entstehung von Nitroso-Verbindungen zu hemmen, ebenso wie die Beta-Caroten in der Lage sind, die mutagenen Auswirkungen der chronisch atrophen Gastritis zu hemmen. So zeigen epidemiologische Untersuchungen wiederholt signifikante Zusammenhänge zwischen dem Konsum von frischem Obst und Gemüse und einer geringeren Inzidenz des Magenkarzinoms im Vergleich zu Populationen mit hohem Prozentanteil von Genuß an Fleisch und Räucherprodukten.

2. ALTERS- UND GESCHLECHTSVERTEILUNG

Die Geschlechtsverteilung zeigte eine Ratio von 1,12:1 zwischen männlichen und weiblichen Erkrankten 1982, welche bis 1995 annähernd unverändert blieb (1,14:1). Das Durchschnittsalter der Männer lag 1982 bei 68,6 Jahren (1995: 69,1), verglichen zu 72,3 Jahren bei Frauen (1995: 72,6).

3. GENETIK UND BIOLOGIE

Wie beim kolorektalen Karzinom finden sich beim Magenkarzinom in jüngerer Zeit vermehrte Hinweise für Zusammenhänge zwischen Entstehung bzw. Ausbreitung der Erkrankung auf Grundlage genetischer Veränderungen. Defekte am Chromosom 17p und 5q sind beim Magenkarzinom ebenso beschrieben worden wie bei anderen soliden Tumoren. Ebenso können jüngste Berichte Mutationen des p53-Gens am Chromosom 17p beim Magenkarzinom bestätigen. Von besonderem Interesse ist auch das Auftreten des bcl-2-Proteins, welches ein mitochondriales Onkogen darstellt, welches für die Regulierung des physiologischen Absterbens von Zellen (Apoptose) verantwortlich ist. Störungen in der bcl-2-Expression scheinen mit einem vermehrten Auftreten von Dysplasien der Magenschleimhaut einherzugehen. Die Expression anderer Onkogene (z.B. c-myc) scheint auch beim Magenkarzinom von gewisser prognostischer Bedeutung zu sein.

4. KREBSVORSORGE

Eine Erhöhung der Rate an Magenfrühkarzinomen vergleichbar zu japanischen Daten (ca. 40%) konnte in westlichen Untersuchungen nicht erreicht werden. Neben der geringen Inzidenz des Magenkarzinoms sind dafür auch methodische Gründe der bis jetzt vorliegenden Screeningstudien verantwortlich (u.a. nicht direkt vergleichbare Klassifikation von Dysplasie und frühinvasiven Karzinomen). Subanalysen zeigen jedoch Trends zur möglichen Verringerung der Sterblichkeitsraten durch intensivere Programme beim Magenkarzinom. Ob ein Vorgehen ähnlich wie beim Mammakarzinom bei der fallenden Inzidenz zu empfehlen ist, bleibt vor allem aus sozioökonomischen Überlegungen kritisch zu diskutieren. Andererseits lassen sich doch einige Risikogruppen derzeit definieren (siehe Pathologie), bei denen eine intensive radiologische oder endoskopische Vorsorge zu rechtfertigen wäre.

5. PATHOLOGIE

5.1. Präkanzerosen

5.1.1. Präkanzeröse Konditionen (= Präkanzerosen im weiteren Sinn)

Dies sind klinische Zustandsbilder mit geringgradig erhöhtem Karzinomrisiko und umfassen die familiäre Disposition, den Zustand nach Magenresektion und die perniziöse Anämie.

5.1.2. Präkanzeröse Läsionen (= Präkanzerosen im engeren Sinn)

Dies sind histologisch faßbare Gewebsveränderungen mit erhöhtem Karzinomrisiko, die ein höheres Entartungsrisiko als präkanzeröse Konditionen aufweisen. Dazu gehören v.a. die **Dysplasie,** die schweren Formen der chronisch-atrophen Gastritis, häufig in Kombination mit der intestinalen Metaplasie (v.a. Typ III der Sydney-Klassifikation = sog. Kolontyp), die Riesenfaltengastritis (=Mb. Menetrier) und der hyperplasiogene Polyp nach Elster (entartet selbst kaum, sein Auftreten ist aber mit einer erhöhten Magenkarzinominzidenz assoziiert). Die Bedeutung des Ulcus pepticum ventriculi wird kontroversiell beurteilt.

Die **Dysplasie** ist definiert durch das Auftreten von Zellatypien, abnormer Gewebsdifferenzierung und Architektur bei fehlender Invasion und signifikant erhöhtem Entartungsrisiko. Die Dysplasie spielt als Vorläuferläsion des Karzinoms im Sinne der Dysplasie-Karzinom-Sequenz die entscheidende Rolle. Den Schweregraden nach kann eine leichte, mittelschwere und schwere Dysplasie unterschieden werden, wobei das Entartungsrisiko direkt mit dem Schweregrad der Dysplasie korreliert. Die geringe und mittlere Dysplasie kann als low-grade dysplasia zusammengefaßt und der schweren Dysplasie als high-grade dysplasia gegenübergestellt werden.

5.2. Magenkarzinom

5.2.1. Lokalisation und Makroskopie

Nach den Regeln der UICC werden hinsichtlich der Tumorlokalisation die Abschnitte Kardia, Fundus, Korpus, Antrum und Pylorus unterschieden. Bei Tumorinfiltration mehrerer dieser Regionen wird der Tumor primär der Region mit der größten Tumormasse zugeordnet. Eine präzise Lokalisationsangabe durch den Endoskopiker ist wesentlich für die Wahl der chirurgischen Behandlungsmethode.

Die Kenntnis der makroskopischen Wachstumstypen nach Borrmann ist für die gezielte Entnahme von Biopsiematerial außerordentlich wichtig und erlaubt zudem eine grobe Vorbeurteilung der Tumorausdehnung. Bei der Entnahme von Biopsiematerial müssen sowohl Proben vom Rand als auch vom Grund der makroskopisch erkennbaren Läsion entnommen werden (mindestens 6, in der Regel zwischen 6 und 12 Biopsien).

Tabelle 1: Makroskopische Typen nach Borrmann I-IV

I	Vorwiegend exophytisch wachsende, meist breitbasige polypöse Karzinome mit knolliger, papillärer, blumenkohlartiger oder zottiger Oberfläche
II	Karzinome mit zentraler schüsselförmiger Exulzeration mit steilen wallartig aufgeworfenen Rändern und relativ scharfer Abgrenzung zur Umgebung
III	Karzinome mit zentraler Exulzeration ohne wallartig aufgeworfene Ränder und mit unscharfer Abgrenzung zur Umgebung
IV	Diffuse Tumorinfiltration der Magenwand

5.3. Histologische Klassifikation

Die präoperativ im Biopsiematerial durchgeführte Lauren-Klassifikation ist zusammen mit der Primärlokalisation entscheidend für das Ausmaß der Operation (Resektionsabstände) und damit für die Wahl des chirurgischen Behandlungsverfahrens. Parallel zum Lauren-Typ soll die klassische histologische Klassifikation der WHO angewendet werden, die eine exaktere histomorphologische Subtypisierung ermöglicht.

MAGENKARZINOM

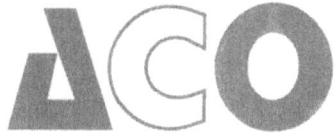

5.3.1. Lauren-Klassifikation

Intestinaler Typ: betrifft ca. 50% aller Magenkarzinome; Adenokarzinome mit intestinalen zytologischen Charakteristika. Der neoplastische Prozeß ist relativ scharf gegen das umgebende Gewebe abgegrenzt und macht daher geringere chirurgische Resektionsabstände erforderlich als der diffuse Typ. In situ ist ein Sicherheitsabstand von 4-6 cm vom Tumorrand anzustreben, der am nicht ausgespannten, unfixierten Operationspräparat 2-3 cm entspricht. Bei der Messung der Resektionsabstände durch den Pathologen am fixierten, nicht ausgespannten Operationspräparat ist zusätzlich eine weitere, fixationsbedingte Schrumpfung des Gewebes von 20-30% einzuberechnen, um klinisch-pathologische Mißverständnisse zu vermeiden (entspricht dann ca. 1,5-2,5 cm). In der Nachbarschaft von Magenkarzinomen des intestinalen Typs läßt sich häufig eine chronisch atrophe Gastritis mit intestinaler Metaplasie Typ III und dysplastischen Veränderungen nachweisen.

Diffuser Typ: betrifft ca. 40% aller Magenkarzinome; der Zusammenhalt der Tumorzellen ist vermindert, sie liegen einzeln oder in Gruppen und Strängen. Tubuläre Strukturen fehlen oder sind nur sehr spärlich ausgebildet. Vielfach kommt es zu einer Tumorinvasion makroskopisch unverdächtiger Magenmukosa. Ein Magenkarzinom vom diffusen Typ nach Lauren kann sich so mehrere Zentimeter über die makroskopisch sichtbaren Grenzen hinaus ausbreiten und erfordert daher größere chirurgische Resektions-abstände als der Intestinaltyp. Der zu fordernde In-situ-Sicherheitsabstand von 8-10 cm vom Tumorrand entspricht am unfixierten, nicht ausgespannten Operationspräparat 4-5 cm und am fixierten, nicht ausgespannten Resektat etwa 2,5-3,5 cm.

In ca. 5-10% der Fälle kann im Biopsiematerial keine eindeutige Lauren-Typisierung durchgeführt werden. Der intestinale Typ nach Lauren ist häufiger mit dem makroskopischen Typ I und der diffuse Typ häufiger mit einem Typ IV nach Borrmann assoziiert. Die 5-Jahres-Überlebensraten sind beim intestinalen Typ signifikant höher als beim diffusen.

5.3.2. Klassische histologische Klassifikation (WHO)

Adenokarzinom	Tubulärer, papillärer, muzinöser und siegelringzelliger Subtyp verschiedener Reifegrade; (ca. 90% aller Magenkarzinome)
Adenosquamöses Karzinom	Rarität
Plattenepithelkarzinom	Rarität
Undifferenziertes Karzinom	Völliger Verlust eines organoiden Aufbaues mit völligem Differenzierungsverlust der Tumorzellen; erfordert zusätzlich immunhistochemische Charakterisierung zur Abgrenzung gegenüber hochmalignen Non-Hodgkin-Lymphomen und Metastasen anderer Primärtumoren (z.B. Melanom). Die histologische Diagnosesicherung maligner mesenchymaler Magentumoren erfordert häufig ebenfalls zusätzliche immunhistochemische Untersuchungen.

5.5. Grading

Die WHO unterscheidet bei den Adenokarzinomen hoch-, mittel- und niedrigdifferenzierte Tumoren, wobei hoch- und mitteldifferenzierte als niedriger Malignitätsgrad und niedrig differenzierte als hoher Malignitätsgrad aufgefaßt werden. Diese Gradingstufen der WHO entsprechen prinzipiell den Gradingstufen der UICC und werden mit G1 bis G3 bezeichnet. Die UICC gibt zusätzlich noch einen Grad 4 an, der dem undifferenzierten Karzinom nach WHO entspricht. Auf nähere Details des histopathologischen Gradings wird nicht eingegangen, da es beim Magenkarzinom keine so große praktische Bedeutung besitzt.

5.6. Tumorstadieneinteilung – Staging

5.6.1. TNM-Klassifikation

Die Verfeinerung diagnostischer Methoden wie CT, Sonographie, Endosonographie und präoperativer Laparoskopie haben die Möglichkeiten des präoperativen, klinischen Staging in jüngster Zeit außerordentlich verbessert. Dies erscheint besonders in Zusammenhang mit möglichen „neoadjuvanten Therapiemodalitäten" von besonderer Bedeutung. Intraoperativ ist eine möglichst genaue Evaluierung der Tumorausdehnung erforderlich und festzuhalten (Tumorlokalisation-und Ausdehnung, Bestehen einer Serosainfiltration) sowie eine makroskopische Beurteilung der regionalen und juxtaregionalen Lymphknoten vorzunehmen. Peritonealkarzinose und Lebermetastasen sollten in jedem Fall histologisch verifiziert werden. Ebenso hat sich die Durchführung zytologischer Untersuchungen aus vorhandenem Aszites, Peritoneallavage und Abklatschpräparaten aus der Serosa des Magens bewährt. Die klinischen T-, N- und M-Kategorien entsprechen den pathologischen pT-, pN- und pM-Kategorien.

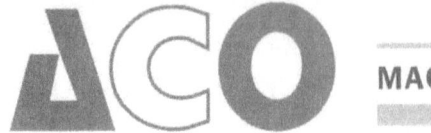

MAGENKARZINOM

5.6.2. Tumorstaging nach UICC

Der Ermittlung der Tumorstadien 0-IV nach UICC kommt wesentliche prognostische Bedeutung zu. Dabei wird das TNM-System verwendet, wobei zwischen klinischen (c-) und pathologischen (p-) TNM-Kategorien unterschieden werden muß. Durch die Einführung der endoskopischen Ultraschalldiagnostik hat sich noch zusätzlich die Verwendung der uT-, uN-, und uM-Klassifizierung etabliert. Endosonographische Befunde sind mit dem Präfix u (z.B. uT) zu kennzeichnen.

Seitens des Pathologen ist bei der histologischen Präparataufarbeitung vor allem auch auf den Serosadurchbruch sowie auf eine repräsentative Anzahl histologisch untersuchter Lymphknoten zu achten. Eine definitiv festgelegte Mindestanzahl von histologisch verifizierten Lymphknoten liegt bei mindestens 15 Lymphknoten vor. 25-35 histologisch untersuchte Lymphknoten bei Gastrektomien und circa 15-20 bei subtotalen, distalen Resektionen können jedoch als durchschnittliche Richtwerte im Sinne der Qualitätssicherung angesehen werden.

5.6.2.1. Regionäre Lymphknoten (UICC 1997)

Regionäre Lymphknoten sind die perigastrischen Lymphknoten entlang der großen und kleinen Kurvatur, die Lymphknoten entlang den Aa. gastrica sinistra, lepatica communis, lienalis, coeliaca und die hepatoduodenalen Lymphknoten. Der Befall von anderen intraabdominellen Lymphknoten wie retropankreatischen, mesenterialen oder paraaortalen Lymphknoten gilt als Fernmetastasierung. Die Zahl der befallenen Lymphknoten stellt dabei den entscheidenden Faktor dar.

Tabelle 2: TNM-Klassifikation des Magenkarzinoms (UICC 1997)

T	Primärtumor
TX	Primärtumor kann nicht beurteilt werden
T0	Kein Anhaltspunkt für Primärtumor
Tis	Carcinoma in situ: intraepithelialer Tumor ohne Infiltration der Lamina propria
T1	Tumor infiltriert Lamina propria der Mukosa oder Submukosa
T2	Tumor infiltriert Muscularis propria oder Subserosa
T3	Tumor penetriert Serosa (viszerales Peritoneum) ohne Infiltration angrenzender Strukturen[1]
T4	Tumor infiltriert angrenzende Strukturen[2,3]

Anmerkungen:

1. Ein Tumor kann sich über die Muscularis propria in das Lig. gastrocolicum oder hepatogastricum oder in das große oder kleine Netz ausbreiten, ohne das diese Strukturen bedeckende viszerale Peritoneum zu penetrieren. In diesem Fall wird der Tumor als T2 klassifiziert. Findet sich eine Perforation des viszeralen Peritoneums über den gastrischen Ligamenten oder dem großen oder kleinen Netz, ist der Tumor als T3 zu klassifizieren.
2. Benachbarte Strukturen des Magens sind Milz, Kolon transversum, Leber, Zwerchfell, Pankreas, Bauchwand, Nebenniere, Niere, Dünndarm und Retroperitoneum.
3. Intramurale Ausbreitung in Duodenum oder Ösophagus wird nach der tiefsten Infiltration in diesen Organen oder im Magen klassifiziert.

N - Regionäre Lymphknoten

NX	Regionäre Lymphknoten können nicht beurteilt werden
N0	Keine regionären Lymphknotenmetastasen
N1	Metastasen in 1-6 regionären Lymphknoten
N2	Metastasen in 7-15 regionären Lymphknoten
N3	Metastasen in mehr als 15 regionären Lymphknoten

M - Fernmetastasen

MX	Fernmetastasen können nicht beurteilt werden
M0	Keine Fernmetastasen
M1	Fernmetastasen

pTNM: Pathologische Klassifikation

Die pT-, pN- und pM-Kategorien entsprechen den T-, N- und M-Kategorien

pN0 Regionäre Lymphadenektomie und histologische Untersuchung üblicherweise von 15 oder mehr Lymphknoten

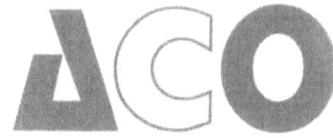

MAGENKARZINOM

Tabelle 3: Stadiengruppierung des Magenkarzinoms (UICC 1997)

Stadium 0	Tis	N0	M0
Stadium IA	T1	N0	M0
Stadium IB	T1	N1	M1
	T2	N0	M0
Stadium II	T1	N2	M0
	T2	N1	M0
	T3	N0	M0
Stadium IIIA	T2	N2	M0
	T3	N1	M0
	T4	N0	M0
Stadium IIIB	T3	N2	M0
Stadium IV	T1,T2,T3	N3	M0
	T4	N1,N2,N3	M0
	jedes T	jedes N	M1

5.6.3. Residualtumorklassifikation

Die Kombination der Residualtumor-Klassifikation und des TNM-Systems (inkl. Staging 0-IV) ist sinnvoll. Die Residualtumor- (-R)Klassifikation der UICC bezeichnet das Fehlen oder Vorhandensein von nachweisbarem Residualtumor nach erfolgter Behandlung und wird mit dem Symbol R beschrieben.

R0 - kein nachweisbarer Resttumor

R1 - mikroskopisch nachweisbarer Resttumor (z.B. tumorbefallener Resektionsrand)

R2 - makroskopisch nachweisbarer Residualtumor

Daher gelten sowohl ein lokoregionärer Tumor als auch z.B. nicht resezierbare Lebermetastasen als Residualtumor. Die R-Klassifikation sollte bei Magenkarzinomen in jedem Fall durchgeführt werden, da primär palliative Eingriffe (R1-, R2-Resektionen) von potentiell kurativen (R0-Resektionen) unterschieden werden. Diese Unterscheidung ist prognostisch höchst signifikant. Fälle, bei denen die Residualklassifikation nicht eindeutig möglich ist, sind mit RX zu klassifizieren. Seitens des Pathologen müssen bezüglich der R-Klassifikation nicht nur der orale und der aborale chirurgische Resektionsrand, sondern auch die Resektionsflächen des Halteapparates (kleines Netz, Ligamentum gastrocolicum etc.) histologisch untersucht werden. Bei organüberschreitenden Resektionen sind die Resektionsflächen am mitresezierten Organ analog histologisch zu untersuchen.

5.6.4. Metastasen

Metastasen in retropankreatischen, mesenterialen und paraaortalen Lymphknoten (früher pN3) werden nach der Neufassung der TNM-Klassifikation 1997 als Fernmetastasen (pM1 LYM) klassifiziert. Dies wird damit begründet, daß der Befall dieser Lymphknotenstationen prognostisch Fernmetastasen (pM1) in anderen Organen, z.B. Lebermetastasen, entspricht. Die pM1-Kategorien können durch Angabe des jeweiligen Organs näher definiert werden, z.B. entspricht pM1 HEP Lebermetastasen. Für die Bestimmung der klinischen Tumorstadien I bis IV werden pT-, pN- und pM-Stadien herangezogen.

MAGENKARZINOM

5.7. Spezielle Begriffe

5.7.1. Magenfrühkarzinom

Das Magenfrühkarzinom ist durch die Beschränkung des neoplastischen Prozesses auf die Magenmukosa (Mukosatyp) oder auf die Mukosa und Submukosa (Submukosatyp) definiert, unabhängig von der Flächenausdehnung und unabhängig vom Lymphknotenstatus. Die Muscularis propria des Magens ist dabei tumorfrei, was nur nach kompletter histologischer Aufarbeitung des Tumors bewiesen werden kann.

Die Diagnose „Magenfrühkarzinom" kann daher präoperativ im Biopsiematerial nur vermutet und muß daher im Operationsmaterial bewiesen werden. In Europa und den USA liegt der Prozentsatz der Magenfrühkarzinome bezogen auf die Gesamtzahl operierter Magenkarzinompatienten zwischen 5 und 25%, in Japan bei cirka 35-50% (hohe Inzidenz/flächendeckendes Screeningprogramm, aber auch Unterschiede der Definitionen von Dysplasie und frühinvasiven Karzinomen). Die 5-Jahres-Überlebensrate beim Magenfrühkarzinom liegt durchschnittlich bei über 90% und unterstreicht, daß die Früherfassung ein entscheidender Faktor des Therapieerfolges ist. Beim Magenfrühkarzinom werden entsprechend der Japanischen Gesellschaft für gastro-enterologische Endoskopie folgende makroskopischen Typen unterschieden:

Tabelle 4: Typen des Magenfrühkarzinoms

I	exophytisch vorgewölbt
IIa	oberflächlich erhaben
IIb	eben
IIc	oberflächlich eingesenkt
III	exkaviert

Bei Magenfrühkarzinomen finden sich häufiger intestinale als diffuse Typen nach Lauren. Lymphknotenmetastasen sind beim Mukosatyp in etwa 2-10% und beim Submukosatyp in etwa 4-20% der Fälle nachweisbar. Magenfrühkarzinome erfordern daher prinzipiell ebenso wie fortgeschrittene Magenkarzinome eine radikale chirurgische Therapie mit konsequenter Lymphadenektomie. Magenfrühkarzinome entsprechen definitionsgemäß den Karzinomen der pT1-Kategorie der UICC und damit zu ca. 95% den Stadien IA und IB nach UICC. Lediglich Magenfrühkarzinome der Kategorie pT1 N2 M0 sind bereits einem Stadium II in der UICC zuzuordnen.

5.7.2. Kardiakarzinom

Magenkarzinome am ösophago-gastralen Übergang werden als Kardiakarzinome bezeichnet und sind von isolierten Karzinomen des Fundus ventriculi, von ausgedehnten Karzinomen des Corpus ventriculi oder des gesamten Magens abzugrenzen. Da es sich dabei in allen Regionen prinzipiell um ähnliche histologische Tumortypen oder Subtypen handelt, ist eine eindeutige Zuordnung der Primärlokalisation rein histologisch vielfach nicht möglich. Der Tumor ist nach den Regeln der UICC der Region mit der größten Tumormasse zuzuordnen. Außer der Abgrenzung gegenüber den Magenkarzinomen anderer Primärlokalisationen ist das Kardiakarzinom weiters von den Adenokarzinomen des distalen Ösophagus (z.B. bei Barrett-Ösophagus) abzugrenzen. Plattenepithelkarzinome im ösophago-gastralen Übergangsbereich sind praktisch immer als distale Ösophaguskarzinome aufzufassen. Die histologische Klassifikation des Kardiakarzinoms folgt prinzipiell den bereits angeführten Klassifikationsrichtlinien. Kardiakarzinome werden allerdings meist in fortgeschritteneren Stadien operiert und dementsprechend ist die Prognose durchschnittlich noch schlechter als bei Magenkarzinomen anderer Lokalisationen.

5.8. Schnellschnitt-, Paraffinhistologie

Eine intraoperative Schnellschnittuntersuchung ist dann indiziert, wenn davon die weitere operative Vorgangsweise abhängt (z.B. die Untersuchung chirurgischer Resektionsränder und Lymphknoten auf Tumorfreiheit oder eine fragliche Infiltration der Resektionsfläche eines mitresezierten Nachbarorganes mit eventuell notwendiger Erweiterung des Eingriffs). Die histologische Verifikation einer diffusen Peritonealkarzinose im intraoperativen Schnellschnitt ermöglicht die Einschränkung des operativen Vorgehens auf einen Palliativeingriff.

Für eine exakte makroskopische Aufarbeitung und Paraffinhistologie soll das Operationspräparat im Idealfall unmittelbar nach der Operation im nichteröffneten Zustand an den Pathologen übergeben werden. Bei längerer Transportdauer soll das Präparat an der großen Kurvatur eröffnet und auf einer Korkplatte aufgespannt werden. Eine anschließende rasche Formalinfixierung (10% gepufferte Formaldehydlösung) dient einer guten Qualität der histologischen Schnittpräparate. Bei Verdacht auf ein Magenfrühkarzinom sollte zusätzlich die Biopsiestelle am unfixierten Präparat fadenmarkiert werden, um die Auffindung solcher Bezirke zu erleichtern.

MAGENKARZINOM

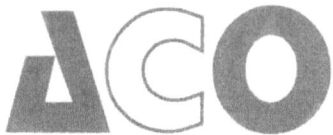

6. PRÄOPERATIVE DIAGNOSTIK

Obligate Untersuchungen
- Magen-Röntgen
- Endoskopie mit mindestens 6-12 Biopsien (Lauren)
- Oberbauch-Sonographie
- Thorax-Röntgen

Fakultative Untersuchungen
- Endosonographie (Aussagekraft über T-Kategorie = uT)
- CT/MR
- Angiographie
- Laparoskopie (Karzinosediagnostik!)

6.1. Operationsvorbereitung

Eine gute Operationsvorbereitung vermag Komplikationen und Letalität wesentlich zu senken. Bestandteile der OP-Vorbereitung sind die Korrektur der oft bestehenden katabolen Stoffwechsellage, Ausgleich von Elektrolyt- und Flüssigkeitsdefiziten sowie von Anämien. Weiters liegt das Augenmerk auf der Besserung oder Behebung bestehender Organinsuffizienzen bzw. Stoffwechselstörungen (Diabetes, Niereninsuffizienz). Bei einer Magenausgangsstenose empfiehlt sich das Legen einer nasalen Magensonde, die parenterale Ernährung über einen zentralen Venenzugang durchzuführen und unmittelbar präoperativ eventuell die Magenspülung am bereits intubierten Patienten vorzunehmen. Eine suffiziente Dickdarmvorbereitung (ortho- oder retrograde Darmspülung) ist grundsätzlich durchzuführen (notwendige Erweiterung des Eingriffes, eventuell notwendiger Magenersatz mittels Kolon).

7. OPERATIVE THERAPIE

7.1. Resektion

7.1.1. Kurative Resektion

Die vollständige Entfernung des Tumors bedeutet beim Magenkarzinom die einzige Chance auf Heilung. Die kurative Resektion umfaßt die Entfernung des tumortragenden Magenabschnittes weit im Gesunden einschließlich des großen und kleinen Netzes, die Entfernung des vorderen Blattes des Mesocolon transversum und der Pankreaskapsel (bei Tumorkontakt) sowie die Dissektion der regionalen Lymphknoten und die Wiederherstellung der Passage. Ein zentrales Problem der kurativen Resektion betrifft die Festlegung der wahren Tumorgrenzen, besonders in Bezug auf den Lymphknotenbefall, welche auch bei noch so exaktem prä- und intraoperativen Staging schwer abschätzbar ist. Daher ist die komplette lokoregionale Tumorentfernung mit adäquaten Sicherheitsabständen (RO-Resektion) der wichtigste prognostische Faktor, der ausschließlich durch eine möglichst radikale Lymphadenektomie erreicht werden kann.

7.1.2. Sicherheitsabstand und Resektionsausmaß

Bei der Bemessung des Sicherheitsabstandes muß die unterschiedliche intramurale, makroskopisch nicht sichtbare Ausbreitung der beiden histomorphologischen Typen des Magenkarzinoms (Lauren) berücksichtigt werden. Da der intestinale Typ intramurale Metastasen nur in maximal einigen mm Entfernung vom makroskopischen Tumorrand setzt, genügt ein proximaler Sicherheitsabstand von 4-6 cm in situ. Beim diffusen Typ lassen sich dagegen Metastasen in mehreren cm (!) Entfernung vom makroskopisch sichtbaren Tumorrand nachweisen, sodaß ein Sicherheitsabstand von 8-10 cm in situ unbedingt einzuhalten ist (dem entsprechen am frischen, unfixierten, unausgespannten Präparat 3 bzw. 5 cm, beim fixierten Präparat ca. 20-30% weniger). Unter Berücksichtigung der Tumorlokalisation, des histologischen Typs und des Sicherheitsabstandes ergeben sich demnach folgende chirurgische Richtlinien:

A. Die subtotale aborale Resektion wird durchgeführt beim
- Magenkarzinom vom Intestinaltyp (Lauren) mit Lokalisation im unteren oder mittleren Magendrittel (wenn Einhaltung des oralen Sicherheitsabstandes von 4-6 cm in situ möglich),
- Magenkarzinom vom diffusen Typ (Lauren) mit Lokalisation im unteren Magendrittel (bei Einhaltung des oralen Sicherheitsabstandes von 10 cm in situ).

MAGENKARZINOM

B. Die Gastrektomie wird durchgeführt beim
- Magenkarzinom vom diffusen Typ (Lauren) – Regeloperation (Einhaltung des oralen Sicherheitsabstandes von 10 cm in situ),
- Magenkarzinom vom Intestinaltyp (Lauren) mit Lokalisation im oberen Magendrittel (bei Einhaltung des oralen Sicherheitsabstandes von 4 cm in situ).

C. Die Kardiafundektomie ist bei kurativer Zielsetzung aus onkologischen Gründen abzulehnen.

Die therapeutische Sicherheit der chirurgischen Radikalität wird durch eine intraoperative Schnellschnittuntersuchung der Schnittränder erhöht.

7.1.3. Radikale Lymphadenektomie beim Magen

Am Magen bestehen prinzipiell 3 Lymphabflußzonen, welche den Versorgungsgebieten der drei großen Gefäße des Truncus coeliacus, nämlich A. gastrica sinistra, A. hepatica communis und A. lienalis, entsprechen, sich aber weit überschneiden. Tumoren an der kleinen Kurvatur drainieren entlang der A. gastrica sinistra, Tumore im Fundus-, Kardiabereich zusätzlich über die A. lienalis, Tumoren im Korpus und Antrum großkurvaturseitig, über die A. gastroepiploica dextra und A. hepatica communis.

Die perigastrischen Lymphknoten (der ersten Station) liegen der Magenwand unmittelbar an und werden in die Lymphknotengruppen 1-6 unterteilt. Die Lymphknoten der zweiten Station liegen entlang der großen Gefäße und umfassen die Gruppen 7-11. Noch tumorfernere Gruppen (dritte Station) umfassen die Gruppen 12 (A. hepatica propria), 13 (retropankreatisch, retrodudodenal), 14 (A. mesenterica sup.), 15 (A. colica media), 16 (paraaortal) und 110, 111 (paraösophageal).

Eine D1-Dissektion bedeutet die Entfernung der Gruppen 1-6 bei der Gastrektomie oder 3-6 bei der subtotalen Gastrektomie. Eine D2-Dissektion bedeutet die zusätzliche Entfernung der Gruppen 7-11 bei der Gastrektomie oder 7-9 bei der subtotalen Gastrektomie. Bei der D3-Dissektion werden zusätzlich die Gruppen 12, 13, 14, 15, 110, 111, und evtl. 16 entfernt.

Die prophylaktische regionäre Lymphadenektomie ist ein zu forderndes Grundprinzip der onkologischen Chirurgie, einmal wegen der Notwendigkeit des Stagings, zum anderen aus Radikalitätsgründen. Im Stadium II und IIA führt die radikale Lymphknotendissektion zu einer signifikanten Verbesserung des Überlebens bei Patienten mit den Kategorien pN0 und pN1 (UICC). Morbiditäts- und Letalitätsraten sind bei entsprechender Erfahrung des Chirurgen nicht erhöht (German Gastric Cancer Study, National Cancer Center Tokyo, Memorial Sloan-Kettering Center New York). Jüngste Erfahrungen zeigen, daß lediglich eine Erweiterung des Eingriffes durch obligate Entfernung der Pankreaskapsel sowie eine Pankreasresektion zu einer deutlichen Morbiditäts- sowie Mortalitätserhöhung führen und daher – bei fehlender Prognoseverbesserung – zu vermeiden sind.

Eine radikale Lymphknotendissektion bedeutet die En-bloc-Resektion des zu entfernenden Magenabschnittes, der perigastrischen Lymphknoten 1-6 bei der Gastrektomie, 3-6 bei subtotalen Resektionen; der Lymphknotenstationen 1-7 bei der Gastrektomie, 7-9 bei der subtotalen Gastrektomie sowie partiell der Stationen 12, 13. Diese Form der Lymphadenektomie entspricht in etwa einer R3-Dissektion japanischer Autoren und sollte bei entsprechender standardisierter pathologischer Aufarbeitung die Entfernung von durchschnittlich mehr als 25 Lymphknoten ergeben.

7.1.4. Splenektomie

Die Indikation zur Splenektomie ist an den Befall der Lymphknoten des Milzhilus und der A. lienalis gebunden. Die Häufigkeit von Lymphknotenmetastasen dieser Region ist – abgesehen vom histologischen Typ und der Infiltrationstiefe des Tumors – wesentlich von der Lokalisation des Primärtumors abhängig. Bei Tumorsitz im distalen Magendrittel finden sich lediglich in 0-10% Lymphknotenmetastasen an der Milzarterie und im Milzhilus. Der Lymphknotenbefall steigt bei Tumorsitz im mittleren Drittel auf bis zu 50% und bei Sitz im proximalen Drittel auf bis zu 75%. Ein Befall der Hiluslymphknoten der Milz ist demnach umso eher zu erwarten, je weiter proximal der Tumor sitzt und je größer die Infiltrationstiefe ist. Die Lymphknotenstation 11 kann bei geplanter Splenektomie nach Mobilisierung von Milz und Pankreas einfach entfernt werden, en bloc mit der A. lienalis, nach Ligatur etwa 2 cm nach ihrem Abgang (Maruyama-Manöver). Die obligate Splenektomie sollte infolge der damit verbundenen Erhöhung der Komplikationsrate unterlassen werden.

Tabelle 5: Unter Berücksichtigung von Lokalisation und Infiltrationstiefe empfiehlt sich folgendes Vorgehen:

A. Keine Splenektomie
- Bei T1-Tumoren (Magenfrühkarzinom)
- Bei T2-Tumoren (im distalen und mittleren Magendrittel)

B. Splenektomie
- Bei T3-Tumoren (im mittleren Magendrittel)
- Bei T2-, T3-Tumoren (im proximalen Magendrittel)

MAGENKARZINOM

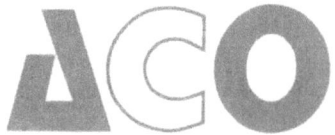

7.2. Rekonstruktion nach Gastrektomie

Die Roux-Y-Rekonstruktion (mit weit distaler aboraler Anastomose) stellt einen technisch einfachen, zeitsparenden und vom Ergebnis her guten Kompromiß gegenüber anderen Techniken wie der Interposition einer ausgeschalteten Jejunumschlinge zwischen Ösophagus und Duodenum (Longmire-Seo-Gütgemann) oder Ösophagojejunostomien mit Ersatzmagenbildung (Hunt-Lawrence-Rodino, Siewert-Peiper) dar. Einfache Ösophagojejunostomien mit langer Braunscher Anastomose (Schloffer, Graham) führen zu ösophagitischen Beschwerden und sollten nur mehr in Ausnahmefällen zur Anwendung kommen.

7.3. Erweiterte Resektion

Eine Ausdehnung der Resektion auf Nachbarorgane ist dann indiziert, wenn der Eingriff durch die Ausweitung kurativ wird, makroskopisch der Verdacht auf eine Tumorinvasion vorliegt und der Allgemeinzustand des Patienten keine Kontraindikation darstellt. Die distale Pankreasresektion hat sich wegen der häufig auftretenden Komplikationen und der damit verbundenen Morbidität bei bekannter schlechter Prognose nicht bewährt (German Gastric Cancer Study).

7.4. Palliative Resektion

Die Erfahrung hat gezeigt, daß die palliative Resektion zu einer Verlängerung der Überlebenszeit und zu einer Verbesserung der Lebensqualität führt. Die Letalität palliativer Resektionen liegt bei weiter Indikationsstellung zwar höher als bei kurativen Resektionen, ist jedoch nicht höher als bei nichtresezierenden palliativen Eingriffen. Palliative Resektionen sind besonders dann indiziert, wenn die belastenden Symptome durch den Primärtumor (z.B. Stenosierung) verursacht sind. Eine erweiterte Resektion ist bei palliativen Operationen nur dann durchzuführen, wenn dadurch eine schwerwiegende Tumorkomplikation abgewendet werden kann (z.B. Kolonobstruktion). Palliative resezierende Operationsverfahren können auch bei Tumorkomplikationen wie Blutung oder Perforation notwendig werden. Kontraindikationen für palliative resezierende Verfahren sind eine diffuse Peritonealkarzinose, diffuse Lebermetastasierung, Aszites, massiver Pankreas- und Duodenalkopfbefall. Ob der Einsatz neoadjuvanter Chemotherapie mit „Second-look"-Verfahren bei lokal fortgeschrittenem Karzinom (ohne Fernmetastasierung, ohne Peritonealkarzinose) einer R2-Resektion vorzuziehen ist, muß derzeit noch abgewartet werden.

7.4.1. Chirurgie von Fernmetastasen

Eine chirurgische Entfernung von Fernmetastasen ist nur dann sinnvoll, wenn die Tumorabsiedelungen isoliert, gut begrenzt und auf ein Organ beschränkt sind und der Primärtumor radikal entfernt werden konnte. Weiterhin müssen die Lokalisation der Metastasen und der Zustand des Patienten eine Resektion ohne allzu großes Risiko erwarten lassen.

7.4.2. Palliative Eingriffe ohne Resektion

Nach nichtresezierenden palliativen Eingriffen gleicht die Überlebenszeit dem Spontanverlauf. Bei technischer Inoperabilität (Infiltration lebenswichtiger Strukturen) oder prognostischer Inoperabilität (disseminiertes Tumorstadium, diffuse Peritonealkarzinose) bleibt zur chirurgischen Linderung der Tumorbeschwerden nur mehr die Möglichkeit eines nichtresezierenden palliativen Eingriffs. Durch den Primärtumor verursachte Stenosebeschwerden können durch eine Umgehungsanastomose oder durch die Implantation einer Endoprothese (Celestin, Atkins) gebessert werden. Die Endoprothese kann bei schlechtem Allgemeinzustand auch endoskopisch, evtl. nach vorangegangener Lumenerweiterung durch Tumor-Laserung, eingebracht werden. Eine Ernährungsfistel (Witzel) führt eher zu einer Verlängerung des Leidens als zu einer Verlängerung des Lebens.

7.5. Besonders gelagerte Fälle

7.5.1. Das Karzinom im operierten Magen („Magenstumpfkarzinom")

Es handelt sich um ein Karzinom im Restmagen nach vorangegangener Resektion aus benigner Ursache, dessen Prognose schlecht ist. Es gelten unverändert die Regeln der Magenkarzinomchirugie. Bei Einhaltung des Sicherheitsabstandes kann auch ein Zwei-Höhlen-Eingriff notwendig sein. Die Diskussion über die Sinnhaftigkeit eines standardisierten, endoskopischen Follow-up von Patienten mit Magenresektion zur Früherkennung des Magenstumpfkarzinoms wird kontroversiell geführt. Fest steht, daß einmal festgestellte Dysplasien im Restmagen als potentielle Risikofaktoren anzusehen sind, die eine individuelle, engmaschige Nachkontrolle rechtfertigen.

7.5.2. Rezidivoperationen

Rezidive nach Gastrektomien sind so gut wie immer inoperabel, da es sich meistens um eine Kombination von Tumormanifestationen an Lymphknoten, perigastrischem Gewebe sowie Leber und Peritoneum handelt. Aussicht auf Heilung besteht bei einem umschriebenen Lokalrezidiv nach subtotaler Magenresektion. Es ist eine En-bloc-Entfernung des

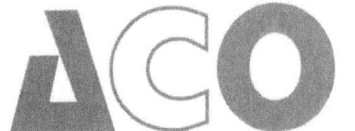

MAGENKARZINOM

Magenrestes, der Milz und eventuell eine Pankreaslinksresektion erforderlich. Da bei Rezidivtumoren die präoperative Abschätzung der Operabilität schwierig ist, muß bei histologischem Nachweis eines lokalen Tumorrezidivs, ausreichendem Allgemeinzustand und Fehlen von Hinweisen einer Generalisation des Tumorleidens zur Klärung der Operabilität eine explorative Laparotomie durchgeführt werden. Die Langzeitprognose ist in der Regel ungünstig.

8. ADJUVANTE THERAPIE

8.1. Adjuvante perioperative Therapie

Eine perioperative adjuvante Chemo- oder Radiotherapie kurativ operierter Patienten hat bisher zu keinen gesicherten positiven Ergebnissen geführt.

8.2. Palliative Therapie

8.2.1. Palliative Chemotherapie

Das Magenkarzinom ist mäßig chemotherapiesensibel. Die wirksamsten Substanzen sind Adriamycin, Cis-Platin, 5-FU, Mitomycin C und Etoposid (Remissionsraten von 20-30%). Der Einsatz von Kombinationsregimen wie 5-FU, Adriamycin und hochdosiertem Methotrexat mit „leucoverin rescue" (FAMTX) sowie Etoposid, Adriamycin, Cisplatin (EAP), die Anfang der 90er Jahre vereinzelt Remissionsraten bis 50% gezeigt hatten, sollte wegen der hohen toxischen Nebenwirkungen (vorwiegend Myelosuppression) verlassen werden. Im Gegensatz dazu scheint die kontinuierliche Infusion von 5-FU bei deutlich geringerer Toxizität gleiche Ansprechraten zu erreichen. Die Remissionsdauer bei Kombinationstherapie beträgt 5-9 Monate mit einer mittleren Überlebenszeit der Responder von 12-13 Monaten gegenüber 3-5 Monaten bei Non-Respondern. Unbehandelte Patienten leben im Mittel 4-6 Monate. Der Einsatz immunmodulierender Substanzen (Interferon) sowie die Dosiserhöhung unter Einsatz von colony stimulating factors (GMCSF) hat vereinzelt eine Verbesserung der Remissionsdauer erbracht, muß jedoch erst an einem größeren Patientenkollektiv kontrolliert überprüft werden.

Grundsätzlich besteht die Indikation zu einer palliativen Chemotherapie bei einem inoperablen oder metastasierten Magenkarzinom, wobei das Alter, der Allgemeinzustand des Patienten, die lokale Ausbreitung des Tumors sowie der Metastasierungstyp die Therapiemodalität bestimmen.

Die Durchführung einer additiven Chemotherapie (bei nicht-radikal reseziertem Magenkarzinom mit mikroskopisch zurückgebliebenem Tumor) sowie einer präoperativen neo-adjuvanten Chemotherapie (bei lokal fortgeschrittenem, nicht sicher kurativ operablem Magenkarzinom) sollte nur innerhalb klinischer Studien durchgeführt werden, da ein Beweis der Wirksamkeit bei diesen Indikationen bislang nicht erbracht werden konnte. Dasselbe gilt für die regionale Anwendung von Zytostatika wie z.B. die intraarterielle Perfusion über die A. hepatica propria bei Lebermetastasen sowie die intraperitoneale Chemotherapie.

8.2.2. Palliative Radiotherapie

Die relative Strahlenempfindlichkeit der Magenwand erlaubt es nicht, größere Abschnitte mit mehr als 30-50 Gy zu belasten. Deshalb können nur kleinere Abschnitte wie z.B. ein stenosierendes Rezidiv lokal bestrahlt werden. Insgesamt ergaben Versuche mit einer prä-, intra- oder postoperativen Strahlentherapie bisher enttäuschende Ergebnisse.

8.2.3. Kombination Radio- und Chemotherapie

Die Wirksamkeit einer Kombination von Radio- und Chemotherapie wird in der Literatur unterschiedlich beurteilt und kann derzeit nicht als Standard empfohlen werden.

8.2.4. Immuntherapie

Die Immuntherapie hat bei der klinischen Behandlung des Magenkarzinoms bisher keinerlei praktischen Wert gezeigt.

9. VORSORGEUNTERSUCHUNGEN

Präkanzeröse Konditionen (klinische Zustandsbilder mit geringgradig erhöhtem Karzinomrisiko) und präkanzeröse Läsionen (histologisch faßbare Gewebsveränderungen mit erhöhtem Karzinomrisiko) verlangen auch bei Symptomfreiheit eine vorsorgliche lebenslängliche Kontrolle. Die Intervalle der gastroskopischen Vorsorgeuntersuchungen richten sich vor allem nach dem Grad der Dysplasie, der mit dem Entartungsrisiko korreliert.

MAGENKARZINOM

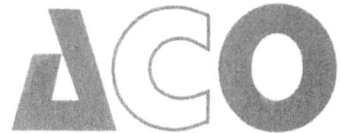

9.1. Präkanzeröse Konditionen

Alle länger (Wochen) anhaltenden Oberbauchbeschwerden sind besonders bei positiver familiärer Anamese unbedingt endoskopisch abzuklären. Patienten mit einem Zustand nach Magenresektion aus benigner Ursache sind ab dem 50. Lebensjahr jährlich zu gastroskopieren. Bei perniziöser Anämie mit fehlender oder geringgradiger Dysplasie ist alle 3 Jahre, bei mittelgradiger Dysplasie jährlich eine endoskopische Vorsorgeuntersuchung durchzuführen.

9.2. Präkanzeröse Läsionen

Beim Morbus Menetrier sollte wegen des erhöhten Risikos halbjährlich eine Gastroskopie vorgenommen werden. Bei den übrigen Formen von präkanzerösen Läsionen ist bei fehlender oder geringradiger Dysplasie alle 3 Jahre, bei Vorliegen von mittelgradigen Dysplasien jährlich eine gastroskopische Kontrolluntersuchung durchzuführen. Adenome mit oder ohne schwere Dysplasie werden grundsätzlich komplett entfernt (wenn möglich endoskopisch), danach erfolgt jährliche eine Kontrollgastroskopie. Multizentrische schwere Dysplasien außerhalb eines Adenoms sind halbjährlich zu gastroskopieren.

9.3. Helicobacter pylori

Epidemiologische Untersuchungen der jüngeren Zeit zeigen eine enge Korrelation zwischen dem Auftreten von Magenkarzinomen und der Besiedelung der übrigen Magenmucosa mit dem Helicobacter pylori.

10. NACHSORGE

Ziel der Nachsorge ist die Früherkennung eines Rezidivs, die Behandlung von Fehlregulationen und Ernährungsstörungen und die Beurteilung von Therapieverfahren.

10.1. Nachsorgeintervall

Die Abstände der Kontrolluntersuchungen orientieren sich am wahrscheinlichen Zeitpunkt des Auftretens eines Rezidivs sowie an der Möglichkeit einer neuerlichen kurativen Operation. In den ersten beiden postoperativen Jahren treten 50-90% aller Rezidive auf. Grundsätzlich lassen sich nur die seltenen Anastomosenrezidive chirurgisch radikal therapieren.

10.2. Laborstatus

Dieser soll Blutbild, Hämoglobin, Blutsenkungsgeschwindigkeit, Transaminasen, Bilirubin, Gesamteiweiß, Eisen, Natrium, Kalium und Kalzium umfassen. Tumormarker (CEA, CA 19-9) sind in der Nachsorge nur dann diagnostisch nutzbar, wenn diese bei einer präoperativen Bestimmung erhöht waren und postoperativ abgesunken sind.

10.3. Sonographie

Die Sonographie ist für die Metastasensuche (Leber) von Bedeutung. Moderne bildgebende Verfahren wie CT und MR sollten nur dann zur Anwendung kommen, wenn sich daraus therapeutische Konsequenzen ergeben.

10.4. Endoskopie

Da der Großteil der Rezidive des Magenkarzinoms „extraluminal" auftritt und das sogenannte „Anastomosenrezidiv" eher eine Rarität darstellt, wird der obligate Einsatz der Endoskopie im Rahmen der Nachsorge zum Teil kritisch diskutiert. Ohne Zweifel sollte besonders nach Gastrektomie eine endoskopische Überprüfung der Durchgängigkeit der Ösophago-Jejunostomie etwa drei Monate nach der Operation empfohlen werden. Eine engmaschige Endoskopienachsorge sollte lediglich beim Magenfrühkarzinom in Erwägung gezogen werden.

10.5. Behandlung von Funktionsstörungen und Mangelzuständen

Eine wesentliche Aufgabe der Nachsorge ist in der Betreuung der Patienten in Hinblick auf Operationsfolgen wie Funktionsstörungen und Mangelzuständen zu sehen, die besonders häufig nach Gastrektomien auftreten. Um einem Gewichtsverlust durch die mangelhafte Ausnützung der Nahrung vorzubeugen, soll die Gesamtkalorienzufuhr etwa das 1½-fache der Normalkost (verteilt auf 6-8 Mahlzeiten) mit ausreichendem Eiweiß- und Fettanteil betragen. Nach Gastrektomie ist lebenslang die parenterale Zufuhr von Vitamin B12 (alle 4 Wochen 1000 µg Vit. B12 i.m.) erforderlich, da der Intrinsic-Faktor fehlt. Die Applikation von Eisen ist nur bei einem Hämoglobin unter 12g% indiziert (zuerst parenteral bis zur Normalisierung des Hämoglobinwertes, dann orale Zufuhr von zweiwertigen Eisenpräparaten). Durch Unverträglichkeit von Milchprodukten können sich Hypokalzämien und Osteopathien entwickeln, die durch orale Verabreichung von Kalzium sowie durch parenterale Zufuhr von Vitamin D (zunächst wöchentlich bis zur Beschwerdefreiheit, dann monatlich Vit. D 300 000 I.E. i.m.) behandelt werden.

11. PROGNOSE

Tabelle 6: Mediane Überlebenszeit und 5-Jahres-Überlebensrate nach Resektion in Abhängigkeit vom UICC-Stadium

UICC-Stadium	Mediane ÜLZ (Monate)	5-Jahres-Überleben (Prozent)
IA	–	85,2
IB	–	69,2
II	40,8	43,7
IIIA	18,9	28,6
IIIB	13,8	17,7
IV	8,4	8,7

Die Prognose des Magenkarzinoms hängt hauptsächlich von der Infiltrationstiefe des Tumors und vom Lymphknotenbefall ab. Weitere prognostische Faktoren sind die Histomorphologie und Lokalisation des Tumors sowie die sogenannten Wirtsfaktoren wie Alter, Geschlecht, Begleiterkrankungen und Immunologie. Bei unbeeinflußtem Krankheitsverlauf sind innerhalb eines Jahres nach Diagnosestellung 90% der Magenkarzinompatienten verstorben. Nur durch ein resezierendes Operationsverfahren kann die Prognose entscheidend verbessert werden.

12. LITERATUR

Borrmann R.: Geschwülste des Magens. In: Henke F.U., Lubarsch O. (ed.): Handbuch des speziellen pathologischen Anatomie und Histologie. Springer, Berlin-Heidelberg (1926), Bd IV/1

Boku T., Nakane Y., Minoura T., Takada H.,Yamamura M., Hioki K., Yamamoto M.: Prognostic significance of serosal invasion and free intraperitoneal cancer cells in gastric cancer. Br.J.Surg. (1990), 77:436-439

Dold U., Hermanek P., Höffken K., Sack H.; Praktische Tumortherapie. Thieme Verlag, Stuttgart-New York (1993)

Dent D.M., Madden M.V., Price S.K.: Randomised comparison of R1 and R2 gastrectomy for gastric carcinoma. Surg. Gynecol. Obstet (1990), 170:488-494

Gall F.P.: Histologie- und stadiengerechte Chirurgie beim Magenkarzinom. In: Gall F.P., Hermanek P., Hornig D. (eds): Magenkarzinom. Epidemiologie, Pathologie, Therapie und Nachsorge. Bd2: Fortschritte in der Chirurgie. Zuckerschwendt, München-Bern-Wien-San Francisco. (1986), 80-89

Hermanek P.: Magenkarzinom - Typing, Grading, Staging. In: Gall F.P., Hermanek P., Hornig D.: (eds.): Magenkarzinom. Epidemiologie, Pathologie, Therapie, Nachsorge. Bd2: Fortschritte in der Chirugie. Zuckerschwendt, München-Bern-San Francisco (1986), 36

Hermanek P.; Schnellschnittuntersuchung, Leistungsfähigkeit,Indikation. Chir. Praxis (1985), 34:375

Jatzko G., Lisborg P., Klimpfinger M.: Extended lymphadenectomy for early gastric cancer. Jap.J.Clin.Oncol (1992), 22: 26-29

Klimpfinger M.: Pathologische Klassifikation im Magenkarzinom. Acta chir. Austr. 1993), 25 (Fb):13-17

Lauren P.: The two histological main types of gastric carcinoma. Acta Pathol. Microbiol. Scand. (1965), 64: 31-49

Lighdale C.,Botet J.,Brennan M.:Endoscopic ultrasonography compared to computerized tomography for preoperative staging of gastric cancer. Gastrointest. Endoscop. (1989), 67: 1181-1188

Nishi M.,Nakajima T., Kajitani T.: he Japanese research society for gastric cancer - the generalrules for gastric cancer study and an analysis of treatment results based on the rules. In: Preece P.E., Cuschieri A., Wellwood J.M. (eds.): Cancer of the stomach. Grune u. Stratton, New York. (1986), 107-121

Noguchi Y., Imada T., Masumoto A.: Radical surgery for gastric cancer: A review of the Japanese experience. Cancer (1989), 64:2053-2062

Maruyama K., Gunven P.,Okabayashi K., Sasako M.,Kinoshita T.: Lymph node metastases of gastric cancer. Ann. Surg. (1989), 210:596-602

Murahami Z. (ed.): Early cancer. Gann Monograph on Cancer Research 11. University of Tokyo Press (1971)

Pacelli F., Doglietto G.B., Bellantone R., Alfieri S., Sagadari A., Crucitti F.: Extensive versus limited lymph node dissection for gastric cancer: a comparative study of 320 patients. Br.J.Surg. (1993), 80:1153-1156

Smola M.G., Rosen H. (Hrsg.): ACO-Consensus-Bericht Magenkarzinom der ACO-Arbeitsgemeinschaft für Chirurgische Onkologie der Österreichischen Gesellschaft für Chirurgie (1995)

Shiu M.H., Perotti M., Brennan M.F.: Adenocarcinoma of the stomach. A multivariate analysis of clinical, pathological and treatment factors. Hepatogastroenterology (1989), 36:7-12

Siewert J.R., Böttcher K., Roder J.D., Busch R., Hermanek P., Meyer H.J. and the German Carcinoma Study group. Prognostic relevance of systemic lymph node dissection in gastric carcinoma. Br.J.Surg. (1993), 80:1015-1018

Watanabe H., Jass I.R., Sobin L.H.: Histologica Typing of oesophageal and gastric tumors. International Histological Classification of Tumours No. 18. WHO, Springer,Geneva, Berlin-Heidelberg-New York (1989)

Wittekind CH, Wagner G. TNM Klassifikation maligner Tumoren. 5. Auflage, Springer Verlag (1997)

MALIGNE LYMPHOME

H. Hausmaninger, M. Fridrik, R. Greil, R. Heinz, R. Pötter

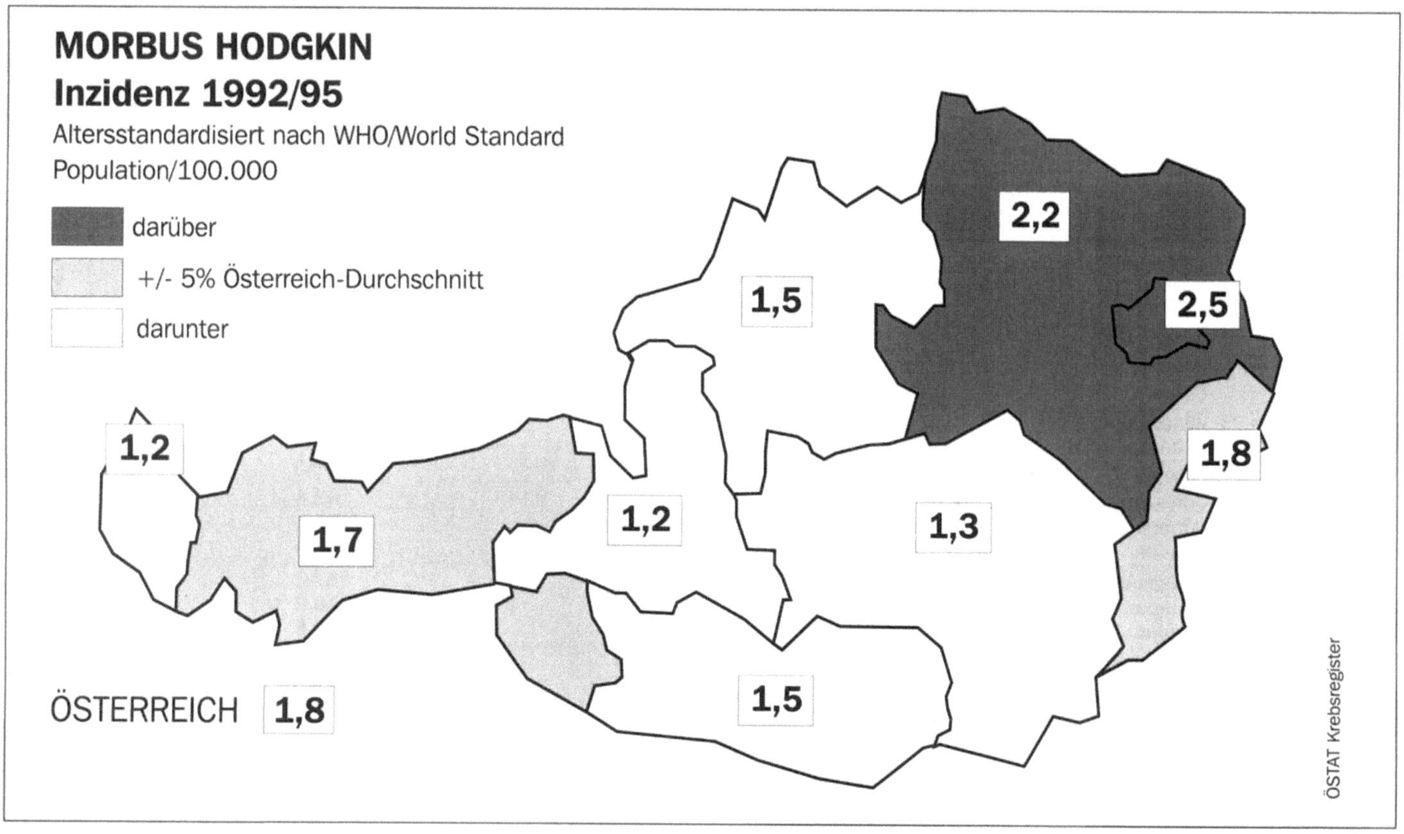

MORBUS HODGKIN
Inzidenz 1992/95
Altersstandardisiert nach WHO/World Standard Population/100.000

- darüber
- +/- 5% Österreich-Durchschnitt
- darunter

Werte der Bundesländer: 1,2 — 1,7 — 1,5 — 1,2 — 1,3 — 2,2 — 2,5 — 1,8 — 1,5

ÖSTERREICH 1,8

ÖSTAT Krebsregister

	Insgesamt	Männer	Frauen
Inzidenz 1992/95			
Neuerkrankungen absolut (Jahresdurchschnitt):	174	91	83
Rohe Raten/100.000:	2,2	2,4	2,0
WHO-World-Standard-Raten/100.000:	1,8	2,0	1,6
Linearer Trend 1983-1995:	- 16,9%	- 22,8%	-10,0%
Prozent an Gesamt-Krebsinzidenz:	0,5	0,6	0,5
Mortalität 1992/95			
Sterbefälle absolut (Jahresdurchschnitt):	134	69	65
Rohe Raten/100.000:	1,7	1,8	1,6
WHO-World-Standard-Raten/100.000:	1,0	1,3	0,8
Linearer Trend 1983-1995:	+ 5,8%	+11,5%	+ 2,6%
Prozent an Gesamt-Krebsmortalität:	0,7	0,7	0,7

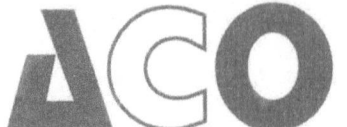

MALIGNE LYMPHOME

Inzidenz im Jahresdurchschnitt 1992/95			Neuerkrankungen (Jahresdurchschnitt)		%-Veränderung
Bundesland	Geschlecht	Absolut	Rohe Rate auf 100.000	Altersstand. Raten auf 100.000 (WHO-WORLD)	1983/95 (linearer Trend)
ÖSTERREICH	Insgesamt	174	2,2	1,8	- 16,9
	Männer	91	2,4	2,0	- 22,8
	Frauen	83	2,0	1,6	- 10,0
Burgenland	Insgesamt	7	2,6	1,8	- 20,2
	Männer	3	2,3	1,7	- 53,0
	Frauen	4	2,9	2,0	+110,9
Kärnten	Insgesamt	9	1,6	1,5	- 21,5
	Männer	6	2,2	2,1	+ 8,4
	Frauen	3	0,9	0,9	- 48,0
Niederösterreich	Insgesamt	36	2,4	2,2	+ 14,7
	Männer	18	2,5	2,3	- 5,2
	Frauen	18	2,3	2,3	+ 61,5
Oberösterreich	Insgesamt	24	1,7	1,5	- 30,4
	Männer	14	2,1	1,8	- 31,0
	Frauen	10	1,4	1,3	- 30,3
Salzburg	Insgesamt	7	1,4	1,2	- 30,6
	Männer	5	2,2	1,8	+ 23,5
	Frauen	2	0,6	0,6	- 64,5
Steiermark	Insgesamt	19	1,6	1,3	- 34,2
	Männer	7	1,2	1,0	- 63,7
	Frauen	12	1,9	1,7	+ 34,1
Tirol	Insgesamt	12	1,9	1,7	- 43,4
	Männer	8	2,4	2,2	- 31,1
	Frauen	4	1,3	1,2	- 50,9
Vorarlberg	Insgesamt	5	1,5	1,2	- 57,3
	Männer	2	1,4	1,2	- 56,2
	Frauen	3	1,6	1,2	- 60,8
Wien	Insgesamt	55	3,5	2,5	+ 6,5
	Männer	27	3,7	2,9	+ 4,1
	Frauen	28	3,3	2,2	+ 6,5

Sterbefälle im Jahresdurchschnitt 1992/95			Sterbefälle (Jahresdurchschnitt)		%-Veränderung
Bundesland	Geschlecht	Absolut	Rohe Rate auf 100.000	Altersstand. Raten auf 100.000 (WHO-WORLD)	1983/95 (linearer Trend)
ÖSTERREICH	Insgesamt	134	1,7	1,0	+ 5,8
	Männer	69	1,8	1,3	+ 11,5
	Frauen	65	1,6	0,8	+ 2,6
Burgenland	Insgesamt	3	1,0	0,6	+ 33,8
	Männer	1	1,0	0,7	+162,6
	Frauen	1	1,0	0,5	- 36,6
Kärnten	Insgesamt	5	0,8	0,5	- 43,1
	Männer	3	1,1	0,8	- 49,5
	Frauen	2	0,6	0,4	- 10,9
Niederösterreich	Insgesamt	26	1,7	1,2	+ 16,7
	Männer	16	2,1	1,5	+ 41,1
	Frauen	10	1,3	0,9	+ 7,1
Oberösterreich	Insgesamt	9	0,6	0,4	- 52,4
	Männer	5	0,8	0,6	- 28,9
	Frauen	3	0,5	0,3	- 60,2
Salzburg	Insgesamt	5	1,1	0,8	- 54,2
	Männer	3	1,2	0,9	- 65,6
	Frauen	2	0,9	0,7	- 35,7
Steiermark	Insgesamt	10	0,9	0,6	- 38,9
	Männer	4	0,7	0,6	- 42,5
	Frauen	6	1,0	0,6	- 34,0
Tirol	Insgesamt	4	0,6	0,4	- 64,3
	Männer	2	0,6	0,6	- 73,9
	Frauen	2	0,5	0,3	- 44,0
Vorarlberg	Insgesamt	2	0,5	0,4	- 54,5
	Männer	1	0,4	0,4	- 43,0
	Frauen	1	0,6	0,3	- 69,3
Wien	Insgesamt	72	4,5	2,3	+114,4
	Männer	34	4,5	3,1	+113,6
	Frauen	38	4,5	1,6	+ 96,3

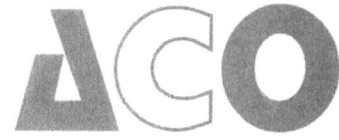

MALIGNE LYMPHOME

NON-HODGKIN-LYMPHOME
Inzidenz 1992/95
Altersstandardisiert nach WHO/World Standard
Population/100.000

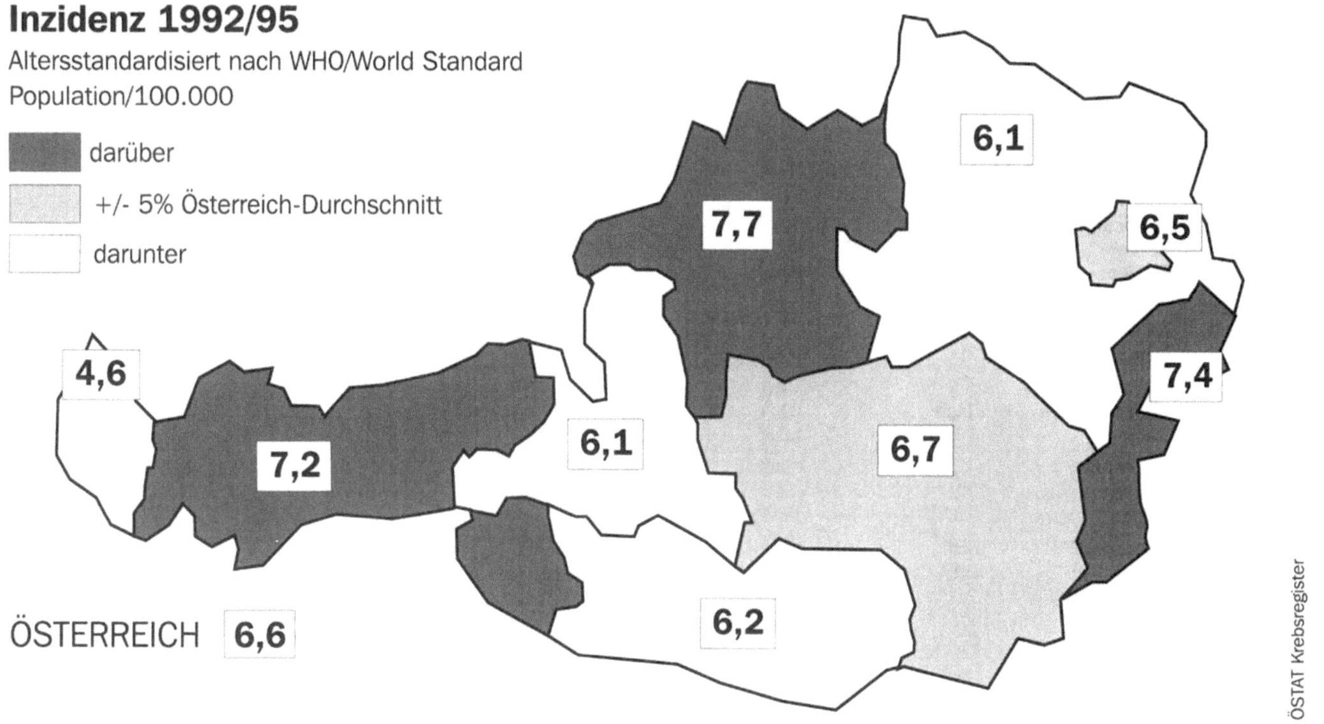

- darüber
- +/- 5% Österreich-Durchschnitt
- darunter

Werte auf Karte: 4,6 · 7,2 · 7,7 · 6,1 · 6,1 · 6,5 · 6,7 · 7,4 · 6,2

ÖSTERREICH 6,6

ÖSTAT Krebsregister

	Insgesamt	Männer	Frauen
Inzidenz 1992/95			
Neuerkrankungen absolut (Jahresdurchschnitt):	853	411	442
Rohe Raten/100.000:	10,7	10,6	10,7
WHO-World-Standard-Raten/100.000:	6,6	7,8	5,7
Linearer Trend 1983-1995:	+45,7%	+43,4%	+49,6%
Prozent an Gesamt-Krebsinzidenz:	2,5	2,5	2,5
Mortalität 1992/95			
Sterbefälle absolut (Jahresdurchschnitt):	391	185	205
Rohe Raten/100.000:	4,9	4,8	5,0
WHO-World-Standard-Raten/100.000:	2,6	3,3	2,1
Linearer Trend 1983-1995:	+14,9%	+15,9%	+11,3%
Prozent an Gesamt-Krebsmortalität:	2,0	1,9	2,1

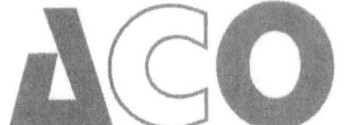

MALIGNE LYMPHOME

Inzidenz im Jahresdurchschnitt 1992/95			Neuerkrankungen (Jahresdurchschnitt)		%-Veränderung
Bundesland	Geschlecht	Absolut	Rohe Rate auf 100.000	Altersstand. Raten auf 100.000 (WHO-WORLD)	1983/95 (linearer Trend)
ÖSTERREICH	Insgesamt	853	10,7	6,6	+ 45,7
	Männer	411	10,6	7,8	+ 43,4
	Frauen	442	10,7	5,7	+ 49,6
Burgenland	Insgesamt	35	12,8	7,4	+ 72,8
	Männer	19	14,5	9,9	+102,2
	Frauen	16	11,2	5,3	+ 40,4
Kärnten	Insgesamt	57	10,2	6,2	+ 52,2
	Männer	25	9,3	6,4	+ 40,7
	Frauen	32	11,1	6,2	+ 72,2
Niederösterreich	Insgesamt	154	10,2	6,1	+ 61,2
	Männer	75	10,3	7,4	+ 64,6
	Frauen	79	10,2	5,2	+ 63,8
Oberösterreich	Insgesamt	160	11,7	7,7	+ 56,9
	Männer	81	12,0	9,3	+ 65,7
	Frauen	79	11,3	6,5	+ 47,9
Salzburg	Insgesamt	45	9,0	6,1	+ 13,1
	Männer	22	9,1	7,3	+ 10,9
	Frauen	23	8,9	5,1	+ 16,2
Steiermark	Insgesamt	133	11,1	6,7	+ 83,7
	Männer	60	10,4	7,4	+ 40,9
	Frauen	73	11,8	6,1	+160,1
Tirol	Insgesamt	70	10,7	7,2	+ 34,7
	Männer	35	11,0	8,6	+ 39,8
	Frauen	35	10,5	5,9	+ 26,0
Vorarlberg	Insgesamt	21	6,2	4,6	+ 13,9
	Männer	11	6,5	5,6	+ 3,3
	Frauen	10	5,8	3,8	+ 32,4
Wien	Insgesamt	178	11,3	6,5	+ 21,0
	Männer	83	11,1	7,8	+ 25,1
	Frauen	96	11,4	5,5	+ 15,9

Sterbefälle im Jahresdurchschnitt 1992/95			Sterbefälle (Jahresdurchschnitt)		%-Veränderung
Bundesland	Geschlecht	Absolut	Rohe Rate auf 100.000	Altersstand. Raten auf 100.000 (WHO-WORLD)	1983/95 (linearer Trend)
ÖSTERREICH	Insgesamt	391	4,9	2,6	+ 14,9
	Männer	185	4,8	3,3	+ 15,9
	Frauen	205	5,0	2,1	+ 11,3
Burgenland	Insgesamt	15	5,5	2,8	+112,8
	Männer	8	6,0	4,0	+ 76,8
	Frauen	7	5,0	2,0	+219,7
Kärnten	Insgesamt	31	5,6	2,9	+ 44,8
	Männer	15	5,4	3,5	+ 54,3
	Frauen	16	5,7	2,6	+ 33,1
Niederösterreich	Insgesamt	73	4,9	2,5	+ 32,4
	Männer	32	4,4	2,9	+ 31,3
	Frauen	41	5,3	2,1	+ 29,3
Oberösterreich	Insgesamt	71	5,2	2,8	+ 17,4
	Männer	38	5,6	4,0	+ 40,5
	Frauen	33	4,8	1,9	- 6,6
Salzburg	Insgesamt	24	4,7	2,8	+ 13,9
	Männer	10	4,3	3,2	+ 1,9
	Frauen	13	5,2	2,5	+ 45,3
Steiermark	Insgesamt	78	6,5	3,6	+ 73,6
	Männer	35	5,9	4,0	+ 42,7
	Frauen	43	7,0	3,1	+118,7
Tirol	Insgesamt	30	4,6	2,8	+ 18,5
	Männer	16	5,1	3,9	+ 28,9
	Frauen	14	4,1	1,8	+ 3,5
Vorarlberg	Insgesamt	13	3,8	2,6	+ 31,8
	Männer	7	4,3	3,6	+ 52,2
	Frauen	6	3,3	1,8	+ 9,8
Wien	Insgesamt	56	3,6	1,7	- 46,2
	Männer	24	3,3	2,1	- 43,0
	Frauen	32	3,8	1,4	- 50,0

MALIGNE LYMPHOME

H. Hausmaninger, M. Fridrik, R. Greil, R. Heinz, R. Pötter

Der Begriff „Maligne Lymphome" faßt eine Gruppe von Krankheitsentitäten zusammen, die sich hinsichtlich Diagnostik, Prognose und therapeutischem Vorgehen wesentlich voneinander unterscheiden. Gemeinsame Merkmale sind ein zum Zeitpunkt der Diagnosestellung überwiegend fortgeschrittenes Stadium (Stadium III und IV), das gute Ansprechen sowohl auf Chemo- als auch auf Radiotherapie, eine stadienabhängige individuelle Therapieplanung und selbst im fortgeschrittenen Stadium bestehende potentiell kurative Zielsetzung. Im Gegensatz zu soliden Tumoren sind die Patienten im allgemeinen jünger, sie finden sich in der Mortalitätsstatistik maligner Erkrankungen erst an siebenter Stelle. Gemeinsam ist allen Lymphomen auch diese zunehmende Inzidenz – hier vor allem der Non-Hodgkin-Lymphome – und die zunehmende Häufung bei HIV-Infizierten.

Da bis auf wenige Ausnahmen (chronisch lymphatische Leukämie, Haarzell-Leukämie) die Stadieneinteilung aller Lymphome nach der Ann-Arbor-Klassifikation erfolgt, soll diese der Besprechung der entsprechenden Krankheitsentitäten vorangestellt werden (siehe Tab. 1).

Tabelle 1: Ann-Arbor-Klassifikation

Stadium I:	Befall einer einzigen Lymphknotenregion
Stadium II:	Befall von 2 oder mehreren Lymphknotenregionen auf der gleichen Seite des Zwerchfells
Stadium III:	Befall von Lymphknotenregionen beiderseits des Zwerchfells
Stadium IV:	Organbefall +/- Lymphknotenbefall

Symptome, die für jedes Stadium gelten können

A:	Fehlende Allgemeinsymptome
B:	Allgemeinsymptome, wie Fieber (mehr als 38°C und nicht infektbedingt, Nachtschweiß, Gewichtsverlust (mehr als 10% des Körpergewichtes innerhalb der letzten 6 Monate)
E:	Befall eines extranodalen Organes in unmittelbarer Nachbarschaft des Lymphknotenbefalles (kontinuierliche Ausbreitung)
S:	Milzbefall
X:	Bulky disease
CS:	Klinisches Stadium
PS:	Pathologisches Stadium (nach Staging-Laparatomie)

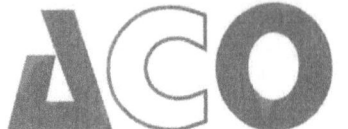

MALIGNE LYMPHOME

Zur exakten Erfassung der Krankheitsausdehnung und optimalen Therapieplanung müssen die Patienten einem standardisierten Untersuchungsprogramm zugeführt werden (siehe Tab. 2).

Tabelle 2: Klinisches Staging bei malignen Lymphomen

Obligate Untersuchungen:
- Anamnese (B-Symptome?)
- Klinische Untersuchung:
  - Labor (SKG, BB einschl. Differentialblutbild, Leber- und Nierenfunktionsparameter, Elektrophorese, Ferritin, Beta 2-Mikroglobulin, Harnsäure, Elektrolyte)
  - HNO-ärztliche Untersuchung (Waldeyerscher Rachenring)
  - Knochenmarksbiopsie
  - Abdominelle Ultraschalluntersuchung
  - Röntgen: Thorax (ap und seitlich), CT von Thorax, Abdomen und kleinem Becken

Fakultativ:
- Lymphographie
- Galliumscan
- Skelettscan (bei klinischem Verdacht)

1. MORBUS HODGKIN (MH)

1.1. Epidemiologie

Etwa 1/4 bis 1/5 aller malignen Lymphome entfallen auf das von Hodgkin bereits 1932 beschriebene Lymphogranulom, das 1% aller malignen Erkrankungen ausmacht. Die Inzidenz beträgt 2-3/100.000 Einwohner. In Österreich wurden 1994 174 Neuerkrankungen gemeldet (91 Männer, 83 Frauen). Charakteristisch ist eine biphasische Altersverteilung (Häufigkeitsgipfel um das 25.-30. und zwischen dem 50. und 70. Lebensjahr). Die Erkrankung ist in unterentwickelten Ländern seltener als in den westlichen Industriestaaten. In Österreich verstarben 1994 134 Patienten an MH (69 Männer, 65 Frauen). Hinsichtlich der Geschlechtsverteilung ergibt sich ein leichtes Überwiegen der Männer, das regional unterschiedlich ausgeprägt ist (1,4 bis 1,9:1).

1.2. Diagnose und Histologie

Die Diagnosestellung erfolgt durch die histologische Untersuchung eines Lymphknotens, die Lymphknotenexstirpation kann durch eine Nadelbiopsie nicht ersetzt werden! Seit der Konferenz von Rye (1965) werden 4 verschiedene Subtypen unterschieden (siehe Tab. 3).

Tabelle 3: Histologische Klassifizierung des Morbus Hodgkin

- Lymphozytenreiche Form (LP)
- Nodulär-sklerosierende Form (NS)
- Gemischtzellige Form (MC)
- Lymphozytenarme Form (LD)

Der nodulär-sklerosierende und der Mischtyp machen zusammen etwa 80% aller MH-Fälle aus. Die Art des histologischen Subtyps hat prognostische Bedeutung (am günstigsten verhält sich die lymphozytenreiche Form, am ungünstigsten die lymphozytenarme Form). In 20-50% der Fälle kommt es im Verlauf einer MH-Erkrankung zur Änderung des histologischen Subtyps (und zwar in Richtung einer ungünstigeren Prognose).

MALIGNE LYMPHOME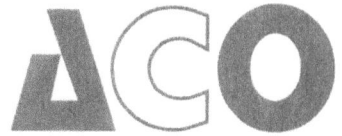

1.3. Stadienabklärung (Staging)

Zur Stadienabklärung wird vorerst ein klinisches Staging durchgeführt (siehe Tab. 2). Die Indikation für ein chirurgisches Staging (explorative Laparatomie) wird heute zunehmend seltener gestellt. Der Eingriff, der meist mit einer Splenektomie verbunden wird, hat zwar den Vorteil einer hohen Sensitivität in der Erfassung von MH-Herden, wodurch sich eine Stadienänderung in etwa einem Drittel der Fälle ergibt (meist zum höheren Stadium), ist jedoch auch mit schwerwiegenden Nachteilen verbunden: die Mortalität liegt an entsprechenden Zentren unter 1%, jedoch muß auch mit entsprechenden nicht-fatalen Komplikationen gerechnet werden (Ileus, Pankreatitis, Pneumonie, Lungenembolie). Im Gefolge der Splenektomie ist mit einem erhöhten Infektionsrisiko (vor allem für Pneumokokken) und einem etwa 10fach erhöhten Risiko für Zweitneoplasien (vor allem akute Leukämien) zu rechnen. An manchen Zentren wird der Eingriff dann durchgeführt, wenn die Patienten ausschließlich bestrahlt werden sollen (vor allem Stadium IA bzw. IIA). Als Kontraindikation gilt ein Alter von 60 Jahren. Nach abgeschlossenem Staging finden sich nach Urba 60% der Patienten im Stadium III und IV.

Die Therapieentscheidung wird jedoch nicht nur vom Ann-Arbor-Stadium, sondern auch von klinischen Prognosefaktoren mitbeeinflußt (siehe Tab. 4).

Tabelle 4: Ungünstige Risikofaktoren bei MH

- Lymphozytenarmer Subtyp
- B-Symptomatik
- Alter > 50 Jahre
- Bulky disease (Mediastinaltumor, mehr als ein Drittel des Thoraxdurchmessers)
- Extranodaler Befall (Knochenmark, Leber, Pleura, Pericard, Lunge)
- Mehr als 3 Lymphknotenstationen befallen
- Massiver Milzbefall (> als 5 Knoten)
- SKG > als 50 in der ersten Stunde
- LDH-Erhöhung

1.4. Therapie und Prognose

Insgesamt können heute etwa 70% aller Patienten mit MH definitiv geheilt werden. Prognose und Therapie sind allerdings wesentlich vom Ausbreitungsstadium der Erkrankung abhängig. An den meisten Zentren wird im Stadium IA bis IIA ohne Risikofaktoren eine alleinige Strahlentherapie durchgeführt, die in 80-100% der Fälle kurativ ist. Dabei kommen folgende Bestrahlungsfelder zum Einsatz (siehe Tab. 5).

Tabelle 5: Bestrahlungsfelder bei MH

- **involved field:** Bestrahlung der befallenen Region
- **extended field:** Bestrahlung der befallenen und benachbarten Regionen
- **Mantelfeld:** Einschluß von Hals-supraclaviculär-Achsellymphknoten mit Mediastinum und Lungenhili
- **Umgekehrtes Y:** Bestrahlung von paraaortalen, iliacalen und inquinalen Stationen mit Milzhilus
- **total nodal irradiation (TNI):** Mantelfeld und umgekehrtes Y

Patienten im Stadium I und II mit Risikofaktoren werden entweder einer primären Chemotherapie oder einem kombinierten Behandlungsverfahren zugeführt (initiale Chemotherapie, gefolgt von kurativer Strahlentherapie), die alleinige Chemotherapie scheint jedoch gegenüber dem kombinierten Behandlungsverfahren nicht unterlegen zu sein. Fortgeschrittene Stadien (Stadium III und IV) gelten als Domäne der Chemotherapie. Dabei wird das von De Vita 1964 erstmals eingesetzte Polychemotherapieprogramm MOPP (Mustargen/Oncovin/Procarbazin/Prednisolon) an manchen Zentren nach wie vor als Erst- bzw. Standardtherapie eingesetzt. Manche Häuser bevorzugen wegen der geringeren hämato- und gonadalen Toxizität sowie geringerem Zweitmalignomrisiko das von Bonadonna eingeführte und zu MOPP nicht kreuzresistente ABVD (Adriamycin/Bleomycin/Vinblastin/Darcabazin) oder die sequentiell alternierende Gabe der beiden Schemata, die zu einer erhöhten Rate an kompletten Remissionen, einer Verbesserung des krankheitsfreien Überlebens und – nicht in allen Arbeiten – zu einer Verlängerung des Gesamtüberlebens geführt hat. Durch die moderne Kombinationschemotherapie, die meist für 6 Zyklen (oder Therapie bis zur kompletten Remission + 2 Zyklen) durchgeführt wird, werden heute selbst im Stadium III und IV über

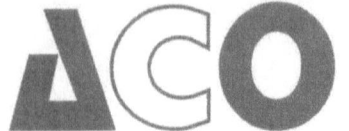

MALIGNE LYMPHOME

80% komplette Remissionen, ein krankheitsfreies Überleben von etwa 65% bzw. eine 5-Jahres-Überlebensrate von 70 bis 80% erreicht. Das 10-Jahres-Überleben kann kumulativ im Stadium IA und B mit 80%, im Stadium IIA und B mit 60%, Stadium IIIA mit 50% bzw. IIIB und IV mit 40% angegeben werden (Mitrou 1990). Da eine ausreichend hohe Dosisintensität für das Behandlungsergebnis von ausschlaggebender Bedeutung ist, sollten Patienten mit MH grundsätzlich in Zusammenarbeit mit internistischen Hämato-Onkologen behandelt werden.

Patienten, die nach einer kurativ ausgerichteten Strahlentherapie rezidivieren, sprechen auf eine „Salvage-Chemotherapie" gut an und sollten analog einer chemotherapeutischen Primärbehandlung therapiert werden. Patienten, die nach initialer Chemotherapie keine komplette Remission erreichen oder nach bereits kurzer Zeit (< 12 Monaten) rezidivieren, haben eine ungünstige Prognose zu erwarten (krankheitsfreies 5-Jahres-Überleben zwischen 10 und 25%). In diesen Fällen erscheint eine hochdosierte Chemotherapie, gefolgt von autologer oder Stammzelltransplantation, die Methode der Wahl zu sein. Chemotherapeutische Salvage-Regime (CEP, CVPP) bieten nur eine geringe Heilungschance, die Zielsetzung ist meist palliativ.

2. NON-HODGKIN-LYMPHOME (NHL)

2.1. Epidemiologie

Maligne NHL werden zunehmend häufiger diagnostiziert, man rechnet mit einer echten Zunahme um 10% alle 5 Jahre. 1994 wurden dem statistischen Zentralamt 853 Neuerkrankungen (411 Männer, 442 Frauen) an NHL in Österreich gemeldet, das entspricht einer Inzidenz von etwa 10 pro 100.000 Einwohner. Hinsichtlich der Altersverteilung liegt der Häufigkeitsgipfel zwischen dem 50. und 60.Lebensjahr, bei 60% der Patienten wird die Diagnose zwischen dem 60. und 80. Lebensjahr gestellt, bei ca. 15% nach dem 80. Lebensjahr. Die Geschlechtsverteilung ist weitgehend ausgeglichen. Im Jahre 1994 verstarben in Österreich 391 Patienten an NHL (185 Männer, 205 Frauen).

2.2. Diagnose und Histologie

Aufgrund der unterschiedlichen Prognose (medianes Überleben bei B-Zell-Lymphomen 42 Monate, bei T-Zell-Lymphomen 11 Monate), der unterschiedlichen Zielsetzung (kurative oder palliative Therapie) und auch dem unterschiedlichen Ansprechen der Entitäten auf die Behandlung, ist eine exakte histologische und immunhistochemische Diagnose und Subtypisierung entscheidend. Deshalb muß eine großzügige chirurgische Biopsie mit schonender Behandlung des Materials gefordert werden. Für molekularbiologische und Chromosomenanalysen wird frisches Material, das tiefgefroren wird, benötigt, das spezialisierten Histopathologen zur Verfügung gestellt werden sollte. 85% der NHL entfallen auf B-Zell-Lymphome, 15% auf T-Zell-Lymphome. Etwa 1/3 aller NHL können als hochmaligne, hingegen 2/3 als niedrig maligne eingestuft werden.

Während zur histologischen Einteilung der NHL in einigen Ländern noch die Rappaportklassifikation bevorzugt wird, hat sich in Europa die Kiel-Klassifikation weitgehend durchgesetzt (siehe Tab. 6). Die 1982 von einem internationalen Expertengremium geschaffene „Working formulation" konnte nicht überall Anerkennung finden.

2.3. Therapie

2.3.1. Hochmaligne Non-Hodgkin-Lymphome (HM-NHL)

2.3.1.1. Radiotherapie

HM-NHL werden heute kaum mehr primär bestrahlt. Als Indikation für eine Radiotherapie werden Patienten im Stadium I und II angesehen, die aus allgemein medizinischen Gründen für eine intensivere Chemotherapie nicht in Betracht kommen. Klinisch abgeklärte Patienten im Stadium I erreichen nach Radiotherapie eine 5-Jahres-Überlebensrate von 40-60%, im Stadium II lediglich von 20-40%. Wegen der relativ hohen Rückfallrate während der ersten 2 Jahre in nicht bestrahlten Lymphknotenstationen wurde auch in Frühstadien zunehmend die Chemotherapie eingesetzt. Haupteinsatzgebiet der Strahlentherapie ist daher eine konsolidierende „involved field"-Bestrahlung bei „bulky disease", bei isolierten Restlymphomen nach der Chemotherapie, die ZNS-Prophylaxe bei lymphoblastischen Lymphomen bzw. bei bereits eingetretenem ZNS-Befall oder Skelettherden.

MALIGNE LYMPHOME

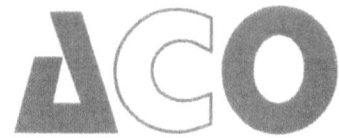

Tabelle 6: Einteilung der NHL nach der Kiel-Klassifikation

Niedrig maligne Lymphome

B-ZELL-LYMPHOME	T-ZELL-LYMPHOME
Lymphocytisch (B-CLL)	Lymphocytisch (T-CLL)
Prolymphozytenleukämie (B-PLL)	Prolymphozytenleukämie (T-PLL)
Haar-Zell-Leukämie	Mykosis fungoides (MF), Sézary-Syndrom
Immunozytom (IC)	Lymphoepitheliales Lymphom (Lennert's Lymphom)
Centroblastisch-centrozytisches Lymphom (CB-CC)	Angioimmunoblastische Lymphadenopathie (AILD) = Lymphogranulomatosis X
Centrocytisches Lymphom (CC)	T-Zonen-Lymphom, Pleomorphes kleinzelliges T-Zell-Lymphom

Hochmaligne Lymphome

B-ZELL-LYMPHOME	T-ZELL-LYMPHOME
Centroblastisches Lymphom (CB)	Pleomorphes mittel- bis großzelliges T-Zell-Lymphom
Immunoblastisches Lymphom	Immunoblastisches Lymphom (T-IB)
Lymphoblastisches Lymphom (B-LB)	Lymphoblastisches Lymphom (T-LB)
Großzellig-anaplastisches Lymphom (Ki-1-Lymphom)	Großzellig-anaplastisches Lymphom (Ki-1-Lymphom)
Burkitt-Lymphom	

2.3.1.2. Chemotherapie

Da heute praktisch alle Patienten mit HM-NHL primär chemotherapeutisch behandelt werden, haben invasive Untersuchungen zur Stadienabklärung an Bedeutung verloren, insbesondere kann auf eine Staging-Laparatomie verzichtet werden. Als „Golden Standard" gilt die Behandlung mit einem CHOP-Schema (Cyclophosphamid/Adriamycin/Oncovin, Prednisolon), das in etwa 50% der Fälle zu einer kompletten Remission bzw. in 40-50% der Fälle zu einer Heilung führt. Durch Intensivierung der Chemotherapie in Form von Schemata der zweiten oder dritten Generation (M-BACOD, ProMACE-MOPP, MACOP-B etc.) konnte bisher keine Verbesserung der Ergebnisse nachgewiesen werden.

Durch Verwendung zweier nicht kreuzresistenter Chemotherapieprogramme (CEOP-IMV-Dexa) konnte im Rahmen einer österreichischen multizentrischen Studie jedoch eine komplette Remissionsrate von 80% und ein 3-Jahres-Überleben von 72% erreicht werden. Voraussetzung für verbesserte Therapieergebnisse sind die Erreichung einer entsprechenden Dosisintensität bzw. Dosisintensivierung unter Verwendung von hämatopoetischen Wachstumsfaktoren (G-CSF bzw. GM-CSF) und die möglichst rasche Erzielung einer kompletten Remission, um bereits mit der Ersttherapie eine kurative Zielsetzung anzustreben. Dies gelingt jedoch – je nach bestehenden Risikofaktoren – in unterschiedlichem Ausmaß (siehe Shipp-Modell, Tab. 7).

Tabelle 7: Ungünstige Prognosefaktoren bei hochmalignem NHL

- Alter > 60 Jahre
- Stadium III-IV
- Extranodaler Befall > 2
- WHO-Performansstatus ǂ 2
- LDH erhöht

Leider rezidivieren trotz intensiver Ersttherapie 50-60% der Patienten, und dies vor allem in den ersten 2 Jahren. Eine weitere Chemotherapie mit nicht kreuzresistenten Schemata hat praktisch nur palliative Zielsetzung, das krankheitsfreie Überleben dieser Patienten ist geringer als 10%. Es wird deshalb für Hochrisikopatienten innerhalb von Studien bereits nach Erreichen der ersten Remission eine Hochdosistherapie mit autologer Knochenmarktransplantation (KMT) geprüft, für Patienten mit Rezidiv erscheint dies als die einzig sinnvolle Alternative (5-Jahres-Überleben nach KMT etwa 50%). Allerdings kommen nur

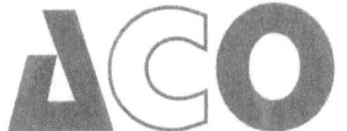

MALIGNE LYMPHOME

Patienten unter dem 60. Lebensjahr und vor allem solche, die auf Chemotherapie noch sensitiv sind, für eine KMT in Frage, die Heilungswahrscheinlichkeit resistenter Patienten liegt unter 10%.

Da mehr als ein Drittel aller Patienten mit HM-NHL bei Diagnosestellung über 60 Jahre alt ist, wird die Prognose und kurative Zielsetzung durch oft eingeschränkte Organfunktionen bzw. Multimorbidität beeinträchtigt. Da mit einer nicht akzeptablen Rate an toxischen Todesfällen gerechnet werden muß, empfehlen manche Gruppen nach dem 60. Lebensjahr Dosisreduktionen um bis zu 50%.

2.3.2. Niedrig maligne Non-Hodgkin-Lymphome (NM-NHL)

Die Therapieentscheidung bei NM-NHL gehört auch für den Spezialisten zu den schwierigsten Aufgaben. Aufgrund des langen Spontanverlaufes und der dadurch bedingten hohen natürlichen Lebenserwartung (z.B. überleben CLL-Patienten im Stadium 0 oder I nach Rai zwischen 100 und 150 Monate) erscheint bei manchen Lymphomen ein abwartendes Verhalten (wait and see policy) gegenüber einem sofortigen Therapiebeginn ohne Überlebensgewinn gerechtfertigt. Viele Patienten sind asymptomatisch und zeigen lediglich Blutbildveränderungen (Leuko- oder Thrombopenien, geringgradige Anämie) oder indolente Lymphknotenschwellungen. In bis zu 20% der Fälle können Spontanremissionen beobachtet werden.

Manchmal kommt es hingegen rasch zur Entwicklung von Allgemeinsymptomen (bakterielle Infekte infolge humoraler Immundefekte, virale Infekte durch T-Zell-Funktionsstörungen, autoimmunologische Phänomene wie Hämolyse und Thrombopenie, Vaskulitis oder Hyperviskositätssyndrome bei Paraproteinämie sowie Organsymptome durch Lymphknotenkonglomerate etc.). In dieser Situation und bei Lymphomen mit schlechter Prognose (z.B. bei zentrozytischem Lymphom mit 80% primärem Knochenmarksbefall oder bei der angioimmunoblastischen Lymphadenopathie mit einem medianen Überleben von 30 Monaten) ist ein rascher Therapiebeginn vorzuziehen.

2.3.2.1. Radiotherapie

Kommt primär selten in Betracht, da nur 10-20% der NM-NHL im lokalisierten Stadium I oder II diagnostiziert werden. Das betrifft das besonders strahlensensible CB-CC, das manchmal noch im Stadium III A einer TNI zugeführt wird (die Heilungsrate im Stadium I und II beträgt 50-70%, im Stadium III liegt diese bei 30-40%). Palliative Indikationen für eine Strahlentherapie bestehen z.B. bei ausgeprägter Splenomegalie (Milzbestrahlung bei CLL), bei bestehenden oder drohenden Kompressionen von Hohlorganen, venöser Stauung oder anderen Komplikationen.

2.3.2.2. Chemotherapie

Obwohl derzeit in vielen Studien in den Stadien III und IV die Frage agressiver Chemotherapieprogramme mit Dosisintensivierung untersucht wird, gibt es derzeit keine sicheren Hinweise für eine Überlegenheit dieses Vorgehens gegenüber einer konventionellen („milden") Chemotherapie, wie z.B. Knospe-Schema (Chlorambucil-Prednisolon) oder COP (Cyclophosphamid/Oncovin/Prednisolon). Vor allem bei jüngeren Patienten oder bei NM-NHL mit schlechter Prognose wird jedoch oft primär ein antrazyklinhältiges Schema (z.B. CHOP) nicht zu umgehen sein (z.B. Prolymphozytenleukämie, CC, AILD). Es wird also in jedem Fall zu entscheiden sein, ob ein primär kuratives oder palliatives Konzept angestrebt werden soll. Durch eine Kombinationschemotherapie kann in 50-80% der Fälle eine komplette Remission sowie ein krankheitsfreies Überleben (nach 5 Jahren) von 20-40% bzw. ein 5-Jahres-Gesamtüberleben von 60-80% erwartet werden. Bei resistenten Fällen bzw. primär innerhalb von Studien bieten sich neuerdings Purinanaloga (Pentostatin, Fludarabin, Cladribin) an, die allerdings mit dem Nachteil zum Teil schwerwiegender und langdauernder T-Zell-bedingter Immunsupressionen behaftet sind. Bei klinischer Progression sollte allerdings eine neuerliche Lymphknotenbiopsie erwogen werden, da es nicht selten zu einer Transformation eines niedrig-malignen in ein hochmalignes Non-Hodgkin-Lymphom kommt.

2.3.2.3. Interferontherapie

Während bei vorbehandelten Patienten nur in 20-30% durch eine Monotherapie mit alpha-Interferon eine Remission erwartet werden kann, war Interferon bei der Haar-Zell-Leukämie bis vor kurzem die Therapie der Wahl (Remissionen zum Teil über 90%). In Kombination mit Chemotherapie wird bei NM-NHL eine Erhöhung der Rate an kompletten Remissionen, eine Verlängerung des rezidivfreien Intervalls und auch des Gesamtüberlebens beobachtet. Dies zeigt sich auch in einer soeben abgeschlossenen österreichischen Mulizenterstudie (Fridrik et al.).

2.3.2.4 Gammaglobulin-Gabe

Wegen der häufig bestehenden Hypogammaglobulinämie ist bei manchen B-Zell-Lymphomen mit rezidivierenden Infekten die prophylaktische Gabe von Gammaglobulinen indiziert. Über weitere Supportivmaßnahmen (Antibiotika- oder antivirale Prophylaxe, Erythropoetingabe etc.) kann nur im Einzelfall entschieden werden.

3. SPEZIELLE LYMPHOME

3.1. Periphere T-Zell-Lymphome

Dazu zählen die T-CLL, das Sezary-Syndrom, die Mycosis fungoides (Behandlung mit topischen Kortikoiden oder Zytostatika, PUVA, niedrig dosierten Alkylantien etc. je nach individueller Situation), Lennert-Lymphom, das T-Zonen-Lymphom und die

MALIGNE LYMPHOME

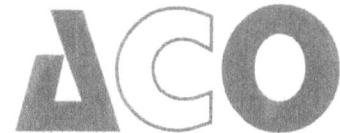

angioimmunoblastische Lymphadenopathie (AILD). Obwohl zu den niedrig malignen NHL gerechnet, verhalten sie sich prognostisch wie hochmaligne NHL, verlaufen deutlich ungünstiger und benötigen meist agressivere zytostatische Maßnahmen.

3.2. Gastrointestinale Lymphome

Dies sind die häufigste Manifestation extranodaler Lymphome (40%). Sie betreffen Magen, Dünndarm, selten Dickdarm und Ösophagus und bleiben häufig lange Zeit auf das Organ der Erstmanifestation lokalisiert. Ein großer Teil dieser Lymphome entstammt mukosa-assoziiertem lymphatischen Gewebe (MALT-Lymphome, Maltome) und können hoch- oder niedrig-maligne bzw. T- oder B-Zell-Lymphome sein.

Die optimale Behandlung gastrointestinaler Lymphome ist nicht endgültig geklärt. Vor allem wegen des Risikos einer Perforation, Blutung oder Lokalrezidivs wird die operative Behandlung lokalisierter Lymphome empfohlen, wenngleich der Einfluß der Resektion auf Prognose bzw. Überleben zuweilen in Frage gestellt wird.

Eine adjuvante Chemotherapie wird nach Resektion hochmaligner Lymphome (ausgenommen kleine Tumore im Stadium I) bei einer Tumorgröße über 5 cm, bei Beteiligung der Serosa oder von Lymphknoten empfohlen. Nach kompletter Resektion niedrig maligner Tumore scheint eine medikamentöse Nachbehandlung nicht indiziert.

Der Stellenwert einer postoperativen Strahlenbehandlung ist schlecht definiert und zuweilen mit einer hohen Komplikationsrate verbunden. Aufgrund der unbefriedigenden Datenlage sollten alle Patienten, wenn möglich, innerhalb multizentrischer Studien behandelt werden (siehe z.B. deutsche Studie „Gastrointestinale Lymphome").

3.3. Primäre ZNS-Lymphome

Sind zwar selten, haben jedoch eine schlechte Prognose. Mit einer bisherigen Standard-Radiotherapie beträgt das mediane Überleben 12-18 Monate, das 5-Jahres-Überleben jedoch nur 3-4%. 90% der Patienten rezidivieren innerhalb eines Jahres. Durch Einführung einer initialen Chemotherapie (gefolgt von Bestrahlung) konnte innerhalb nicht randomisierter Studien das Überleben zumindest verdoppelt werden.

3.4. HIV-assoziierte Lymphome

Entstehen im Rahmen der Immunsupression bei AIDS-Patienten. Sie sprechen zwar gut auf Chemotherapie an, aufgrund vielfältiger Risikofaktoren (Infektneigung, Leukopenien) ist jedoch die Gefahr therapiebedingter Todesfälle wesentlich erhöht.

4. SPÄTTOXIZITÄT UND NACHSORGE VON LYMPHOMEN

Als Langzeitnebenwirkung einer Strahlenbehandlung müssen eine radiogene Pneumopathie, Schädigungen von Myokard und Perikard und der Koronarien, Beeinträchtigungen der Schilddrüsenfunktion, Knochennekrosen bzw. Wachstumsstörungen bei vor allem kindlichen Knochen, Schädigung des Myelons sowie Strahlenschäden an Dünn- und Dickdarm (Ileusgefahr, Fistelbildungen) und schließlich das Risiko von Zweitneoplasien (vor allem an soliden Tumoren) in Betracht gezogen werden.

Folgen der Chemotherapie sind Störungen der Gonadenfunktion (häufiger Azoospermie bei Männern als Amenorrhoe bei Frauen), die pulmonale Toxizität im Rahmen einer Bleomycinbehandlung, die Kardiotoxizität im Rahmen einer Antrazyklintherapie und vor allem nicht-lymphatische Leukämien (bis zu 10% in den ersten 10 Jahren), besonders bei kombinierter Chemo- und Radiotherapie.

Die Nachsorge hat daher nicht nur das Ziel, ein Rezidiv frühzeitig zu erfassen, sondern auch die Erkennung von Folgeschäden der durchgeführten Behandlung und die frühzeitige Diagnostik von Zweitneoplasien (kumulatives Risiko nach Therapie von MH nach 15 Jahren 15-20%!).

Da es sich bei den malignen Lymphomen um prognostisch völlig unterschiedliche Entitäten bei Patienten unterschiedlichen Alters handelt, ist die Angabe eines „Standard-Nachsorgeschemas" besonders problematisch. Es wird ein risiko-adaptiertes Vorgehen unter Einschluß der in Tab. 2 (Staging-Untersuchungen) genannten Programme empfohlen, wobei die Untersuchungsfrequenz in den ersten 2-3 Jahren nach Diagnosestellung sicherlich intensiver sein soll (2-3-monatliche Abstände), da die Mehrzahl (70-80%) der Rezidive innerhalb der ersten 2 Jahre auftritt bzw. nach dem vierten Jahr selten ist. Ab dem vierten Jahr erscheinen daher 1/2-jährliche Kontrollen ausreichend.

Es hat sich als nützlich erwiesen, die Patienten auch zur Selbstuntersuchung und auch Selbstbeobachtung (Gewichtsverlauf, Nachtschweiß, unklares Fieber) anzuleiten und ihnen die Möglichkeit zu bieten, bei unklaren Beschwerden und Verschlechterung des Allgemeinzustandes jederzeit ihr hämatologisch-onkologisches Zentrum aufzusuchen.

5. CHIRURGISCHE PROBLEME UND INDIKATIONEN BEI MALIGNEN LYMPHOMEN

5.1. Diagnosesicherung

5.1.1. Lymphknotenexstirpation

Es sollte ein ausreichend großer Lymphknoten in schonender Form exstirpiert werden, der bei Auswahlmöglichkeit nicht aus der Inguinalregion (häufig reaktive Veränderungen, Gefahr verzögerter Heilungstendenz) entnommen werden sollte. Ein Quetschen des Präparates muß vermieden werden! Sinnvoll ist das zusätzliche Einfrieren von Material zur Durchführung von immunhistochemischen und zytogenetischen Untersuchungen.

5.1.2. Mediastinoskopie, Thorakotomie

Die Diagnosesicherung kann ebenfalls über eine Mediastinoskopie, manchmal Thorakotomie oder Splenektomie bei isolierten Milzherden durchgeführt werden. Der chirurgische Eingriff sollte jedoch so klein als möglich gehalten werden, um die nachfolgende onkologische Therapie (Bestrahlung, Chemotherapie) nicht zu verzögern.

5.2. Staginglaparatomie

Die Staginglaparotomie ist heute nur mehr bei gewissen Indikationen von Morbus Hodgkin angezeigt. Auf das Risiko von Mortalität, Morbidität und Langzeitproblemen wurde bereits hingewiesen.

Diese beinhaltet:

- Inspektion des Bauchraumes
- Entnahme bzw. Biopsien von Lymphknoten an Leberpforte, Milzhilus, Mesenterium, paraaortal bzw. paracaval und vor allem Markierung der Entnahmestellen mit Clips zur Erleichterung einer nachfolgenden Strahlentherapieplanung
- Keilbiopsien aus dem linken bzw. Nadelbiopsien aus dem rechten Leberlappen
- Splenektomie
- Bei gebärfähigen Frauen Verlagerung der Ovarien aus dem späteren Bestrahlungsfeld (Ovariopexie)

5.3. Palliative Splenektomie

Die Indikationsstellung für eine palliative Splenektomie ist äußerst schwierig und muß von Fall zu Fall z.B. im Rahmen einer CLL oder Hodgkin-Erkrankung bzw. als Sekundärmaßnahme nach Versagen einer Interferontherapie bei Haarzell-Leukämie mit einem erfahrenen Hämato-Onkologen diskutiert werden.

5.4. Palliative Darmchirurgie

Zur Beseitigung eines tumor- oder bestrahlungsbedingten mechanischen Ileus oder bei tumor- oder therapiebedingten Blutungen und Perforationen.

5.5. Weitere Palliativeingriffe

Bei onkologischen Notfällen unterschiedlicher Art (z.B. Entlastungslaminektomie) oder zur Reduktion der Tumormasse bei bulky disease und fehlenden Alternativen.

6. LITERATUR

Aisenberg AC: Coherent View of Non-Hodgkin's lymphoma. J Clin Oncol (1995), 13: 2656-2675

Armitage JO: Treatment of Non-Hodgkin's Lymphoma, NEJM, (1993), Vol.328, Nr.14: 1023-1030

Fridrik MA: Hochmaligne Non-Hodgkin Lymphome, Acta Medica Austriaca, (1993), Jg.20, Nr.3: 70-77

Fuller LM, Hagemeister FB, Sullivan MP, Velasquez WS (Eds.): Hodgkin's Disease and Non-Hodgkin's Lymphomas in Adults and Children, Raven Press; New York (1988)

Streit M, Thiel E., Kreuser ED: Inzidenz und Signifikanz, Therapie - assoziierter Spättoxizität bei Mb.Hodgkin: Dtsch med Wschr. (1995), 120: 1093-1099

Urba WJ, Longo DL: Hodgkin's Disease. NEJM, (1992), Vol.326, Nr.10: 678-687

Wittekind CH, Wagner G. TNM Klassifikation maligner Tumoren. 5. Auflage, Springer Verlag (1997)

MALIGNOME IM KINDESALTER

1. Weichteilsarkome im Kindesalter

H. Gadner, R. Ladenstein (für die CWS-Studiengruppe)

1.1. Epidemiologie

10 % der malignen Tumore im Kindesalter sind Weichteilsarkome (WTS). In >50 % handelt es sich um Rhabdomyosarkome (RMS) gefolgt vom Fibrosarkom, Mesenchymom und Synovialsarkom. Der Rest ist unter Einschluß des extraossären Ewingsarkoms und des peripheren neuroektodermalen Tumors (PNET) eine ausgesprochene Rarität. Mit einer Erkrankungsrate von ca. 15-20 Kindern und Jugendlichen pro Jahr stellen die WTS die vierthäufigste Gruppe solider Tumore im Kindesalter dar. Das Vorkommen von WTS ist prinzipiell in jedem Alter möglich, in den ersten 5 Lebensjahren überwiegen die RMS (Altersmedian 6 1/12 Jahre), in den nachfolgenden 5 Jahren ist eine Zunahme der Fibrosarkome typisch. Ein zweiter Inzidenzgipfel des RMS liegt zwischen dem 15. und 19. Lebensjahr (paratestikuläre Manifestation).

1.2. Pathologie

Weichteilsarkome können überall vorkommen, sie entstehen primär in den Weichteilen und sind überwiegend mesenchymaler Herkunft. Es sind Neubildungen der Muskulatur, des Binde- und Stützgewebes und der gefäßbildenden Gewebsformationen. Charakteristischerweise zeigen diese Tumoren ein infiltratives und destruierendes Wachstum entlang der Bindegewebssepten und Gefäßscheiden, beim RMS besteht eine starke Neigung zu lymphogener und hämatogener Metastasierung. Im wesentlichen werden 3 Hauptgruppen der WTS unterschieden: Rhabdomyosarkom (RMS)-artige (A) mit günstiger oder ungünstiger Histologie, die NON-RMS-artigen, mäßig chemotherapiesensiblen (B) sowie die NON-RMS-artigen, nicht chemotherapiesensiblen (C) (Tab. 1).

Tabelle 1: Histologiegruppen

Histogruppe	A		B	C
WTS-Gruppe	Chemotherapieempfindliche		Mäßig	Nicht
	GÜNSTIGE	UNGÜNSTIGE	chemotherapie-empfindliche	chemotherapie-empfindliche
enthält:	RME	RMA	AWTS	NFS
			CCS	
	RMU	EES	ES	FS
			LMS	
	UKS	PNET/MPNT	LPS	MCS
			MFH	
			MMM	
		SS	MRT	
			RAT	
			VS	
			UDS	cFS

AWTS: Alveoläres Weichteilsarkom, NFS: Neurofibrosarkom, CCS: Klarzellsarkom, PNET: Peripherer Neuroektodermaler Tumor, cFS: Congenitales Fibrosarkom, RAT: Retinal Anlage Tumor; EES: Extraossäres Ewingsarkom, RMA: Alveoläres Rhabdomyosarkom, ES: epitheloides Sarkom, RME: Embryonales Rhabdomyosarkom, FS: Fibrosarkom, RMS: Rhabdomyosarkom, LMS: Leiomyosarkom, RMU: Unklassifizier- o. Undifferenzierbares RMS, LPS: Liposarkom, SS: Synovialsarkom, MCS: Mesenchymales Chondrosarkom, UDS: undifferenziertes Sarkom, MFH: Malignes Fibröses Histiozytom, UKS: Unklassifizierbares Sarkom, MMM: Malignes Mesenchymom, VS: vaskuläres Sarkom (z.B. Hämangioendotheliom), MRT: Maligner Rhabdoidtumor

1.3. Histologische Klassifizierung

Die Rhabdomyosarkome werden in folgende histologische Subtypen eingeteilt:

- Embryonaler Typ (57%) mit den prognostisch günstigeren Sonderformen
- Botroyider Typ (6%) mit präferenziellem Vorkommen in Hohlorganen, z.B. Harnblase, Vagina, sowie
- Spindelzelltyp bei Manifestation in der paratestikulären Region
- Alveolärer Typ (19%), vorwiegend an den Extremitäten, mit eher schlechter Prognose behaftet
- Undifferenzierte Formen (17%) und Pleomorphe Histologie (1%)

1.4. Biologie

Zur besseren biologischen Charakterisierung der Weichteilsarkome sind zytogenetische und molekulargenetische Untersuchungen von entscheidender Bedeutung. Alveoläre RMS sind durch die reziproke Translokation t(2;13)(q36;q14) bzw. t(1;13)(q36;q14) charakterisiert. Bei embryonalen RMS sind häufig Heterozygotieverluste (LOH) eines Teils von Chromosom 11 (11p15:5) sowie Prägungsverluste (loss of imprinting, LOI) des mütterlichen IGF-II Gens, eine numerische Chromosomen-Aberration und eine Trisomie 2 nachweisbar. Beschrieben wurde auch eine N-myc Amplifikation beim alveolären RMS. Extraossäre Ewingsarkome und PNET sind durch spezifische Translokationen t(11;22)(q24;q12) bzw. t(21;22)(q22;q12) charakterisiert, denen Fusionen des EWS-Gens mit den ETS-Onkogenen FLI-1 bzw. ERG zu Grunde liegen. Synovialsarkome und der desmoplastische Rundzelltumor sind durch die t(X;18)(p11;q11) und t(11;22)(p13;q12) gekennzeichnet. In vielen WTS wurden auch somatische Mutationen des Retinoblastomgens und p53 Gens oder deren veränderte Expression gefunden (z.B. in Familien mit Li-Fraumeni Syndrom – einer familiären autosomal dominanten Prädisposition zu kindlichen Weichteilsarkomen, Brustkrebs und anderen Tumoren).

1.5. Diagnostik

Der initialen Diagnostik ist große Sorgfalt vorbehalten. Sie dient zur Aufdeckung der für die initiale Risikostratifizierung notwendigen Faktoren, nämlich die exakte Lokalisation des Tumors, die Organbegrenzung (T-Status), ein möglicher Lymphknotenbefall (N-Status) sowie etwaige Metastasen (M-Status).

1.5.1. Primärtumor

Weichteilsarkome werden oft als unangenehme Überraschung nach Excision einer Weichteilschwellung diagnostiziert. Bei kurzer Anamnese, fester Konsistenz und Unverschieblichkeit von Weichteilschwellungen sollte schon präoperativ an ein malignes Geschehen gedacht werden.

Die wichtigste, schon vor der Operation und/oder Biopsie durchzuführende diagnostische Maßnahme ist die Ultraschalluntersuchung. Zusätzlich sind die Kernspintomographie (NMR) oder Computertomographie (CT) mit und ohne Kontrastmittel einzusetzen. Entscheidend für die Wahl des Verfahrens ist die Qualität der Untersuchung bzw. die Untersuchungstechnik.

Für die bildgebende Diagnostik der im Drainagebereich des Tumors liegenden Lymphknotenstationen bei palpatorisch erreichbaren Lymphknoten gilt die Kombination von Tastbefund und Sonographie als ausreichend. Ansonsten ist zusätzlich ein NMR oder CT einzusetzen.

Der Operateur sollte nach Möglichkeit präoperativ entscheiden, ob er nur eine Inzisionsbiopsie (was die Regel sein sollte) oder nach Bestätigung der Malignität durch den Schnellschnitt eine komplette Excision des Tumors mit Sicherheitsabstand durchführt (möglich bei kleineren Tumoren ohne wesentliche funktionelle und ästhetische Nachteile). Ein „Ausschälen des Tumors im Gesunden" ist auf jeden Fall zu vermeiden.

1.5.2. Staginguntersuchungen

1.5.2.1. Obligate Untersuchungen

Zusätzlich zur Darstellung des Primärtumors ist zum Ausschluß einer Metastasierung initial folgendes diagnostisches Prozedere notwendig:

- Nativröntgenaufnahme der Lunge in 2 Ebenen
- CT der Lunge, Spiral-CT (falls verfügbar)
- Cerebrales NMR oder CT vor und nach Kontrastmittelapplikation
- Schnittbilduntersuchung von mindestens 2 im Abflußgebiet aufeinanderfolgenden Lymphknotenstationen und des Abdomens
- Knochenmarkbiopsie und/oder -aspiration
- Skelettszintigraphie

MALIGNOME IM KINDESALTER

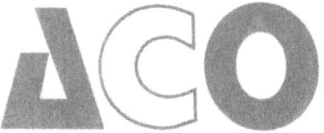

Selbstverständlich sind die Erhebung einer exakten Anamnese, die körperliche Untersuchung, eine labormedizinische Durchuntersuchung, EEG, EKG und Echokardiogramm als onkologische Routine vorausgesetzt.

1.5.2.2. Fakultative Untersuchungen

Nicht obligat für das Staging, sondern nur bei bestimmtem Sitz des Tumors sind Spezialuntersuchungen vonnöten, wie z.B.:

- Liquorzytologie bei Tumoren mit topographischem Anschluß an das Liquorsystems (z.B. im Bereich des Kopfes, Nackens und Paravertebrums)
- Lungenfunktion bei allen im weitesten Sinne im Respirationstrakt liegenden Tumoren
- Spezifische endokrinologische Untersuchungen bei Tumoren, die zu einer Beeinträchtigung oder Infiltration endokriner Organe führen könnten (z.B. Nebenniere, Schilddrüse, Hypophyse und Hypothalamus)
- Spezielle Röntgenuntersuchung bei allen durch die oben genannten bildgebenden Verfahren nicht oder nicht ausreichend zu erfassenden Tumoren sowie weitere, durch die topographische Lagebeziehung des Tumors bedingte Untersuchungen.

1.5.3. Verlaufsdiagnostik

Im weiteren Verlauf der Erkrankung werden der Bewertung des initalen Therapieansprechens (Chemotherapieresponse) und der Remission besondere Beachtung geschenkt. Nach Behandlungsabschluß werden in Abhängigkeit von der Tumorlokalisation und der durchgeführten Therapie selbstverständlich Untersuchungen auf therapiebedingte Neben- und Spätfolgen notwendig sein.

1.5.4. Stadieneinteilung

Die postchirurgische Stadienzuordnung (nach primärer Biopsie/Resektion) erfolgt gemäß den Kriterien der amerikanischen Intergroup Rhabdomyosarcoma Study (IRS).

Im Stadium I ist der Tumor komplett entfernt und es finden sich keine mikroskopischen Tumorreste (= R0;pT1,2). Im Stadium II wurde der Tumor makroskopisch entfernt, es finden sich jedoch mikroskopische Reste (= R1;pT3a). Im Stadium III erfolgt nur eine Biopsie oder unvollständige Resektion mit makroskopischen Resten (= R2;pT3b/c), während das Stadium IV alle primär metastasierten Tumoren umfaßt (Tab. 2).

Tabelle 2: TNM-Status sowie postchirurgische Stadieneinteilung

TNM-Status

Tumor

T0		Kein Anhalt für Primärtumor
T1		Tumor auf Ausgangsorgan oder -gewebe beschränkt mit
	T1a	Größter Tumordurchmesser ≤ 5 cm
	T1b	Größter Tumordurchmesser > 5 cm
T2		Tumor **nicht** auf Ausgangsorgan oder -gewebe beschränkt mit
	T2a	Größter Tumordurchmesser ≤ 5 cm
	T2b	Größter Tumordurchmesser > 5 cm
TX		Inadäquate Information über Ausdehnung des Primärtumors (wie T2 zu bewerten)

Lymphknoten

N0	Kein Anhalt für Befall der regionären Lymphknoten
N1	Befall der regionären Lymphknoten
NX	Inadäquate Information über Lymphknotenstatus (wie N0 zu bewerten)

Metastasen

M0	Kein Anhalt für Fernmetastasen oder Befall nicht-regionärer Lymphknoten
M1	Fernmetastasen oder Befall nicht-regionärer Lymphknoten
MX	Inadäquate Information über Metastasenstatus (wie M0 zu bewerten)

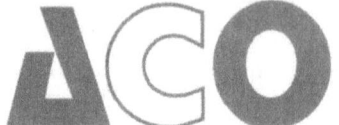

MALIGNOME IM KINDESALTER

IRS-Stadium	Postchirurgisches Stadium	pT-Stadium
I	Tumor komplett entfernt (makroskopisch und mikroskopisch) Lymphknoten nicht befallen	
(I A)	Tumor organbegrenzt	pT1
(I B)	Tumor nicht organbegrenzt	pT2
II	Tumor makroskopisch entfernt, aber mikroskopische Reste	
II A	regionäre Lymphknoten nicht befallen	pT3a
II B	regionäre Lymphknoten befallen, aber entfernt	
II C	regionäre Lymphknoten befallen, aber nicht entfernt	
III	Inkomplette Resektion mit Tumorresten oder nur Biopsie	pT3b
	mit malignem Erguß in benachbarte Körperhöhle	pT3c
IV	Fernmetastasen bei Erkrankungsbeginn oder Befall nicht mehr regionärer Lymphknoten nachweisbar	pT4

1.6. Klinik

Das Tumorwachstum bei Weichteilsarkomen erfolgt meist ohne begleitendes Fieber, oft sind jedoch Schmerzen und/oder lokalisationsbedingte Funktionseinschränkungen das führende Symptom. Bei abdominalem Sitz kann Ikterus, Aszites, Inappetenz und Erbrechen Ursache für den Arztbesuch sein.

Bei RMS sind folgende klinische Besonderheiten typisch:

Der Orbitabefall (ca. 10%) führt häufig zu einseitigem Exophthalmus. Bei Manifestation im Kopf-/Halsbereich (ca. 20%) findet sich neben einer Schwellung oft eine verlegte Nasenöffnung mit näselnder Sprache, Epistaxis und Foetor ex ore. Am Stamm (ca. 10%) manifestiert sich die tumoröse Schwellung mit oder ohne Schmerzen, an den Extremitäten (ca. 20%) führt sie zusätzlich zu Bewegungseinschränkung. Die Lokalisation im Retroperitoneum (ca. 30%) ist häufig Ursache für eine Hämaturie, Miktions- und Defäkationsstörungen, eine Raumforderung bzw. Vaginalpolyp. Typisch für den paratestikulären Sitz (7%) ist eine indolente Hodenschwellung. Bei Primärlokalisation im Nasopharynx, in den Nasennebenhöhlen und im Mittelohr findet sich bei RMS eine ausgesprochene Neigung zu meningealer Ausbreitung (35%).

1.7. Risikostratifizierung

Die neue Risikogruppenbildung basiert auf der prognostischen Bedeutung von Histologie, Lokalisation, TNM-Status und postchirurgischem Stadium. Sie ist das Ergebnis einer langjährigen, internationalen Kooperation zwischen großen Studiengruppen (IRS, CWS, SIOP, ICG) und deren Datenauswertung (Abb. 1).

Für die RMS-artigen werden folgende Lokalisationsgruppen unterschieden: Orbita (ORB), Kopf-/Halsregion mit parameningealem Sitz (KH-PM) definiert durch knöcherne Arrosion der Schädelbasis (Infiltration und/oder Hirnnervenparese und/oder Tumorzellen im Liquor), Kopf-/Halsregion mit nicht parameningealem Sitz (KH-NPM), Urogenitalregion - Blase/Prostata (UG-BP), Urogenitalregion - nicht Blase/Prostata (UG-NBP) sowie Extremitäten (EXTR) und andere (AND).

M-Status	N-Status	Histologie	Postchir. Stadium	Lokalisation	T-Status	Risikogruppe
M0	N0	RME/U, UKS	I pT1	0	T1	Low
			I pT2		T2	Standard
			II+III	Orbita, KH-NPM, U/G-NBP		Standard
			II+III	KH-PM, UG-BP, Extremitäten, andere		High
		RMA, UDS, EES/PNET, SS				High
					ESS/PNET	u. SS nur VAIA
	N1	Alle				High
M1		Alle				Stadium-IV

Abb. 1: Risikostratifizierung in der Chemotherapie. KH-NPM: Kopf/Hals-nicht parameningeal, KH-PM: Kopf/Hals-parameningeal, UG-BP: Urogenitale-Blase/Prostata, UG-NBP: Urogenitale-nicht Blase/Prostata

MALIGNOME IM KINDESALTER

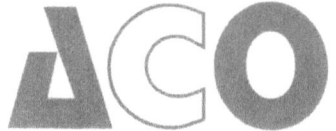

1.8. Therapiekonzept

Durch eine mehr als 15-jährige Kooperation auf nationaler und internationaler Ebene wurde es möglich, effiziente Behandlungsstrategien der WTS im Kindesalter zu entwickeln unter weitgehender Verhinderung von Verstümmelungen. Die Erfahrungen wurden in der 1996 aktivierten, multizentrischen Therapiestudie (CWS-96) zur Behandlung von Kindern und Jugendlichen mit Weichteilsarkomen von der Gesellschaft für Pädiatrische Onkologie und Hämatologie (GPOH) unter Mitwirkung der Italienischen kooperativen Gruppe (ICG) und der International Society of Paediatric Oncology (SIOP) zusammengefaßt. Das Studienprotokoll stellt derzeit das in Österreich gültige Behandlungsverfahren dar.

Die Behandlung der WTS im Kindes- und Jugendalter wird vor allem bestimmt durch die sich biologisch unterschiedlich verhaltenden histopathologischen Entitäten, die verschiedenen Manifestationsregionen der Tumoren im Körper und durch das Lebensalter bei Diagnosestellung. Grundsätzlich setzt sich die Therapie der WTS aus Chemotherapie- und Lokaltherapieverfahren (Chirurgie, Radiotherapie) zusammen. Dabei sind folgende 2 Forderungen an eine suffiziente Therapie zu stellen:

1.8.1. Optimale Systemkontrolle

Dabei sollte die systemische Therapie in Abhängigkeit vom individuellen Rezidivrisiko gesehen werden und die Therapiemodalitäten entsprechend angepaßt sein. So kann bei Patienten mit sehr guter Prognose auf den Einsatz von Alkylantien und Anthrazyklinen verzichtet werden. Andererseits wird zur Verbesserung der Prognose bei Stadium IV Patienten durch Steigerung der Dosisintensität (u.a. zur Megatherapie gefolgt von autologer Stammzellreinfusion) Rechnung getragen.

1.8.2. Optimale Lokalkontrolle

Die optimale Lokalmaßnahme wird vornehmlich durch Chirurgie und Radiotherapie gewährleistet. Sie ist von Histologie zu Histologie unterschiedlich, aber auch von der Chemotherapie abhängig. Dabei ergänzen Chirurgie und Radiotherapie einander. Ihre Wertigkeit wird durch folgende Faktoren bestimmt:

- Histologie (Chemotherapieempfindlichkeit, Strahlenempfindlichkeit?)
- Alter (Bestrahlbarkeit? Wirkung, aber auch Toxizität der Chemotherapie?)
- Tumorstadium (Resezierbarkeit? Bestrahlbarkeit?)
- Lokalisation (R0-Chance? Rekonstruktionsaufwand? Gefahr der Verstümmelung?)

1.8.3. Behandlungsstrategie

1.8.3.1. Primärvorgehen

Grundsätzlich sind folgende differentielle Überlegungen angezeigt (Abb. 2, 3):

Chemo		Low			RTX
VA	I:	pT1 (Günstige [N0])			**Keine**
		Standard			
IVA	I:	pT2 (Günstige [N0])			
	II/III:	ORB, NPM, NBP (Günstige [N0])		Günstige: pR0, sR0 Ungünstige: pR0	
		High		Günstige: Resp. ≥ 2/3	
VAIA	II/III:	PM/T1, BP, EXTR, AND (Günstige [N0])			**32 Gy**
	I/II:	Ungünstige (N0)		Günstige: Resp. < 2/3, R1 Ungünstige: ∅ pR0	
	Randomisation ○				
	II/III:	PM/T2 (Günstige [N0])			
	III:	Ungünstige (N0)			
CEVAIE	I-III:	Alle N1			**45 Gy**

Abb. 2: Übersicht zur Behandlung lokalisierter RMS-artiger Tumoren. Günstige: RMS-artige Tumoren mit günstiger Histologie, d.h. RME, RMU, UKS; Ungünstige: RMS-artige Tumoren mit ungünstiger Histologie, d.h. RMA, EES, PNET, UDS, SS; ○: SS, EES, PNET sind von der Randomisierung ausgeschlossen und werden im VAIA-Arm behandelt.

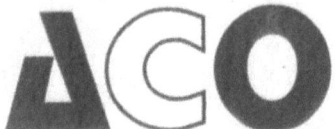

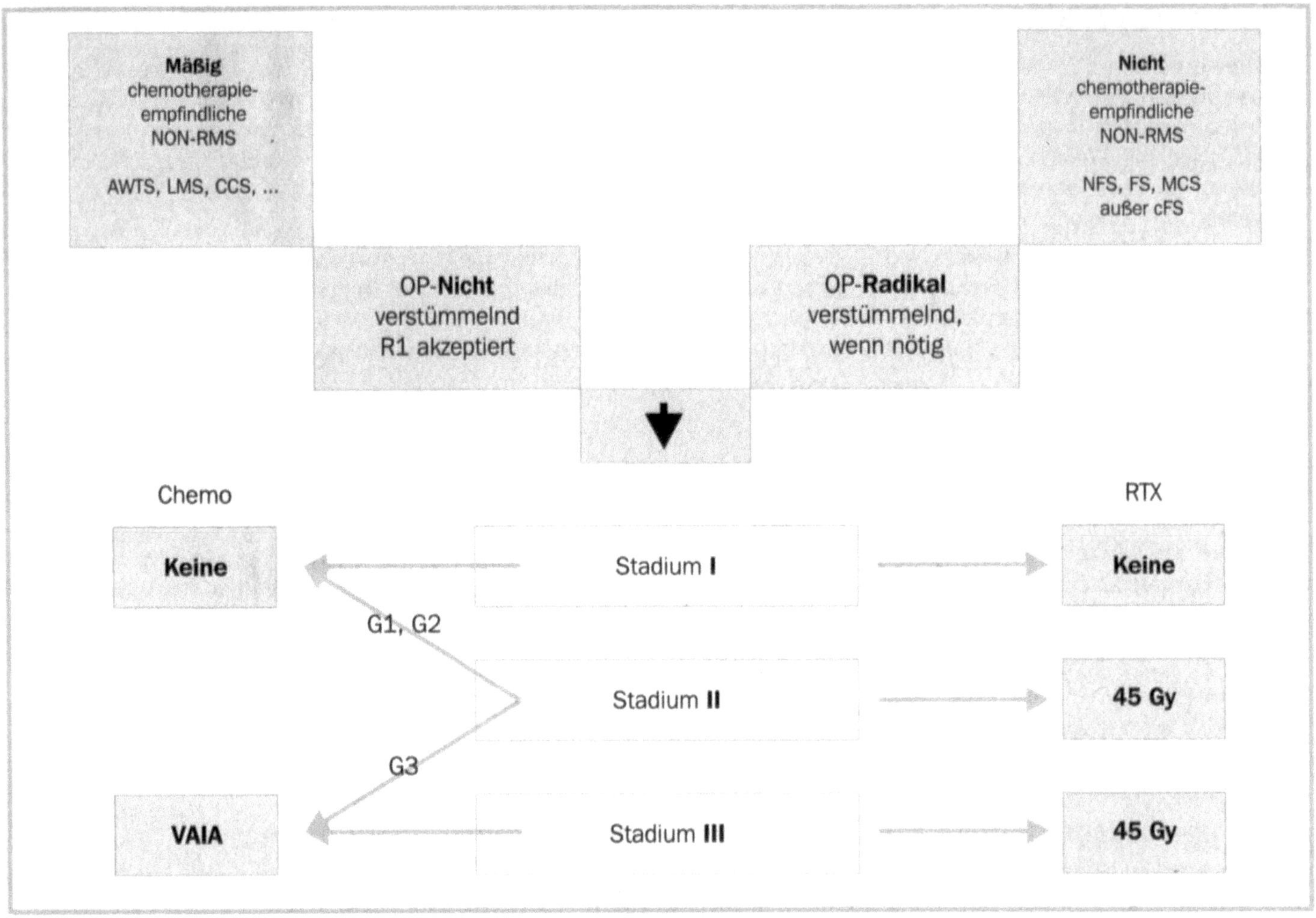

MALIGNOME IM KINDESALTER

Abb. 3: Übersicht zur Behandlung lokalisierter Non-RMS-artiger Tumoren

- Ist eine nicht verstümmelnde R0-Resektion möglich, so sollte diese in allen Fällen durchgeführt werden.
- Bei RMS-artigen Tumoren wird eine neoadjuvante Therapie (Chemotherapie +/- Strahlentherapie) vor der Chirurgie eingesetzt, wenn nicht mit einer R0-Resektion zu rechnen ist; da die Responsebeurteilung hier eine große Rolle spielt, muß die R1-Situation auf jeden Fall vermieden werden.
- Bei NON-RMS-artigen Tumoren kommt primär die Chirurgie zum Einsatz, wobei bei den nicht chemotherapieempfindlichen Histologien (NFS, FS, MCS) – wenn nötig – auch eine primär verstümmelnde Operation durchgeführt werden muß. Bei den mäßig chemotherapieempfindlichen NON-RMS-artigen Tumoren wird zwar eine R1-Situation postoperativ akzeptiert, vor einer verstümmelnden Operation jedoch eine neoadjuvante Therapie (Chemotherapie +/- Radiotherapie) durchgeführt.
- Sofern eine R0-Resektion möglich ist, eine Radiotherapie aber ohnehin durchgeführt werden muß, sollte diese möglichst immer *präoperativ* erfolgen.

1.8.3.2. Sekundärvorgehen

Das optimale sekundäre Vorgehen richtet sich nach Chemotherapieerfolg und erreichtem Remissions- und Tumorstatus. Zur 9./10. Therapiewoche sollte eine *lokale Kontrolle* unbedingt zur Anwendung kommen. (Eine Ausnahme hierfür stellt ein objektiver Response mit Volumenreduktion < 1/3 des Ausgangstumorvolumens dar. In diesem Falle ist eine Secondline-Therapie einer Lokalkontrolle vorzuziehen, um doch noch ein besseres Tumoransprechen zu erreichen.) Grundsätzlich sollten alle Tumoren, die nicht primär R0-reseziert werden konnten und die chemotherapieempfindlich sind und wo eine Bestrahlung bezüglich Alter und Lokalisation möglich ist, *präoperativ bestrahlt* werden, wobei sich die Dosis neben der Histologie auch am Response orientiert. Ausgenommen sind Fälle, bei denen durch eine sekundäre R0-Resektion eine Verzicht auf die Strahlentherapie gerechtfertigt werden kann.

Dies sind im einzelnen:

- alle sekundär R0-resezierbaren RMS-artigen Tumoren mit günstiger Histologie (RME/U, UKS)
- alle aufgrund von Alter und Lokalisation nicht bestrahlbaren Kinder

(Hier kann eine R0-Resektion versucht und nur bei Nichterreichen einer R0-Resektion eine postoperative Salvage-Bestrahlung durchgeführt werden.)

MALIGNOME IM KINDESALTER

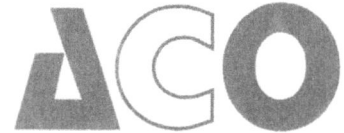

Im Zweifelsfalle sollte bei allen chemotherapiesensiblen Tumoren der präoperativen Bestrahlung der Vorzug gegeben werden, da nur so die Vorteile, wie gute Oxygenisierung des Tumorbettes und kleineres Strahlenfeld, genutzt werden können. Dadurch werden die Bedingungen für eine Operation im Regelfall verbessert, da der Tumor oder Tumorrest verkleinert und für die nachfolgende Resektion besser zugänglich wird. Möglicherweise wird auch das Risiko der intraoperativen Streuung, insbesondere für G3-Tumoren, durch Vorbestrahlung geringer. Der chirurgische Eingriff sollte allerdings möglichst vor Einsetzen der Strahlenfibrose (vor Ende der 6. Woche nach Bestrahlung) durchgeführt werden.

Verbleibt nach abgeschlossener Radio-/Chemotherapie ein Verdacht auf Resttumor in den bildgebenden Verfahren, so muß dies bioptisch abgeklärt werden. Bei Beweis vitalen Tumors nach Radio- und Chemotherapie bleibt in der Regel keine andere Wahl als ein radikaler und verstümmelnder Eingriff.

1.9. Chirurgie

Die chirurgische Maßnahme steht im Spannungsfeld zwischen radikaler Resektion und Verhinderung einer Verstümmelung.

Besondere Bedeutung kommt der Radikalität eines chirurgischen Eingriffes zu, die in drei Kategorien beurteilt wird: R0 - vollständige Resektion, R1 - marginale Resektion: mikroskopische Reste, R2 - unvollständige Resektion: makroskopische Reste (Debulking). In der TNM-Klassifikation kommt als weiteres Kriterium die Organbegrenzung hinzu, was wohl für die Frage der Resezierbarkeit als auch für die Einschätzung des postchirurgischen Stadiums wesentlich ist. Eine Zusammenfassung der Begriffe IRS-Stadien, Resektionsgrad und pT-Status ist in Tab. 3 wiedergegeben.

Tabelle 3: Übersicht über die Definition von primärer/sekundärer Resektion bzw. Nachresektion und die postchirurgische Definition IRS-Stadien, Resektionsgrad, pT-Status

DEFINITION DER RESEKTION	IRS-Stadium	pT-Status	RESEKTIONSGRAD		
			R0	R1 (marginal)	R2 (unvollständig oder Biopsie)
• primäre Resektion bzw.					
• primäre Nachresektion (< 4 Wochen)			pR0	pR1	pR2
• sekundäre Resektion			sR0	sR1	sR2
POSTCHIRURGISCHE DEFINITION					
• Tumor komplett entfernt (ohne mikroskopische oder makroskopische Reste)	I		**R0**		
– mit Organbegrenzung (T1)		pT1			
– ohne Organbegrenzung (T2)		pT2			
• Tumor makroskopisch entfernt aber mikroskopische Reste (marginale Resektion)	II	pT3a		**R1**	
• Makroskopischer Resttumor vorhanden („Debulking" oder Biopsie)	III	pT3b			R2

Priorität hat die Chirurgie bei allen RMS-artigen WTS nur dann, wenn sie mit hoher Wahrscheinlichkeit eine R0-Resektion bewirken kann. Ein reines Downstaging (Stadium III zu Stadium II bzw. R2 zu R1) oder gar eine Debulking-Operation ist bei den lokalisierten RMS-artigen Tumoren zu vermeiden, sofern keine anderen wichtigen medizinischen Gründe (akute Lebensbedrohung durch Tumor, Harnaufstau etc.) eine solche Maßnahme unabdingbar machten. Ist nur eine R2- oder R1-Situation (Stadium II oder III) erreichbar, so hat die kombinierte Radio-/Chemotherapie Vorrang.

Um verstümmelnde Eingriffe auf ein Minimum zu reduzieren, sind eine interdisziplinäre Zusammenarbeit zwischen Kinderchirurgie, Plastischer Chirurgie, Orthopädie, Neurochirurgie, Gefäßchirurgie, Orbitachirurgie, Urologie etc. unabdingbar.

Ob ein Tumor tatsächlich R0-resezierbar ist, kann nur anhand des konkreten Einzelfalles vom verantwortlichen Chirurgen

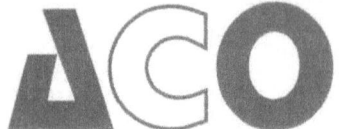

MALIGNOME IM KINDESALTER

selbst entschieden werden. Zur Beratung für Rückfragen und Operationsplanung stehen die Referenzchirurgen der CWS-Studie zur Verfügung.

Die Frage, ob die Resektion R1 oder R0 war, kann oftmals erst anhand der Histologie des Operationspräparates entschieden werden. Ergibt sich die weniger günstige Beurteilung R1, so sollte unverzüglich nachreserziert werden, soweit dies ohne Verstümmelung möglich ist. (Einhaltung einer 4-Wochenfrist zwischen Erstgriff und geplanter Chemotherapie beachten.)

Unauffällige Lymphknotenstationen werden nicht chirurgisch angegangen. Ausnahme hiervon sind das alveoläre RMS im Bereich der Extremitäten, das Klarzellsarkom, das epideloide Sarkom. Es muß frühzeitig entschieden werden, ob befallene Lymphknotenstationen durch Operation oder Radiotherapie angegangen werden. Auf jeden Fall muß die Kombination beider Verfahren vermieden werden (Spätkomplikationen). Auch muß bei neoadjuvanter Vorbehandlung entschieden werden, ob klinisch befallene Lymphknotenstationen besser beider Primärtumorvorbestrahlung mitbestrahlt werden oder im Rahmen der sekundären Resektion radikal reseziert werden können. Komplett (mikro- und makroskopisch) ausgeräumte Lymphknotenstationen müssen nicht nachbestrahlt werden (Abb. 4).

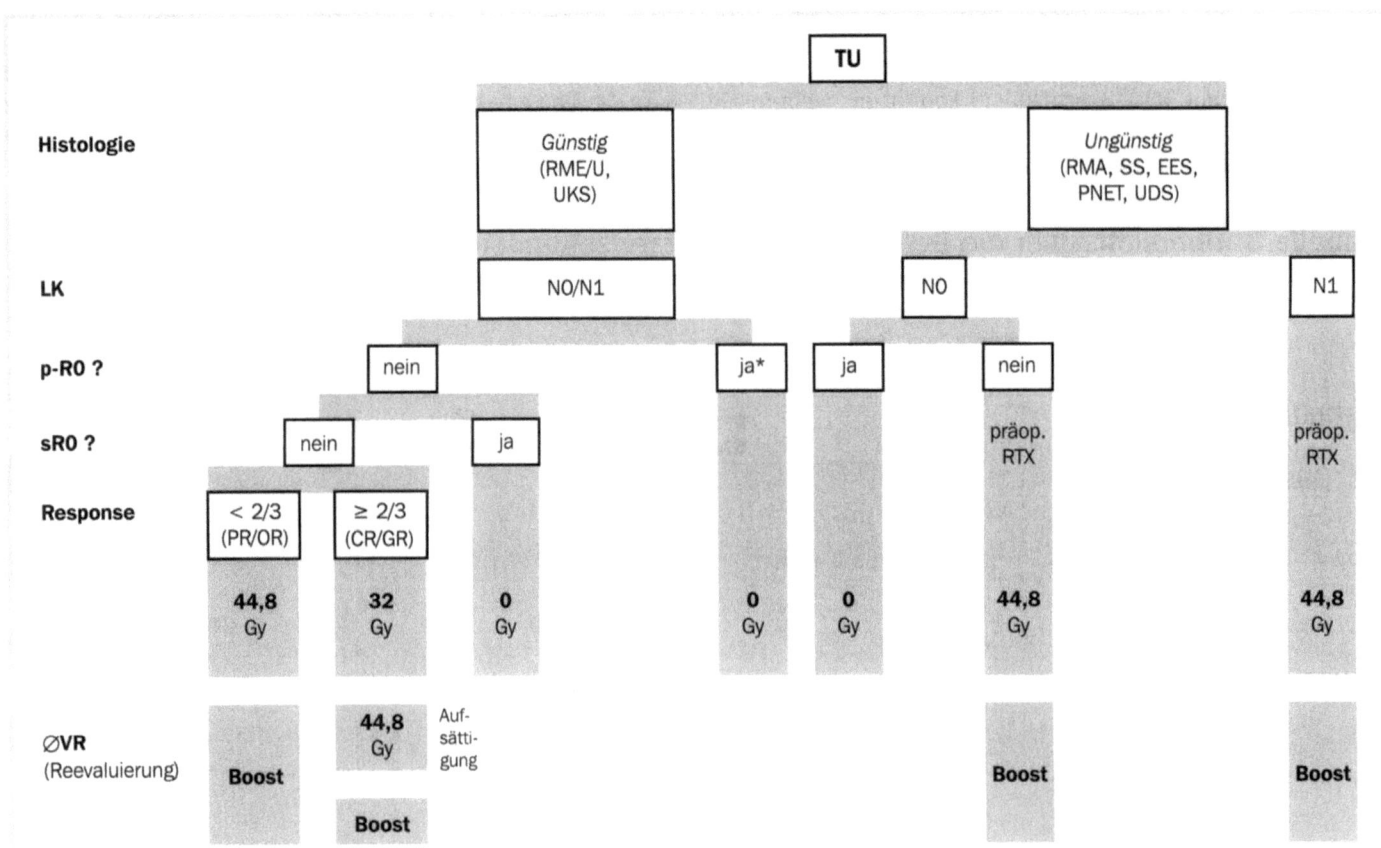

Abb. 4: Flußdiagramm zur Radiotherapiestratifizierung (*: bei N1 mit radikaler Lymphadenektomie). ∅VR: Keine klin. Vollremission erreicht

1.10. Radiotherapie

Die Indikation zur Radiotherapie soll nach einer Neubeurteilung in Woche 9 (wie bereits beschrieben) stratifiziert werden (Abb. 4). Dies ergibt 3 Gruppierungen:

- Eine Gruppe von Patienten, die nicht bestrahlt werden muß:
  alle Patienten mit primärer R0-Resektion (unabhängig von der Histologie) und bei günstiger Histologie (RME/U, UKS) auch mit einer sekundären R0-Resektion (mit Ausnahme der nodal positiven Patienten mit ungünstiger Histologie, die auch im Falle einer R0-Resektion mit 44,8 Gy bestrahlt werden)

- Eine Gruppe von Patienten, die nur mit 32 Gy bestrahlt werden muß:
  alle Patienten mit günstiger Histologie und guter oder kompletter Response auf die Chemotherapie (> 2/3) unabhängig vom initialen Lymphknotenbefall (Anmerkung: ist nach 32 Gy keine Vollremission erreicht, muß nach einer Neuevaluation (4-10 Tage nach Bestrahlungsende) auf 44,8 Gy aufgesättigt werden)

- Eine Gruppe von Patienten, die mit 44,8 Gy bestrahlt werden muß:
  alle günstigen (N1 und N0) mit schlechtem Response (< 2/3) oder R1-resezierte Tumoren und alle nicht initial R0-resezierbaren histologisch ungünstigen Tumoren unabhängig vom initialen Lymphknotenbefall.

MALIGNOME IM KINDESALTER

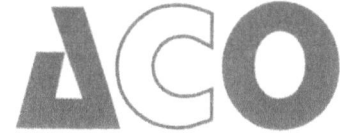

Bei lymphknotenpositiven Tumoren (N1) folgt die Empfehlung zu Indikation, Dosis und Behandlungszeitpunkt vollkommen dem Konzept bei lymphknotennegativen RMS-artigen Tumoren (N0) mit günstiger Histologie:

- Nach gutem Ansprechen auf
  - Die Chemotherapie (good and complete response) wird nur mit reduzierter Dosis von 32 Gy bestrahlt;
  - Primär R0-resezierte Tumoren mit Lymphknotenbefall, die einer radikalen Lymphadenektomie zugeführt werden konnten, muß überhaupt nicht bestrahlt werden;
  - alle lymphknotenpositiven Primärtumoren mit ungünstiger Histologie unabhängig vom Ansprechen und der primären Resektion sollen regelhaft mit 44,8 Gy bestrahlt werden (sofern Alter und Lokalisation dies erlauben).

Die Frage einer Bestrahlung der Lymphknotenstationen bei Patienten mit initialem Befall der regionären Lymphknoten muß individuell entschieden werden.

Ein Patientenalter von < 3 Jahren stellt eine relative Kontraindikation für die Strahlentherapie dar (gravierende Strahlenspätfolgen). In diesen Fällen ist die Gewichtung zwischen operativer und radiotherapeutischer Lokaltherapie in Richtung einer ausgedehnteren Resektion vorzunehmen. Bei Kindern < 1 Jahr wird man nur in Ausnahmefällen eine Bestrahlung durchführen. Die Dosis sollte auf maximal 32 Gy begrenzt sein. Es ist wünschenswert, daß frühzeitig Kontakt mit den Referenzstrahlentherapeuten der CWS-Studie aufgenommen wird, um eine individuelle Beratung bei der Konzeption der Bestrahlung zu erhalten.

1.11. Chemotherapie

In der CWS-96-Studie werden die Patienten mit WTS in Low-, Standard- und High Risk-Patienten unterteilt. Die Chemotherapieintensität richtet sich nach der Risikozuordnung und der Chemotherapiesensibilität. Dementsprechend wird das weitere therapeutische Procedere mit unterschiedlicher Gewichtung der verschiedenen Therapiemodalitäten festgelegt. Die Response des Tumorvolumens auf die Chemotherapie wird nach 3 Chemotherapieblöcken (zu Woche 9) mittels CT/MNR ermittelt (Berechnung des Tumorvolumens) (Tab. 4).

Tabelle 4: Response des Tumorvolumens auf die Chemotherapie nach 3 Chemotherapieblöcken (zur 9. Woche) mittels CT/NMR.

		RESPONSE - BEURTEILUNG
COMPLETE RESPONSE	(CR)	Kein Nachweis mehr eines vor Chemotherapie noch meßbaren Tumors
GOOD RESPONSE	(GR)	Tumorrückgang $\geq 2/3$
POOR RESPONSE	(PR)	Tumorrückgang $> 1/3$ und $< 2/3$
OBJECTIVE RESPONSE	(OR)	Tumorrückgang > 0 und $\leq 1/3$
PROGRESSIVE DISEASE	(PD)	Tumorstillstand oder Progression

Die Volumetrie erfolgt entweder anhand des hardwareseitig ausgegebenen Tumorvolumens (moderne CT/MNR-Geräte) oder der Addition dicht aneinanderliegender Scans unter Multiplikation der Tumorflächen A und der Schichtdicke S und des arithmetischen Mittels zweier aufeinanderfolgender Tumorflächen A mit dem Zwischenraum Z. Formel: $V = (A_1 \times S_1) + ((A_1 + A_2)/2 \times Z) + (A_2 \times S_2)$ oder der Berechnung des Tumorvolumens aus dem max. Tumordurchmessern X, Y, Z nach der Formel: $V = 1/6 \, \Pi \, X \, Y \, Z$.

Die Dauer und Intensität der Chemotherapie unterscheidet sich gemäß dem Risikoarm (Abb. 2, 5). Im Low Risk-Arm wird die Kombination VA (Vincristin (VCR) und Actinomycin D (AMD)) über 22 Wochen ohne zusätzliche Strahlentherapie eingesetzt. Im Standard Risk-Arm werden insgesamt 9 Chemotherapieblöcke IVA (Ifosfamid (IFO), VCR, AMD) alle 3 Wochen unter stationären Bedingungen verabreicht (Gesamttherapiedauer 28 Wochen). Im High Risk-Arm wird eine Randomisierung zwischen VAIA und CEVAIE durchgeführt. Diese Chemotherapiezyklen sind aus jeweils 3 Chemotherapieblöcken aufgebaut und werden insgesamt 3 x jeweils in 3-wöchigem Abstand wiederholt (Gesamttherapiedauer ebenfalls 28 Wochen). Die Blöcke der VAIA-Zyklen bestehen aus IVA (IFO, VCR, AMD) und VAI (IFO, VCR, Adriamycin (ADR)), während in den CEVAIE-Zyklen die Blöcke IVA, CEV (Carboplatin, Epirubicin, VCR) und IVE (IFO, VCR, Etoposid) alternierend gegeben werden (Abb. 5).

Bei der Behandlung disseminierter Weichteilsarkome (Stadium IV) werden alle Patienten (RMS und Non-RMS) nach der CEVAIE-Therapie behandelt und anschließend einer repetetiven Hochdosistherapie (Tripeltherapie mit Stammzellrescue) zugeführt. Zum Einsatz kommen 3 Kombinationen: Thiotepa und Endoxan, Thiotepia und Carboplatin sowie Melphalan und Etoposid (Abb. 6).

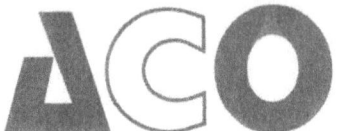

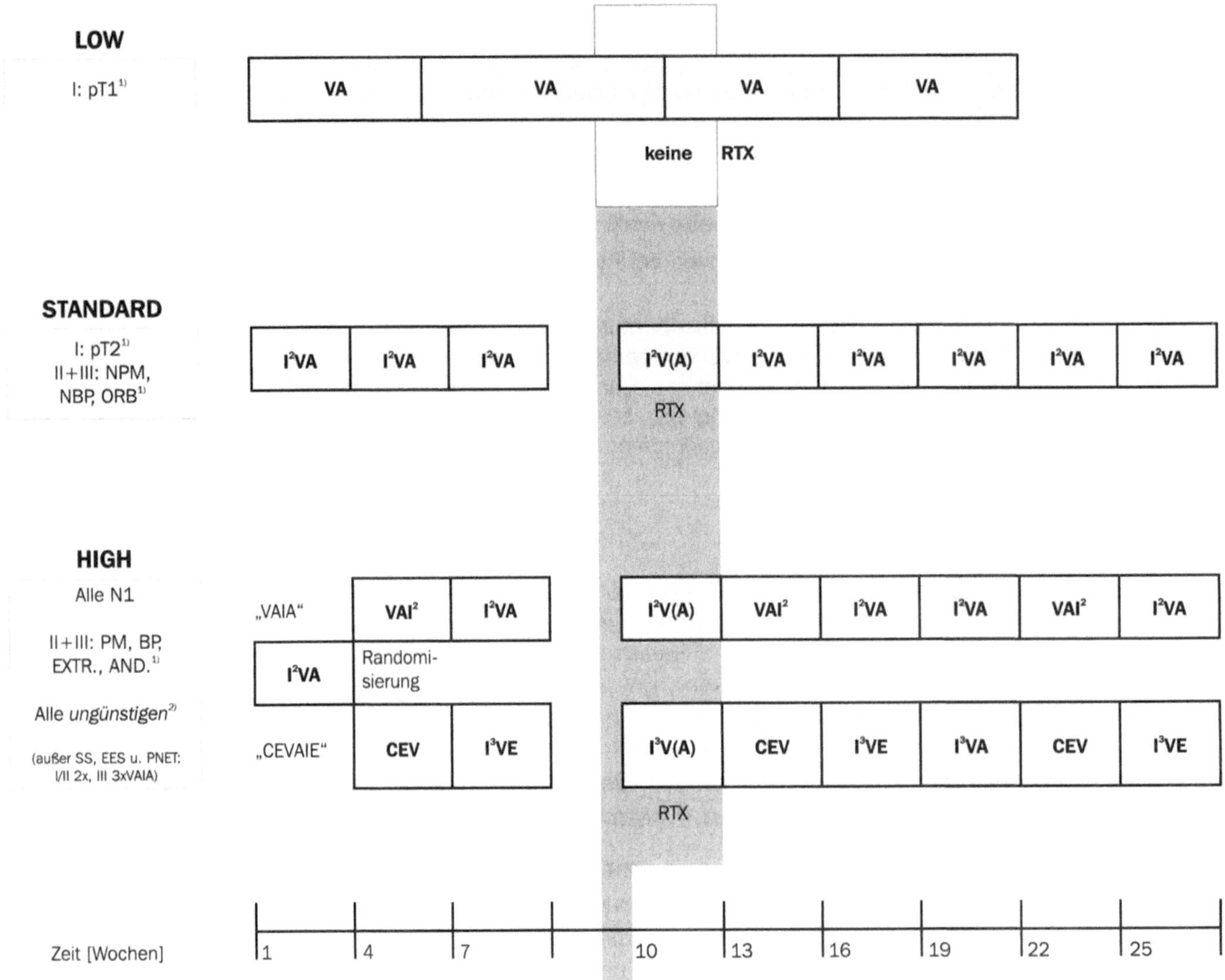

MALIGNOME IM KINDESALTER

LOW
I: pT1[1]

| VA | VA | VA | VA |

keine RTX

STANDARD
I: pT2[1]
II+III: NPM, NBP, ORB[1]

| I²VA | I²VA | I²VA | I²V(A) | I²VA | I²VA | I²VA | I²VA | I²VA |

RTX

HIGH
Alle N1

II+III: PM, BP, EXTR., AND.[1]

Alle *ungünstigen*[2]

(außer SS, EES u. PNET: I/II 2x, III 3xVAIA)

„VAIA" | VAI² | I²VA | I²V(A) | VAI² | I²VA | I²VA | VAI² | I²VA

I²VA | Randomisierung

„CEVAIE" | CEV | I³VE | I³V(A) | CEV | I³VE | I³VA | CEV | I³VE

RTX

Zeit [Wochen]: 1 4 7 10 13 16 19 22 25

REASSESSMENT – SCHNITTBILD (WOCHE 9)

Immer *präoperative* Bestrahlung, nur bei R0-resezierbaren Tumoren mit günstiger Histologie sekundäre Resektion vor RTX erlaubt.

Ansonsten RTX nach folgendem Schema:

Histologie	0 Gy	32 Gy	44,8 Gy
Günstig[1] (RME/U, UKS [N0 & N1])	R0 (p-R0/sR0)	CR GR	R1 PR
Ungünstig[2] (RMA, UDS, SS, EES/PNET)	p-R0	–	sR0 R1 jede Resp. Alle N1

[1] *Günstige* günstige Histo (RME/U, UKS) und N0

[2] *Ungünstige* (RMA, EES/PNET, UDS, SS)

Abb. 5: Therapie für lokalisierte WTS der Histologiegruppe A (RMS, EES, PNET, SS, UDS)

MALIGNOME IM KINDESALTER

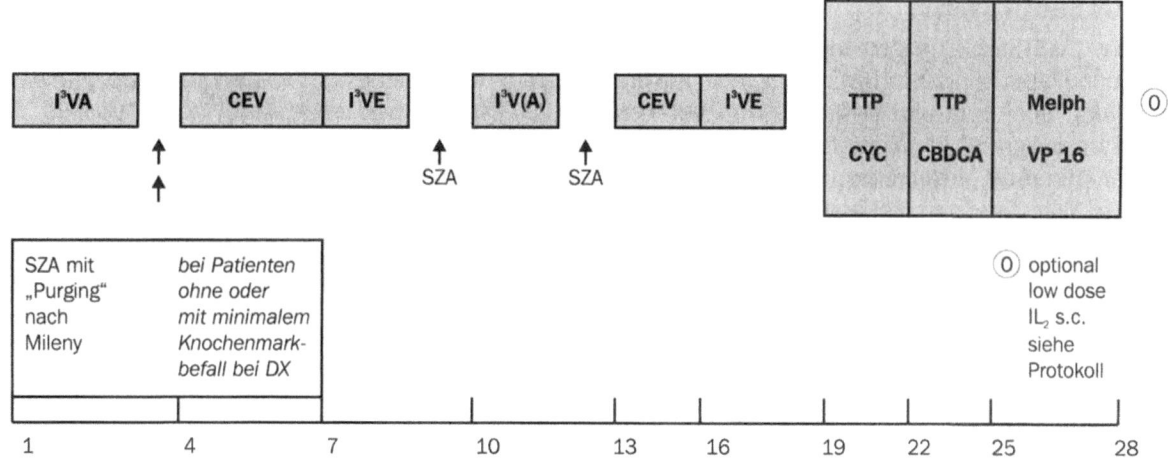

Abb. 6: Therapieschemata für die Behandlung primär metastasierter Patienten (SZA: Stammzellasservation) in Österreich

1.12. Nachsorge

Zur Bestandsaufnahme der Tumorregression sind während der Therapie (vor jeder Behandlungsphase) regelmäßige Schnittbildkontrollen durchzuführen, inklusive monatliches Thoraxröntgen, EKG und Echokardiogramm ab 200 mg/m^2 Antrazyklin. Je nach Lokalisation ist zusätzlich die Sonographie in 3-wöchigem Abstand angezeigt sowie ein Schnittbild, Thoraxröntgen, EKG und evtl. Echokardiographie in 9-wöchigem Abstand und zu Therapieende.

Nach Abschluß der Behandlung sind folgende Empfehlungen sinnvoll: Thoraxröntgen im 1. Jahr 3-monatlich, im 2. Jahr alle 6 Monate, im 3.-5. Jahr nur mehr jährlich, die Sonographie plus evtl. Schnittbild alle 6-12 Wochen im Wechsel, im 2. Jahr alle 3-6 Monate im Wechsel und im 3.-5. Jahr alle 6-12 Monate im Wechsel, Ganzkörperszintigramm nach spezifischen Bedarf. Im entsprechenden Zeitraum ist es auch sinnvoll Blutbild, BSG sowie andere Laborparameter wie Leberwerte, Enzymstatus, Nierenwerte, Immunglobuline 3-monatlich bis zu 1 Jahr nach Therapieende zu kontrollieren. Spezielle Untersuchungsprogramme zur Erfassung von Spätschäden sind angezeigt.

1.13. Prognose

Die Prognose der Weichteilsarkome im Kindesalter hat sich in den vergangenen zwei Jahrzehnten dramatisch verbessert. Die Resultate der CWS-Studien sollen im folgenden kurz dargelegt werden (CWS 81, 86, 91 sowie SIOP IV).

1.13.1. Ereignisfreie Überleben (Stadium I-III)

Das ereignisfreie Überleben (EFS) lag bei Patienten mit primär lokalisierten chemotherapieempfindlichen WTS (RMS, EES/PNET, SS, UDS) in den Studien CWS-81 und -86 (mediane Beobachtungszeiten 110 bzw. 70 Monate) bei 68%, wobei in der CWS-86-Studie durch optimierte Risikoadaption und Modifikation in Lokal- und Chemotherapie Verbesserungen in bestimmten Untergruppen erreicht wurden. Für die CWS-91-Studie ist infolge kurzer Beobachtungszeit (Median 27 Monate) noch nicht abzusehen, ob die Hinzunahme eines weiteren Medikamentes (VP-16 zu VAIA = EVAIA) die Ergebnisse verbessert hat (Abb. 7, Tab. 5). Es bleibt hervorzuheben, daß das alveoläre RMS und EES/PNET mit einer deutlich ungünstigeren Prognose im Vergleich zum RME behaftet ist, während die Synovialsarkome im Rahmen dieser multimodalen Therapiekonzepte deutlich bessere Ergebnisse lieferten als im internationalen Vergleich. Das lokale Rezidiv ist jedoch nach wie vor das Hauptproblem bei der Behandlung der lokalisierten RMS-artigen Tumoren. Im Stadium III ist das Ansprechen, gemessen als Tumorvolumenverkleinerung nach drei Chemotherapieblöcken (1 Zyklus), Grundlage für die Bemessung der Wirksamkeit der Therapie bei Patienten mit primärem, nicht resezierbaren Tumor. Die Ansprechdaten für die Studien zeigen, daß die Rate der Patienten mit einem Tumorvolumenrückgang von > 2/3 (Good Responder) deutlich verbessert wurde. Eine grundsätzliche Verbesserung der Prognose von CW1-81 zu CW1-91 konnte jedoch nicht erreicht werden. Das EFS in der Summe aller drei Studien CWS-81, -86, -91 für die einzelnen postchirurgischen Tumorstadien I, II, III bei allen Rhabdomyosarkomen gemeinsam (alveolär und embryonal) findet sich in Abb. 8. Ob eine weitere Steigerung der Dosisintensität und Verwendung von mehr Medikamenten die Prognose von Hochrisikopatienten (vorwiegend Stadium III

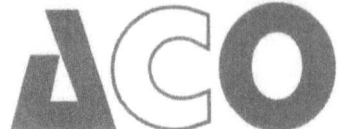

MALIGNOME IM KINDESALTER

Patienten) verbessern kann, ist Gegenstand eines dosisintensiveren Therapiearms mit 6 Medikamenten gegenüber der VAIA-Kombination in CWS-96 (CEVAIE).

Die Ergebnisse der CWS-Studien zeigen außerdem, daß eine frühere, präoperativ eingesetzte, akzelerierte, hyperfraktionierte und parallel zur Chemotherapie applizierte Bestrahlung eine höhere Effizienz in der Kontrolle des lokalen Tumorgeschehens bringt, als eine höher dosierte, aber spät und postoperativ in der Therapie (20.-30. Woche) eingesetzte, konventionelle, fraktionierte Bestrahlung. Die Dosis von 32 Gy (akzeleriert, hyperfraktioniert) scheint bei Tumoren mit günstiger Histologie (RME/U, UKS), die gut auf die Chemotherapie ansprechen, zur lokalen Tumorkontrolle in der Regel ausreichend. Eine risikoadaptierte frühe Konsolidierung der Therapie durch die Bestrahlung verbessert die Prognose von Patienten mit einem guten Ansprechen auf die präoperative Chemotherapie.

Tabelle 5: Therapiekonzept und Resultate der CWS-86- und CWS-91-Studie

	CWS-86 (n = 270 Pat.)	CWS-91 (n = 232 Pat.)
komplette Remission erreicht	98%	94%
Rezidive	26%	21%
– lokalisiert	**16%**	**12%**
– kombiniert	3%	3%
– systemisch	7%	6%
3-Jahres-Überlebensraten	83%	77%
Überlebensraten nach Histo		
– RME/U	86%	86%
– RMA	82%	62%
– EES/PNET	70%	63%
– SS	86%	89%
mediane Beobachtungszeit	(107 Monate)	(46 Monate)
Therapiekonzept		
– Haupt-Chemo-Regime	**VAIA**	**EVAIA**
– Therapiedauer	20-37 Wo.	10-37 Wo.
– RTX-Zeitpkt. /	14-20. W.	14-18. W.
– RTX-Dosis	32-54 Gy	32-48 Gy

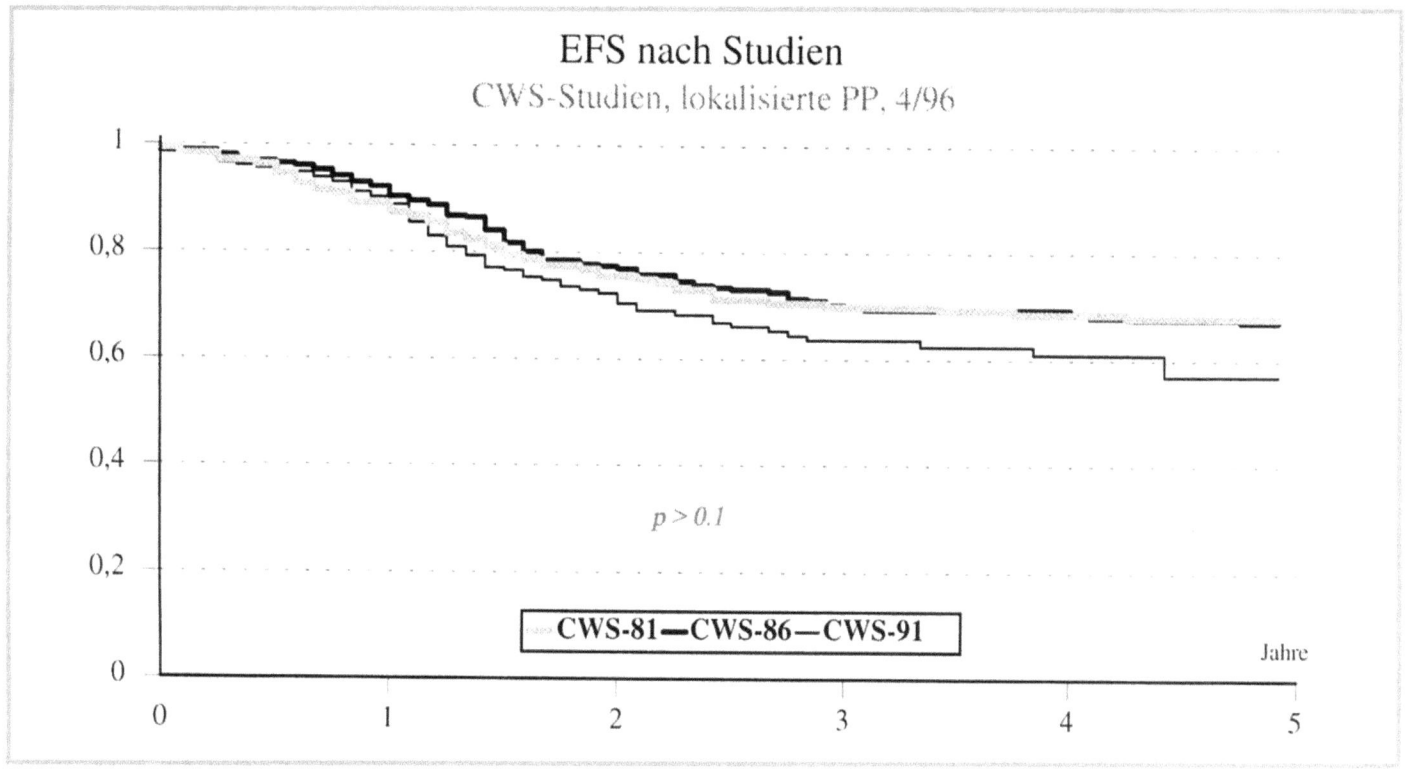

Abb. 7: Überlebenskurven der bisherigen CWS-Studien für das ereignisfreie Überleben bei den lokalisierten Weichteiltumoren

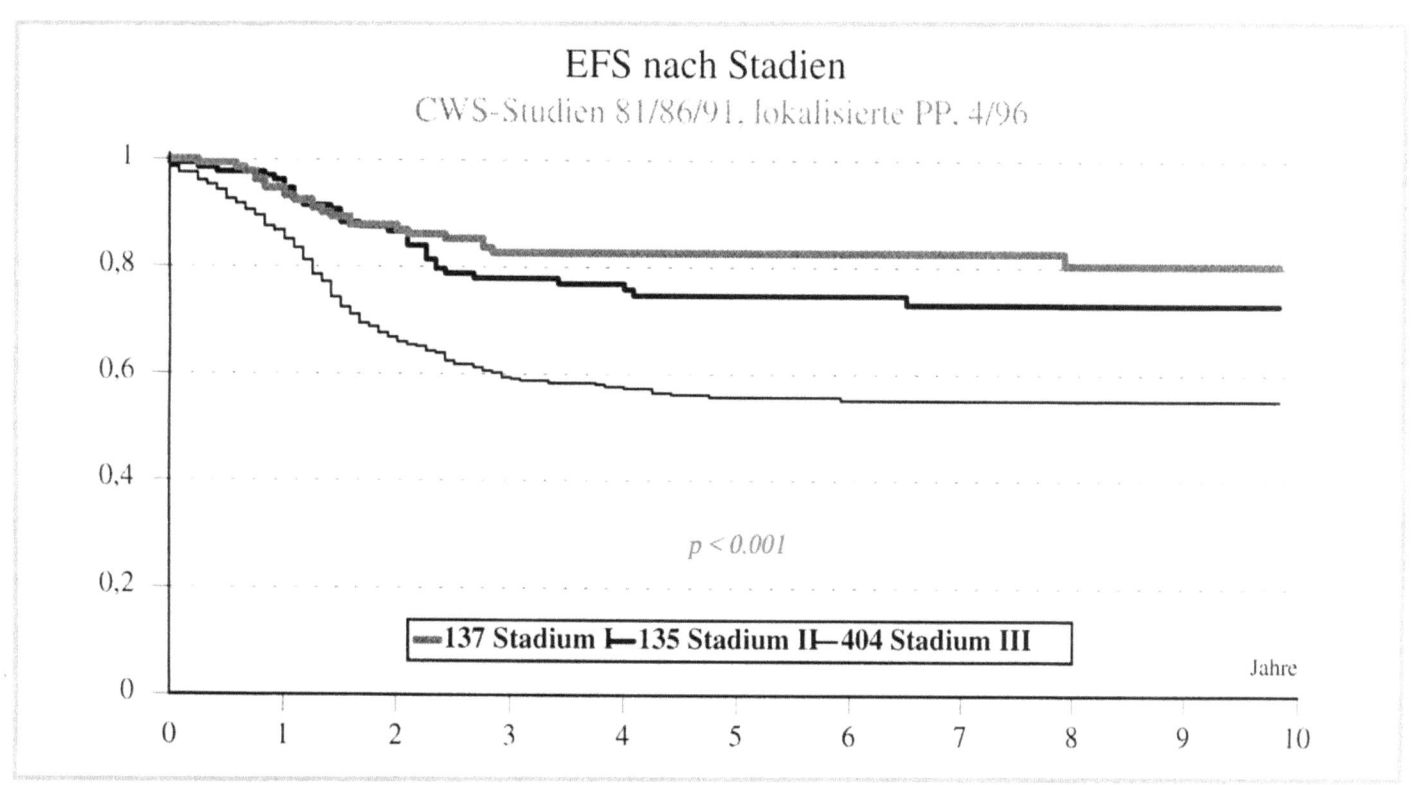

Abb. 8: Kaplan-Meier Plots für das ereignisfreie (EFS) in der Summe aller drei Studien (CWS-81, -86 und -91 für die einzelnen postchirurgischen Tumorstadien I, II und III bei allen Rhabdomyosarkomen (alveolär und embryonal)

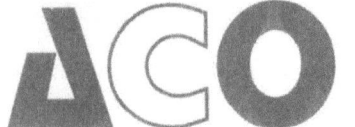

MALIGNOME IM KINDESALTER

1.13.2. Ergebnisse (Stadium IV/ SIOP IV)

Die 3-Jahres-Überlebensrate der Patienten mit Stadium IV eines RMS liegt in allen Studien in der Größenordnung um 20-25%. In der Analyse der Risikofaktoren waren Knochenmark und Knochenbefall signifikant mit einem erhöhten Rezidivrisiko belastet. Die Rezidivanalyse zeigte, daß Rückfälle zumeist in den ehemaligen Tumorlokalisationen auftreten. Die im Rahmen der SIOP-MNT4-Studie durchgeführte Megatherapie erbrachte für die Patienten, die eine komplette Remission vor dem 3. Therapiezyklus erreicht haben, keinen prognostischen Vorteil.

Um die Prognose weiter zu verbessern, sollen folgende therapeutische Konzepte für das Stadium IV in der CWS-96 Studie realisiert werden:

- Steigerung der Dosisintensität durch Einführung von repetetiven Hochdosistherapien (Tripletherapiekonzept)
- Verbesserung der lokalen Tumorkontrolle

1.14. Interdisziplinäre Kommunikation

Oberstes Ziel der Behandlung von WTS im Kindesalter ist die Optimierung aller in der Therapie von WTS erprobten Modalitäten. Die optimale Behandlung schließt einerseits die tumorfreie Überlebenschance und andererseits eine bestmögliche Lebensqualität in Bezug auf körperliche und geistige Integrität ein. Diese Prämissen sind nur durch eine individuelle, risikoadaptierte Behandlungsstrategie erreichbar. Somit wird die Individualisierung der Behandlung ein vorrangiges Ziel der modernen Behandlungskonzeption. Die Komplexität dieses Vorgehens erfordert die Festlegung der therapeutischen Weichenstellung an hierfür spezialisierten pädiatrisch-onkologischen Zentren und die Überstellung solcher Patienten bereits bei Verdacht auf das Vorliegen eines WTS. Onkologe, Radiotherapeut und Chirurg sind gemeinsam aufgerufen, initial und im weiteren Verlaufe, die Therapie im konkreten Fall und möglichst auch die weiteren wichtigsten Entscheidungspunkte gemeinsam zu steuern.

Dies sind:

- Die initiale Planung,
- Resektion versus Chemotherapiebeginn,
- Das Procedere nach abgeschlossener Tumorresektion und Eingang des histopathologischen Befundes (R0, R1, R2),
- Die Therapieweichenstellung, sobald das Ansprechen auf Chemotherapie (Woche 9-12) und Radiotherapie (Woche 12-15) beurteilt werden kann (Response), und schließlich
- Die Festlegung der Klassifikation eines Nichtansprechens auf die vorgesehene Chemotherapie

Die Patienten sollten zwecks zentraler Registrierung rechtzeitig an die Studienzentrale gemeldet werden

Studienleiter in Österreich: Univ.-Prof. Dr. H. Gadner, OA Dr. R. Ladenstein, Forschungsinstitut im St. Anna Kinderspital, CWS-Studie, Kinderspitalgasse 6, A-1090 Wien, Tel. +43-1-40170-475, Fax DW -430.

Referenz-Pathologe: Dr. G. Amann, Institut für Klinische Pathologie, Währinger Gürtel 18-20, 1090 Wien, Tel. +43-1-40400-3651, Fax DW -3690.

Referenz-Radiotherapeut: Univ.-Prof. Dr. R. Pötter, Univ. Klinik für Radiotherapie, Währinger Gürtel 18-20, 1090 Wien, Tel. +43-1-40400-2692, Fax DW -2693.

Referenz-Chirurg: Univ.-Prof. Dr. E. Horcher, Univ. Klinik für Kinderchirurgie, Währinger Gürtel 18-20, 1090 Wien, Tel. +43-1-40400-6836, Fax DW -6838.

1.15 Literatur

Crist W.M., Gehan E.A., Ragab A.H., Dickman P.S., Donaldson S.S., Fryer C., Hammond D., Hays D.M., Herrmann J, Heyn R., Morris Jones P., Lawrence W., Newton W., Ortega J., Raney R.B., Ruymann F.B., Teft M., Weber B., Wiener E., Wharam M., Vietti T.J., Maurer H.M. The third Intergroup Rhabdomyosarcoma Study. J. Clin. Oncol. (1995) 13:610-630

Donaldson S.S., Asmar L., Breneman J., Fryer C., Glicksman A.S., Laurie F., Wharam M., Gehan E.A.: Hyperfractionated radiation in children with rhabdomyosarcoma - Results of an intergroup rhabdomyosarcoma pilot study. Int. J. Radiation Oncology Biol. Phys. (1995) 32:903-911.

Koscielniak E., Herbst M., Niethammer D., Treuner J.: Verbesserung der lokalen Tumorkontrolle durch einen frühen und risikoadaptierten Einsatz der Radiotherapie bei primär nicht resektablen Rhabdomyosarkomen: Ergebnisse der CWS-81 und -86 Studien. Klin. Pädiatrie (1994) 206:269-276

Koscielniak E., Klingebiel Th., Peters C., Hermann J., Burdach St., Bender-Götze C., Müller-Weihrich St., Treuner J.: Is there a place for high-dose therapy with hematopoietic rescue in the treatment of metastatic and recurrent rhabdomyosarcoma? (1995) 15:109

Oberlin O., Rodary C., Torbey P.H., Voute P.A., Otten J., Sommelet D., Quintana E., Flamant F.: Effectiveness of the SIOP Conservative Approach for the treatment of localized Rhabdomyosarcoma. Med. Ped. Oncology (1994) 23:171/0-7

Pizzo Ph.A., Poplack D.G. (eds): Principles and practise of pediatric oncology. (1997) Third Edition

Treuner J.: Die Behandlung der Weichteilsarkome im Kindes- und Jugendalter. The Treatment of Soft Tissue Sarkoma in Childhood. Klinische Onkologie 94/95 (1994) 44-48

Wittekind CH, Wagner G. TNM Klassifikation maligner Tumoren. 5. Auflage, Springer Verlag (1997)

MALIGNOME IM KINDESALTER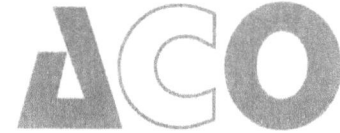

2. NEUROBLASTOM

E. Horcher

2.1. Einleitung

Das Neuroblastom stellt den zweithäufigsten soliden Tumor im Kindesalter nach den Hirntumoren (etwa 1 Fall auf 10.000 Kinder), nach den Leukämien also das dritthäufigste Malignom.

50% aller Patienten sind bei Diagnosestellung unter 2 Jahre alt, 85% aller Neuroblastome werden bis zum 8. Lebensjahr entdeckt. In den letzten Jahren vermehrt pränatale Diagnostik bzw. Frühdiagnostik mittels Screening. Knaben sind etwas häufiger betroffen als Mädchen.

2.2. Pathologie

Neuroblastome können überall entstehen, wo Gewebe der Neuralleiste vorkommt. Häufigste Lokalisation ist das Retroperitoneum, ausgehend von den paraspinalen Ganglien, dem Nebennierenmark oder dem Zuckerkandl´schen Organ (zusammen 75-80%, genaue Bestimmung des primären Ausgangspunktes bisweilen schwierig). Etwa 20% aller Neuroblastome finden sich ausgehend vom hinteren Mediastinum, etwa 5% im Bereich der cervikalen Ganglien.

Makroskopisch grauweißlich bis graurötliche, höckrige Tumore, von einer sehr dünnen Tumorkapsel umgeben. Die Konsistenz des Tumors ist abhängig vom Grad der Ausreifung. Histologisch sehr variables Erscheinungsbild (Ganglienzellen und Neurofilamente unterschiedlicher Differenzierung und Zusammensetzung), vom gutartigen Ganglioneurom über das Ganglioneuroblastom bis hin zum hoch malignen undifferenzierten Neuroblastom. In etwa 2-5% kann es, sowohl spontan als auch unter Therapie, zu einer Ausreifung kommen.

2.3. Klinik

Die klinische Symptomatik ist abhängig vom Ursprungsort des Tumors, von der Metastasierung und eventuell hormonaktiven Stoffwechselprodukten. Sehr häufiger Zufallsbefund bei einer Durchuntersuchung ist die abdominelle Raumforderung, die relativ spät palpabel sein kann. In der Anamnese finden sich uncharakteristische Symptome wie Gedeihstörung, Müdigkeit, Bauchschmerzen, Fieber, Anämie, intermittierende Hypertension, chronisch rezidivierende Durchfälle. Neurologische Symptome können allgemein sein (cerebellare Ataxie, opsomyoklonischer Nystagmus), oder durch lokales Tumorwachstum eines intraspinalen Tumoranteils bedingt sein (Paraplegie, Cauda equina-Syndrom, Horner-Syndrom).

Thorakale Neuroblastome können rupturieren und durch einen Hämatothorax manifest werden.

Die Ausbreitung der Tumore erfolgt durch direkt infiltrierendes Wachstum, lymphogene und hämatogene Metastasierung. Sowohl regionale als auch entfernt lokalisierte Lymphknotenregionen können betroffen sein. Die Metastasierung erfolgt in den Knochen, der Leber und der Haut, wesentlich seltener in Lunge und Gehirn.

2.4. Diagnostik

Angestrebt wird eine möglichst frühzeitige Diagnostik, wobei der Routinesonographie in der Säuglingsperiode, aber auch bereits intrauterin eine große Bedeutung zukommt. Die klinische Diagnostik ist meist erst sehr spät möglich, ein tastbarer Tumor stellt daher ein sehr weit fortgeschrittenes Stadium dar.

Bei Hinweis auf ein Neuroblastom werden neben der Sonographie sämtliche bildgebende Verfahren zur weiteren Diagnosesicherung sowie zur Feststellung von Tumorgröße und evtl. Infiltration von Nachbarorganen herangezogen:

- **Abdomenübersichtsaufnahme:** Tumorweichteilschatten, Verkalkungen, Verteilung der Darmschlingen
- **Thoraxröntgen in 2 Ebenen:** Hinweis auf thorakalen Tumoranteil, Begleiterguß
- **i. v.-Pyelographie:** Ausscheidungsfunktion, Verdrängung und Kippung der Niere
- **Computertomographie:** Lokalisation, Tumorausdehnung, Tumorbinnenstruktur, Metastasierung, Verdrängung von Gefäßen, Verlaufskontrolle unter Therapie
- **NMR:** Genauere Strukturanalyse, Beurteilung einer intraspinalen Tumorinfiltration, Beurteilung der Kochenmetastasierung
- **Invasive radiologische Methoden:** Angiographie oder Cavographie nur in ausgewählten Fällen notwendig
- **Szintigraphie:** Durch spezielle Anreicherung von Radionukleiden im Tumor oder seinen Metastasen
    - MIBG-Scan (Methyljodbenzylguanin)
    - Ga-Citrat-Szintigraphie
    - Tc-Methyl-Diphosphat-Szintigraphie

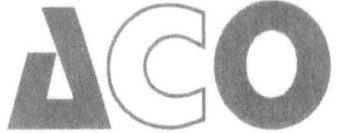

MALIGNOME IM KINDESALTER

Laborchemische Untersuchungen:

Neben dem Routinelabor spezielle Suche nach Tumormarkern oder Tumormetaboliten.

Komplettes Blutbild und Differentialblutbild, Leberfunktionsparameter (LDH!), Nierenfunktionsparameter. Neuronenspezifische Enolase, Ferritinspiegel, CEA.

VIP (Vasoaktives intestinales Polypeptid): insbesonders bei Diarrhoe in der Anamnese. Calcitonin.

Nachweis von Catecholaminstoffwechselprodukten im 24-Stundenharn: Etwa 90% aller Neuroblastome weisen bei differenzierter Untersuchung pathologische Catecholaminstoffwechselprodukte im Harn auf (Vanillinmandelsäure, Homovanillinmandelsäure, Dopamin).

Manche Neuroblastome produzieren oft isoliert ein Produkt; etwa Dopamin (5%); thorakale und cervikale Neuroblastome sind wesentlich seltener hormonaktiv, was differentialdiagnostisch schwierig sein kann.

Knochenmarksbiopsie und Knochenstanze: Sollten präoperativ an 4 verschiedenen Stellen durchgeführt werden. Aussage über Metastasierung in Knochenmark und Knochen, wichtig für Stadieneinteilung.

Mit der Weiterentwicklung von zytogenetischen und tumorbiologischen Methoden erweitert sich das Spektrum der Diagnostik beim Neuroblastom ständig. Diese Untersuchungen können nur am frischen Tumormaterial selbst durchgeführt werden, weshalb praktisch immer eine offene Tumorbiopsie durchgeführt werden muß. Aufgrund der bisherigen Ergebnisse scheinen die n-myc-Genexpression und der DNA-Gehalt der Tumorzellen (Ploidie) Einfluß auf Verlauf und Prognose der Erkrankung zu haben. Auch die offensichtliche genauere histologische Differenzierung nach SHIMADA ist nur am frischen, unbehandelten Tumormaterial möglich.

Neuroblastom-Screening: Bestimmung von Catecholaminstoffwechselprodukten aus dem Harn von Säuglingen (über eingesandte Teststreifen). In Österreich bisher 2 entdeckte Fälle.

2.5. Staging

Neben dem Alter kommt dem Ausmaß des Tumors bei Therapiebeginn eine wesentliche prognostische Bedeutung zu. Ausgehend von EVANS haben sich mehrere Stagingsysteme entwickelt, wobei das TNM-System beim Neuroblastom nur bedingt anwendbar ist. Auch werden von manchen Arbeitsgruppen unterschiedliche Parameter in das Stagingsystem integriert (Alter, Ferritin-Spiegel, NSE-Spiegel etc.).

Ein brauchbares System stellt das INNS (=International Neuroblastoma Staging System) dar:

Stadium I	auf den Ursprungsort beschränkter Tumor, komplette Resektion mit oder ohne mikroskopischen Rest, ipsi- und kontralaterale Lymphknoten histologisch negativ
Stadium IIA	unilateraler Tumor mit inkompletter Resektion, ipsi- und kontralaterale Lymphknoten histologisch negativ
Stadium IIB	Tumor wie bei IIA, jedoch positive ipsilaterale Lymphknoten
Stadium III	Tumor infiltriert über die Mittellinie oder Tumor mit positiven kontralateralen Lymphknoten oder Mittellinientumor mit beidseits positiven Lymphknoten
Stadium IV	Tumoraussaat in Lymphknoten, Knochen, Knochenmark, Leber und andere Organe
Stadium IV-S	Sonderformen, nur bei Neugeborenen und Säuglingen, lokalisierter Primärtumor wie bei Stad. I oder IIA, Tumoraussaat in Leber, Haut oder Knochenmark

Das histologische Stadium wurde bislang nach der Einteilung von HUGHES durchgeführt (GRADING 1-3), in den letzten Jahren ermöglicht die Klassifikation nach SHIMADA eine bessere Differenzierung, die auch mit dem Verlauf der Erkrankung besser korreliert (Einbeziehung des Stromas, Grad der Zelldifferenzierung, Mitose-Index und Alter des Patienten).

2.6. Chirurgische Therapie des Neuroblastoms

Der Gesamtplan der Therapie erfolgt nach einem Protokoll, das in Abhängigkeit der jeweiligen Studiengruppen Modifikationen aufweisen kann.

Nur für die Patienten des Stadiums I oder IIA (etwa 25%) reicht die operative Tumorexstirpation als einzige therapeutische Maßnahme aus. Alle übrigen Patienten bedürfen einer intensiveren Therapie mittels Chemo- (inklusive Knochenmarkstransplantationen) und Radiotherapie.

Das chirurgische Vorgehen ist abhängig von der Tumorlokalisation, der lokalen Tumorausdehnung und vom intraoperativen Staging. Für das operative Vorgehen gelten die Grundregeln der Tumorchirurgie, mit primärem Aufsuchen der Tumorgefäße, wenn möglich. Da in den höheren Tumorstadien (III und IV) kein Zusammenhang zwischen Prognose und Radikalität der Operation besteht, sollte auf mutilierende Eingriffe bei diesen Patienten verzichtet werden (Gefäß- und Nervenläsionen etc.).

MALIGNOME IM KINDESALTER

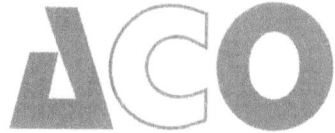

2.6.1. Chirurgische Eingriffe beim Neuroblastom

- **Feinnadelbiopsie:** für tumorbiologische Untersuchungen oft zuwenig Material.
- **Biopsie:** Im Stadium IV ist eine sinnvolle primäre Tumorexstirpation nicht möglich, lediglich Materialentnahme für tumorbiologische Untersuchungen (Blutungsgefahr, Tumoraussaat !!).
- **Primäre Tumorexstirpation:** geplanter Eingriff innerhalb von 2 Wochen nach Diagnosestellung, mit dem Ziel der primären Tumorexstirpation.
- **Delayed primary surgery (=verzögerter Primäreingriff):** Eingriff zur Entfernung des Tumors nach vorausgegangener Chemotherapie, meist eine vorherige offene Biopsie.
- **Second look Operation:** Wird mit dem Ziel der Reevaluierung des OP-Gebietes nach Chemo-und Radiotherapie durchgeführt. Mit bildgebenden Verfahren in mindestens 25% keine sichere Aussage über ein fragliches Rezidiv möglich.
- **Mehrfacheingriffe:** bei wiederholtem Rezidiv.

2.6.2. Intraoperatives chirurgisch-pathoanatomisches Staging

Die Chirurgie kann intraoperativ einen wesentlichen Beitrag zum Staging und damit für den weiteren Verlauf liefern:

Folgende Fragestellungen sollten intraoperativ abgeklärt werden:

- **Primäre Tumorlokalisation:** In Hinblick auf die Prognose von Bedeutung (wesentlich ungünstiger bei coeliaco-axialem Ursprung als etwa bei adrenalem Ursprung), Zuordnung kann bisweilen schwierig sein.
- **Tumorgröße und Tumorausdehnung:** Wichtig ist das Beurteilen der Mittellinienüberschreitung (infiltrativ oder überhängend).
- **Beziehung zu den großen Gefäßen** (Aorta, V.cava inf., Nierengefäße)
- **Beurteilung des Ausmaßes der Tumorresektion:**
  - Komplette Resektion
  - Grad 1: makroskopisch o.B., subjektiver Rest
  - Grad 2: < 5% Resttumor
  - Grad 3: < 25% Resttumor
  - Grad 4: > 25% Resttumor oder nur Biopsie möglich
- **Beurteilung des lokalen Lymphknotenstatus:** Angaben über Lymphknoteninfiltration sollten sowohl die ipsi-, wie auch, wenn möglich (intraabdominal, evtl. intrathorakal), die kontralaterale Seite betreffen:
  - Lymphknoten, direkt dem Tumor anhaftend
  - Ipsilaterale, vom Tumor deutlich getrennte Lymphknoten
  - Kontralaterale Lymphknoten

2.6.3. Therapie gemäß der Stadieneinteilung

Stadium I	Komplette Tumorresektion: Keine weitere Chemo- oder Radiotherapie.
Stadium IIA	Komplette Tumorresektion: Keine weitere Chemo- oder Radiotherapie.
Stadium IIB	Komplette Tumorresektion angestrebt sowie Lymphknotenresektion, bei intraspinalem Tumoranteil primäre Resektion des intraspinalen Anteils. Postoperativ Chemotherapie nach Schema, Kontrolle der Tumormarker, sowie Kontrolle des Lokalbefunds mittels bildgebender Verfahren. Nach etwa 6 Monaten Second-look-Operation, weitere Entscheidung über Chemotherapie und Radiotherapie in Abhängigkeit vom Ergebnis.
Stadium III	In diesem Stadium ist oft eine primäre Tumorresektion nicht mehr möglich, insbesonders bei Lokalisation am Truncus coeliacus oder im Becken. Die Resektion erfolgt, ohne wesentliche Strukturen zu verletzen, das OP-Gebiet wird mit Clipsen markiert, die Lymphknoten werden biopsiert. Chemotherapie nach dem Schema, Kontrolle der Response, dann Second-look-Operation. Chemotherapie und Strahlentherapie in Abhängigkeit vom Befund bei der Second-look-Operation
Stadium IV	Bei gesichertem Stadium IV initial lediglich Tumorbiopsie, Tumormarkierung. Nach Chemotherapie verzögerte Primäroperation, mit dem Versuch der weitgehenden Tumorexstirpation. Hochdosierte Chemotherapie, inclusive Knochenmarktransplantation, Strahlentherapie, Second-look-Operation und weitere Therapieplanung.
Stadium IV-S	Der Primärtumor wird entsprechend dem Stadium I oder IIA radikal entfernt (nicht gänzlich unumstritten!), ansonsten eher zurückhaltend Chemotherapie (lediglich bei respiratorischen Problemen infolge Hepatomegalie oder bei schweren Gerinnungsstörungen).

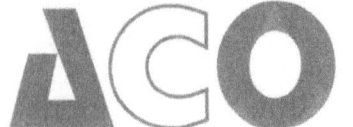

MALIGNOME IM KINDESALTER

2.6.4. Probleme chirurgischer Therapie beim Neuroblastom

Neuroblastomchirurgie bedeutet meist sehr ausgedehnte Eingriffe mit einer Fülle intra- und postoperativer Komplikationen: Tumoraussaat bei Tumorruptur, Gefäßläsionen, Läsionen im Urogenitaltrakt, Lymphfistel, postoperative Invagination, Bridenileus, Liquorfistel bei intraspinalen Eingriffen, Horner-Syndrom, neurogene Blase.

2.6.5. Weiterentwicklung chirurgischer Techniken

- Lupenbrille, OP-Mikroskop
- Ultraschalldissektor: aufgrund der speziellen Gewebestruktur des Neuroblastoms nur für die Tumorverkleinerung geeignet (zerstört weichen Tumorinhalt)
- Intraoperative Szintigraphie: MIBG-markiertes Tumorgewebe wird mittels einer im OP-Tisch installierten Gamma- Kamera sichtbar gemacht
- Intraoperative Darstellung von Tumorgewebe mit 99m-Tc-markierten monoklonalen Antikörpern

2.7. Prognose und Verlauf

Trotz Weiterentwicklung chirurgischer Techniken und dem Einsatz neuer Chemo- und Radiotherapieregime bleibt die Prognose des fortgeschrittenen Neuroblastoms dennoch unsicher.

Für Patienten der Stadien I und IIA (etwa 20-25% aller Patienten) ergibt sich eine Überlebenschance von über 90% bei alleiniger chirurgischer Therapie. Für die Patienten des Stadiums IIB läßt sich durch Kombination mit Chemo- und Radiotherapie ein Überleben in 75% erzielen. Für das Stadium III gilt, daß das Überleben mit dem Grad des Resektionsausmaßes korreliert, die Überlebenschance liegt zwischen 40 und 70%. Für das Stadium IV gilt eine Korrelation zum Lebensalter, Patienten unter 1 Jahr haben selbst bei Metastasierung eine Überlebensrate zwischen 40 und 50%, bei Patienten über 2 Jahren sinkt diese auf 10%. Das Stadium IV-S stellt in der Regel einen Sonderfall dar, mit einer deutlich besseren Prognose.

2.8. Literatur

Brodeur G.M., Seeger R. C., Barrett A., Berthald F. et al.: International criteria for diagnosis, staging and response to treatment in patients with neuroblastoma. Journal of Clinical Oncology (1980), 6: 1874-1881

Evans A.E.: Staging and treatment of neuroblastoma. Cancer (1980), 45: 1799-1802

Evans E., D'Angio G.J., Sather H.N., de Lorimier A.A. et al.: A comparison of four staging systems for localized and regional neuroblastoma: A report from the Childrens Cancer Study Group.

Grosfeld J.L.: Neuroblastoma in infancy and childhood. In: Hays D.M.: Pediatrical surgical oncology 63-85. Grune & Stratton Inc., 1986 Journal of Clinical Oncology (1990), 8: 678-688

Haase G.M.: Staging system for neuroblastoma: a look on the old and the new. Pediatr Surg Int (1991), 6: 14-18

Look A.T., Kayes F.A., Shuster J.J et al.: Clinical relevance of tumor cell ploidy and n-myc gene amplification in childhood neuroblastoma: a Pediatric Oncology Group study. Jounal of Clinica Oncology (1991), 9: 581-591

Thierry Ph.: Overview of current treatment of neuroblastoma. The american Journal of Pediatric Hematology/ Oncology (1992), 14: 97-102

Wittekind CH, Wagner G. TNM Klassifikation maligner Tumoren. 5. Auflage, Springer Verlag (1997)

MALIGNOME IM KINDESALTER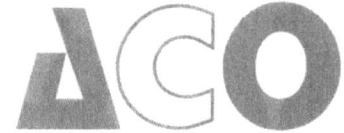

3. NEPHROBLASTOM (WILMS-TUMOR)

A. Zoubek

3.1. Einleitung

In den beiden vergangenen Jahrzehnten konnte das Wissen um die Entstehung und die Behandlung des Wilms-Tumors (WT) entscheidend vermehrt werden. Bei Kindern mit Nephroblastomen konnte in internationalen und nationalen Studien durch die Kombination von Chemotherapie, Operation und Strahlentherapie eine Rate an rezidivfreiem Überleben von mehr als 80% erzielt werden. Dennoch traten bei einer nicht geringen Anzahl von geheilten Patienten beträchtliche Spätfolgen auf (Skoliose der Wirbelsäule, kardiale Spättoxizität nach Anthrazyklintherapie, Fertilitätsstörungen bei abdominal bestrahlten Mädchen, aber auch Sekundärmalignome). Demnach war es in den letzten Jahren Ziel der nordamerikanischen Nationalen-Wilms-Tumor-Studie (NWTS) und der Europäischen Nephroblastomstudie der Societé Internationale d´Oncologie Pediatrique (SIOP) mit deutlich reduzierter Chemo-und Strahlentherapie eine möglichst gleich wirksame Behandlung durchzuführen.

3.1.1. Epidemiologie

Der WT ist einer der häufigsten bösartigen Organtumoren im Kindesalter. Die meisten Kinder sind zwischen 1 und 4 Jahre alt. Es erkranken 6-9 pro 1 Million Kinder im Jahr. In 5-10% der Patienten kann der Tumor gleichzeitig in beiden Nieren entstehen (bilaterales synchrones Auftreten). Ungefähr 2% aller Kinder erkranken in ihrem weiteren Leben an einem WT in der kontralateralen Niere (metachroner Verlauf). Kombination mit einer Reihe anderer angeborener Fehlbildungen sind möglich (Aniridie, Beckwith-Wiedemann Syndrom, Hemihypertrophie, Fehlbildungen der Harnwege, Mikrozephalie, Chormosomenanomalien).

3.1.2. Genetik und Pathologie

Der WT tritt entweder einseitig (90-95%) oder in beiden Nieren gleichzeitig auf (5-10%). Es wird geschätzt, daß 7-10% aller Tumoren erblich sind (alle beidseitigen) mit einem autosomal dominanten Erbgang und variabler Penetranz. Die meisten einseitigen Tumoren sind somatisch und nicht erblich. Das ursprünglich für das Retinoblastom formulierte „Two-Hit"-Modell wurde auch auf die Enstehung von Wilmstumoren übertragen. Dabei sind zwei genetische Mutationen für die Tumorenstehung notwendig. In einseitigen Tumoren müssen beide Mutationen in einer somatischen Zelle auftreten. Dagegen erfolgt die erste Mutation in beidseitigen und erblichen Fällen schon in der Keimbahn. Wenn der Verlust beider Allele eines Gens, wie es beim Retinoblastom der Fall ist und für den WT angenommen wird, zur Tumorentstehung führt, spricht man von rezessiven Tumorsuppressor-Genen.

Bei Patienten mit WT und verschiedensten körperlichen Mißbildungen wurden wiederholt Verluste (Deletionen) von Chromosomenmaterial gefunden, die immer eine Bande auf dem kurzen Arm von Chromosom 11 umspannen. Die molekulargenetische Analysen führten schließlich zu Isolierung des Wilms-Tumor-1-Gens (WT1-Gen) auf 11p13, welches spezifisch in der Niere exprimiert wird. Es handelt sich dabei um einen Transkriptionsfaktor. In der Zwischenzeit konnte auch noch ein weiteres Wilms-Tumor-Gen entdeckt werden (WT2 auf 11p15) und zusätzlich wird ein drittes Gen postuliert (WT3). Somit gibt es mindestens drei Gene, die bei der Enstehung von WT eine Rolle spielen. Wie viele dieser Gene jedoch fehlen oder betroffen sein müssen, damit ein WT entsteht, ist bisher noch nicht bekannt.

Der Tumor geht vom Nierenparenchymsaum aus, zeigt expansives Wachstum unter Verdrängung und Verformung des Nierenhohlraumsystems. Die Tumore sind meist glatt begrenzt, grobknotige solide Anteile überwiegen anfangs, später kann es zu Blutungszysten und Nekroseherde kommen. Der Tumor ist gegen das übrige Nierenparenchym durch eine Pseudokapsel abgegrenzt. Nach Durchbrechen der Kapsel infiltriert der Tumor in die Umgebung, Tumorthromben in Vena cava inf. und rechtem Vorhof sind selten. Die Lunge ist häufigster Ort von Metastasierung (80%), seltener sind die Leber und das Skelett betroffen. Pararenale und paraaortale Lymphknotenmetastasen werden in etwa 25% gefunden.

Folgende Tumorelemente können innerhalb eines WT gefunden werden: Blastomatöser Anteil, epitheliale (tubuläre) Elemente und mesenchymale Anteile (auch muskuläre oder knorpelige Differenzierung möglich). Das Ausmaß der zu beobachtenden fokalen und diffusen Anaplasie sowie der Anteil der sarkomatösen Komponente sind die Grundlage der Einteilung in Tumore mit niedrigem, intermediärem und hohem Malignitätsgrad. Weiters können einige Sondervarianten unterschieden werden: Das Klarzellsarkom (clear-cell sarkoma of the kidney, bone metastasizing renal tumor – BMRT) und der maligne Rhabdoidtumor. Die präoperative Chemotherapie kann die histologische Klassifizierung erschweren, stellt jedoch für in der Befundung von Wilms-Tumoren geübte Pathologen kein Problem dar. Folgende Stadieneinteilung hat heute Gültigkeit: Stadium I: Tumor auf Niere begrenzt und kann vollständig entfernt werden; Stadium II: Tumorausbreitung über die Niere hinaus, makroskopisch vollständige Entfernung des Tumors möglich; Stadium III: Unvollständige Tumorentfernung bei Fehlen von Metastasen; Stadium IV: Fernmetastasierung; Stadium V: beidseitiger Wilms-Tumor (synchroner und metachroner Verlauf).

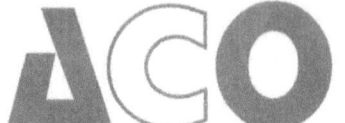

MALIGNOME IM KINDESALTER

3.2. Pathologie

3.2.1. Pathoanatomie

Referenzpathologen Wilms-Tumorstudie:

Dr. Gabriele Amann, Institut für Pathologische Anatomie, AKH Wien, Spitalgasse 4, A-1090 Wien

Prof. Dr. D. Harms, Institut für Pathologie, Kindertumor-Register der Gesellschaft für pädiatrische Onkologie, Hospitalstraße 42, D-24103 Kiel

Tumor vom Nierenparenchymsaum ausgehend, expansives Wachstum unter Verdrängung und Verformung des Nierenhohlraumsystems, die Tumore sind meist glatt begrenzt, grobknotig, solide Anteile überwiegen anfangs, später Blutungszysten und Nekroseherde. Der Tumor gegen das übrige Nierenparenchym durch eine Pseudokapsel abgegrenzt.

Nach Durchbrechen der Kapsel infiltriert der Tumor in die Umgebung. Einbruch ins Gefäßsystem, direktes Vorwachsen eines Tumors über die V. renalis in die V. cava inferior. Hämatogene Metastasierung in Lunge (80%), Leber und seltener ins Skelettsystem. Lymphogene Metastasierung in etwa 25% (pararenale und paraaortale Lymphknoten). Multilokuläre Tumorentstehung möglich, Hinweis auf eventuelle Bilateralität.

3.2.2. Stadieneinteilung (entsprechend der NWTS)

Die Stadieneinteilung ist zusammen mit der Histologie die Grundlage des Therapiekonzeptes.

Stadium I: Tumor auf Niere begrenzt, Kapsel intakt, Tumor zur Gänze entfernbar, keine Ruptur vor oder während der Tumorentfernung

Stadium II: Tumorausbreitung über die Niere hinaus, Infiltration der Umgebung (Fettgewebe, Kapsel, Gefäße), makroskopisch totale Entfernung des Tumors möglich

Stadium III: Tumor nicht vollständig exstirpierbar, Resttumor auf Abdomen beschränkt (keine hämatogene Aussaat), befallene regionäre Lymphknoten, diffuse peritoneale Aussaat, nicht resezierbare Tumorthrombose der V. cava inf. oder Penetration des Tumors in die Leber

Stadium IV: Tumor mit hämatogenen Fernmetastasen

Stadium V: Beidseitiger Wilms-Tumor (synchroner und metachroner Verlauf)

Wegen der präoperativ eingeführten Chemotherapie soll jetzt eine zweimalige Stadieneinteilung vorgenommen werden.

Als besonders ungünstig für die Prognose haben sich die Tumorgröße, die intraoperative Kapselruptur, die Lymphknotenbeteiligung und die Leberbeteiligung erwiesen.

3.2.3. Histologische Klassifizierung (nach Beckwith und Palmer)

Folgende Tumorelemente:

- Blastomatöser Anteil,
- epitheliale (tubuläre) Elemente und
- mesenchymale Anteile (auch muskuläre oder knorpelige Differenzierung möglich).

Das Ausmaß der zu beobachtenden fokalen und diffusen Anaplasie sowie der Anteil der sarkomatösen Komponente sind die Grundlage der Einteilung in Tumoren mit günstiger und ungünstiger Histologie.

Sonderformen:

- Klarzellsarkom (clear-cell sarcoma of the kidney, bone metastasizing renal tumor – BMRT)
- Maligner Rhabdoidtumor

Die präoperative Chemotherapie kann die histologische Klassifizierung erschweren, dies stellt jedoch für in der Befundung von Wilms-Tumoren geübte Pathologen kein Problem dar.

Bei Tumornephrektomien sollte der nicht tumoröse Nierenanteil genau auf Tumoräquivalente (Nephroblastomatosekomplex) untersucht werden, möglicher Hinweis auf Bilateralität.

Auf Grund der Seltenheit dieses Tumors und der für die Therapie so wichtigen histologischen Sonderformen sollte immer ein Referenzpathologe in die Diskussion eingeschaltet werden.

MALIGNOME IM KINDESALTER

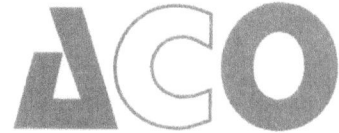

3.3. Klinik

Sehr häufig Zufallsbefund, „großer Kinderbauch", tastbarer Tumor, unklare Bauchschmerzen, Verdauungsstörungen, Gewichtsverlust, intermittierendes Fieber, Anämie. Häufig Mikrohämaturie, nur in 10% Makrohämaturie (nicht bei jeder Miktion!), Varicocele. Akute klinische Symptomatik bei Tumorruptur.

Ganz selten Hypertonie, Nierenfunktionsparameter meist völlig normal. Bei Hemihypertrophie oder Aniridie immer nach Wilms-Tumor suchen.

3.4. Präoperative Diagnostik

3.4.1. Prätherapeutische Diagnostik

Die Sonographie des Abdomens stellt die Methode der Wahl dar, einen Nierentumor zu diagnostizieren. Eine Computertomographie oder Magnetresonanztomographie des Abdomens sowie ein Lungenröntgen und eine Computertomographie beider Lungen sind unverzichtbar. Ein i.v. Urogramm ist nicht mehr unbedingt erforderlich.

- **Abdomenübersichtsaufnahme** (Tumorschatten, Verdrängung von Darm, Verkalkungen)
- **Sonographie** (Zerstörung der normalen Nierenstruktur, Einwachsen in die Umgebung und Nachbarorgane, Tumorzapfen in der V. cava inf., Messung des präoperativen Tumorvolumens)
- **Computertomographie oder Magnetresonanztomographie**
- **Angiographie** (selten notwendig)
- **Laboruntersuchungen:** Die Laborparameter haben meist keinen diagnostischen Wert, ihre Bedeutung liegt in der Erhebung eines prätherapeutischen Allgemeinstatus (Blutbild, Senkung, Nierenparameter, Leberparameter).
- **Prätherapeutisches Lungenröntgen**
- **EKG, Echokardiogramm** (vor Adriamycin-Chemotherapie)

3.5. Therapie

In den vergangenen 25 Jahren wurden vier NWTS-Studien durchgeführt. NWTS-1 und -2 konnten die Bedeutung der einzelnen histologischen Untergruppen, der Bestrahlung und der Kombinationschemotherapie von Vincristin und Actinomycin D zeigen. Durch zusätzliche Gaben von Adriamycin bei Patienten im Stadium II und III konnte das Auftreten von Metastasen verhindert werden. In der NWTS-3 wurde erstmals in randomisierter Weise die Dauer der Therapie sowie die Bestrahlungsdosis überprüft; zusätzlich wurde evaluiert, ob im Stadium II und III auf Adriamycin verzichtet werden kann. Die Gesamtprognose der Patienten konnte durch die Anthrazyklintherapie nicht entscheidend verbessert werden, jedoch war auffällig, daß 50% der abdominalen Rezidive im Therapiearm auftraten, die kein Adriamycin erhalten hatten. Die zusätzliche Gaben von Cyclophosphamid bei Patienten im Stadium IV und bei denen mit ungünstiger Histologie erreicht keine statistisch signifikante Verbesserung für diese Hochrisikogruppe von Patienten. In NWTS-4 wurde überprüft, ob die Bolusgabe gegenüber der 5-tägigen Actinomycin D Nachteile brächte, jedoch liegt die endgültige Auswertung für diesen wichtigen Punkt noch nicht vor. Patienten mit fokaler Anaplasie scheinen eine deutlich bessere Prognose zu haben als Patienten mit diffuser Anaplasie.

In der SIOP-1 Studie konnte gezeigt werden, daß durch eine präoperative Radiotherapie die Zahl der intraoperativen Tumorrupturen deutlich gesenkt werden konnte. Dies konnte auch in SIOP-2 reproduziert werden, die Zahl der Rupturen lag bei 5%, wohingegen bei primär operierten kleinen Tumoren 20% Rupturen beobachtet werden konnten. In SIOP-5 konnte gezeigt werden, daß die präoperative Behandlung mit Vincristin und Actinomycin D die gleiche Effektivität besitzt wie die präoperative Radiotherapie. In SIOP-6 wurde erstmals eine präoperative Chemotherapie mit Vincristin und Actinomycin D über 4 Wochen durchgeführt, was bei der Operation einen Anteil von 56% Stadium-I-Patienten erbrachte. Zusätzlich konnte für das Stadium I gezeigt werden, daß eine postoperative Behandlung von 3 Zyklen ausreichend ist. Bei Stadium II ohne Lymphknotenbefall erbrachte die Studie, daß bei niedrigem und intermediärem Malignitätsgrad auf die postoperative Tumorbettbestrahlung mit 20 Gy verzichtet werden kann. Patienten mit Stadium II mit Lymphknotenbefall (II+) und Stadium-III-Patienten benötigen die zusätzliche Therapie mit Adriamycin. In SIOP-9 brachte eine 8-wöchige Vorbehandlung keine höhere Anzahl von Stadium I Patienten bei der Operation (60%). Die Bestrahlungsdosis für Stadium II+ und Stadium III war bei niedriger und intermediärer Malignität mit 15 Gy ausreichend. Auf Grund der erfolgreichen SIOP Studien wird derzeit in den meisten Ländern Europas eine präoperative Chemotherapie für alle Stadien nach dem SIOP 93-01/GPOH-Protokoll durchgeführt (Actinomycin D und Vincristin). Patienten, die bereits Metastasen bei Diagnose aufweisen, erhalten präoperativ zusätzlich Adriamycin (Tab.1). Das Ansprechen auf die präoperative Therapie wird mittels bildgebender Verfahren überwacht. Die operative Entfernung der tumorösen Niere ist dann nach 4 Wochen vorgesehen (Stadium IV nach 6 Wochen). Bei der Operation wird auch das chirurgische Stadium festgelegt, das in Folge über die Intensität der postoperativen Therapie entscheidet. Patienten mit Tumoren intermediärer Malignität und niedrigem Tumorstadium erhalten weiterhin Actinomycin

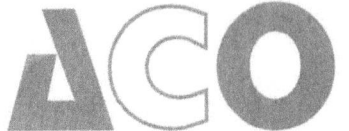

MALIGNOME IM KINDESALTER

D und Vincristin. Für Patienten mit höherem Tumorstadium kommt zusätzlich Adriamycin zur Anwendung. Nonresponder im Stadium IV sowie Patienten mit Tumoren hoher Malignität oder mit Sondervarianten erhalten eine intensivere Behandlung, wobei auch stärker wirksame Medikamente zum Einsatz gelangen (Carboplatin, Etoposid und Ifosfamid). Nach wie vor gültig ist die postoperative Radiotherapie bei Tumoren niedriger und intermediärer Malignität ab dem Stadium II+, und bei hochmalignen Tumoren ab Stadium II. Die Gesamtdosis ist abhängig vom Stadium, dem Alter sowie der Histologie und liegt zwischen 12 und 15 Gy.

3.5.1. Chirurgische Therapie

Die radikale Tumorentfernung ist angestrebt, präoperativ Feststellung der Operabilität und Stadieneinteilung, neuerliche intraoperative Stadieneinteilung (chirurgisches Meldeblatt!).

Quere Oberbauchlaparotomie, Entwicklung des Tumors unter Vermeidung einer Ruptur. Primär Aufsuchen des Gefäßstieles und der V. cava inf., bei Tumorthrombus passageres Ausklemmen der V. cava. En-bloc-Entfernung des Tumors mit der Umgebung sowie des Harnleiters bis zur Blase.

Komplette retroperitoneale Lymphknotendissektion entlang der Aorta und der V. cava nicht notwendig, Gewinnung von einigen repräsentativen Lymphknoten aus diesem Gebiet ausreichend. Die Nebenniere wird nur bei oberen Poltumoren und Infiltration mitentfernt.

Ausgiebige Inspektion des Abdomens, der Leber und der kontralateralen Niere (intraoperativer Ultraschall).

Sonderfall Stadium V (bilaterale Wilmstumore):

Therapeutisches Vorgehen, abhängig von snychronem oder metachronem Verlauf. Bei metachronem Verlauf meist Tumornephrektomie der kontralateralen Seite vorausgegangen.

Mehrere Vorgangsmöglichkeiten:

- Bilaterale Tumorenukleation
- Nephrektomie auf der Seite des größeren Tumors und Tumorenukleation auf der anderen Seite
- Tumorexstirpation unter temporärer Ischämie (Hypoperfusion)
- Extrakorporale kryochirurgische Tumorexstirpation Autotransplantation (Bench-surgery)
- Bilaterale Nephrektomie und spätere homologe Nierentransplantation

Bei Schwierigkeiten in der Diagnosefindung mittels bildgebender Verfahren kann auch eine True-cut-Feinnadelbiopsie von dorsal für die Gewinnung von Tumormaterial in Erwägung gezogen werden.

Nierenerhaltende Operationen nach präoperativer Chemotherapie müssen zum gegenwärtigen Zeitpunkt als experimentell angesehen werden und sollen nur bei sehr kleinen Tumoren im Stadium I überlegt werden.

3.5.2. Chemotherapie (Wilms-Tumorstudie Österreich/Ungarn 1989)

Studienleitung: OA Dr. A. Zoubek, Prof. Dr. H. Gadner, St. Anna Kinderspital, Wien

3.5.2.1. Präoperative Chemotherapie

Angeregt durch die erfolgreiche SIOP-Studie ist eine präoperative Chemotherapie für die Stadien I, II, III, IV und V vorgesehen. Das Ansprechen auf Actinomycin D und Vincristin wird mittels bildgebender Verfahren überwacht.

Operation dann nach Tag 28 vorgesehen (Ansprechen der Therapie vorausgesetzt).

3.5.2.2. Postoperative Chemotherapie

Für Tumoren günstiger Histologie kommen weiter Actinomycin D, Vincristin und für Stadium III zusätzlich Adriamycin zur Anwendung. Patienten mit Tumoren ungünstiger Histologie und Patienten mit Stadium IV erhalten ein gesondertes Therapieschema (Carboplatin, Ifosfamid, Etoposid, Vincristin, Actinomycin D und Adriamycin).

3.5.3. Strahlentherapie

Stadium I: Keine Bestrahlung.

Stadium II: Keine Bestrahlung (günstige Histologie)
Dosis: bis 37,8 Gy (ungünstige Histologie)
Zielgebiet: Tumorbett und paraaortale Lymphknoten beidseits

Stadium III: Dosis: 14,4 Gy bzw. 19,8 Gy bei makroskopischem Resttumor (günstige Histologie)
Dosis: bis 37,8 Gy, Boost bis 40 Gy (ungünstige Histologie)
Zielgebiet: Tumorbett und paraaortale Lymphknoten beidseits

Bei peritonealer Aussaat: Ganzabdomenbestrahlung 14,4 Gy bzw. 19,8 Gy auf makroskopischen Tumorrest (günstige Histologie) bis 39,8 Gy (ungünstige Histologie)

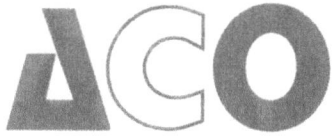

MALIGNOME IM KINDESALTER

Stadium IV: Lokalbestrahlung wie bei Stadium II-III

Metastasen: Lunge: 12 Gy (Kinder < 2a 9 Gy)
Leber: 19,4 Gy
Hirn: 28,8 Gy

Anmerkung: Das dargestellte Radiotherapiekonzept orientiert sich an den Empfehlungen der SIOP-9- und der NWTS-4 Studie.

3.6. Nachsorge

Sorgfältige klinische wie radiologische Kontrollen sollten im ersten Jahr alle 6 Wochen stattfinden, im zweiten Jahr alle 3 Monate, danach 1-2 mal jährlich.

Laborchemische Untersuchungen erfolgen nach den Erfodernissen der Chemo- und Radiotherapie.

3.7. Prognose

Der Wilms-Tumor zählt zu den bösartigen Erkrankungen mit den besten Heilungsaussichten (Abb.1). Die Wahrscheinlichkeit für ein rückfallsfreies Überleben nach 4 Jahren für Kinder mit Wilms-Tumoren günstiger Histologie ist exzellent: Stadium I: 97%; Stadium II und III 86%; Stadium IV 60%; Stadium V 82%. Noch neuere Untersuchungen konnten zeigen, daß auch Kinder mit Stadium IV und günstiger Histologie in über 80% der Fälle geheilt werden können. Kinder, die ein Lokalrezidiv erleiden, haben noch immer eine zweite Heilungschance, die ungefähr mit 50% angegeben werden kann. Für Patienten mit systemischen Rezidiven können trotz weit fortgeschrittener Erkrankung mittels Hochdosistherapie und autologem Stammzellrescue dennoch hervorragende Ergebnisse erzielt werden. Die Wahrscheinlichkeit des rückfallsfreien Überlebens nach 4 Jahren für Kinder mit Wilms-Tumoren ist exzellent (siehe D´Angio et al.):

Stadium I	97%
Stadium II und III	86%
Stadium IV	60%
Stadium V	82%

3.8. Literatur

Beckwith J.B., Palmer N.F.: Histopathology and prognosis of Wilmstumor: Results from the first National WT Study. Cancer (1978), 41: 1937-1948

Bürger D., Moorman-Voestermans C.G.M., Mildenberger H., Lemerle J., Voute P.A., Tournade M.F., Rodary C., Delemarre J.F.M., Sandstedt B., Sarrazin D., Burgers J.M.V., Bey P., Carli M., De Kraker J.: The advantage of preoperative therapy in WT. SIOP-Study. Z.Kinderchir. (1985), 40: 170-175

Coppes M: Wilms Tumor: Clinical and Molecular Characterization. Springer Verlag (1995)

D´Angio J.J., Breslow N., Beckwith J.B., Evans A., Baum E., De Lorimier A., Fernbach D., Hrabovsky E., Jones B., Kelalis P., Otherson H.B., Tefft M., Thomas P.R.: Treatment of Wilms´tumor. Results of the third National Wilms´Tumor Study. Cancer (1989), 64: 349-360

Tournade MF, Com-Nouge, Voute PA, et al.: Results of the Sixth International Society of Pediatric Oncology Wilms´tumor trial and study: a risk-adapted therapeutic approach in Wilms´tumor. J Clin Oncol (1993, 11(6): 1014-1023

Zoubek A., Kajtar P., Flucher-Wolfram B., Holzinger B., Mostbeck G., Thun-Hohenstein L., Fink F.M., Urban C., Mutz I., Schuler D., Gadner H.:Response of untreated stage IV WT to single dose carboplatin assessed by "up front" window therapy.Med Pediatr Oncol (1995), 25: 8-11

Wittekind CH, Wagner G. TNM Klassifikation maligner Tumoren. 5. Auflage, Springer Verlag (1997)

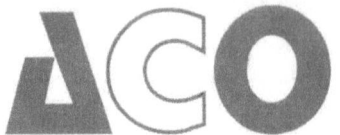

MALIGNES MELANOM DER HAUT

*M. Deutinger
mit H. Pehamberger, H. Kerl, E.M. Kokoschka, R. Koller, H.W. Waclawiczek, G. Meissl,
E. Zanon, M.G. Smola, E. Scharnagl, D. Seewald*

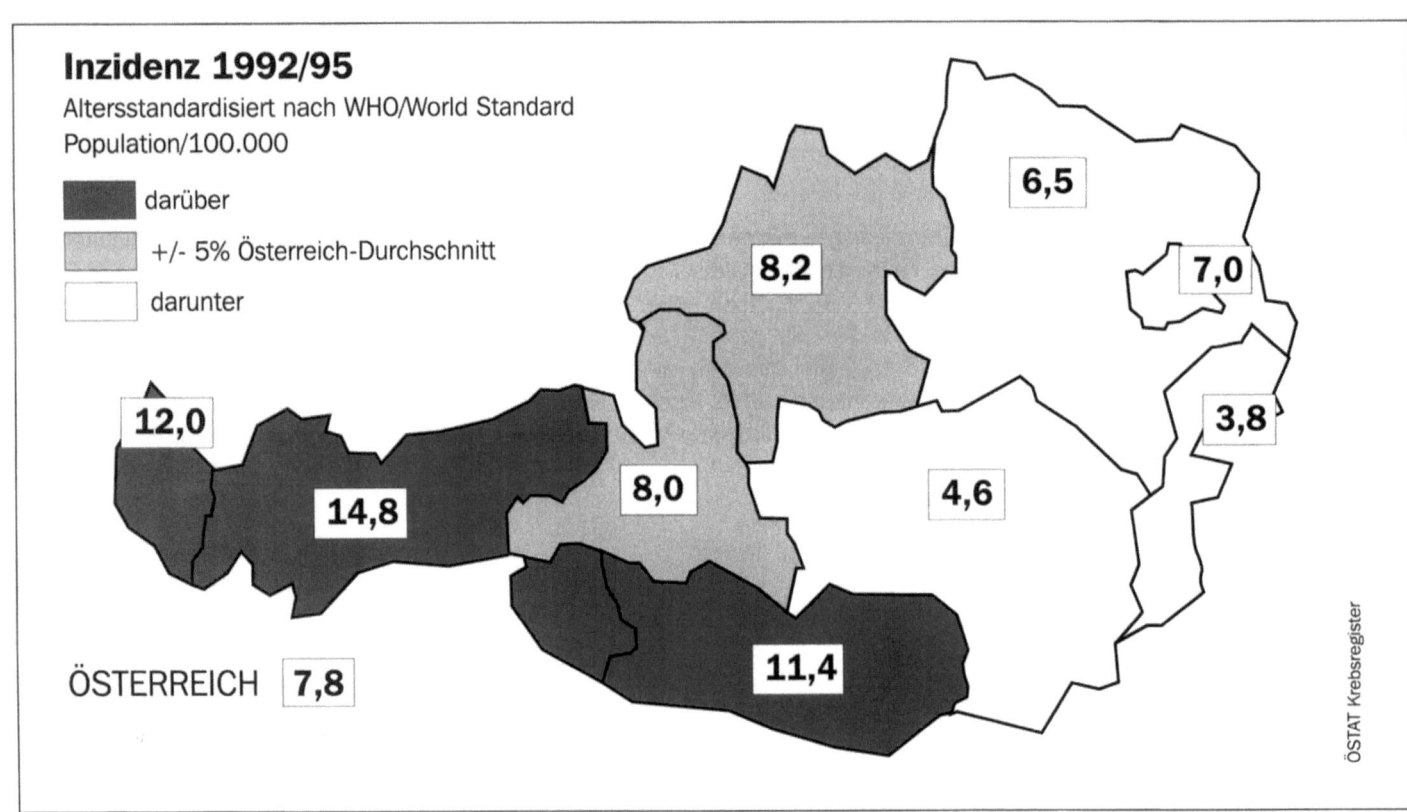

	Insgesamt	Männer	Frauen
Inzidenz 1992/95			
Neuerkrankungen absolut (Jahresdurchschnitt):	914	413	500
Rohe Raten/100.000:	11,5	10,7	12,2
WHO-World-Standard-Raten/100.000:	7,8	7,9	7,9
Linearer Trend 1983-1995:	+82,4%	+83,5%	+82,0%
Prozent an Gesamt-Krebsinzidenz:	2,7	2,5	2,9
Stadien-Verteilung (U.S.-SEER) in Prozent			
lokalisiert:	57,4	55,8	58,7
regionalisiert:	13,3	13,1	13,5
disseminiert:	8,4	9,8	7,2
unbekannt:	20,9	21,3	20,7
Mortalität 1992/95			
Sterbefälle absolut (Jahresdurchschnitt):	260	134	126
Rohe Raten/100.000:	3,3	3,5	3,1
WHO-World-Standard-Raten/100.000:	1,9	2,5	1,5
Linearer Trend 1983-1995:	+17,5%	+20,4%	+12,5%
Prozent an Gesamt-Krebsmortalität:	1,3	1,4	1,3

MALIGNES MELANOM DER HAUT

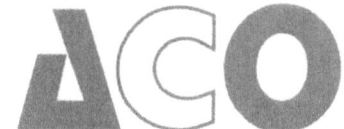

Inzidenz im Jahresdurchschnitt 1992/95			Neuerkrankungen (Jahresdurchschnitt)		%-Veränderung
Bundesland	Geschlecht	Absolut	Rohe Rate auf 100.000	Altersstand. Raten auf 100.000 (WHO-WORLD)	1983/95 (linearer Trend)
ÖSTERREICH	Insgesamt	914	11,5	7,8	+ 82,4
	Männer	413	10,7	7,9	+ 83,5
	Frauen	500	12,2	7,9	+ 82,0
Burgenland	Insgesamt	17	6,2	3,8	+ 18,6
	Männer	9	7,0	4,9	+ 38,2
	Frauen	8	5,5	2,9	- 0,4
Kärnten	Insgesamt	88	15,8	11,4	+589,0
	Männer	41	15,2	11,5	+695,2
	Frauen	47	16,4	11,4	+494,2
Niederösterreich	Insgesamt	153	10,2	6,5	+ 42,2
	Männer	72	9,8	6,9	+ 26,9
	Frauen	81	10,5	6,2	+ 60,7
Oberösterreich	Insgesamt	159	11,6	8,2	+ 50,8
	Männer	69	10,2	7,8	+ 49,0
	Frauen	91	13,0	9,0	+ 53,3
Salzburg	Insgesamt	52	10,5	8,0	+ 56,2
	Männer	24	10,1	8,2	+104,0
	Frauen	28	10,9	7,9	+ 26,9
Steiermark	Insgesamt	83	6,9	4,6	+106,6
	Männer	33	5,7	4,1	+ 67,4
	Frauen	50	8,1	5,1	+159,6
Tirol	Insgesamt	125	19,2	14,8	+301,7
	Männer	56	17,8	14,6	+528,9
	Frauen	68	20,6	15,5	+212,7
Vorarlberg	Insgesamt	52	15,2	12,0	+143,7
	Männer	25	14,6	12,7	+188,1
	Frauen	27	15,8	11,6	+100,8
Wien	Insgesamt	184	11,6	7,0	+ 36,4
	Männer	84	11,3	7,8	+ 42,9
	Frauen	100	11,9	6,8	+ 33,1

Sterbefälle im Jahresdurchschnitt 1992/95			Sterbefälle (Jahresdurchschnitt)		%-Veränderung
Bundesland	Geschlecht	Absolut	Rohe Rate auf 100.000	Altersstand. Raten auf 100.000 (WHO-WORLD)	1983/95 (linearer Trend)
ÖSTERREICH	Insgesamt	260	3,3	1,9	+ 17,5
	Männer	134	3,5	2,5	+ 20,4
	Frauen	126	3,1	1,5	+ 12,5
Burgenland	Insgesamt	10	3,7	2,2	+ 19,4
	Männer	7	5,0	3,6	+ 60,0
	Frauen	3	2,4	1,0	- 19,7
Kärnten	Insgesamt	14	2,5	1,5	- 6,7
	Männer	9	3,2	2,4	+ 42,2
	Frauen	5	1,7	0,8	- 39,8
Niederösterreich	Insgesamt	47	3,1	1,9	+ 1,5
	Männer	24	3,2	2,2	- 10,3
	Frauen	24	3,1	1,6	+ 19,4
Oberösterreich	Insgesamt	41	3,0	2,0	+ 44,2
	Männer	20	2,9	2,2	+ 40,6
	Frauen	22	3,1	1,8	+ 55,6
Salzburg	Insgesamt	16	3,3	2,1	+ 70,9
	Männer	9	3,9	2,9	+110,8
	Frauen	7	2,7	1,4	+ 19,3
Steiermark	Insgesamt	33	2,7	1,6	+ 6,8
	Männer	18	3,1	2,2	+ 43,5
	Frauen	14	2,3	1,1	- 18,3
Tirol	Insgesamt	13	2,1	1,4	- 0,3
	Männer	5	1,5	1,2	- 10,6
	Frauen	9	2,6	1,6	+ 13,1
Vorarlberg	Insgesamt	10	2,8	2,1	+ 42,5
	Männer	6	3,8	3,2	+ 68,3
	Frauen	3	1,9	1,1	- 2,7
Wien	Insgesamt	76	4,8	2,5	+ 18,7
	Männer	36	4,9	3,2	+ 2,0
	Frauen	39	4,7	2,1	+ 53,8

MALIGNES MELANOM DER HAUT

M. Deutinger
mit H. Pehamberger, H. Kerl, E.M. Kokoschka, R. Koller, H.W. Waclawiczek, G. Meissl,
E. Zanon, M.G. Smola, E. Scharnagl, D. Seewald

1. EPIDEMIOLOGIE

Das maligne Melanom ist der Hauttumor mit dem höchsten Malignitätsgrad. Die Neigung, bereits bei kleiner Tumorgröße zu metastasieren und die geringe Ansprechrate auf adjuvante Therapieformen, bedingen seine außerordentliche Gefährlichkeit.

1.1. Inzidenz

Die Inzidenz des Melanoms beträgt derzeit in Österreich ca. 12 Neuerkrankungen/100.000 Einwohner jährlich und hat sich innerhalb der letzten 10 Jahre verdoppelt, wobei auch weltweit eine Zunahme der Erkrankungsfälle zu beobachten ist. Die Ursache der steigenden Inzidenz ist als multifaktoriell anzusehen: höheres Durchschnittsalter, genetische Disposition, immunsuppresssive Faktoren sowie geänderte soziale und Reisegewohnheiten.

1.2. Geographische Unterschiede

In den 80er Jahren wurden die weltweit höchsten Inzidenzen aus Australien und den Südstaaten der USA mit ca. 30 Fällen je 100.000 Einwohnern pro Jahr berichtet. In Europa wurden die höchsten Inzidenzen in nordischen Ländern registriert.

1.3. Ethnische Faktoren

Die höchsten Inzidenzen finden sich in den weißen Bevölkerungsschichten, bei afrikanischen liegen diese mindestens um den Faktor 5-10 und bei asiatischen um den Faktor 10-100 niedriger.

1.4. Zeitliche Entwicklung

Seit den 40er Jahren verdoppelten sich die altersstandardisierten Inzidenzraten des malignen Melanoms ca. alle 15 Jahre, die Inzidenz stieg in den 40er Jahren von Werten unter 2 pro 100.000 Einwohner und Jahr bis auf 6-8 pro 100.000 Einwohner und Jahr in den 80er Jahren. Seit 1983 wird eine Inzidenzsteigerung von +51,8% beobachtet (Männer plus 49,3%, Frauen plus 53,5%).

1.5. Mortalität

Die Mortalität des malignen Melanoms zeigte bis Ende der 70er Jahre in den westlichen Industrieländern ebenfalls eine ansteigende Tendenz, mit einem jährlichen Anstieg von 3% seit den 50er Jahren wurde eine Verdoppelung der Mortalität innerhalb von 30 Jahren errechnet. Seit 1983 wird eine Mortalitätssteigerung von +25,7% (Männer plus 31,6%, Frauen plus 12,0%) beobachtet.

2. ALTERS-, GESCHLECHTS- UND LOKALISATIONSVERTEILUNG

Das maligne Melanom ist vor dem 15. Lebensjahr ein seltenes Ereignis. Das Melanom tritt gehäuft zwischen dem 30. und 50. Lj. auf. Die Geschlechtsverteilung Männer:Frauen beträgt 2:3. Die Lokalisation betreffend finden sich beim weiblichen Geschlecht die meisten Melanome an den Beinen, beim männlichen am Rumpf. Diese Tatsache wird durch Freizeit- und Bekleidungsgewohnheiten erklärt.

MALIGNES MELANOM DER HAUT

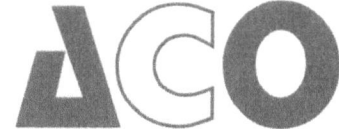

3. ÄTIOLOGIE

Die Klärung der Ätiologie des malignen Melanoms muß nach heutiger Kenntnis sowohl eine genetische Disposition als auch exogene Faktoren berücksichtigen.

3.1. Familiäre Disposition

Das familiäre Vorkommen maligner Melanome mit einer deutlichen Erhöhung des MM-Risikos unterstützt die These vom Vorhandensein einer genetischen Disposition.

3.2. Genetische Faktoren

Beim Melanom konzentriert sich die Suche auf Tumor-Suppressor-Gene (z.B. Genabschnitt auf Chromosom 9p13-p22). Dadurch wird es in Zukunft möglich sein, Personen mit Melanomrisiko zu erfassen.

3.3. Syndrom der dysplastischen Naevuszellnaevi (NZN)

Personen mit dyplastischen Naevi und familiärem Vorkommen von MM weisen ein 100fach erhöhtes Risiko auf, ein malignes Melanom zu entwickeln. Bei diesem Personenkreis zeigt sich eine erhöhte Empfindlichkeit gegenüber UV-Licht und gegenüber Substanzen, die die UV-Wirkung imitieren. Eine Hypermutabilität konnte auf zellulärer Ebene durch eine erhöhte Rate von sister chromatide exchanges bei diesen Patienten nachgewiesen werden, ebenso wurde aus lymphoblastären Zellinien eine 2-4fach erhöhte Hypermutabilität nach UV-Bestrahlung gefunden. Mit dieser genetischen Disposition zu UV-vermittelter Hypermutabilität ist offenbar eine selektive Risikoerhöhung für maligne Melanome verbunden.

3.4. Erworbene Naevuszellnaevi (NZN)

Einen weiteren Risikofaktor stellen hohe Zahlen erworbener, gewöhnlicher NZN am gesamten Integument dar. Bei Personen mit mehr als 40 NZN ist gegenüber Personen mit weniger als 10 NZN das MM-Risiko deutlich erhöht, bei Personen mit mehr als 60 NZN um den Faktor 16. Hohe Zahlen gewöhnlicher NZN mögen Ausdruck eines besonders stimulierbaren melanozytären Systems sein und auch durch UV-Bestrahlung in frühem Lebensalter induziert werden können.

3.5. Exogene Faktoren

3.5.1. Sonnenexposition

Bei der UV-Lichtbelastung der Haut durch Sonnenbestrahlung sieht man das Risiko hauptsächlich in der kurzdauernden, aber sehr häufigen und intensiven Sonnenbestrahlung bei ungenügendem Schutz (Urlaub in südlichen Ländern, Sonnenbad mit Sonnenbrand, gehäufter Besuch von Solarien etc.); diese Hautschädigung beginnt oft schon in der Kindheit. Es konnte ein signifikanter Zusammenhang zwischen schweren Sonnenbränden vor allem im Kindesalter und dem Auftreten von Melanomen festgestellt werden.

3.5.2. Risikofaktoren

1. Personen mit Melanomerkrankung in der Familie (erbliche/familiäre Belastung)
2. Personen mit heller Haut, heller Augenfarbe, rotblondem Haar und Neigung zu Sonnenbrand (Hauttyp 1 und 2)
3. Personen mit sehr vielen Muttermalen, mit zusätzlich atypischen, dysplastischen Naevi
4. Kongenitale Naevi
5. Sonnenexposition, häufige Sonnenbrände in der Kindheit

Das Melanom tritt bevorzugt an jenen Körperstellen auf, die intermittierend intensiver Sonnenbestrahlung ausgesetzt werden, ohne daß eine Vorbräunung besteht. Kommt es zu einer auffälligen Veränderung des Aussehens der Muttermale mit Größenwachstum, so ist größte Vorsicht geboten. Wissenschafter warnen aber auch vor einer neuen, auf uns zukommenden Gefahr: Durch negative Umwelteinflüsse hat in den letzten Jahren die Ozonschicht, die unsere Atmosphäre vor einer ungehemmten UV-Lichtbestrahlung schützt, beträchtlich und in gewissen Regionen bereits in erschreckender Weise abgenommen, sodaß Ozonlöcher entstanden sind. Neben anderweitigen Folgen für die Gesundheit wird vor allem ein deutliches Ansteigen von Hautkarzinomen und möglicherweise auch Melanomen befürchtet.

MALIGNES MELANOM DER HAUT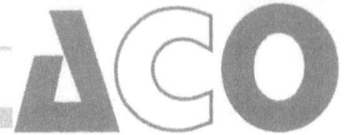

4. KREBSVORSORGE/PRÄVENTION

4.1. Früherkennung

Da die Eindringtiefe des Tumors beim malignen Melanom den herausragenden prognostischen Faktor darstellt und die Sterblichkeit nahezu linear mit der Eindringtiefe zunimmt, ist die frühe Erfassung des MM als derzeit effektivste Methode zur Senkung der Mortalität anzusehen. Vor allem In-situ-Tumoren, also im Frühstadium befindliche Tumoren, sind durch einfache Exzisionen heilbar.

4.2. Prävention

1. Aufklärung der Bevölkerung (diese wurde bereits 1988 mit der ACO-Initiative einer österreichweiten Kampagne **„Sonne ohne Reue"** begonnen)
2. Sonnenbrandprophylaxe (Vermeiden der Mittagssonne, Verwendung von Sonnenschutzmitteln, Vermeiden von Sonnenbränden im Kindesalter)
3. Frühe Exzision verdächtiger melanozytärer Tumoren
4. Untersuchung von Verwandten 1. Grades von Melanompatienten
5. Exzision von Naevi an „verborgenen" Körperstellen (Capillitium, Schamregion, Crena ani, Palma und Planta)

5. PATHOLOGIE DES PRIMÄRTUMORS

5.1. Klinisch-histologische Typen

a) Lentigo - Maligna Melanom (LMM, relative Häufigkeit 5-10%)
b) Superficial Spreading Melanom (SSM, 70%)
c) Noduläres Malignes Melanom (NMM, 15%)
d) Akrolentiginöses Melanom (ALM, 7%)
e) andere seltene Typen: Schleimhaut-Melanom, Augen-Melanom, konjunktivales Melanom, desmoplastisches Melanom u. a. Biologisch prognostisch am günstigsten ist das LMM, das primär über Monate und Jahre horizontal wächst, am ungünstigsten ist das NMM, bei dem frühzeitig ein endo- und exophytisches Wachstum und somit eine rasche Metastasierung vorliegen kann.

5.2. Histopathologie (Mikrostaging)

5.2.1. Anatomische Eindringtiefe nach Clark

Diese wird entsprechend den anatomischen Schichten der Haut in 5 Level (I bis V) angegeben. Aus der regional unterschiedlichen Dicke und Struktur von Epidermis und Kutis ergibt sich, daß in dünner Haut schon kleine Tumoren einen Level V erreichen, in dicker Haut noch sehr große Tumoren einen Level IV aufweisen können.

Clark I: Intraepidermal = Melanoma in situ
Clark II: Eindringen in das Stratum papillare
Clark III: Eindringen bis zur Grenze des Stratum papillare / Stratum retikulare und Ausfüllen des Papillarkörpers
Clark IV: Eindringen in das Stratum retikulare
Clark V: Eindringen in das subkutane Fettgewebe

5.2.2. Absolute Eindringtiefe nach Breslow

Diese richtet sich nach dem vertikalen Tumordurchmesser an der dicksten Stelle und besitzt wegen der Berücksichtigung des exophytischen Wachstums sowohl in prognostischer als auch in therapeutischer Hinsicht eine wesentlich höhere Aussagekraft als die Clark´sche Klassifizierung. Es werden 4 Mikrostadien unterschieden:

Mikrostadium 1: dünner als 0,75 mm Minimal-risk-Gruppe
Mikrostadium 2: 0,76-1,5 mm Low-risk-Gruppe
Mikrostadium 3: 1,51-4 mm Intermediäre Gruppe
Mikrostadium 4: dicker als 4 mm High-risk-Gruppe

MALIGNES MELANOM DER HAUT

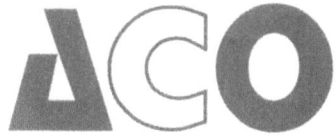

5.3. Stadieneinteilung (Tumorausbreitung)

5.3.1. Klinische Stadieneinteilung

Für den praktischen Gebrauch hat sich die Einteilung in die klinischen Stadien I bis III bewährt.

Stadium I	Primärtumor ohne Metastasierung
Stadium II	Regionale Lymphknoten- und/oder Hautmetastasen
Stadium III	Fernmetastasierung, lymphogen und/oder hämatogen in Lunge, Leber, Knochen oder Gehirn

5.3.2. Stadiengruppierungen (UICC 1997)

Tabelle 1: Stadiengruppierung des malignen Melanoms (UICC 1997)

Stadium	0	pTis	N0	M0
Stadium	I	pT1	N0	M0
		pT2	N0	M0
Stadium	II	pT3	N0	M0
Stadium	III	pT4	N0	M0
		jedes pT	N1, N2	M0
Stadium	IV	jedes pT	jedes N	M1

5.3.3. TNM-Klassifikation nach UICC 1997

Das maligne Melanom wird nach der klinisch-pathologischen Klassifikation nach Clark und Breslow und aufgrund des Tumorausbreitungsgrades nach den Regeln der UICC eingeteilt:

T - Primärtumor

Die Ausbreitung des Tumors wird nach Exzision klassifiziert, s. Tab. pTNM: Pathologische Klassifikation

N - Regionäre Lymphknoten

Die N-Kategorien entsprechen den pN-Kategorien, s. Tab. pTNM: Pathologische Klassifikation

M - Fernmetastasen

Die M-Kategorien entsprechen den pM-Kategorien, s. Tab. pTNM: Pathologische Klassifikation

Tabelle 2: pTNM: Pathologische Klassifikation (UICC 1997)

pT - Primärtumor

pTX	Primärtumor kann nicht beurteilt werden
pT0	Kein Primärtumor
pTis	Melanoma in situ (Clark-Level I): atypische Melanozytenhyperplasie, schwere Melanozytendysplasie, keine invasive maligne Läsion
pT1	Tumor nicht dicker als 0.75 mm und mit Infiltration des Stratum papillare (Clark-Level II)
pT2	Tumor hat eine Dicke von mehr als 0.75 mm, aber nicht mehr als 1.5 mm und/oder infiltriert bis zur Grenze zwischen Stratum papillare und Stratum retikulare (Clark-Level III)
pT3	Tumor hat eine Dicke von mehr als 1.5 mm, aber nicht mehr als 4.0 mm und/oder infiltriert das Stratum retikulare (Clark-Level IV)
pT3a	Tumordicke mehr als 1.5 mm, aber nicht mehr als 3.0 mm
pT3b	Tumordicke mehr als 3.0 mm, aber nicht mehr als 4.0 mm
pT4	Tumor hat eine Dicke von mehr als 4.0 mm und/oder infiltriert in die Subkutis (Clark-Level V) und/oder Satellit(en) innerhalb 2 cm vom Primärtumor
pT4a	Tumordicke mehr als 4.0 mm und/oder Infiltration der Subkutis (Clark-Level V)
pT4b	Satellit(en) innerhalb 2 cm vom Primärtumor

Anmerkung:
Bei Diskrepanzen zwischen Tumordicke und Level richtet sich die pT-Kategorie nach dem jeweils ungünstigeren Befund.

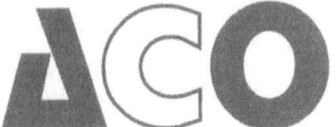 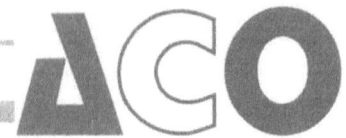

MALIGNES MELANOM DER HAUT

pN - Regionäre Lymphknoten

- pNX Regionäre Lymphknoten können nicht beurteilt werden
- pN0 Keine regionären Lymphknotenmetastasen
- pN1 Metastase(n) 3 cm oder weniger in größter Ausdehnung in irgendeinem regionären Lymphknoten
- pN2 Metastase(n) mehr als 3 cm in größter Ausdehnung in irgendeinem regionären Lymphknoten und/oder In-transit-Metastase(n)
    - pN2a Metastase(n) mehr als 3 cm in größter Ausdehnung
    - pN2b In-transit-Metastase(n)
    - pN2c Metastase(n) mehr als 3 cm in größter Ausdehnung und In-transit-Metastase(n)

Anmerkung:

In-transit-Metastasen sind Metastasen der Haut oder Subkutis, die mehr als 2 cm vom Primärtumor entfernt, aber nicht jenseits der regionären Lymphknoten liegen.

- pN0 Regionäre Lymphadenektomie und histologische Untersuchung üblicherweise von 6 oder mehr Lymphknoten

pM - Fernmetastasen

- pMX Fernmetastasen können nicht beurteilt werden
- pM0 Keine Fernmetastasen
- pM1 Fernmetastasen
    - pM1a Metastasen in Haut, Subkutis oder Lymphknoten jenseits der regionären Lymphknoten
    - pM1b Viszerale Metastasen

6. DIAGNOSTISCHE VORGANGSWEISE

6.1. Verdachtsdiagnose

Bei der Verdachtsdiagnose Melanom sollte der Patient umgehend an einen mit dieser Problematik vertrauten Chirurgen bzw. Dermatologen überwiesen werden. Die klinische Diagnose ist in den meisten Fällen möglich.

6.2. Diagnosesicherung

6.2.1. Epilumineszenzmikroskopie (Dermatoskopie)

Diese Methode eröffnet eine neue Dimension der klinischen Morphologie. Die Diagnostik und präoperative Beurteilung pigmentierter Hauttumoren wird bei Anwendung dieser nicht invasiven Technik deutlich verbessert.

6.2.2. Exzisionsbiopsie

Die Sicherung der Diagnose erfolgt prinzipiell histologisch durch Exzisionsbiopsie, d.h. einer totalen Exzision des Primärtumors mit einem Sicherheitsabstand zwischen 3 und 10 mm vom Tumorrand einschließlich des subkutanen Fettgewebes; dieser Eingriff kann in vielen Fällen ambulant und in Lokalanästhesie vorgenommen werden, ein primärer Wundverschluß ist meist möglich. Inzisions- oder Stanzbiopsien sollten nur dann durchgeführt werden, wenn die Exzisionsbiopsie aus technischen bzw. anatomischen Gründen nicht möglich ist. Mit der histologischen Diagnostik erfolgt zugleich die Feststellung des Mikrostadiums (vertikale Eindringtiefe nach Clark und Breslow), nach dem sich die weitere chirurgische Therapie richtet.

MALIGNES MELANOM DER HAUT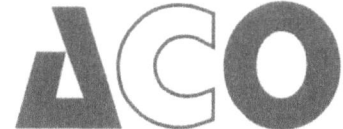

6.3. Schnellschnitt

In Österreich wird zumeist das zweizeitige Vorgehen praktiziert, da die intraoperative Schnellschnittuntersuchung (einzeitiges Vorgehen) hinsichtlich ihrer differential-diagnostischen Aussagekraft problematisch ist. Dieses Vorgehen wäre jedoch anzustreben, da die endgültige, operative Therapie dann in einem Operationsakt möglich wäre. Nach Literaturangaben besteht aber kein negativer Einfluß auf die Prognose, wenn die endgültige Therapie innerhalb von 4 Wochen nach der Exzisionsbiopsie erfolgt. Bei gesicherter klinischer Melanomdiagnose kann auch primär die weite Exzision in Vollnarkose erfolgen.

6.4. Ausschluß von Metastasen

Zum Ausschluß von Metastasen sind nach Sicherung der histologischen Diagnose des Primärtumors folgende diagnostische Maßnahmen angezeigt:

1. Klinische Untersuchung, exakte Dokumentation (Lymphknotenstatus etc.)
2. Labor: Komplettes Blutbild, Blutsenkung, Gerinnungsstatus, Elektrolyte, Leberfunktion, LDH, alkalische Phosphatase, Harnbefund
3. Thoraxröntgen
4. Sonographie (Abdomen, regionäre Lymphknoten)
5. Lymphszintigraphie bei Midline-Tumoren des Rumpfes
6. Bei Verdacht auf Fernmetastasierung erfolgt die weitere Diagnostik entsprechend dem klinischen Bild (z.B.: Computertomographie bei Hirnmetastasen)

7. THERAPIE

7.1. Chirurgische Therapie

Die wichtigste Behandlungsmaßnahme ist die großzügige chirurgische Exzision. In zahlreichen Studien wurde der Krankheitsverlauf von Melanompatienten in Abhängigkeit von Tumordicke und Resektionsrand retrospektiv beurteilt. Aufgrund dieser Ergebnisse wurde der Sicherheitsabstand neu bewertet. Bei In-situ-Melanomen und Melanomen bis 1 mm Tumordicke wird ein Exzisionsabstand von 0.5-1 cm unter Mitnahme des Fettgewebes empfohlen. Bei einer Tumordicke über 1mm wird ein Sicherheitsabstand von 1-3 cm für notwendig gehalten. Die Exzision soll unter Mitnahme des Fettgewebes bis zur Muskelfaszie erfolgen. Die Präparation sollte von proximal nach distal erfolgen. Eine Modifikation der Sicherheitszone ist bei bestimmten Tumorlokalisationen notwendig.

Tumordicke (mm)		Ränder (cm)
„in situ" und	< 1	0,5-1
	> 1	1-3

7.2. Besondere Fälle

Beim akrolentiginösen Melanom (ALM) mit Sitz des Tumors an Fingern und Zehen ist bei Lokalisation der Läsion an den Spitzen eine Finger- bzw. Zehenamputation durchzuführen, bei mehr proximaler Lokalisation ist die Strahlamputation im Mittelhand- bzw. Mittelfußbereich angezeigt, zusammen mit einer elektiven Lymphadenektomie. Bei Tumoren im Kopf-Hals-Bereich ist ein individuelles Vorgehen erforderlich, wobei anatomische Gegebenheiten berücksichtigt werden müssen. Die häufigste Lokalisation betrifft die Wange und präaurikuläre Region. In der Parotis gelegene Lymphknoten stellen dabei die erste Lymphknotenstation dar, sodaß gegebenenfalls eine Parotidektomie unter Schonung der Fazialisäste notwendig ist. Ein spezielles Problem stellen Melanome der Lider dar. Ist eine Lidresektion notwendig, so ist gleichzeitig eine Rekonstruktion mittels Lappenplastik anzustreben. Bei Schleimhautmelanomen im Kopf-Hals-Bereich ist ebenfalls eine radikale primäre Behandlung anzustreben. Ein primär radikales Vorgehen ist auch bei Melanomen der Vulva und der Vagina angezeigt. Beim anorektalen Melanom reicht die Palette der Primärbehandlung von der lokalen weiten Exzision mit und ohne Lymphknotenausräumung bis zur radikalen abdominoperinealen Rektumextirpation. Die Indikation dafür muß im Einzelfall gestellt werden.

7.3. Plastisch-chirurgische Rekonstruktion

Defekte nach Melanomentfernung können mit Spalthaut oder mit Lappenplastiken versorgt werden. Es gilt der Grundsatz, eine Lappenplastik einer Spalthautdeckung vorzuziehen, wenn funktionelle Strukturen wie Sehnen, Gefäße, Knochen oder Nerven frei liegen. Lappenplastiken sind speziell im Gesichtsbereich aus ästhetischen und funktionellen Überlegungen durchzuführen (z.B. Lidrekonstruktion mit Lappenplastik).

8. LYMPHKNOTEN

8.1. Tastbare Lymphknoten

Die regionale Lymphknotendissektion ist bei klinisch und sonographisch nachgewiesenen pathologischen Lymphknoten (therapeutisch im klinischen Stadium II) obligat. Wenn der Primärtumor nahe der regionären Lymphknotenstation liegt (bis zu 10 cm), sollte die Exzision kontinuierlich erfolgen, d.h. En-bloc-Resektion von Primärtumor, ableitenden Lymphwegen und regionären Lymphknoten. Damit kann die In-transit-Metastasierungsrate deutlich gesenkt werden.

8.2. Nicht tastbare Lymphknoten

8.2.1. Elektive Lymphknotendissektion (ELND)

Eine prophylaktische (elektive) regionale Lymphknotendissektion wird von zahlreichen Kliniken durchgeführt, wird aber in der Literatur nach wie vor kontrovers diskutiert. Von Befürwortern der elektiven Lymphadenektomie wird angeführt, daß bei einem relativ großen Prozentsatz der Patienten mit Risikomelanomen trotz negativen Tastbefundes histologisch Metastasen („Mikrometastasen") nachweisbar sind. Die elektive Lymphadenektomie (ELND) soll in ausgewählten Fällen nützlich sein bei

- anatomischer Lokalisation des Tumors im Extremitätenbereich mit einer Tumordicke über 1.5 mm, speziell beim ALM,
- Melanomen mit einer Tumordicke über 1.5 mm anderer Lokalisation,
- Melanomen mit hoher Mitoserate, Gefäßinvasion und ulzerierten Tumoren,
- Nachbarschaft des Primärtumors zum regionalen Lymphabflußgebiet.

Bei sogenannten Midline-Melanomen des Rumpfes, bei denen eine Lymphabflußrichtung in mehrere Lymphknotenstationen möglich ist, stellt die präoperative Lymphszintigraphie eine wertvolle Hilfe dar. Durch subkutane Injektion von Radiokolloiden kann die Lymphabflußrichtung szintigraphisch aufgezeichnet werden und somit eine prophylaktische Lymphknotendissektion auch bei diesen Tumoren gezielt ermöglicht werden.

8.2.2. Sentinel-Lymphknoten-Biopsie (Sentinel node biopsy)

Als vielversprechende Alternative stellt die „Sentinel node biopsy", eine Methode der intraoperativen Evaluation der regionären Lymphknoten, eine Entwicklung der jüngeren Vergangenheit dar. Durch Injektion von Farbstoff oder radioaktivem Kontrastmittel in das Tumorbett wird der erste betroffene (Sentinel = Wachtposten) Lymphknoten im Abflußgebiet markiert und kann mittels Schnellschnitt auf Tumorbefall untersucht werden. In Langzeituntersuchungen wurde festgestellt, daß ein negativer Gefrierschnittbefund im Sentinel-Lymphknoten in 99% der Fälle tatsächlich Tumorfreiheit des gesamten Abflußgebietes bedeutet, sodaß bei breiter Anwendung sicher eine hohe Anzahl unnötiger elektiver Lymphknotendissektionen vermieden werden kann. Jedoch gelingt die Identifikation eines Sentinel-Knotens nicht in allen Fällen. Die Technik wird in Österreich bereits an einigen Zentren im Rahmen klinischer Studien durchgeführt, um eine eindeutige Aussage über die Sinnhaftigkeit nach breiterer Anwendung über längere Zeit zu ermöglichen.

8.3. Satelliten- bzw. In-transit-Metastasen

Üblich ist eine En-bloc-Dissektion mit dem Primärtumor, den Lymphabflußbahnen und allen zugehörigen regionalen Lymphknoten.

8.4. Fernmetastasen

Bei solitären Metastasen der Lunge, des Gehirns und der Leber ist eine operative Entfernung angezeigt, weil in vielen Fällen die Prognose verbessert wird und für adjuvante Therapieformen günstigere Voraussetzungen geschaffen werden. Bei kleinen solitären Hirnmetastasen bietet sich auch die stereotaktische Einzeitbestrahlung mit hoher Einzeldosis an (Linearbeschleuniger- und Gammaknifemethode). An anderen Lokalisationen kann die Entfernung solitärer Metastasen aus symptomatischen Gründen sinnvoll sein. Trotzdem sollte die Indikation zur Metastasektomie nur nach ausgewählter Erwägung gestellt werden. Bei multiplen Metastasen sind die Metastasektomien nicht sinnvoll und führen in vielen Fällen sogar zur Progredienz der Erkrankung.

MALIGNES MELANOM DER HAUT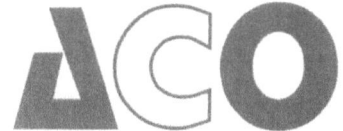

9. ADJUVANTE THERAPIEFORMEN

Prinzipiell sind die derzeit angewendeten, adjuvanten Therapieformen im klinischen und experimentellen Prüfungsstadium und sollten deshalb nur in Spezialkliniken durchgeführt werden. Es würde den Rahmen dieses Manuals sprengen, hier eine Wertung abzugeben.

9.1. Strahlentherapie

Die Rolle der Radiotherapie als Adjuvansmaßnahme ist unklar. Der Einsatz der Strahlentherapie ist bei inoperablen oder mehrfach aufgetretenen Rezidiven gerechtfertigt. Lange Zeit wurde das maligne Melanom für strahlenresistent gehalten. Eine Verbesserung des Ansprechens ergibt sich bei Änderung des Fraktionierungsschemas, nämlich durch höhere Einzeldosen und Hypofraktionierung. Bei solitären Hirnmetastasen kann daher durch eine stereotaktische Einzeitbestrahlung mit hoher Einzeldosis ein guter Palliativeffekt erzielt werden. In der Palliativtherapie wird man den Einsatz der Strahlentherapie von der lokalen Situation abhängig machen. Sinnvoll ist die Bestrahlung vor allem bei schmerzhaften oder auch blutenden Metastasen, wie z.B. im Genital- oder Kopfbereich.

9.2. Chemo- und Immuntherapie

Die Ansprechrate liegt bei den meisten Zytostatika unter 30%. Dacarbacin und Cisplatin sind die wirksamsten Einzelsubstanzen. Neue Wege werden durch den Einsatz von Interferonen beim metastasierenden Melanom beschritten. Interferone hemmen das Wachstum von Melanomzellen in vitro, am bekanntesten ist das Interferon-alpha. Interferone werden auch mit Zytostatika kombiniert verabreicht. Derzeit laufen Studien an Spezialkliniken mit Interferon, Tumorantigenen und Tumorvaccinen.

9.3. Hypertherme Extremitätenperfusion

Bei der hyperthermen Extremitätenperfusion wird die Durchblutung der erkrankten Extremität von der des übrigen Körpers isoliert. Die Extremität wird auf 40 Grad erwärmt und mit einem Zytostatikum perfundiert. Diese Therapieform wird adjuvant bei High-risk-Tumoren mit Lokalisation an den Extremitäten im klinischen Stadium I und II eingesetzt. Derzeit wird die hypertherme Extremitätenperfusion an der 1.Chirurgischen Abteilung des AKH Linz, an der Dermatologischen Abteilung im LKH Salzburg und an der Chirurgischen Abteilung im Kaiserin-Elisabeth-Spital in Wien durchgeführt.

10. NACHSORGE

Regelmäßige Nachkontrollen dienen vor allem der frühzeitigen Diagnose von Lokalrezidiven bzw. Lymphknoten - und Fernmetastasen, um diese durch eine möglichst frühzeitige Operation zu entfernen.

11. PROGNOSE

Die Prognose kann schon primär aufgrund der Bestimmung der Tumordicke und der klinischen Stadieneinteilung gut beurteilt werden. Glücklicherweise ist trotz der zahlenmäßigen Zunahme generell die Prognose des Melanoms heute besser, da die Tumoren durch frühe Diagnosestellung zum Zeitpunkt der Operation einen geringen Invasionsgrad aufweisen und somit besser heilbar sind. Durch moderne klinische Kriterien ist es heute möglich, das Melanom frühzeitig zu erkennen und von harmlosen Muttermalen zu unterscheiden (Auflichtmikroskopie). Die in Österreich durchgeführte Aufklärungsaktion „Sonne ohne Reue" (gemeinsam organisiert von der ACO-Arbeitsgruppe Malignes Melanom, der Österreichischen Krebshilfe und der Arbeitsgruppe Melanom der Österreichischen Gesellschaft für Dermatologie) hat wesentlich dazu beigetragen, daß Melanome in früheren Stadien diagnostiziert werden. Um die Prognose weiter zu verbessern, gilt es, Risikopatienten zu erfassen, verdächtige Läsionen früh zu exzidieren, weitere Aufklärung der Bevölkerung hinsichtlich Sonnenschutz und Selbstuntersuchung zu betreiben und diesbezüglich auch die Gesundenuntersuchungen zu erweitern.

11.1. Stadium I

Entsprechend der Tumoreindringtiefe beträgt nach neuesten Literaturangaben die Prognose im Stadium I (5-Jahres-Überlebensrate):

Tumordicke (Breslow)	5 Jahres Überlebensrate
bis 0,75 mm	98%
0,76-1,5mm	90-94%
1,51-4,0 mm	66-77%
größer 4,0 mm	< 50%

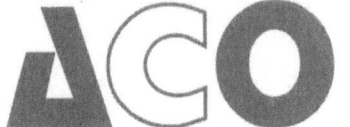

MALIGNES MELANOM DER HAUT

11.2. Stadium II

Die Prognose für maligne Melanome im klinischen Stadium II verschlechtert sich beträchtlich: Trotz verschiedenster adjuvanter Therapieformen liegt die 5-Jahres-Überlebensrate unter 30%.

11.3. Fernmetastasen

Die Überlebensrate beträgt bei erfolgter Fernmetastasierung 5 bis 10 Monate.

12. SCHLUSSFOLGERUNGEN

Das Melanom wird heute als Tumor mit der am schnellsten zunehmenden Inzidenzrate betrachtet. Die Prognose des Melanoms hat sich entscheidend gebessert und die 5-Jahres-Überlebensraten betragen derzeit > 80%. Dies ist in erster Linie auf die verbesserte Frühdiagnostik zurückzuführen. Die chirurgische Exzision des Melanoms im Initialstadium führt zur Heilung. Es ist daher unbedingt notwendig, entsprechende Maßnahmen zur Melanomprophylaxe durchzuführen.

13. LITERATUR

Ang KK.: Regional radiotherapy as adjuvant treatment for head and neck malignancy melanoma. Arch otolarynol Head Neck Surg (1990), 116: 169-172

Balch C. M., Houghton A.N., Milton G. W., Sober A.J.,Seng - jaw Soong: Cutaneous melanoma. J.B. Lippincott, Philadelphia (1992)

Batsakis JG, Regezi JA, Solomon AR, Rice DH.: The pathology of head and neck tumors: mucosal melanomas, part 13.Head Neck Surg (1982), 4: 404-418

Bentzen SM.: Clinical radiobiology of malignant melanoma. Radiother Oncol (1989), 16: 169-182

Breslow A.: Thickness, cross - sectional areas and depth of invasion in the prognosis of cutaneous melanoma. Ann. Surg. (1970), 172: 902 - 908.

Clark WH.Jr., From L., Bernardino E.A., Mihm M.C.Jr.: The histogenesis and biologic behaviour of primary human malignant melanomas of the skin. Cancer Res. (1969), 29: 705-727

Davidson T., Kissin M., Westbury G.: Vulvo-vaginal melanoma-should radical surgery be abandoned ? Br J Obstet Gynaecol (1987), 94: 473-476

Kerl H., Hönigsmann H., Kokoschka EM., Pehamberger H., Soyer HP.: Das maligne Melanom. Moderne Diagnose und Therapie. Hrsg. Hoffmann La Roche Wien (1993)

Lund VJ.: Malignant melanoma of the nasal cavity and paranasal sinuses. J Laryngol Otol (1982), 96: 347-355

Morton DL, Wen DR, Wong JH.: Technical details of intraoperative mapping for early stage melanoma. Arch Surg (1992), 127: 392-399

Scherer E., Bamberg M., Strötges MW.; Müller RD., Welp R.: Die Rolle der Strahlentherapie bei der interdisziplinären Behandlung des malignen Melanoms. Strahlentherapie (1982), 158: 131-138

Smola M. G., Scharnagl E., Mandl H., Waclawiczek H. W.: Malignes Melanom – Aktueller Stand der Inzidenz, Frühdiagnose, Chirurgischen Therapie und Prognose. Prakt. Arzt (1987), 555: 298-311

Waclawiczek H. W., Gebhart W., Manfreda D., Schlag P.: Das Maligne Melanom. Derzeitiger Stand in Diagnose und Therapie. Springer Verlag (1991)

Wittekind CH, Wagner G. TNM Klassifikation maligner Tumoren. 5. Auflage 1997, Springer Verlag

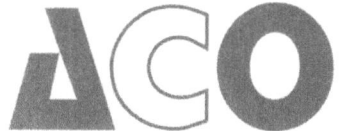

MAMMAKARZINOM

*M. Stierer und M.G. Smola,
mit A. Haid, H. Hausmaninger, R. Jakesz, A. Hackl, J. Hammer, M. Klimpfinger, D. Manfreda,
E. Müller, H. Piza-Katzer, A. Reiner, H. Samonigg, G. Schneider, A. Staffen, P. Steindorfer*

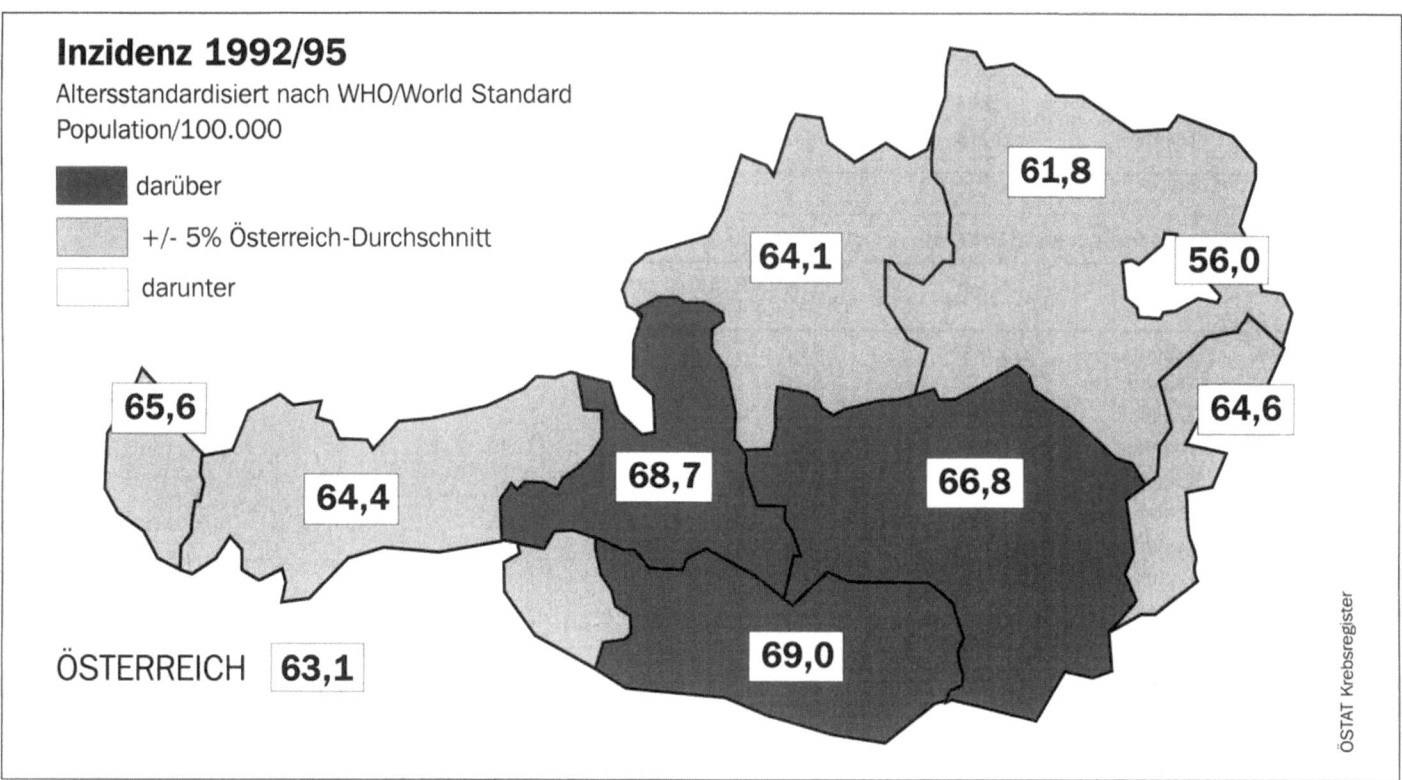

	Frauen
Inzidenz 1992/95	
Neuerkrankungen absolut (Jahresdurchschnitt):	4.350
Rohe Raten/100.000:	105,6
WHO-World-Standard-Raten/100.000:	63,1
Linearer Trend 1983-1995:	+ 20,5%
Prozent an Gesamt-Krebsinzidenz:	25,0
Stadien-Verteilung (U.S.-SEER) in Prozent	
Carcinoma in situ:	1,6
lokalisiert:	46,9
regionalisiert:	35,4
disseminiert:	8,4
unbekannt:	7,6
Mortalität 1992/95	
Sterbefälle absolut (Jahresdurchschnitt):	1.739
Rohe Raten/100.000:	42,2
WHO-World-Standard-Raten/100.000:	21,6
Linearer Trend 1983-1995:	– 0,4%
Prozent an Gesamt-Krebsmortalität:	18,1

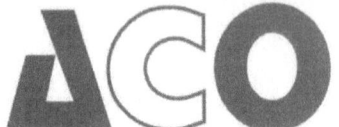

MAMMAKARZINOM

Inzidenz im Jahresdurchschnitt 1992/95			Neuerkrankungen (Jahresdurchschnitt)		%-Veränderung
Bundesland	Geschlecht	Absolut	Rohe Rate auf 100.000	Altersstand. Raten auf 100.000 (WHO-WORLD)	1983/95 (linearer Trend)
ÖSTERREICH	Frauen	4.350	105,6	63,1	+20,5
Burgenland	Frauen	161	115,1	64,6	+55,5
Kärnten	Frauen	304	105,9	69,0	+84,6
Niederösterreich	Frauen	840	109,1	61,8	+21,8
Oberösterreich	Frauen	697	99,7	64,1	+27,6
Salzburg	Frauen	262	101,7	68,7	+22,1
Steiermark	Frauen	686	111,0	66,8	+41,3
Tirol	Frauen	320	96,3	64,4	+ 4,1
Vorarlberg	Frauen	164	96,0	65,6	+27,5
Wien	Frauen	916	108,7	56,0	- 6,8

Sterbefälle im Jahresdurchschnitt 1992/95			Sterbefälle (Jahresdurchschnitt)		%-Veränderung
Bundesland	Geschlecht	Absolut	Rohe Rate auf 100.000	Altersstand.Raten auf 100.000 (WHO-WORLD)	1983/95 (linearer Trend)
ÖSTERREICH	Frauen	1.739	42,2	21,6	- 0,4
Burgenland	Frauen	53	37,6	18,2	- 6,6
Kärnten	Frauen	108	37,6	20,6	+3,3
Niederösterreich	Frauen	333	43,2	20,9	+2,7
Oberösterreich	Frauen	252	36,0	20,0	+0,2
Salzburg	Frauen	100	38,7	22,4	- 0,8
Steiermark	Frauen	252	40,7	20,7	+2,5
Tirol	Frauen	123	37,1	21,5	+6,0
Vorarlberg	Frauen	58	34,1	21,1	- 2,7
Wien	Frauen	461	54,7	24,9	- 4,5

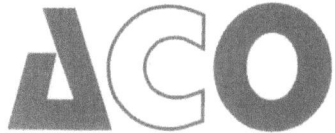

MAMMAKARZINOM

M. Stierer und M.G. Smola,
mit A. Haid, H. Hausmaninger, R. Jakesz, A. Hackl, J. Hammer, M. Klimpfinger, D. Manfreda,
E. Müller, H. Piza-Katzer, A. Reiner, H. Samonigg, G. Schneider, A. Staffen, P. Steindorfer

1. EPIDEMIOLOGIE und RISIKOFAKTOREN

1.1. Epidemiologie

1.1.1 Inzidenz/Altersverteilung/Sterberate

Die Morbidität zeigt einen prä- und postmenopausalen Altersgipfel. Insgesamt stellen Frauen, die älter als 60 Jahre sind, mehr als 60% der Neuerkrankungen. Der deutliche Anstieg der Häufigkeit ist nicht eindeutig erklärbar, insbesonders da in Österreich Mammographie-Screeningprogramme zur Zeit noch fehlen. Vor allem bei Frauen im mittleren Altersbereich kam es zwischen 1980 und 1991 zu einem deutlichen Inzidenzanstieg (49% bei den 40-49-jährigen; 36% bei den 50-59-jährigen). Auch bei den unter 40-jährigen und den 60-69-jährigen Frauen ist eine beachtliche Zunahme an Mammakarzinomen von 17% beziehungsweise 24% zu verzeichnen. Im Jahre 1995 verstarben 1.728 Frauen an einem Mammakarzinom. Mit 18,1% aller Krebstodesfälle ist dies die häufigste karzinombedingte Todesursache der Frau. Trotz steigender Inzidenz ist die altersstandardisierte Sterblichkeit seit 1985 unverändert; der lineare Trend 1983-1995 zeigt einen leichten Rückgang der Sterberate um 0,4%.

Tabelle 1: Inzidenzverteilung nach Altersdekaden – 1995

ALTER	Absolutzahl	Prozentverteilung
< 19	0	0,0
20-29	23	0,5
30-39	187	4,3
40-49	566	13,0
50-59	863	19,9
60-69	944	21,6
70-79	1055	24,3
> 80	712	16,4
Gesamt	**4350**	**100.0**

1.1.2 Tumorstadien

Während der Anteil der Carcinoma-in-situ-Fälle (Frühformen ohne Metastasierungstendenz) von 1980 bis 1995 nur gering angestiegen ist, zeigt die Verteilung der übrigen Tumorstadien in diesem Beobachtungszeitraum eine günstigere Entwicklung. So stieg der Anteil der Stadium-I-Fälle um 8%, während der Anteil der Stadium-II-Fälle um 6,3% und der Anteil der Stadium-III-Fälle deutlich um 6,6% zurückging.

MAMMAKARZINOM

1.2. Risikofaktoren, Genetik

Die Bewertung des individuellen Risikos (relative/absolute Risikofaktoren) ist äußerst schwierig. Das lebenslange Risiko der Durchschnittsbevölkerung, ein Brustkarzinom zu entwickeln, beträgt derzeit ca. 10%. Es existieren endogene (patientenbedingte) sowie exogene (patientenunabhängige) Risikofaktoren. Erscheinungsformen: sporadisch (90%), familiär gehäuft (5-10%), davon sind ca. 50% genetisch determiniert. Einige dafür verantwortliche Gene, wie BRCA-1, ESR, p-53, RB 1 an den Chromosomen 6, 13 und 17 wurden beschrieben. Genmutationen am BRCA-1 (verbunden mit einer beträchtlichen Risikoerhöhung für das Ovarialkarzinom) und BRCA-2 (Zusammenhang mit genetisch determiniertem Mammakarzinom des Mannes) sind bekannt.

30% aller Mammakarzinome können einer Risikogruppe zugeordnet werden.

> **Tabelle 2: ACO-Empfehlung**
>
> Zum derzeitigen Zeitpunkt und Wissensstand ist ein routinemäßiges genetisches Screening nicht empfehlenswert oder angezeigt.

1.2.1. Bedeutsam erhöhtes Risiko (mehr als doppelt erhöht)

Genetische Disposition	bis zu 85% Risiko, in 50% vor dem 40. Lj. auftretend, bis zu 65% Bilateralität
Familienanamnese	vor allem bei erstgradiger Verwandtschaft mit Bilateralität und Auftreten in der Prämenopause, bis 14fach erhöhtes Risiko, je nach Konstellation
Alter	ca. 60% aller Neuerkrankungen sind älter als 60 Jahre
atypisch duktale, lobuläre Hyperplasie	4fach erhöhtes Risiko
Carcinoma lobulare in situ	7-10fach erhöhtes Risiko
Nach behandeltem Mammakarzinom	4-5fach erhöhtes Risiko
Hohe Dosen ionisierender Strahlen auf die Brustwand (vor dem 30. Lebensjahr)	bis 4fach erhöhtes Risiko
Dichte Brust	wenn mehr als 75% des Brustvolumens in der Postmenopause knotig ist, bis 4fach erhöhtes Risiko

1.2.2. Mäßig erhöhtes Risiko (bis doppelt erhöht)

- Frühe Menarche
- Späte Menopause (> 40 Menstruationsjahre)
- Kinderlosigkeit (nur für postmenopausales Karzinom)
- Erste ausgetragene Schwangerschaft nach dem 30. Lebensjahr
- Fehlende Stilltätigkeit (nur für prämenopausales Karzinom)
- Abortus vor erster ausgetragener Schwangerschaft
- Erhöhter Alkoholkonsum, Vitamin-A-Mangel
- Fettsucht (gilt nur für Postmenopause)
- Überdurchschnittliche Körpergröße
- Geringe körperliche Aktivität bei Jugendlichen (nur für prä- und perimenopausales Karzinom)
- Proliferierende Hyperplasie
- Hoher sozioökonomischer Status – städtische Wohnregion
- anamnestisch Uterus-, Ovarial- oder Kolonkarzinom
- Östrogenlangzeitsubstitution (mehr als 5-10 Jahre) – für postmenopausales Karzinom

Eine Risikopotenzierung bei gleichzeitigem Vorhandensein histologisch verifizierter Atypien, familiärer Häufung, Mammabiopsien in der Anamnese sowie risikoerhöhender „reproduktiver" Faktoren wurde beobachtet.

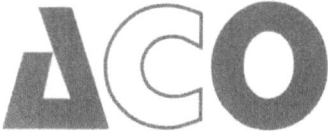

MAMMAKARZINOM

1.3. Primärprävention

Unter dem Begriff „Primärprävention" versteht man alle Maßnahmen zur Verhinderung der Karzinomentstehung, zur Förderung der Rückbildung bereits maligne transformierter Zellen bzw. zur Verhinderung der Progression bereits bestehender subklinischer Gewebsveränderungen. Praktisch ist darunter eine möglichst vollständige Ausschaltung aller beeinflußbaren (exogenen) Risikofaktoren für das Mammakarzinom zu verstehen. In Folge der Häufigkeit der Erkrankung könnte eine positive Beeinflußung dieser quantitativ nur mäßig wirksamen Faktoren insgesamt doch zu einer spürbaren Inzidenzsenkung führen.

- Kalorien- und alkoholarme, vitamin- und faserreiche Ernährung (Obst, Gemüse!), insbesonders angereichert mit Sojaprodukten (Phytoöstrogene) sowie Olivenöl (ungesättigte Omega-3-Fettsäuren)
- Förderung der körperlichen Aktivität bei Jugendlichen
- Vermeidung unnötiger ionisierender Strahlen
- Förderung des Stillens post partum
- Sorgfältige Hormonsubstitution in der Postmenopause
- Keine hochöstrogenhältigen Kontrazeptiva

1.4. Sekundärprävention

Unter „Sekundärprävention" versteht man die frühzeitige Erkennung subklinischer Tumoren durch Mammographiescreening; derzeit wirkungsvollste und nachgewiesene Maßnahme zur Senkung der brustkrebsassoziierten Sterblichkeit. Da es in Österreich derzeit keine Screening-Programme gibt, kommt der Vorsorgeuntersuchung besondere Bedeutung zu.

Tabelle 3: ACO-Vorsorgeempfehlung

Untersuchung	Alter	Intervall
Brustselbstuntersuchung	ab 25. Lj.	monatlich
Ärztliche Untersuchung	ab 25. Lj.	1 x pro Jahr
Basismammographie	35.-40. Lj.	einmalig
Mammographie	40.-50. Lj.	1-1 1/2 Jahre
	ab 50. Lj.	1 Jahr
	ab 70. Lj.	2 Jahre

Risikogruppenscreening: jährliche Mammographie

- Histologisch verifizierte Mastopathie mit atypischer Epithelhyperplasie
- Histologisch verifiziertes Carcinoma lobulare in situ (LCIS) und Carcinoma ductale in situ (DCIS)
- Zustand nach operiertem Mammakarzinom
- Familiäre Häufung (genetische Disposition) – Erstuntersuchung 10 Jahre vor dem Manifestationsalter der jüngsten erkrankten Verwandten ersten Grades

MAMMAKARZINOM

2. PRÄ- BZW. PERIOPERATIVE DIAGNOSTIK

Bei klinischem und/oder radiologischem Verdacht auf ein Mammakarzinom sollten zur Stadienerfassung und Planung des weiteren therapeutischen Vorgehens folgende Untersuchungen durchgeführt werden:

Obligate Untersuchungen:

- Mammographie beider Seiten in 2 Ebenen — Bei klinischem Verdacht auf ein Karzinom ist die Mammographie in jedem Alter notwendig; zur besseren Darstellung von Läsionen sind gegebenenfalls Zusatzaufnahmen bzw. Vergrößerungsaufnahmen insbesondere bei Mikroverkalkungen notwendig.
- Mammasonographie
- Hautbiopsie und Stanzbiopsie - bei Verdacht auf ein inflammatorisches Mammakarzinom
- Thoraxröntgen, a.p., seitlich
- Oberbauchsonographie
- Laborbefunde: Komplettes Blutbild, AP, LDH, GOT, GPT, GGT, Elektrolyte

Fakultative Untersuchungen:

- Präoperative Stanzbiopsie (Trucut®, Surecut®, High-Speed-Biopsie)

  Jeder auf Malignität verdächtige palpable und nicht palpable Tumor (sono-, mammographiegestützt) sollte bei der Erstdiagnose mittels Stanzbiopsie abgeklärt werden. Die präoperative Gewinnung des histologischen Befundes und des immunhistochemischen Rezeptorstatus ermöglicht die risikoadaptierte Behandlung mit eventueller Aufnahme von Patientinnen in präoperative Therapiestudien. Bei bekannter histologischer Diagnose verkürzt sich dadurch die Operationsdauer, da intraoperativ der Schnellschnitt beim brusterhaltenden Vorgehen nur für die Resektionsrandanalyse benötigt wird (anschließend eventuell notwendige Nachresektion einzeitig möglich).
- Knochenszintigramm (Alternative: Röntgen-Skelettstatus) – bei Metastasenverdacht
- MRI: nach implantierter Brustprothese – die Wertigkeit in der übrigen Primärdiagnostik derzeit noch unklar
  DD: Rezidiv/Narbe nach brusterhaltender Operation
- Galaktographie und Sekretzytologie: bei suspekter Sekretion
- Yamshidi-Punktion: bei Verdacht auf Knochenmarkskarzinose

2.1. Radiologische Risikokriterien bei nicht palpablen Läsionen

- Mikrokalzifikationen mit Polymorphie unterschiedlicher Dichte und suspekter Anordnung
- strahlenförmige Verdichtung
- nicht palpable Rundherde mit Größenzunahme oder beginnender unscharfer Begrenzung im Kontrollmammogramm innerhalb eines Jahres
- umschriebene Strukturunruhe
- asymmetrische Drüsenkörperdichte
- asymmetrisch umschriebene Verdichtung bzw. prominenter Duktus

2.2. Klinische Risikokriterien bei nicht palpablen Läsionen

- Sekretion aus der Mamilla (vor allem wenn einseitig, blutig, serös-blutig)
- Einziehung der Mamille oder Haut (mit kurzer Anamnese)
- Mamillen„ekzem"
- Hautverdickung, Orangenhaut (Hautödem), peau d´orange
- Drüsenkörperasymmetrie (außerhalb der Pubertät)
- Lokale Inflammation (außerhalb der Laktation)
- Lokalisierter Druckschmerz
- Asymmetrische Brustkontur im Seitenvergleich

MAMMAKARZINOM

2.3. OP-Indikationen

2.3.1. Bei palpablen oder subklinischen (= mammographisch entdeckten) Tumoren bzw. suspekten Mikroverkalkungen

Bei nicht tastbarem suspekten Befund ist eine präoperative Lokalisation mittels Sonographie oder Mammographie (Markierung mit Widerhakendraht oder Farbstoffmarkierung, am besten mittels computergestützt stereotaktischem Gerät) notwendig.

2.3.2. Absolute OP-Indikationen

a) **Jeder malignitätsverdächtige Befund** (egal welcher Größe, ob tastbar oder nicht, ob klinisch, sonographisch, mammographisch und/oder bioptisch verdächtig)
- Zyste mit Verdacht auf intrazystischen Tumor
- Hautulkus (diagnostische PE, Surecut®)
- Therapieresistentes Mamillenekzem nach mehr als 4 Wochen adäquater Therapie
- Suspekte Galaktographie
- Suspekte Sekretion (blutige Sekretion)
- Therapieresistente Inflammation (diagnostische PE, Surecut® bei Vorliegen eines Tumors)
- Suspekte axilläre Lymphknoten bei unauffälliger Brust

b) **Jeder gutartig erscheinende, nicht tastbare solide Herd > 1 cm**

Ausnahmen:
- Retrograd unveränderte Größe über 12 Monate nachweisbar bzw. eindeutig benigner histologischer Befund vorliegend - vorzugsweise Ultraschall- oder stereotaktische Stanzbiopsie bzw. eventuell Feinnadelbiopsie bei Vorhandensein eines erfahrenen Zytologen
- Klinischer, mammographischer und sonographischer Verdacht auf ein Lipom, Ölzyste oder subkutane Talgretentionszyste
- Mammographisch teilverkalktes Fibroadenom
- Nichttastbarer Herd bei Frauen < 25 Jahren

2.3.3. Relative OP-Indikationen

a) **Gutartig erscheinender, nicht tastbarer solider Herd < 1 cm** – bei positiver Familienanamnese oder bei Wunsch der Patientin

b) **Als gutartig nachgewiesener, solider Herd jeder Größe** (tastbar oder nicht, wenn anamnestisch keine Wachtumstendenz während mindestens 12 Monaten nachweisbar ist). Alte Mammographien bei nichttastbaren Herden!
Alternative Methode: Gewinnen eines repräsentativen histologischen Befundes mittels Trucut®, Surecut® oder Hochgeschwindigkeitsstanzbiospie

c) **Lipom, nichttastbarer unverdächtiger Erstbefund bei Frauen < 25 Jahren**

MAMMAKARZINOM

3. PATHOLOGIE

3.1. Tumorklassifizierung

Die Klassifikation des Mammakarzinoms erfolgt nach UICC 1997

Tabelle 4: Stadiengruppierung des Mammakarzinoms (UICC 1997)

Stadium	T	N	M
Stadium 0	Tis	N0	M0
Stadium I	T1[1]	N0	M0
Stadium II A	T0	N1	M0
	T1[1]	N1[2]	M0
	T2	N0	M0
Stadium II B	T2	N1	M0
	T3	N0	M0
Stadium III A	T0	N2	M0
	T1[1]	N2	M0
	T2	N2	M0
	T3	N1,N2	M0
Stadium III B	T4	jedes N	M0
	jedes T	N3	M0
Stadium IV	jedes T	jedes N	M1

Anmerkungen:

[1] T1 schließt T1mic ein.
[2] Die Prognose von Patienten mit pN1a ist ähnlich jener von Patienten mit pN0.

3.1.1. Präneoplasien

1. CLIS (intralobuläre Neoplasie, atypisch lobuläre Neoplasie inkludiert)

3.1.2. Nichtinvasive Karzinome

1. Intraduktales Karzinom (Duktales Carcinoma in situ – DCIS, inklusive intrazystisches Karzinom)

Intraduktale Mammakarzinome stellen keine eigentliche Entität, sondern ein Spektrum von Erkrankungen dar. Charakterisiert wird das DCIS durch die Proliferation maligner Zellen innerhalb der Drüsengänge und -läppchen, ohne daß jedoch die Basalmembran durchbrochen wird. Die bisherige Unterteilung erfolgte aufgrund von Nekrosearealen in Comedo- und Non-Comedo-Typen. Der wesentlichste prognostische Parameter für das Auftreten von Lokalrezidiven im Anschluß an ein intraduktales Karzinom scheint das nukleare Grading zu sein. Dieses (nukleare Grading) wird für intraduktale Karzinome analog dem nuklearen Grading innerhalb des Gradingsystems nach Bloom und Richardson durchgeführt. Tumorzellkerne mit einem Durchmesser von 1-1,5 Erythrozyten entsprechen demnach Grad 1 (niedriger Polymorphiegrad). Ein mittlerer Polymorphiegrad (Grad 2) entspricht einem Tumorzellkern-Durchmesser von 1,5-2 Erythrozyten, Grad 3 entspricht einem Tumorzellkern-Durchmesser von mehr als 2 Erythrozyten (-Durchmessern). Zusätzlich findet sich hier vesikuläres Chromatin mit ein bis mehreren Nukleolen. Im histologischen Befund ist der Tumortyp unter Angabe der Architektur des DCIS, der Tumordurchmesser und die Anzahl der betroffenen Milchgänge anzugeben, falls die Tumorformationen makroskopisch nicht erkennbar sind. Wesentlich ist die Angabe über den Abstand des DCIS zum Resektionsrand, wobei ein tumorfreier Resektionsrand mit einem Abstand von 5-10 mm anzustreben ist.

3.1.3. Invasive Karzinome

1. **Invasives duktales Karzinom** (NOS - not otherwise specified)
2. **Vorwiegend intraduktales Karzinom mit minimaler Stromainvasion** (invasive Komponente < 1 mm).
   N.B.: Bei ausgedehnter intraduktaler Tumorausbreitung ist diese im Befund anzuführen, da bei diesen Tumoren das Risiko eines Lokalrezidivs erhöht ist.
3. **Invasives lobuläres Karzinom**

MAMMAKARZINOM

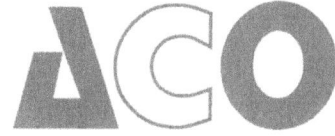

4. **Muzinöses Karzinom**
5. **Medulläres Karzinom**
6. **Papilläres invasives Karzinom**
7. **Tubuläres Karzinom**
8. **Seltene Karzinomformen** (adenoid-zystisches, sekretorisches, apokrines, muko-epidermoides, hellzelliges Karzinom, Karzinosarkom etc.)

3.1.4. Morbus Paget der Mamille

Pagetzellen in der Epidermis der Mamille, meist vergesellschaftet mit einem invasiven, duktalen oder intraduktalen Karzinom.

3.2. Grading – Malignitätsgrad

Die Bestimmung des histopathologischen Malignitätsgrades erfolgt nach den Kriterien der WHO in 3 Graden. Diese beruht im wesentlichen auf einem Vorschlag von Bloom und Richardson. In der ursprünglichen Fassung wurden nur invasive duktale Karzinome NOS einem Grading unterzogen. Begründet wird dies damit, daß bei den übrigen Karzinomtypen die histologische Klassifikation schon alleine prognostische Aussagen zuläßt. Im Gradingsystem nach UICC entspricht dem Karzinom mit hohem Differenzierungsgrad WHO-Grad I, einem Karzinom mit mittlerem Differenzierungsgrad ein WHO-Grad II und niedrig und undifferenzierten Karzinomen ein WHO-Grad III.

3.3. TNM-Klassifikation und Staging

T – Primärtumor

Die pathologische Klassifikation des Primärtumors (pT) kann nur bei makroskopisch tumorfreien Resektionsrändern erfolgen; eine mikroskopisch nachweisbare Infiltration der Resektionsränder beeinflußt die pT-Klassifikation nicht. Eine Totalexzision des Primärtumors ist immer anzustreben.

Multizentrische und multifokale Karzinome sind nach dem größten invasiven Tumorherd zu klassifizieren und in Klammer anzuführen, z.B. pT1(m). Die meisten Pathologen verwenden multizentrisch und multifokal synonym. Bei exakter theoretischer Unterscheidung bedeutet multifokal, daß die Läsionen innerhalb eines Quadranten lokalisiert sind. Multizentrisch bedeutet, daß die Läsionen in mehreren Quadranten zu finden sind. In der Praxis wird diese Unterscheidung nicht immer möglich sein. Die vorbehandelten Karzinome werden mit ypT, ypN klassifiziert (Remissionsbeurteilung durch den Pathologen).

Tabelle 5: T - Primärtumor

TX		Primärtumor kann nicht beurteilt werden
T0		Kein Anhalt für Primärtumor
Tis		Carcinoma in situ: Intraduktales Karzinom oder lobuläres Carcinoma in situ oder M. Paget ohne nachweisbaren Tumor

Anmerkung:
Der M. Paget kombiniert mit einem nachweisbaren Tumor wird entsprechend der Größe des Tumors klassifiziert

T1		Tumor 2 cm oder weniger in größter Ausdehnung
	T1mic	Mikroinvasion 0.1 cm oder weniger in größter Ausdehnung [1]
	T1a	Mehr als 0.1 cm, aber nicht mehr als 0.5 cm in größter Ausdehnung
	T1b	Mehr als 0.5 cm, aber nicht mehr als 1.0 cm in größter Ausdehnung
	T1c	Mehr als 1.0 cm, aber nicht mehr als 2.0 cm in größter Ausdehnung
T2		Tumor mehr als 2 cm, aber nicht mehr als 5 cm in größter Ausdehnung
T3		Tumor mehr als 5 cm in größter Ausdehnung
T4		Tumor jeder Größe mit direkter Ausdehnung auf Brustwand[2] oder Haut, soweit unter T4a bis T4d beschrieben
	T4a	Mit Ausdehnung auf die Brustwand [2]
	T4b	Mit Ödem (einschließlich Apfelsinenhaut) oder Ulzeration der Brusthaut oder knotige Tumorsatelliten der Haut der gleichen Brust
	T4c	Kriterien 4a und 4b gemeinsam
	T4d	Entzündliches (Inflammatorisches) Karzinom [3]

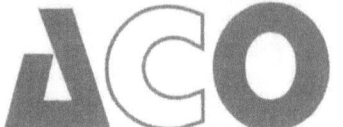

MAMMAKARZINOM

Anmerkungen:

1. Unter Mikroinvasion wird ein Eindringen von Karzinomzellen über die Basalmembran hinaus in das angrenzende Gewebe verstanden. Kein Invasionsherd darf mehr als 0.1 cm in größter Ausdehnung messen. Wenn multiple Mikroinvasionsherde vorliegen, wird nur die Ausdehnung des größten Herdes für die Klassifikation verwendet (eine Summe aus der Größe aller Mikroinvasionsherde darf nicht gebildet werden). Das Vorhandensein multipler Mikroinvasionsherde sollte ebenso wie bei multiplen größeren Karzinomen festgehalten werden.

2. Die Brustwand schließt die Rippen, die Interkostalmuskeln und den vorderen Serratusmuskel mit ein, nicht aber die Pektoralismuskulatur.

3. Das entzündliche (inflammatorische) Karzinom der Brust ist durch eine diffuse braune Induration der Haut mit erysipelähnlichem Rand gekennzeichnet, gewöhnlich ohne eine darunter befindliche palpable Tumormasse. Wenn die Hautbiopsie negativ ist und sich kein lokalisierter meßbarer Primärtumor findet, entspricht dem klinischen entzündlichen (inflammatorischen) Karzinom (T4d) bei der pathologischen Klassifikation pTx.

   Einziehungen der Haut oder der Mamille oder andere Hautveränderungen außer denjenigen, die unter T4b und 4d aufgeführt sind, können in T1,T2 oder T3 vorkommen, ohne die T-Klassifikation zu beeinflussen.

N – Regionäre Lymphknoten

Der pathologische Lymphknotenstatus soll alle operativ entfernten, jedoch mindestens 10 bis 12 Lymphknoten umfassen. Diese Zahlenangabe entspricht dem Minimum an enthaltenen Lymphknoten bei einer Axillendissektion der Level I und II. Die Zahl der metastatisch befallenen Lymphknoten im Verhältnis zu der Gesamtzahl der entfernten Knoten ist anzugeben. Zu den regionären Lymphknoten gehören die axillären (ipsilateralen) Lymphknoten, welche die intramammären Lymphknoten inkludieren, und die ipsilateralen Lymphknoten an der A. mammaria interna. Alle anderen Lymphknotenmetastasen werden als Fernmetastasen (M1) klassifiziert, einschließlich supraklavikulärer, zervikaler oder kontralateraler Lymphknotenmetastasen an der A. mammaria interna.

Tabelle 6: N - Regionäre Lymphknoten

NX	Regionäre Lymphknoten können nicht beurteilt werden (z.B. vor klinischer Klassifikation bioptisch entfernt)
N0	Keine regionären Lymphknotenmetastasen
N1	Metastase(n) in beweglichen, ipsilateralen axillären Lymphknoten
N2	Metastasen in ipsilateralen axillären Lymphknoten, untereinander oder an andere Strukturen fixiert
N3	Metastasen in ipsilateralen Lymphknoten entlang der A. mammaria interna
M - Fernmetastasen	
Mx	Fernmetastasen können nicht beurteilt werden
M0	Keine Fernmetastasen
M1	Fernmetastasen

Genauere Angaben über die Lokalisation der Metastasen werden in internationalen Abkürzungen ausgedrückt: Lunge: PUL, Knochenmark: MAR, Knochen: OSS, Pleura: PLE, Leber: HEP, Peritoneum: PER, Gehirn: BRA, Nebenniere: ADR, Haut: SKI, Lymphknoten: LYM, andere Organe: OTH

3.4. pTNM-Klassifikation

pT - Primärtumor

Die pathologische Klassifikation erfordert die Untersuchung des Primärtumors ohne makroskopisch erkennbaren Tumor an den Resektionsrändern. Ein Fall kann nach pT klassifiziert werden, wenn an den Resektionsrändern Tumor nur histologisch nachgewiesen wird.

Die pT-Kategorien entsprechen den T-Kategorien.

Anmerkung:

Bei der pT-Klassifikation wird zur Bestimmung der Tumorgröße nur die *invasive* Komponente gemessen. Wenn eine große In-situ-Komponente (z.B. 4 cm) und eine kleine invasive Komponente (z.B. 0,5 cm) bestehen, wird der Tumor als pT1a klassifiziert.

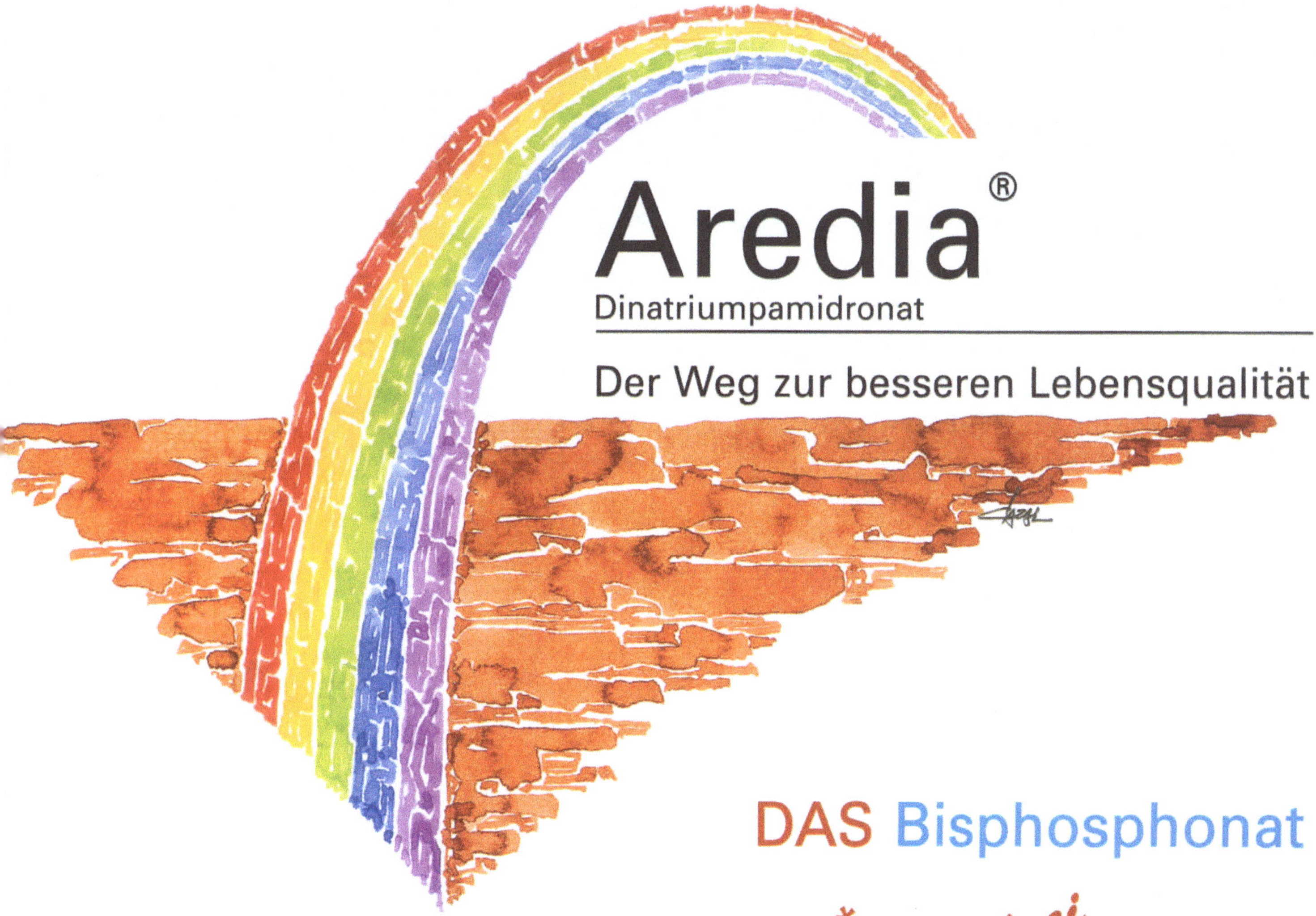

Aredia®
Dinatriumpamidronat

Der Weg zur besseren Lebensqualität

DAS Bisphosphonat

IND* Neu kassenfrei

1. 7. 1998
Aredia® 30mg
Aredia® 90mg

Aredia® (Dinatriumpamidronat)
Aredia® 30mg-Trockensubstanz zur Infusionbereitung mit Lösungsmittel, Z. Nr.: 1-20736. Aredia® 90mg-Trockensubstanz zur Infusionbereitung mit Lösungsmittel, Z. Nr.: 1-22393. **Zulassungsinhaber:** Novartis Pharma GmbH, Wien. **Zusammensetzung:** Aredia® 30mg: 1 Trockenstechampulle enthält Dinatriumpamidronat 30mg, Mannit 470mg, 1 Lösungsmittelampulle enthält Aqua ad inj. 10ml. Aredia® 90mg: 1 Trockenstechampulle enthält Dinatriumpamidronat 90mg, Mannit 375mg, 1 Lösungsmittelampulle enthält Aqua ad inj. 10ml. **Anwendungsgebiete:** Behandlung von Zuständen, die mit erhöhter Osteoklastenaktivität verbunden sind: tumorinduzierte Hyperkalzämie, tumorinduzierte Osteolyse bei Knochenmetastasen solider Tumoren und beim Multiplen Myelom, Paget-Syndrom. **Gegenanzeigen:** Bekannte Überempfindlichkeit gegen Dinatriumpamidronat oder andere Bisphosphonate. Über die Anwendung bei Kindern liegen keine Erfahrungen vor. Besondere Vorsicht bei Patienten mit fortgeschrittener Niereninsuffizienz (Serumkreatinin über dem Zweifachen der Normalwerte, Siehe „Dosierung"). **Packungsgrößen:** Aredia® 30mg: 1 Trockenstechampulle + 1 Lösungsmittelampulle. Aredia® 90mg: 1 Trockenstechampulle + 1 Lösungsmittelampulle. **Abgabe:** Rp, apothekenpflichtig. **Angaben zu Nebenwirkungen, Wechselwirkungen (Gewöhnungseffekten) und zu besonderen Warnhinweisen zur sicheren Anwendung entnehmen Sie bitte der „Austria-Codex-Fachinformation".**

* Osteolytische Knochenprozesse neoplastischer Genese

Novartis Pharma GmbH, Brunner Straße 59, A-1235 Wien
Tel 0043/1/866 57-DW, Fax 0043/1/866 57-739

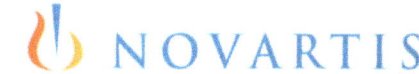

NOV-PH/V98/0037

Fareston®
Toremifen

NEUE HOFFNUNG BEI MAMMAKARZINOM DURCH SELEKTIVE ÖSTROGENREZEPTOR-MODULATION (SERM)

MEHR SELEKTIVITÄT – WENIGER RISIKO

30 STK. OP II KASSENFREI

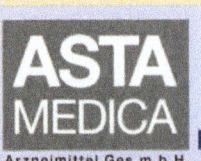

Arzneimittel Ges.m.b.H.

http://www.astamedica.at

Fareston®
LIFE GOES ON

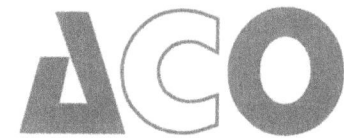

MAMMAKARZINOM

Tabelle 7: pN - Regionäre Lymphknoten

Die pathologische Klassifikation erfordert die Resektion und Untersuchung zumindest der unteren axillären Lymphknoten (Level 1). Hierbei werden üblicherweise 6 oder mehr Lymphknoten histologisch untersucht.

pNX		Regionäre Lymphknoten können nicht beurteilt werden (zur Untersuchung nicht entnommen oder bereits früher entfernt)
pN0		Keine regionären Lymphknotenmetastasen
	pN1	Metastase(n) in beweglichen, ipsilateralen axillären Lymphknoten
	pN1a	Nur Mikrometastasen (keine größer als 0,2 cm)
	pN1b	Metastase(n) in Lymphknoten, zumindest eine größer als 0,2 cm
	pN1bi	Metastasen in 1-3 Lymphknoten, wenigstens eine größer als 0,2 cm, aber alle kleiner als 2 cm
	pN1bii	Metastasen in 4 oder mehr Lymphknoten, wenigstens eine größer als 0,2 cm, aber alle kleiner als 2 cm
	pN1biii	Ausdehnung der Metastasen über die Lymphknotenkapsel hinaus, alle kleiner als 2 cm in größter Ausdehnung
	pN1biv	Metastasen in Lymphknoten, 2 cm oder mehr in größter Ausdehnung
pN2		Metastasen in ipsilateralen axillären Lymphknoten, untereinander oder an andere Strukturen fixiert
pN3		Metastase(n) in Lymphknoten entlang der A. mammaria interna

pM - Fernmetastasen

Die pM-Kategorien entsprechen den M-Kategorien

R - Residualtumor

RX	Das Vorhandensein eines Residualtumors kann nach erfolgter Chirurgie histopathologisch nicht bestimmt werden.
R0	Kein Residualtumor nach Chirurgie
R1	Mikroskopischer Residualtumor nach Chirurgie
R2	Makroskopischer Residualtumor nach Chirurgie

Diese Klassifikation betrifft von pathologischer Seite die chirurgischen Resektionsränder und sollte auf alle Fälle bei der brusterhaltenden Chirurgie Verwendung finden, um später ein intramammäres Rezidiv von einem Residualtumor abzugrenzen.

3.5. Steroidhormonrezeptoren

Bestimmung der Östrogen- und der Progesteronrezeptoren obligatorisch; Bedeutung als Prognosefaktoren (rezeptorpositive Tumore prognostisch günstiger) sowie als Indikatoren für das Ansprechen einer endokrinen Therapie.

- Immunhistochemische Methode (ER-ICA, PgR-ICA): > 10% rezeptorpositive Zellen = positiv
- Biochemische Methode (DCC-Dextran-Kohlemethode): > 10 fmol/mg Cytosolprotein = positiv

4. OPERATIONSMETHODEN MIT KURATIVER ZIELSETZUNG

Die Therapieverfahren beinhalten die brusterhaltende Therapie (Brusterhaltende Chirurgische Therapie, Breast Conserving Therapy - BCT) unter verschiedenen Synonyma – Lumpektomie, Tumorektomie, segmentale Mastektomie, lokale Exzision (mit relativ wenig Saum normalen Gewebes), partielle Mastektomie und Quadrantektomie (mit relativ viel Saum normalen Gewebes) – und die modifiziert radikale Mastektomie (MRM). Bei jedem Operationsverfahren sollte für ein exaktes Staging zusätzlich die axilläre Dissektion der Level I und II durchgeführt werden.

Der Stellenwert der Biopsie der Wächter-(Sentinel-)Lymphknoten ist derzeit Gegenstand intensiver wissenschaftlicher Untersuchungen.

4.1. Brusterhaltende Chirurgische Therapie (BCT)

Die in diversen Studien publizierten Langzeitergebnisse in bezug auf Rezidivfreiheit und Überlebenszeit haben gezeigt, daß die brusterhaltende Behandlung bei angemessener Indikationsstellung und Technik der Durchführung der radikalen Mastektomie gleichzusetzen ist. Die wesentlichen kosmetischen und psychologischen Vorteile der Brusterhaltung führten zu einer raschen Akzeptanz seitens der Chirurgen und der Patientinnen. Durch die Zunahme der früheren Tumorstadien während der letzten Jahre sollte eine brusterhaltende Operation bei zumindest 2/3 des Patientenkollektives möglich sein. Das Ziel der BCT ist, eine

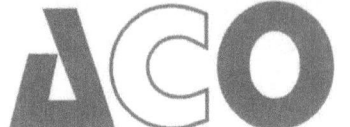

MAMMAKARZINOM

lokale Tumorkontrolle zu erreichen, verbunden mit einem kosmetisch zufriedenstellenden Ergebnis. Dabei sollten die folgenden Indikationsparameter als Rahmen und als Entscheidungshilfe dienen:

4.1.1. Indikationen zur brusterhaltenden Operation

- günstige Relation von Tumorgröße zu Brustvolumen[1]
- Tumor infiltriert nicht die darüberliegende Haut[2]
- solitärer Tumor, Multifokalität, keine Multizentrizität[3]
- umschriebene Mikroverkalkungsgruppe, keine diffuse Mikroverkalkung[4]
- Tumordurchmesser kleiner als 3 cm[5]
- Möglichkeit der adjuvanten Hochvolttherapie der Restbrust
- Wunsch der Patientin
- Sonderfälle[6]

Anmerkungen zu den Empfehlungen der Indikationsstellungen zur brusterhaltenden Therapie

[1] Demnach kann z.B. bei einem 2,5 cm großen Karzinom und sehr kleiner Brust eher die MRM mit konsekutivem Wiederaufbau zu empfehlen sein, wogegen bei großer Brust mit einem z.B. 4-5 cm großen Karzinom die brusterhaltende Therapie vertretbar ist.

[2] Eine klinische Cutiseinziehung stellt keine primäre Indikation zur MRM dar. In vielen Fällen entsteht das Plateauphänomen durch eine Fibrosierungsreaktion im peritumoralen Gewebe. Die Feststellung, ob in der Cutis oder Subcutis mikroskopische Tumorzellverbände vorliegen oder nicht, kann nur durch eine Mitexzision der über dem Tumor gelegenen Cutis/Subcutis und histologischen Überprüfung getroffen werden. Bei Vorliegen einer Infiltration kann in Ausnahmefällen bei kleinen Tumoren unter spindelförmiger Mitresektion des betroffenen Hautareals (R0-Resektion) trotzdem brusterhaltend operiert werden.

[3] Das Vorliegen eines multifokalen Karzinoms (Foci nicht weiter als ca. 3 cm außerhalb des Primärtumors) ist bei Vorliegen einer R0-Resektion keine absolute Kontraindikation, allerdings ist mit einer höheren Lokalrezidivrate zu rechnen.

[4] Eine diffuse Mikroverkalkung bei Nachweis eines Karzinoms in einem von mehreren radiologisch ähnlichen Verkalkungsarealen beinhaltet ein hohes Risiko der Multizentrizität.

[5] Keine absolute Empfehlung, sondern in Relation von Tumordurchmesser und Brustvolumen zu sehen; die Lokalrezidivrate nimmt mit zunehmendem Tumordurchmesser trotz R0-Resektion kaum zu.

[6] Eine reine Tumorektomie ohne axilläre Dissektion, evtl. auch ohne Bestrahlung kann im Einzelfall bei sehr alten Patientinnen mit hohem OP-Risiko durchgeführt werden; ein brusterhaltendes Vorgehen nach primären T2-, T3-Karzinomen, präoperativer Polychemotherapie und partieller bis kompletter Remission kann interdisziplinär diskutiert und gegebenenfalls durchgeführt werden.

4.1.2. Kontraindikationen zur brusterhaltenden Therapie

4.1.2.1. Absolute Kontraindikationen

- Inkomplette Karzinomresektion auch nach (evtl. mehrmaliger) Nachresektion
- Multizentrische Karzinome
- Inflammatorisches Mammakarzinom und/oder Lymphangiosis carcinomatosa

4.1.2.2. Relative Kontraindikationen

- Lymphatische Beteiligung (Lymphangiosis carcinomatosa peritumoralis)[1]
- Ausgedehntes intraduktales Karzinom in und um den Tumor bei invasivem duktalem Karzinom (EIC)[2]
- Retromamillärer Tumorsitz (Mitentfernung der Areola notwendig)[3]

Anmerkung

[1] Die Lymphangiosis carcinomatosa peritumoralis stellt meist erst einen Befund aus der endgültigen Histologie dar.

[2] Verbunden mit einer erhöhten Lokalrezidivrate

[3] Die ursprüngliche Unterscheidung zwischen zentralem und peripherem Tumorsitz wurde fallengelassen; wesentlichstes Moment ist die R0-Resektion des Karzinoms nach den oben erwähnten Indikationen respektive Kontraindikationen.

MAMMAKARZINOM

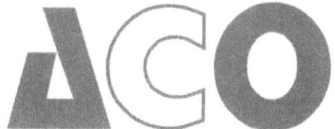

4.1.3. Chirurgische Technik

4.1.3.1. Bei nicht palpablem Tumor

Exzision des tumortragenden oder suspekten Mikroverkalkungen enthaltenden Parenchymabschnittes nach vorausgehender mammographischer Markierung des Verdachtsbezirkes (gefärbtes Kontrastmittel, Metalldraht). Anschließend ist ein Präparatröntgen durchzuführen, um sicher die komplette Entfernung des Verdachtsbezirkes zu verifizieren. Durch mehrfache Fadenmarkierung des Präparates wird eine topographische Orientierung zur Restmamma möglich gemacht, um bei unvollständiger Herdentfernung die eventuell notwendige Nachexzision sicher und nach topographischer Zuordnung durchführen zu können. Nach Resektion des Tumors und nur nach Verifizierung des Karzinoms (Surecut® respektive Gefrierschnittbefund) wird die Axilla durch eine gesonderte Inzision (parapektoral oder quer) lymphadenektomiert (Level I und II).

4.1.3.2. Bei palpablem Tumor

Bogenförmige Inzision der Haut über dem Tumor (Hautexzision nur bei subkutan gelegenem Tumor oder Hautinfiltration) und Tumorexstirpation durch weite Exzision makroskopisch in sano (R-Klassifikation), wobei 1 cm tumorfreies, umgebendes Mammaparenchym mitentfernt werden soll. Radiäre Hautinzisionen, nur wenn eine Hautresektion notwendig ist. Angabe von 2 Tumordurchmessern und anschließend Gewebeprobe zur Rezeptoranalyse schockfrieren. Die Inzision der Haut an der Mamma sollte nach Möglichkeit so gewählt werden, daß die Hautspaltrichtung berücksichtigt wird, da das kosmetische Resultat wesentlich davon abhängt. Anschließend werden durch eine gesonderte Inzision die Etagen I und II der axillären Lymphknoten disseziert. Zur Orientierung des Pathologen sollte der apexnahe Anteil des Extirpats mittels eines Fadens markiert werden. Die Wundhöhlen werden mit Redon- oder Laschendrains versorgt, wobei lediglich die axilläre Wundhöhle mit Sog drainiert wird.

4.2. Die modifiziert radikale Mastektomie

4.2.1. Einleitung

Das einzeitige Vorgehen ist dann gerechtfertigt, wenn aufgrund der Kenntnis der mammographischen, klinischen, histologischen und Rezeptorbefunde (aus der präoperativen Surecut®-Biopsie) eine klare Indikation zur MRM hervorgeht. Bei lokal fortgeschrittenen Karzinomen wird nach Abwägung resp. Durchführung diverser präoperativer medikamentöser Maßnahmen als definitive Therapie in vielen Fällen nur eine Mastektomie in Frage kommen (s. 4.2.2.).

Die Operation sollte bei einer eindeutigen Indikation zur Mastektomie so vorbereitet werden, daß nach der Extstirpation des Tumors und histologischen Schnellschnittuntersuchung (wenn die Histologie präoperativ nicht bekannt ist) sofort weiter operiert werden kann. Erfolgt die definitive Therapie innerhalb von 1-2 Wochen nach dem diagnostischen Eingriff (PE, Stanzbiopsie), erwächst der Patientin kein Nachteil im Sinne einer Verschlechterung der Prognose.

4.2.2. Indikationen zur modifiziert radikalen Mastektomie (MRM)

4.2.2.1. Absolute Indikationen:

- Ungünstige Relation von Tumorgröße zu Brustvolumen [1]
- Tumor infiltriert breitflächig die darüberliegende Haut [2]
- Multizentrische Karzinome (Invasiv oder DCIS)
- Diffuse Mikroverkalkung [3]
- Positiver Schnittrand in der Paraffinhistologie nach (evtl. mehrmaliger) Exzision/Nachexzision
- Inflammatorisches Mammakarzinom, nach initialer Chemotherapie
- Wunsch der Patientin

4.2.2.2. Relative Indikationen:

- (Ausgedehnte) In-situ-Formationen in Nachbarschaft eines invasiven Karzinoms – erhöhtes Lokalrezidivisiko
- Tumordurchmesser größer als 3 cm [4]
- M. Paget (siehe Kap. 7.6)
- Retromamillärer Tumorsitz [5]
- Lokalrezidiv nach Brusterhaltung (abhängig von Tumorsitz, Größe sowie Relation zur Restbrust; siehe Kap. 6.2.3. und 6.2.4.)

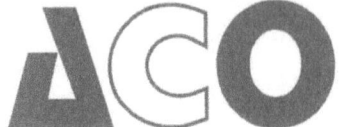

MAMMAKARZINOM

Anmerkungen zu den Empfehlungen der Indikationsstellungen zur MRM- Therapie

1. Siehe Punkt 4.1.1. Indikationen zur brusterhaltenden Therapie, Anmerkung 1
2. Siehe Punkt 4.1.1. Indikationen zur brusterhaltenden Therapie, Anmerkung 2
3. Siehe Punkt 4.1.1. Indikationen zur brusterhaltenden Therapie, Anmerkung 4
4. Siehe Punkt 4.1.1. Indikationen zur brusterhaltenden Therapie, Anmerkung 1 und 5
5. Wenn keine R0-Resektion (Areola) möglich; als Alternative bietet sich bei kleinen Karzinomen die Resektion der Areola über eine quere Schnittführung an, wobei die Kontur der Brust verkleinert, aber erhalten bleibt, eine spätere Rekonstruktion der Areola möglich ist.

4.2.3. Operationstechnik

- **Lagerung:** In Rückenlagerung und abduziertem Arm der OP-Seite mobile Lagerung des Armes, Sterilisierung des OP-Areales (Sternum, Klavikula, hintere Axillarfalte, Regio epigastrica) mit Abdeckung der Hand und des Unterarmes.

- **Tumorexstirpation:** Die Wahl der Schnittführung erfolgt derart, daß die PE-Stelle bei einer allfälligen Mastektomie mitentfernt werden kann. Die Hautinzision ist derart zu führen, daß der Tumor mit einem makroskopischen Sicherheitssaum entfernt werden kann, ohne daß in der Mehrheit der Fälle der Tumor vom Operateur gesehen wird. Eine Manipulation am Tumor selbst ist sowohl während der Operation als auch nach Entnahme weitgehend zu vermeiden (Tuschemarkierung, Resektionsrandanalyse). Die makroskopische und mikroskopische Resektionsrandbeurteilung erfolgt durch den Pathologen. Die Rezeptoranalyse sollte in erster Linie mittels immunhistochemischer Methoden (ER-ICA, PgR-ICA) durchgeführt werden, andernfalls über die biochemische Rezeptoranalyse (Tieffrieren eines gut $1cm^3$ großen Tumor-Anteiles zur Östrogen-, Progesteronrezeptorenbestimmung mit Hilfe der Dextran-Kohle-Methode), wobei die warme Ischämiezeit nicht länger als 5 min sein sollte. Dokumentiert werden sollte die klinische Indikation zur Operation, der histologische präoperative Befund (wenn aus Sure-Cut oder High-Speed-Biopsie vorhanden), die mammographische respektive sonographische Tumorgröße und dieselben Befunde mitgeteilt durch den Pathologen aus dem Schnellschnitt inklusive der Resektionsrandanalyse sowie dem geringsten histologischen Abstand der Resektion in mm). Wechseln der Handschuhe und der Instrumente nach Entnahme des Tumors und vor dem definitiven Wundverschluß.

- **Gefrierschnittuntersuchung des Tumors:** Da die Mehrheit der malignitätsverdächtigen Tumoren präoperativ histologisch abgeklärt werden sollte, dient dann der intraoperative Schnellschnitt in erster Linie der Resektionsrandanalyse. Ist der Tumor präoperativ nicht abgeklärt worden, sollte intraoperativ unbedingt eine Schnellschnittmöglichkeit bestehen. *Histopathologische Klassifikation:* Grading, Tumorgröße und Resektionsränder (R-Klassifikation) sowie Besonderheiten durch den Pathologen obligat.

- **Mastektomie:** Es erfolgt die Entfernung des gesamten Brustdrüsenkörpers unter Mitnahme der Fascia pectoralis und der axillären Lymphknoten der Level I-II en bloc. Wenn onkologisch möglich, quere, transversale Schnittführung nach Stewart oder zumindest schräg in Richtung des M. latissimus dorsi (Schnittführung nicht in Richtung Oberarm oder Schulter führen). Der Hautschnitt sollte einen Sicherheitsabstand von 2 cm von der PE-Inzision aufweisen. Bildung dünner Hautlappen (ca. 5 mm) mit folgenden Grenzen: Medial – Sternummitte, kranial – Unterrand der Klavikula, kaudal – Oberrand der Rektusscheide. Hautränder durch feine Häkchen wenig traumatisieren.

- **Axilladissektion:** Schnittführung parapektoral oder besser in rechtem Winkel zum M. pect. major in Richtung M. latissimus dorsi. Ausräumen der interpektoralen Nische (Lnn. interpectorales Rotter) nur bei pathologischem Tastbefund. Schonung der Nn. pectorales med. et lat. (Muskelatrophie des M. pect. major), Darstellung des Unterrandes der Vena axillaris (niemals über die Vene hinaufpräparieren oder die Bindegewebsscheide abpräparieren) und Lymphadenektomie der Etagen I und II, Ausräumung des Levels III (Apex) nur bei pathologischem Tastbefund. Schonung der Nn. thoracicus longus, thoracodorsalis, evtl. auch intercostobrachiales und der thorakodorsalen Gefäße (metachrone Rekonstruktion mit myokutanem Latissimus dorsi Lappen). Das axilläre Fettgewebe sollte mindestens 10 Lymphknoten in den 2 Etagen enthalten. Ausnahme: oftmals verringerte Lymphknotenanzahl nach präoperativer Polychemotherapie.

  Sentinel-Lymphknotentechnik: derzeit in klinischer Erprobung

- **Drainage:** 1-2 Redon-Saugdrains oder ähnliche Drainagen (Easy-Flowdrain, Penrosedrain etc.)

- **Verband:** Leichter Kompressionsverband

GANZHEITLICHE ONKOLOGIE VON EBEWE

Gut und kurz!

Tamoxifen "Ebewe" heißt jetzt

Ebefen®

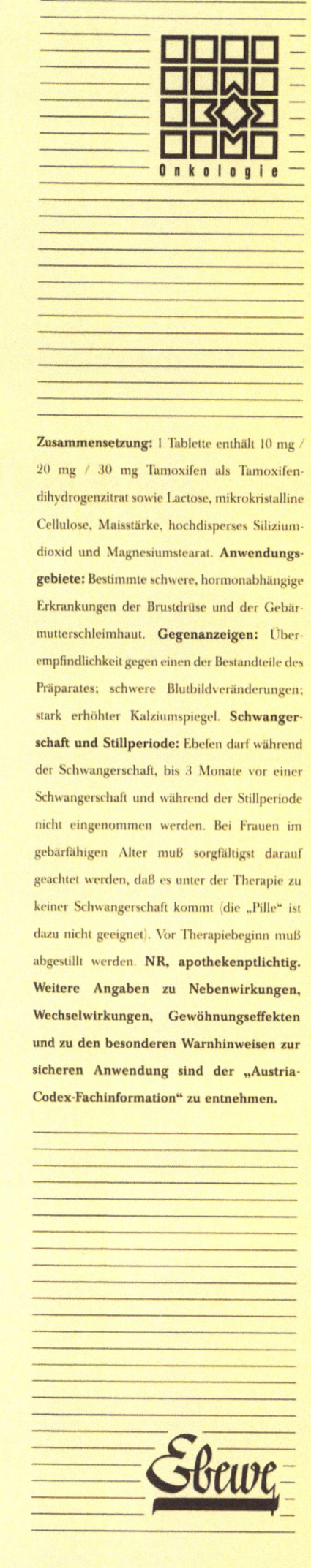

Zusammensetzung: 1 Tablette enthält 10 mg / 20 mg / 30 mg Tamoxifen als Tamoxifendihydrogenzitrat sowie Lactose, mikrokristalline Cellulose, Maisstärke, hochdisperses Siliziumdioxid und Magnesiumstearat. **Anwendungsgebiete:** Bestimmte schwere, hormonabhängige Erkrankungen der Brustdrüse und der Gebärmutterschleimhaut. **Gegenanzeigen:** Überempfindlichkeit gegen einen der Bestandteile des Präparates; schwere Blutbildveränderungen; stark erhöhter Kalziumspiegel. **Schwangerschaft und Stillperiode:** Ebefen darf während der Schwangerschaft, bis 3 Monate vor einer Schwangerschaft und während der Stillperiode nicht eingenommen werden. Bei Frauen im gebärfähigen Alter muß sorgfältigst darauf geachtet werden, daß es unter der Therapie zu keiner Schwangerschaft kommt (die „Pille" ist dazu nicht geeignet). Vor Therapiebeginn muß abgestillt werden. NR, apothekenpflichtig. Weitere Angaben zu Nebenwirkungen, Wechselwirkungen, Gewöhnungseffekten und zu den besonderen Warnhinweisen zur sicheren Anwendung sind der „Austria-Codex-Fachinformation" zu entnehmen.

Die EBEWE macht es sich zur Aufgabe, eine ganzheitliche Krebstherapie zu verwirklichen – Worte in Taten umzusetzen!
Info-Telefon (+43) 07665 8123-211
E-mail: Onkologie-innendienst@ebewe.co.at
Wenn Sie mehr über unsere ganzheitlichen Bemühungen wissen wollen, rufen Sie uns an, oder sprechen Sie mit unserem wissenschaftlichen Mitarbeiter.

WIR FREUEN UNS ÜBER DIE GUTE ZUSAMMENARBEIT

ADJUVANT
PALLIATIV

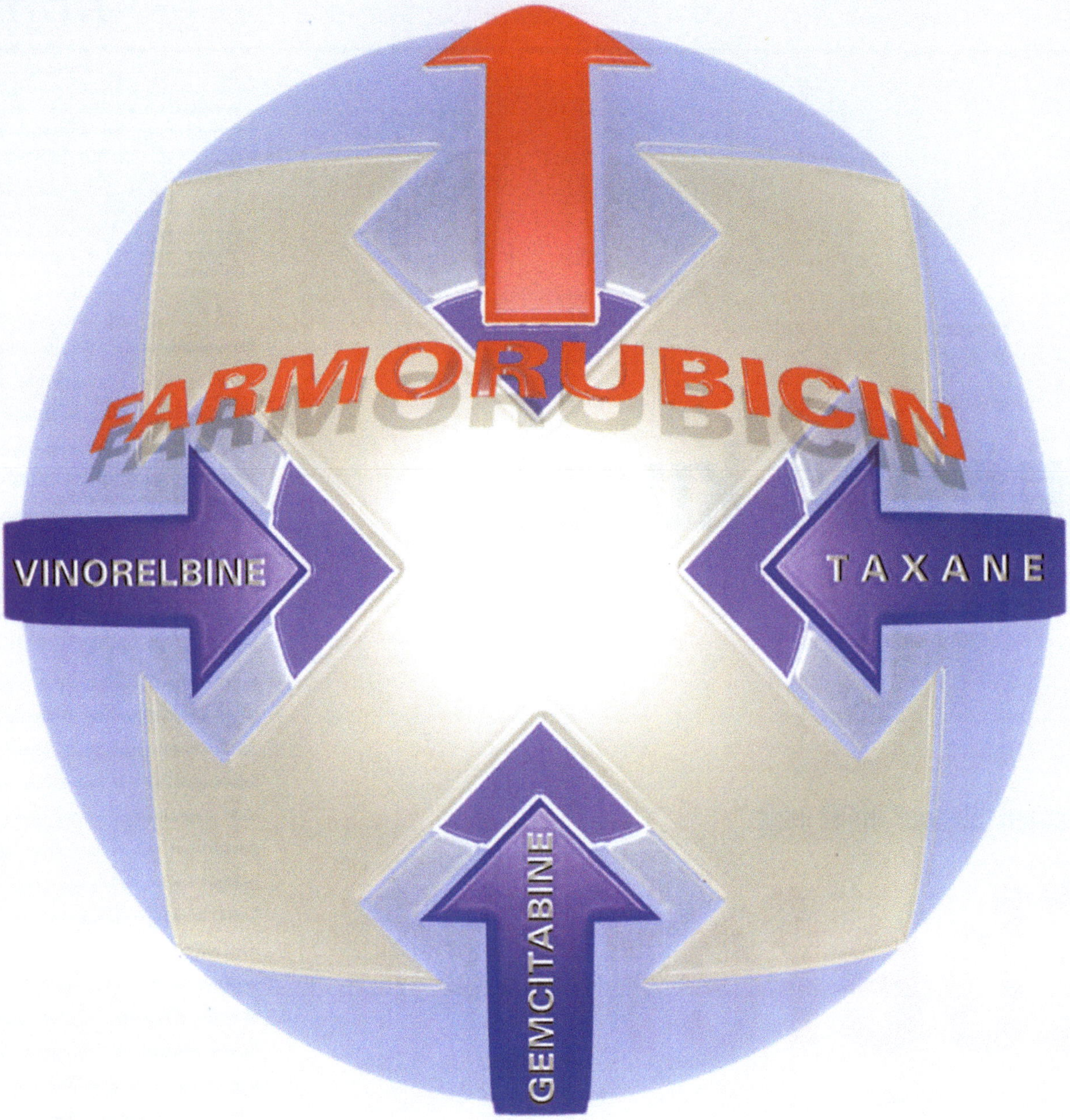

FARMORUBICIN

VINORELBINE — **TAXANE**

GEMCITABINE

MIT UNSEREN PARTNERN* IN DER KOMBINATIONSTHERAPIE BEIM KAMPF GEGEN KREBS.

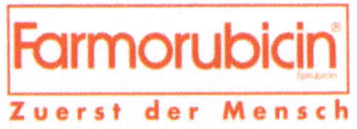

Farmorubicin® – Zuerst der Mensch

Farmorubicin® 10mg/20mg/50mg/200mg-Stechampulle. **Wirkstoff:** EPIRUBICIN. **Zusammensetzung:** 1 Stechampulle enthält 10mg/20mg/50mg/200mg Epirubicinhydrochlorid 5ml/10ml/25ml/100ml blutisotonischer Natriumchloridlösung. **Anwendungsgebiete:** EPIRUBICIN ist als Einzelsubstanz und vorwiegend in der Kombinationstherapie für die Behandlung von Mamma-, Ovarial-, hormonrefraktärem Prostatakarzinom, Magen- und kolorektalen Karzinomen sowie Lymphomen und Weichteilsarkomen angezeigt. Bei der hochdosierten Mono- und Kombinationstherapie des Lungenkarzinoms und des fortgeschrittenen Mammakarzinoms wurden Erfolge erzielt. Ferner zur intravesikalen Behandlung von Übergangs-Zell-Karzinom, papillären Blasentumoren und Carcinoma in situ und zur intervallmäßigen Instillation von EPIRUBICIN in die Blase nach transurethraler Resektion eines Tumors zur Verhinderung eines Rezidivs. **Gegenanzeigen:** Bekannte Überempfindlichkeit gegen EPIRUBICIN. EPIRUBICIN ist kontraindiziert bei Patienten, die eine ausgeprägte Knochenmarksdepression aufweisen. Außerdem soll EPIRUBICIN normalerweise nicht eingesetzt werden, wenn eine kardiopathologische Anamnese (instabile Angina pectoris, progrediente Herzinsuffizienz, schwerwiegende Herzrhythmusstörungen und Leitungsstörungen, Herzinfarkt während der letzten 6 Monate, Myokardiopathie) vorliegt. Patienten, die bereits mit Anthracyclinen (z. B. Doxorubicin oder Daunorubicin) bis zur jeweiligen maximalen kumulativen Dosis behandelt worden sind, sollen nicht mit EPIRUBICIN behandelt werden. EPIRUBICIN soll nicht angewendet werden bei akuten Infektionen und bestehenden Entzündungen der Schleimhäute im Mund- und/oder Magen-Darm-Bereich. Die intravesikale Applikation soll nicht zur Behandlung invasiver Tumoren verwendet werden, die in die Blasenwand penetriert sind. **Schwangerschaft und Stillperiode:** Während einer bestehenden Schwangerschaft und während der Stillzeit darf EPIRUBICIN nicht angewendet werden. **Abgabe:** NR, apothekenpflichtig. Weitere Angaben zu Nebenwirkungen, Wechselwirkungen, Gewöhnungseffekten und zu den besonderen Warnhinweisen zur sicheren Anwendung sind der „Austria-Codex Fachinformation" zu entnehmen.

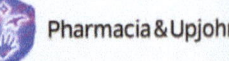

* Aktuelle medikamentöse Therapie maligner Erkrankungen, Univ.-Prof. Dr. C. Zielinski (Hrsg.), Neue zytostatische Kombinationen bei Vorliegen von Phase-I- oder Phase-II-Studien, Kapitel 3. S. 12, ESO, Vienna Office, 1997

MAMMAKARZINOM

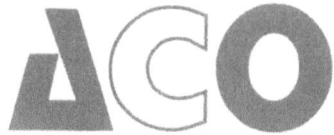

4.2.4. Postoperative Phase

- Bewegungsübungen des Armes (Anleitung geben) sofort postoperativ, forciertere Bewegungen erst nach Entfernung der Nähte ca. 1 Woche postoperativ
- Entfernung der Drainagen nach Rückgang der Sekretion, das axilläre Drain sollte nicht länger als 6 Tage liegen – Infektionsgefahr
- Postoperative Serome in der Axilla oder subkutan werden abpunktiert, nach Möglichkeit durch die ursprüngliche axilläre Inzision – mit sterilem geschlossenem System (Redonflasche mit Kanüle)

4.3. Operatives Vorgehen bei LCIS und DCIS

4.3.1. LCIS (Lobuläres Carcinoma in situ)

Das lobuläre Carcinoma in situ stellt eine Präneoplasie ohne spezifische klinische oder mammographische Veränderung dar. Es tritt in 2/3 der Fälle bei prämenopausalen Frauen auf. In etwa 40% der Fälle liegt Bilateralität vor; 2/3 aller Fälle sind multizentrisch. Die Läsion stellt meist nur einen histologischen Zufallsbefund dar. Die Resektion ist ausreichend, es sind aber regelmäßige, jährliche mammographische Nachkontrollen obligat (lebenslang 10fach erhöhtes Mammakarzinomrisiko, welches für beide Brüste gilt;
subsequent entstehende Karzinome sind meist ductal invasive Karzinome)!

4.3.2. DCIS (Ductales Carcinoma in Situ)

Es besteht ein 25-30 % Risiko zur Entwicklung eines homolateralen invasiven Karzinoms innerhalb von 15 Jahren. Sehr häufig lediglich als subklinische Veränderung mammographisch diagnostiziert (Mikrokalzifikation ± Verdichtung). Selten als palpabler Tumor sowie in Kombination mit Morbus Paget, in 4-7 % bilateral auftretend.

OP-Indikation beim DCIS:

Die brusterhaltende Therapie des DCIS ist bei Läsionen < 3 cm Durchmesser (Brust/Tumorrelation), bei negativem Schnittrand (R0-Resektion, 1 cm Tumorfreiheit), fehlender Multizentrizität, bei mammographisch solitärem Befund und unauffälliger Restbrust angezeigt. Ziel ist demnach die R0-Resektion mit 1 cm Sicherheitsabstand. Bei positivem Schnittrand in der Gefrierschnittuntersuchung wird einzeitig eine Nachexzision durchgeführt. In manchen Fällen, vor allem bei sehr kleinen Läsionen, wird die definitive Diagnose erst aus der Paraffinserienhistologie zu evaluieren sein. Erbringt diese einen positiven Schnittrand, sollte bei entsprechender topographischer Zuordnungsmöglichkeit eine zweizeitige Nachexzision durchgeführt werden. Eine routinemäßige axilläre Dissektion ist bei sicher ausgeschlossener Invasion nicht durchzuführen. Eine vereinfachte Methode zur Therapieentscheidung gibt die Einteilung von Silverstein und Lagios (1995) nach dem nuclear grade

- low-grade lesion (G-1)   R0-Resektion, wait, watch and see ohne Strahlentherapie
- high-grade lesion (G-2,G-3) – unifokale Läsion   R0-Resektion plus Strahlentherapie
  – multifokale Läsion   Mastektomie (Amputatio simplex)

Bei fraglicher R0-Resektion postoperative Mammographie nach 8 Wochen. 6 Monate postoperativ ist eine Kontrollmammographie der operierten Brust angezeigt. Beim Comedotyp des DCIS deckt sich die Gewebsausbreitung mit dem mammographischen Bild. Die Non-Comedotypen zeigen meist pathologisch-anatomisch eine weitere Gewebsausbreitung als es dem Mammogramm entspricht (Vergrößerungsaufnahmen notwendig).

Die American Society of Clinical Oncolcogy (B. Fowble, ASCO 1993) nimmt in ihrer Therapieempfehlung unter anderem auch auf die unterschiedliche biologische Aggressivität der verschiedenen histologischen Subtypen Bezug:

- *Exstirpation:* < 2,5 cm Durchmesser, negativer Schnittrand, subklinischer Herd, Non-Comedo-Typ/gut differenziert
- *Exstirpation mit postoperativer Radiotherapie:* < 4-5 cm Durchmesser, fokale Mikroverkalkungen, negativer oder fokal-positiver Schnittrand, keine Residualverkalkungen im postoperativen Mammogramm, keine multizentrischen Herde
- *Mastektomie:* > 4-5 cm Durchmesser, diffuse Mikroverkalkungen, multizentrische Herde, positive Reexzisionsschnittränder

Nach Exzision und Nachbestrahlung ist mit einer Lokalrezidivrate von 10% zu rechnen, wobei die Hälfte dieser Rezidive invasiv ist. Als Folgeoperation kommt in der Regel die modifiziert radikale Mastektomie in Frage. Bei Vorliegen eines zirkumskripten kleinen Rezidivs im ursprünglichen Operationsgebiet kann eine neuerliche Resektion ± Nachbestrahlung – wenn möglich (Restdosis) – erwogen werden.

MAMMAKARZINOM

4.4. Plastische Rekonstruktion nach Mastektomie

4.4.1. Zeitpunkt

4.4.1.1. Sofortrekonstruktion, einzeitig im unmittelbaren Anschluß an die Mastektomie

Vorteil: Verkürzung der Krankenhausaufenthalte

Nachteil: Ausmaß der Tumorerkrankung wegen fehlendem Ergebnis der Paraffinhistologie noch nicht vollständig geklärt

Erhöhter operativer Aufwand mit verlängerter Operationszeit

Kosmetische Probleme bei eventuell notwendiger Nachbestrahlung

Entscheidung wird in einer psychischen Ausnahmesituation gefällt

4.4.1.2. Sekundärrekonstruktion, zweizeitig im zeitlichen Abstand von Monaten oder Jahren

Vorteil: Erforderliche chemo- oder strahlentherapeutische Behandlung bereits durchgeführt

Möglichkeiten der Aufarbeitung von Problemen, die zur Tumorerkrankung geführt haben (Psychoonkologie)

Nachteil: Neuerlicher Krankenhausaufenthalt wegen Zweitoperation

4.4.2 Methoden der Rekonstruktion

4.4.2.1 Rekonstruktion mit Prothesen

4.4.2.1.1 Definitive Prothese

Einbringen einer Silikonprothese subpektoral oder subkutan (nur bei kleinen Brüsten)

4.4.2.1.2 Definitive Prothese nach Expanderprothese

Zunächst subpektorale Implantation eines transkutan nachfüllbaren Expandersystems, dann schrittweises Auffüllen der Prothese über den Port (ab 10-14 Tage postoperativ bis zum Erreichen der endgültigen Größe innerhalb von 4-6 Monaten), schließlich Austauschen gegen endgültige Prothese.

4.4.2.1.3 Submuskuläre Implantation einer permanenten Expanderprothese

4.4.2.2 Rekonstruktion mit Prothesen und autologem Gewebe

4.4.2.2.1 Submuskuläre Implantation einer definitiven Prothese mit Turn-over flap

Umkipplappen aus vorderer Rektusscheide

4.4.2.2.2 Gestielter Haut-Muskellappen

Aus M. latissimus dorsi mit darunterliegender Prothese

4.4.2.3 Rekonstruktion nur mit autologem Gewebe

4.4.2.3.1 Latissimus dorsi Lappen

gestielter Haut-Muskellappen vom Rücken

4.4.2.3.2 TRAM-Lappen (transverse rectus abdominis musculocutaneous flap)

- an einem oder beiden Rektusmuskel gestielter transversaler abdomineller Insellappen
- mikrochirurgisch verpflanzter Lappen

4.4.2.3.3 M. gluteus maximus – Myokutanlappen

mikrochirurgischer Gefäßanschluß

4.4.2.4 Rekonstruktion von Brustwarze und Warzenhof

Zeitpunkt: 3-6 Monate nach Wiederaufbau, synchron mit Angleichungsoperation der kontralateralen Brust

- Brustwarzenrekonstruktion kann durch Teilung der kontralateralen Brustwarze, aus Teilen der Zehenkuppe, aus Ohrläppchen oder mittels lokaler Lappenplastik erfolgen
- Die Warzenhofrekonstruktion erfolgt mittels Hauttransplantat aus dem kontralateralen Warzenhof, von der Oberschenkelinnenseite, aus der retroaurikulären Region oder mittels Tätowierung

5. ADJUVANTE THERAPIEFORMEN

5.1. Strahlentherapie

Verminderung der Lokal- und Regionalrezidivraten durch adäquate Nachbestrahlung. Einfluß auf die Überlebensrate nur bei mehr als 3 befallenenen axillären Lymphknoten und mediozentralem Tumorsitz (widersprüchliche Literaturdaten).

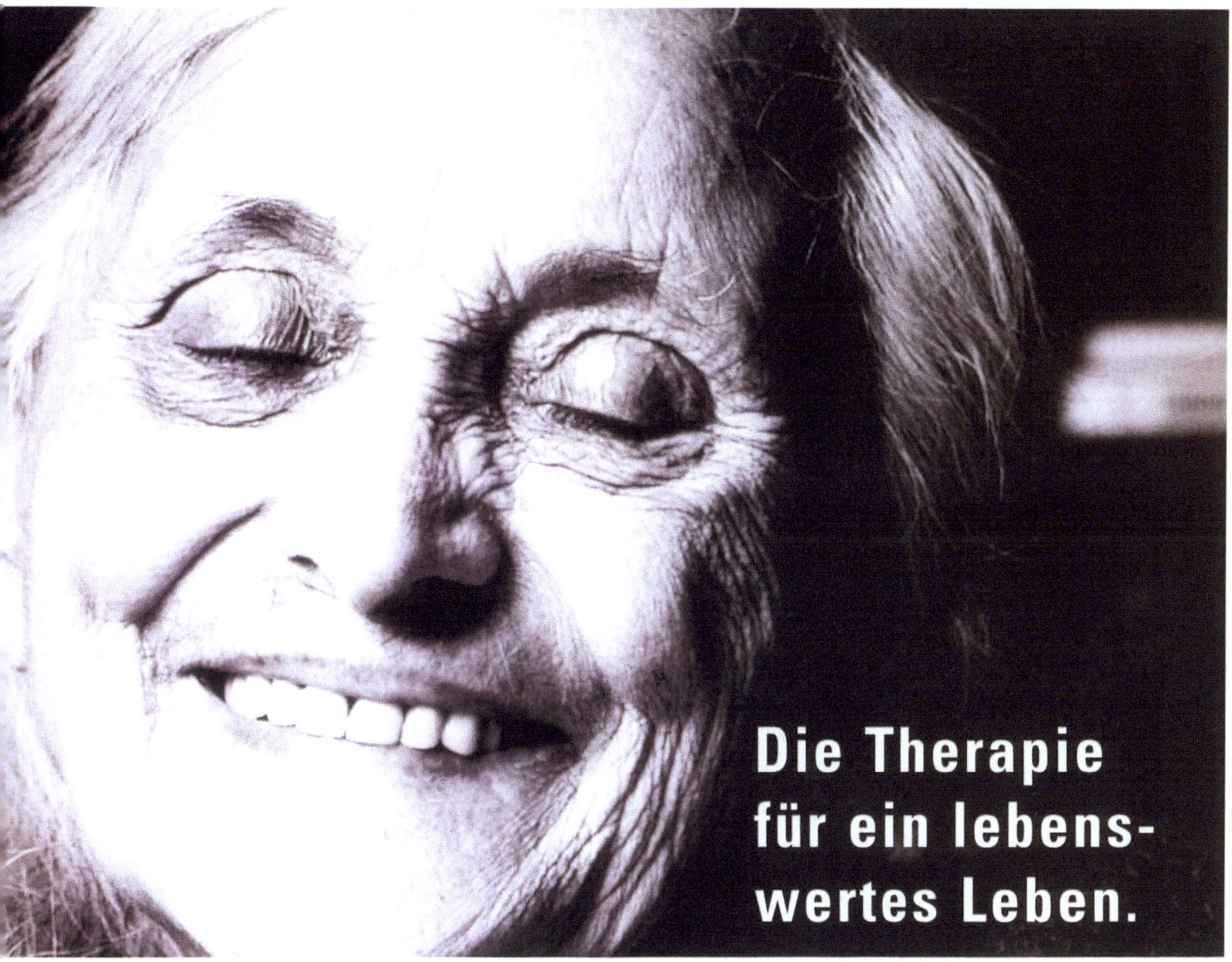

Die Therapie für ein lebenswertes Leben.

Die ambulante Darreichung für Ihre Mamma-CA- und AML-Patienten.

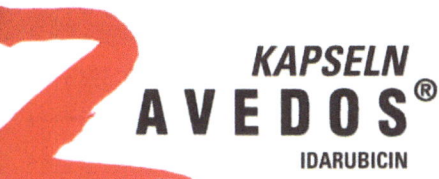

KAPSELN ZAVEDOS®
IDARUBICIN

Das erste Anthrazyklin zum **Schlucken**

Zavedos 5 mg-Kapseln. Zavedos 10 mg-Kapseln. Zavedos 25 mg-Kapseln. **Zusammensetzung:** 1 Kapsel enthält 5 mg bzw. 10 mg bzw. 25 mg Idarubicinhydrochlorid, weiters mikrokristalline Zellulose, Glycerinpalmitostearat, Gelatine, Erythrosin, Titandioxid, Eisenoxid gelb, (Eisenoxid rot). **Anwendungsgebiete:** *Akute myeloische Leukämie (AML)*. Zur Remissionsinduktion als Teil eines gemilderten Kombinationsschemas zur Behandlung älterer, nicht therapierter Patienten mit AML, bei denen eine intravenöse Behandlung ausgeschlossen ist. Zur Behandlung der AML ist die intravenöse Chemotherapie zur Remissionsinduktion die Therapie der Wahl. Zur palliativen Behandlung der AML ist orales Idarubicin nicht bestimmt. *Mammakarzinom:* Zur Behandlung von fortgeschrittenem Mammakarzinom bei Nichtansprechen auf eine Therapie der ersten Wahl, die keine Anthracycline enthielten. **Gegenanzeigen:** Überempfindlichkeit gegen Idarubicin oder andere Anthracycline sowie gegen einen der Inhaltsstoffe. Eine Therapie mit Zavedos soll bei Patienten mit schweren Nieren- und Leberfunktionsstörungen oder bei Patienten mit unkontrollierten Infektionen nicht begonnen werden. Idarubicin soll nicht an Patienten mit bestehender Knochenmarkssuppression, die durch vorangegangene medikamentöse oder Strahlentherapie induziert wurde, verabreicht werden, es sei denn, der zu erwartende Vorteil rechtfertigt das Risiko. Das Risiko einer myokardialen Toxizität kann bei gleichzeitiger oder vorangegangener Radiotherapie des mediastinal-perikardialen Bereichs oder nach Behandlung mit anderen potentiell kardiotoxischen Substanzen, sowie bei Patienten in einem besonderen erkrankungsbedingten klinischen Zustand wie Anämie, leukämischer Perikarditis und/oder Myokarditis erhöht sein. Solange ausreichende Daten fehlen, wird die orale Anwendung von Idarubicin bei Patienten nach Ganzkörperbestrahlung oder Knochenmarkstransplantation nicht empfohlen. **Schwangerschaft und Stillperiode:** Bei der Ratte wirkt die Substanz mutagen, teratogen und embryotoxisch und verursacht Fertilitätsstörungen. Es bestehen keine Informationen darüber, ob die Beeinflussung der Fertilität reversibel ist. Während einer Schwangerschaft und während der Stillzeit darf Idarubicin nicht angewendet werden. Für einen sicheren Konzeptionsschutz haben weibliche, aber auch männliche Patienten, während und auch nach Abschluß der Therapie zu sorgen. Wenn nach Abschluß der Therapie Kinderwunsch besteht, sollte zunächst unbedingt eine genetische Beratung erfolgen. Abgabe: NR, apothekenpflichtig. **Zulassungsinhaber:** Pharmacia & Upjohn GmbH, 1100 Wien. **Weitere Informationen zu Eigenschaften und Wirksamkeit, Dosierung, Nebenwirkungen, Wechselwirkungen und zu den besonderen Warnhinweisen zur sicheren Anwendung entnehmen Sie der „Austria-Codex-Fachinformation".

Pharmacia & Upjohn

Fachkurzinformation Kytril® 3 mg-Ampulle, 1 mg-Ampulle, 2 mg-Filmtablette. **Zusammensetzung Ampulle:** Die 3 mg (1 mg)-Ampulle enthält Granisetronhydrochlorid entsprechend 3 mg (1mg) Granisetron in 3 ml (1 ml) physiologischer Kochsalzlösung. **Anwendungsgebiete Ampulle:** Prophylaxe und Behandlung von durch Chemotherapie oder Radiotherapie hervorgerufener Emesis und Nausea (3 mg- und 1 mg-Ampulle). Prophylxse und Behandlung von postoperativer Emesis und Nausea (1 mg-Ampulle). **Zusammensetzung Filmtablette:** Eine Filmtablette enthält Granisetronhydrochlorid entsprechend 2 mg Granisetron als aktiven Bestandteil. Sonstige Bestandteile: Lactosemonohydrat, Hydroxypropylmethylcellulose, Natriumstärkeglykolat, mikrokristalline Cellulose, Magnesiumstearat, Titaniumoxid, Polyäthylenglykol und Polysorbat 80. **Anwendungsgebiete Filmtabletten:** Prophylaxe von durch Chemotherapie oder Radiotherapie hervorgerufener Emesis und Nausea. **Gegenanzeigen:** Überempfindlichkeit gegen Granisetron. Vorsicht ist geboten bei Patienten mit obstruktiven Darmerkrankungen. Zur Behandlung von Nausea und Emesis aufgrund zytostatischer Therapie liegt über die Anwendung bei Kindern im 1. Lebensjahr keine Erfahrung vor. Zur Behandlung von postoperativer Nausea und Emesis liegt für die Anwendung bei Kindern keine Erfahrung vor. **Schwangerschaft und Stillperiode:** Obwohl Tierstudien keine teratogenen Wirkungen gezeigt haben, sollte Kytril®

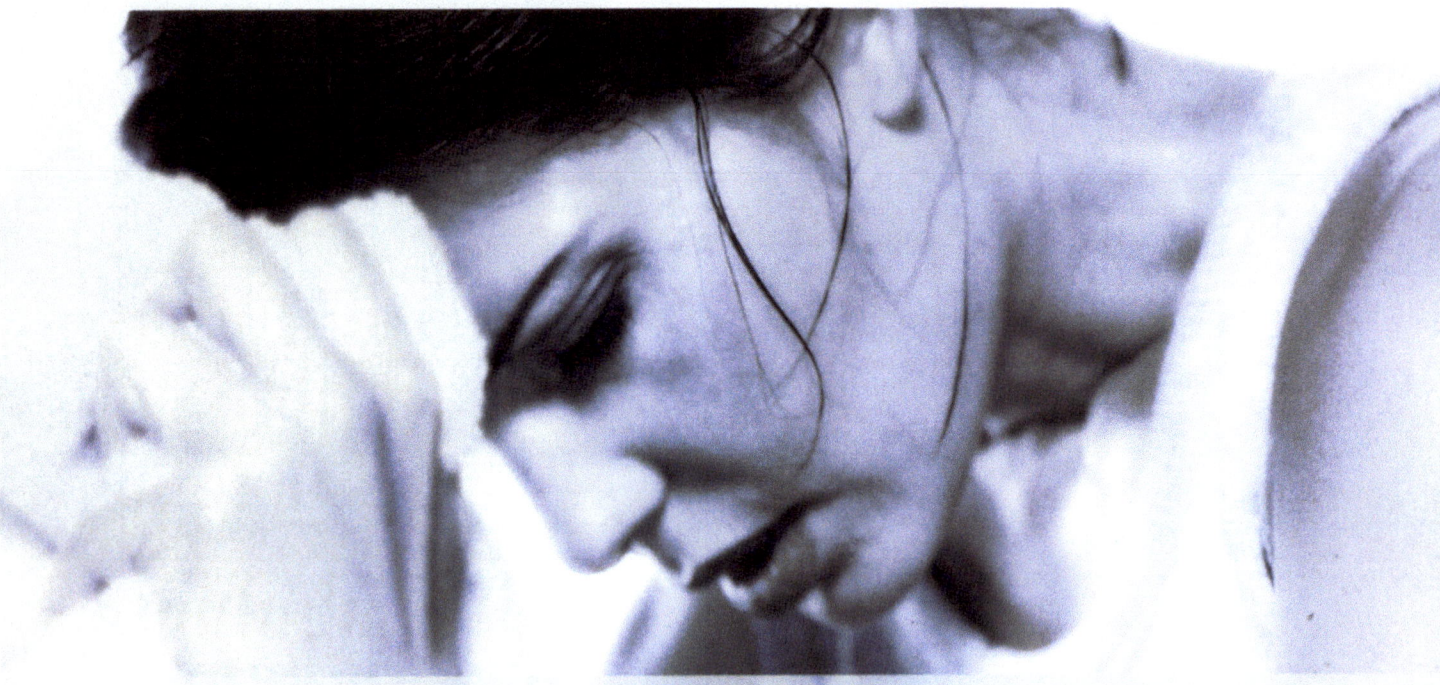

Packen Sie die Übelkeit an der Wurzel.

während der Schwangerschaft nicht verwendet werden, es sei denn, der potentielle Nutzen ist größer als die Risken. Die Unbedenklichkeit der Substanz bei Schwangeren wurde nicht untersucht. Es gibt keine Daten über die Ausscheidung von Granisetron in der Muttermilch. Daher ist vor einer Behandlung mit Granisetron abzustillen. **Abgabe:** Rezept- und apothekenpflichtig. Hersteller: SmithKline Beecham Pharmaceuticals, Crawley, GB. Vertrieb: SmithKline Beecham Ges.m.b.H., Wien. Weitere Angaben zu Nebenwirkungen, Wechselwirkungen und zu den besonderen Warnhinweisen zur sicheren Anwendung entnehmen Sie bitte der „Austria Codex Fachinformation". ®Kytril = Trademark

Kytril® bekämpft Übelkeit bei Chemotherapie, Strahlentherapie und postoperativer Emesis und Nausea.

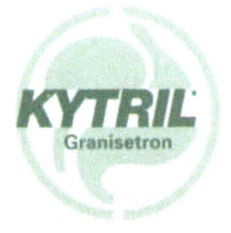

MAMMAKARZINOM

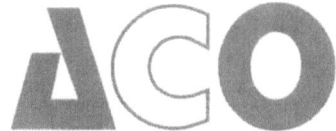

5.1.1. Radiotherapie nach brusterhaltender Operation (BCT)

Der Beginn der Strahlentherapie sollte 3-6 Wochen postoperativ bzw. nach 2-3 Zyklen einer adjuvanten Chemotherapie erfolgen (Chemotherapie – Radiotherapie – Chemotherapie = Sandwichmethode).

Empfohlene Dosierung: 50 Gy Gesamtdosis in Einzelfraktionen von 1,8 Gy oder 2 Gy täglich (Dauer 5 bis 5 1/2 Wochen) auf die gesamte Brust. Je nach Lokalrezidivrisiko werden zur Dosisaufsättigung im Operationsgebiet mittels Elektronen (2 Gy täglich) oder mittels Iridium-192 LDR 10-25 Gy zusätzlich appliziert. Bei einem Boost mittels Iridium-192 HDR genügen 7 Gy bis maximal 12 Gy in einer Fraktion (höhere biologische Wirksamkeit auf Tumor- und Normalgewebe), außer es werden die 10-25 Gy in mehreren Fraktionen verabreicht. Über den Wert einer Dosisaufsättigung im Tumorbettbereich nach weit im Gesunden erfolgter Tumorresektion bzw. Quadrantektomie laufen noch Studien.

Bei der Tumorkategorie T1-2, N+ kann bei medialem und zentralem Tumorsitz zusätzlich das Parasternalfeld bestrahlt werden

5.1.2. Radiotherapie nach Radikaloperation

5.1.2.1. Indikationen

- Tumoren mit > 5 cm Durchmesser
- Brustwandnahe Tumoren jeder Größe
- Infiltration von Haut oder Pektoralisfaszie
- Mediozentraler Tumorsitz und befallene axilläre Lymphknoten (fakultativ)
- Tumoröser Kapseldurchbruch der axillären Lymphknoten oder Resttumor in der Axilla
- Supra- oder infraklavikuläre Lymphknotenmetastasen (palliative Indikation)
- Inflammatorisches Mammakarzinom (fakultativ)
- Mehr als 3 positive axillare Lymphknoten (eine Verbesserung des Überlebens ist bei prämenopausalen Frauen bewiesen)

Bestrahlung des Parasternalfeldes wie bei Radiotherapie nach brusterhaltender Operation (fakultativ bei mediozentralem Sitz)
Bei positivem Apex axillae ist die Bestrahlung der homolateralen Supraklavikularregion möglich bzw. zu empfehlen.

5.1.3. Palliative Radiotherapie (unter 8.1.)

5.2 Adjuvante systemische Therapie

5.2.1. Adjuvante Hormon- und Chemotherapie

5.2.1.1. Einleitung

Als adjuvante medikamentöse Therapie wird eine Nachbehandlung mit Hormonen oder Zytostatika nach kurativer Operation eines Mammakarzinoms bezeichnet. Ausgangspunkt ist die Hypothese, daß bei einer Mehrzahl von Patientinnen zum Zeitpunkt der Operation eine okkulte Mikrometastasierung vorliegen kann, die durch eine unmittelbar postoperativ durchgeführte medikamentöse Therapie zu beeinflussen ist.

- Voraussetzung für eine kurative Zielsetzung sind entsprechende Staging-Untersuchungen zum Ausschluß von Fernmetastasen, die prä- oder postoperativ durchgeführt werden können (Thorax-Röntgen, Oberbauch-Sonographie).
- Adjuvante medikamentöse Therapiemaßnahmen sollten möglichst im Rahmen prospektiver klinischer Studien durchgeführt werden.
- Ist eine Behandlung im Rahmen klinischer Studien nicht möglich, sollten die Richtlinien von Konsensusempfehlungen eingehalten werden (z.B. Consensus Development Conference St. Gallen 1998).
- Adjuvante Therapiemaßnahmen sollten im Verein mit internistischen Onkologen durchgeführt werden.
- Das postoperative Intervall bis zum Beginn einer adjuvanten Therapie sollte 4-6 Wochen nicht überschreiten.
- Ist die Kombination mit einer Strahlentherapie geplant, sollte in Sandwich-Technik behandelt werden (3 Chemotherapiezyklen, dann Bestrahlung, im Anschluß Komplettierung der Chemotherapie).
- Voraussetzung für die Entscheidung zur adjuvanten Therapie ist das Vorliegen der Histologie, der Hormonrezeptoren aus dem Tumorgewebe, des Lymphknotenbefundes und der Staging-Untersuchungen.
- Vor Aufnahme einer adjuvanten Therapie müssen im Rahmen eines ausführlichen Gesprächs, dem sogenannten „Informed consent" (5.2.1.3.), die Vor- und Nachteile (Toxizitäten, Nebenwirkungen, eventuelle Einschränkungen der Lebensqualität bzw. eventuelle Risken der jeweiligen Behandlungsmodalität) dargelegt werden, um der Patientin eine Entscheidung zu ermöglichen.

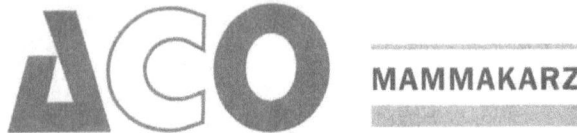

MAMMAKARZINOM

5.2.1.2. Allgemeine Empfehlungen

Die Indikationsstellung für eine adjuvante Hormon- oder Chemotherapie ist zum Teil äußerst schwierig. Der immer selektivere Versuch einer risikoadaptierten Behandlungsstrategie läßt neben den patientenbezogenen Kriterien (Alter, Menopausenstatus) tumorbezogene prognostische Parameter (Tumorgröße, Tumordifferenzierung, Lymphknotenstatus, Östrogen- und Progesteronrezeptorenbefund, Proliferationsrate, Onkogenexpression etc.) in den Entscheidungsprozeß einfließen. Folgende Kriterien sollten dabei beachtet werden:

Tabelle 8: Definition der Risikogruppen bei Patientinnen ohne Tumorbefall der axillären Lymphknoten

Faktor	minimales oder niederes Risiko (wenn alle Faktoren zutreffend)	mittleres Risiko	hohes Risiko (wenn zumindest ein Faktor zutrifft)
Tumorgröße*	< 1 cm	1 - 2 cm	> 2 cm
ER/PRG-Status	positiv	positiv	negativ
Grading	Grad 1** (unklare Bedeutung bei Tumoren < 1 cm)	Grad 1 - 2	Grad 2 - 3
Alter	> 35 Jahre	> 35 Jahre	< 35 Jahre

Rezeptor Status positiv – wenn ER **oder** PRG positiv; negativ – wenn ER **und** PRG negativ

* Diese Einteilung gilt für invasive duktale Karzinome: die histologischen Typen rein tubulär, typisch medullär, kolloid, muzinös, papillär, cribriform haben eine günstige Prognose und werden nicht nach den hier aufgestellten Regeln adjuvant behandeln

** Unklar ist die Bedeutung von G2-oder G3-Tumoren bei < 1 cm Durchmesser.

5.2.1.3. „Informed Consent"

Die Indikation zur adjuvanten medikamentösen Therapie bei Patientinnen mit Mammakarzinom kann nur nach einem ausführlichen Gespräch („informed consent") unter Abwägung aller günstigen bzw. ungünstigen Prognosefaktoren getroffen werden. Arzt und Patientin müssen im Individualfall gemeinsam entscheiden, ob eine adjuvante Therapie durchgeführt wird.

5.2.1.4. Problem der adjuvanten Therapie nodal negativer Patientinnen

Aus der Meta-Analyse aller bisher vorliegenden Studien war der Effekt der adjuvanten Therapie in Form relativer Reduktion des Risikos für Rezidiv und Tod sowohl bei nodal-positiven als auch nodal-negativen Patientinnen nachweisbar. Bei der Entscheidung für oder gegen eine adjuvante Therapie muß der Nutzen der Therapie den Nachteilen gegenübergestellt werden. Der Gewinn nimmt proportional mit dem individuellen Risiko auf der einen und dem Ansprechen auf Hormon- oder Chemotherapie auf der anderen Seite zu. Da etwa 70% der nodal-negativen Patientinnen durch die Operation allein geheilt werden und keine systemische Erkrankung vorliegt, wurde der Versuch unternommen, Risikopatientinnen zu selektionieren. Vor allem für nodal-negative Patientinnen ist nicht ausdiskutiert, ob man „konsensusorientiert" für praktisch alle Frauen irgendeine Form der adjuvanten medikamentösen Behandlung für indiziert hält, oder ob man nicht „prognoseorientiert" Nutzen und Risiko einer solchen Behandlung individuell abwägt.

5.2.1.4.1. Konsensusorientierte adjuvante Therapie bei nodal-negativen Mammakarzinomen (allgemeine generalisierte Therapieempfehlung)

- Jede Patientin hat ein zu definierendes Risiko.
- Jede Patientin profitiert von einer adjuvanten Maßnahme.
- Die relative Reduktion der Rezidivrate ist in allen Subgruppen gleich.
- Niedriges Risiko: Hormontherapie; hohes Risiko: Hormon-, Chemotherapie oder Kombination

5.2.1.4.2. Prognose-orientierte adjuvante Therapie bei nodal-negativen Mammakarzinomen (individuelle, prognoseorientierte Therapieführung - klinische Studien !)

- Differenzierung von hohem und niedrigem (< 10%) Rezidivrisiko
- 70% der Patientinnen sind durch die Operation alleine geheilt.
- Der absolute Gewinn durch die adjuvante Therapie ist umso höher, je höher das Risiko.
- Faktoren für Hormon- oder Chemotherapie sollten nach Maßgabe berücksichtigt werden (Hormonrezeptoren, evtl. EGF-Rezeptor, evtl. c-erbB2-Onkogen)

MAMMAKARZINOM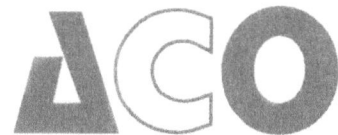

5.2.2. Empfehlungen zur adjuvanten Systemtherapie

Tabelle 9: Adjuvante medikamentöse Therapie bei Patientinnen ohne* Befall der axillären Lymphknoten

Patientinnengruppe	minimales oder niederes Risiko	mittleres Risiko	hohes Risiko
Prämenopausal			
ER/PRG-positiv	Kontrolle oder HT	HT ± CHT**	CHT + HT
ER/PRG-negativ	–	–	CHT
Postmenopausal			
ER/PRG-positiv	Kontrolle oder HT	HT ± CHT**	HT ± CHT**
ER/PRG-negativ	–	–	CHT
> 70 a	Kontrolle oder HT	HT	HT; (wenn ER/PRG-negativ: fakultativ CHT)

(CHT = Chemotherapie, HT = Hormontherapie, ER = Östrogenrezeptor, PRG = Progesteronrezeptor)

ER/PRG-positiv heißt, wenn ER **oder** PRG positiv ist; ER/PRG-negativ heißt, wenn ER **und** PRG negativ sind

* Die histologische Untersuchung von mindestens 10 axillären Lymphknoten ist für eine relevante Aussage erforderlich.

** Hinzufügen der Chemotherapie nach individueller Entscheidung

Tabelle 10: Adjuvante medikamentöse Therapie bei Patientinnen mit Befall der axillären Lymphknoten

Patientinnengruppe	Behandlungsform
Prämenopausal	
ER/PRG-positiv	CHT + HT, Ovarektomie (x)
ER/PRG-negativ	CHT
Postmenopausal	
ER/PRG-positiv	HT ± CHT*
ER/PRG-negativ	CHT
> 70 a	HT; wenn ER/PRG-negativ: fakultativ CHT

(CHT = Chemotherapie, HT = Hormontherapie, ER = Östrogenrezeptor, PRG = Progesteronrezeptor, (x) in Österreich nicht etablierte Behandlungsform)

CHT = 6 x CMF (ev. 4 x AC, EC oder 4 x FAC) - Dosisreduktion sollte vermieden werden

HT = Verabreichungsdauer 5 Jahre

* Hinzufügen der Chemotherapie nach individueller Entscheidung

5.2.2.1. Adjuvante Hormontherapie

Die Auswertung von Meta-Analysen hat gezeigt, daß die Tagesdosierung mit 20 mg durchzuführen ist. Eine höhere Dosierung zeigte keinen statistisch signifikanten Unterschied bezüglich rezidivfreiem Intervall und Gesamtüberleben. Ein wesentlicher Zusammenhang zeigt sich aber in der Dauer der Tamoxifen-Therapie. Eine einjährige, zweijährige bzw. mehr als zweijährige Tamoxifenbehandlung zeigte bei **postmenopausalen Patientinnen** eine 25-, 36- bzw. 48%ige Reduktion der erneuten Tumormanifestation (Rezidiv) und eine 14-, 22- bzw. 26%ige Reduktion der Todesfälle. Für eine länger als 5 Jahre dauernde Medikation gibt es keinen sicheren Nachweis eines Nutzens. Dieser Effekt ist sowohl bei nodal negativen als auch nodal positiven Patientinnen zu beobachten, jedoch abhängig vom Rezeptorenbefund. Das Auftreten eines kontralateralen Mammakarzinoms wird um ca. 50% vermindert.

- Die Tagesdosierung sollte 20 mg Tamoxifen betragen.
- Die Dauer der Therapie sollte mindestens 2 Jahre, besser 5 Jahre, aber derzeit nicht länger betragen.

Bei **prämenopausalen Patientinnen** ist der Effekt der Tamoxifentherapie ebenso vorhanden (rezeptorabhängig). Gleichwertig ist möglicherweise auch die Ovarektomie, die in Form einer medikamentösen Kastration (LHRH-Analoga) noch geprüft wird und noch nicht außerhalb von Studien eingesetzt werden sollte.

MAMMAKARZINOM

5.2.2.1.1. Neue Antiöstrogene und Aromatasehemmer

Derzeit sind eine Reihe von weiterentwickelten Antiöstrogenen (Toremifen, Raloxifen, Droloxifen, Faslodex - ICI 182780, TAT-59, Idoxifene etc.) auf steroidaler und nicht steroidaler Basis und Aromatsasehemmer in Entwicklung. Für die routinemäßige Therapie kann für diese Substanzen derzeit keine allgemeine Empfehlung abgegeben werden. Die Ergebnisse zahlreicher klinischer Studien müssen abgewartet werden. Aromatasehemmer haben in der adjuvanten Therapie des Mammakarzinoms bislang keinen gesicherten Stellenwert.

5.2.2.2. Adjuvante Chemotherapie

Diese ist bei **rezeptornegativen** Patientinnen Standard. Die Rezidiv-Risikoreduktion (unter CMF) beträgt 36% bzw. die Mortalitätsreduktion 24%. Als Standardtherapie gilt eine über 6 Monate durchgeführte Behandlung nach dem CMF-Schema, gleichwertig erscheint eine Therapie mit 4 Zyklen AC bzw. EC. Der therapeutische Benefit der adjuvanten Chemotherapie ist bei Frauen jenseits des 50. Lebensjahres geringer, wobei allerdings sowohl nodal-negative high-risk- wie nodal-positive Patientinnen von der Therapie profitieren. Eine adjuvante Chemotherapie sollte bei östrogenrezeptor-negativen Patientinnen, die ein entsprechendes Risikoprofil aufweisen, in Betracht gezogen werden. Eine kombinierte Hormon- und Chemotherapie führt bei Patientinnen, zwischen dem 50. und 69. Lebensjahr zu einer weiteren Risikoreduktion (um 45%), eine Senkung der Mortalität wurde dadurch nicht beobachtet. Eine Chemotherapie jenseits des 70. Lebensjahres sollte nur bei entsprechender Lebenserwartung („biologisches Alter"), bei fehlender Co-Morbidität und hohem Rezidivrisiko (nodal-positiv, rezeptornegativ, G3-Tumoren) ins Auge gefaßt werden.

5.2.2.3. Adjuvante Hochdosistherapie

Bei Patientinnen mit besonders hohem Rezidivrisiko (> 4 befallene Lymphknoten bei Rezeptornegativität bzw. > 10 Lymphknoten, unabhängig vom Rezeptorbefund) werden derzeit Hochdosisprotokolle geprüft. Die Applikation von adjuvanten Hochdosistherapien mit autologer Knochenmarkstransplantation oder peripherer Stammzellsubstitution bzw. Gabe von hämatopoetischen Wachstumsfaktoren bei solchen Hochrisikogruppen sollte derzeit nur innerhalb klinischer Studienprotokolle vorgenommen werden und kann aber derzeit noch nicht als Standardtherapie empfohlen werden. Dies gilt auch für die Substanzgruppe der Taxane (Taxol®, Taxotere®).

5.2.2.4. Präoperative (neoadjuvante) Chemotherapie

Beim lokal fortgeschrittenen Mammakarzinom der Stadien T3, 4, insbesonders beim inflammatorischen Mammakarzinom, scheint eine präoperative Chemotherapie zur Prognoseverbesserung zu führen. Weiters sprechen bis zu 90 % aller Patientinnen mit Tumoren > 3 cm auf eine präoperative Chemotherapie (z.B. 3 Zyklen CMF, FAC, FEC, FNC) an. Diese medikamentös induzierte Tumorreduktion bietet nach Tumoransprechen (Remission) zunehmend die Möglichkeit einer brusterhaltenden Operation. Ob damit eine Beeinflussung einer zum Operationszeitpunkt bereits vorliegenden Tumorzelldisseminierung mit der Verbesserung der Überlebensrate verbunden ist, ist derzeit noch nicht sicher erwiesen.

5.2.2.5. Prognose und konsensusorientierte Therapieempfehlung

5.2.2.5.1. Prämenopausale Patientinnen, hormonrezeptor-negativ

- Standard ist Chemotherapie, sowohl bei nodal-negativen high-risk, als auch bei nodal-positiven Patientinnen (6xCMF oder 4xAC)
- Bei Patientinnen mit mehr als 4 befallenen Lymphknoten dosisintensiviertes anthrazyklinhältiges Schema (s. Protokoll 2, bis 70 Jahre) bzw. Hochdosisprotokoll (Protokoll 11 der Kooperativen Studiengruppe, bis 60 Jahre)

5.2.2.5.2. Prämenopausale Patientinnen, hormonrezeptor-positiv

- Nodal-negative Patientinnen: eventueller Verzicht auf eine adjuvante Therapie bei niedrigem Risiko, bei mittlerem Risiko HT-Therapie allein möglich, bei hohem Risiko ist die Chemo- und Hormontherapie Standard (6 x CMF oder 4 x AC, EC)
- Bei Patientinnen mit mehr als 4 positiven Lymphknoten anthrazyklinhältige Chemotherapie
- Bei Patientinnen mit mehr als 10 positiven Lymphknoten dosisintensivierte anthrazyklinhältige Chemotherapie (Protokoll 10) oder Hochdosis- Chemotherapie mit Stammzelltransplantation (Protokoll 11)

5.2.2.5.3. Postmenopausale Patientinnen, hormonrezeptor-negativ

- Sowohl nodal-positive als auch nodal-negative High-risk-Patientinnen profitieren von einer Chemotherapie (6xCMF oder 4xAC, EC). Individuelle Entscheidung bei Patientinnen über 70 Jahre.
- Bei Patientinnen mit mehr als 4 Lymphknoten anthrazyklinhältige Chemotherapie (Protokoll 10, bis 70 Jahre) oder Hochdosis-Chemotherapie mit Stammzelltransplantation (Protokoll 11, bis 60 Jahre)

5.2.2.5.4. Postmenopausale Patientinnen, hormonrezeptor-positiv

- Nodal-negative Patientinnen mit niedrigem Risiko eventuell keine Therapie, andernfalls Tamoxifen
- Nodal-negative Patientinnen mit mittlerem oder höherem Risiko: Tamoxifen für 5 Jahre, bei hohem Risiko eventuell zusätzlich 6 x CMF – individuelle Therapieentscheidung
- sind 10 Lymphknoten befallen: (Protokoll 10, bis 70 Jahre) oder Hochdosis-Chemotherapie mit Stammzelltransplantation (Protokoll 11, bis 60 Jahre)

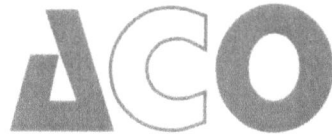

MAMMAKARZINOM

5.2.3 Klinische Studien

Studien haben das Ziel, im Rahmen eines randomisierten (zufallsverteilten) Patientenkollektivs zwei Therapieformen zu vergleichen, mit der Zielsetzung, eine Senkung der Rezidivrate und eine mögliche Verbesserung des Übelebens zu erreichen. Solche Studien unterliegen strengen Qualitätskriterien und werden von allen beteiligten onkologischen Disziplinen gemeinsam erarbeitet. Über die Teilnahmemöglichkeit an solchen laufenden Studien kann der jeweilige Leiter der Arbeitsgruppe der ACO Auskunft geben.

Die Cooperative Studiengruppe Mamma- und Colorektales Carcinom untersucht derzeit in mehreren prospektiv randomisierten Studien die Wirksamkeit diverser adjuvanter Therapieregime.

Weitere Auskünfte können über die Studienzentrale eingeholt werden:
Fax: 01/4090990; Tel: 01/40400/2238; Tel: 01/4081416

6. POSTOPERATIVE PROBLEME

6.1. Das sekundäre Armlymphödem

Auf Grund geänderter Operations- und Bestrahlungstechniken ist heute mit dem Auftreten eines Armlymphödems nur mehr in maximal 3-5% zu rechnen.

6.1.1. Ursachen

- falsche Operationstechnik (siehe Axilladissektion)
- Nachbestrahlung der Axilla und der supraklavikulären Lymphknotenregion
- postoperative Infektionen oder Lymphangitis brachii. Differentialdiagnose: Malignes Armlymphödem!

6.1.2. Prophylaxe

- adäquate Operationstechnik
- keine Radiotherapie der Axilla nach Axilladissektion
- Schutzhandschuhe bei Arbeiten mit Verletzungsgefahr (Garten, Haushalt etc.)

6.1.3. Therapie des sekundären (nicht malignen) Armlymphödems

- komplexe physikalische Entstauungstherapie mit manueller Lymphdrainage
- Kompressionsstrümpfe
- Hochlagern
- Physikalische Therapie nach Schmerzausschaltung
- Stellatumblockade
- Kombinationen
- Verschiedene Bypass-Plastiken

6.2. Das Lokal- bzw. Regionalrezidiv

6.2.1. Definition

Die Bezeichnung *Lokalrezidiv* beschreibt ein erneutes Auftreten von Tumormanifestationen nach brusterhaltendem Vorgehen im Bereich der Mamma (primärer Operationsbereich), nach radikaler Therapie im Bereich der Brustwand, der darüberliegenden Haut, der Narben und dem verbliebenen Drüsengewebe. Ein *regionales Rezidiv* beinhaltet den Befall der homolateralen Lymphknoten. Tritt ein Lokalrezidiv in Kombination mit Fernmetastasen auf, gelten die Richtlinien für die Behandlung des metastasierten Mammakarzinoms. Hormon- und/oder Chemotherapie haben Vorrang. Eine ergänzende lokale Behandlung in palliativer Absicht mit Operation und/oder Strahlentherapie kann die Lebensqualität der Patientinnen deutlich verbessern.

- *Lokalrezidiv:* Tumorrezidiv innerhalb des primären Operationsbereiches, in dem laut Operationsziel kein Tumorgewebe zurückgeblieben ist (R-Klassifikation)
- *Regionalrezidiv:* Tumorrezidiv im regionalen Lymphabflußgebiet

Anmerkung: Homolaterale supraklavikuläre Lymphknotenmetastasen gelten als Fernmetastasen

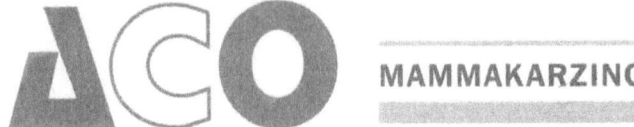

MAMMAKARZINOM

6.2.2. Arten

- subkutanes umschriebenes Lokalrezidiv
- intrakutanes, lentikuläres Lokalrezidiv
- intramammäres Lokalrezidiv
- inflammatorisches Lokalrediziv

6.2.3 Lokalrezidiv nach brusterhaltender Operation

Das Lokal-/Regionalrezidiv nach brusterhaltender Therapie betrifft das Mammaparenchym, die Haut und die Lymphknotengebiete. 95% der Rezidive betreffen das Mammaparenchymgewebe allein und treten meist im Bereich des ursprünglichen Operationsgebietes auf.

Die Lokalrezidivrate steigt innerhalb der ersten 5 Jahre postoperativ auf 2% pro Jahr und fällt dann auf 0,5% pro Jahr bis zum 8. post-operativen Jahr. Im Gegensatz dazu beträgt das Risiko des Auftretens eines ipsilateralen Zweitkarzinoms in der Restbrust ungefähr 1% pro Jahr für die ersten 5 postoperativen Jahre. Der zeitliche Verlauf des Auftretens eines Lokalrezidivs nach brusterhaltender Therapie ist also deutlich protrahierter als nach Mastektomie.

Diagnose:

In einem Drittel der Fälle durch die Mammographie, in einem Drittel der Fälle durch klinische Untersuchung sowie in einem Drittel der Fälle durch beide Untersuchungen. Die meisten Rezidive zeigen den gleichen histologischen Typ wie das Primärkarzinom. Rein mammographisch entdeckte Rezidive sind häufiger rein intraduktale Karzinome. Im Gegensatz zu Rezidiven nach Mastektomie treten Fernmetastasen nach brusterhaltender Operation selten in Verbindung mit Lokalrezidiven auf.

Risikofaktoren für das Auftreten:

- Alter
- Initiales Lymphknotenstadium
- Extensive intraduktale Komponente des Primärtumors
- Differenzierung (Grading) des Primärtumors
- Östrogenrezeptor
- Angioinvasion (peritumoral)

Prognose:

Entsprechend mehrerer Langzeitstudien verschlechtert sich die Prognose nach Auftreten und Therapie eines Lokalrezidivs nach brusterhaltender Therapie nicht oder nur unwesentlich.

Therapie des Lokalrezidivs nach brusterhaltender Operation

95% der Rezidive sind operabel. Die Hauptursache für die Inoperabilität stellen das inflammatorische Rezidiv sowie das Auftreten multipler lentikulärer Metatasen dar. Die 5-Jahres-Überlebensraten nach Mastektomie wegen Rezidivs nach brusterhaltender Erstoperation betragen zwischen 48% und 84%. Das lokoregionäre Rezidiv nach brusterhaltender Therapie beeinflußt also nach derzeitigem Wissensstand nicht das Gesamtüberleben. Bei sofortiger Rekonstruktion nach Mastektomie wegen eines Rezidivs sollte ausschließlich autologes Gewebe verwendet werden.

- Immer zuerst Ausschluß einer Generalisierung (Metastasierung) durchführen.
- Bei intramammärem Rezidiv nach brusterhaltender Operation ist das Vorgehen abhängig von Tumorgröße und Lage des Rezidivs (gruppierte Mikroverkalkung im OP-Gebiet, subklinischer Tumor im OP-Gebiet oder palpabler Tumor, Tumor in Millimeter oder Zentimeter Größe, Inflammation ja/nein, Cutisinfiltration ja/nein). Die Entscheidung ist individuell zu treffen, wobei die ursprünglichen Tumordaten ebenso wie die Latenzzeit bis zum Auftreten des Rezidivs und das Stadium zum Zeitpunkt der Diagnose des Rezidivs berücksichtigt werden müssen. Der ausdrückliche Wunsch der Patientin nach entsprechender Aufklärung ist einzubeziehen.

    Bei kleinen Tumorrezidiven im ursprünglichen OP-Gebiet: brusterhaltendes Vorgehen möglich, vor allem bei DCIS-Rezidiv im Millimeterbereich oder kleinen invasiven Karzinomen.

    Bei großen Tumorrezidiven im ursprünglichen OP-Gebiet: in der Regel Mastektomie, ein zweiter brusterhaltender Eingriff führt in 25-40% der Fälle zu einem Zweitrezidiv.

    Bei ipsilateralen Zweitkarzinomen in der Restbrust: abhängig von der Größe, individuelle Entscheidung, Mastektomie empfehlenswert, Langzeitergebnisse beider Vorgehen offen.

- Systemtherapie bei intrakutanem, lentikulärem bzw. inflammatorischem Rezidiv (wenn Erstoperation brusterhaltend war), anschließend radikale Operation (wenn möglich) und/oder Radiotherapie.
- Die Bedeutung adjuvanter medikamentöser Therapie nach operativer Entfernung eines Lokalrezidivs ist derzeit unklar.

MAMMAKARZINOM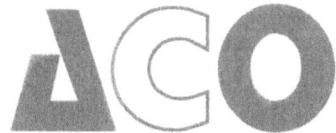

6.2.4. Lokalrezidiv nach Radikaloperation

60-80% der Lokalrezidive nach Mastektomie treten innerhalb der ersten 2 postoperativen Jahre auf. Nach dem 5. postoperativen Jahr sind diese selten. Ein isoliertes axilläres Rezidiv stellt eine Rarität dar. Die Brustwand und die darüberliegende Haut stellen in der Hälfte der Fälle die einzig befallenen Gebiete dar. Etwa 2/3 der Patientinnen mit Lokalrezidiv weisen gleichzeitig eine generalisierte Metastasierung auf und ein weiteres Viertel entwickelt Metastasen kurz nach der Diagnose Lokalrezidiv. Das mediane Überleben bei isoliertem Lokalrezidiv beträgt 2-3 Jahre.

Risikofaktoren für das Auftreten:
- Lymphknotenstadium
- Tumorgröße
- Differenzierung (Grading)
- Östrogenrezeptor

Prognostische Faktoren für das Überleben nach Auftreten eines Lokalrezidivs nach Radikaloperation:
- Rezidivfreies Intervall
- Initiales Tumorstadium
- Differenzierung des Primärtumors
- Initiales Lymphknotenstadium
- Verwendung einer adjuvanten Systemtherapie oder Bestrahlung

Prognose: durchschnittlich 30%ige 10-Jahres-Überlebensrate

Therapie des Lokalrezidivs nach radikaler Operation:
- immer zuerst Ausschluß einer Generalisierung (Metastasierung) durchführen
- bei subkutanem Rezidiv nach Radikaloperation – Exstirpation und Nachbestrahlung (wenn kumulative Herddosis noch nicht überschritten ist)
- Systemtherapie bei intrakutanem, lentikulären bzw. inflammatorischen Rezidiv, eventuell anschließend Operation (nur bei isoliertem Einzelherd) und/oder Radiotherapie

7. SPEZIELLE ASPEKTE MALIGNER BRUSTTUMOREN

7.1. Das inflammatorische Karzinom

7.1.1. Definition

- Karzinom mit Lymphangiose der Kutis; histologischer Nachweis mittels diagnostischer Hautbiopsie vor Einleiten der endgültigen Therapie notwendig. Differentialdiagnose: Entzündung

7.1.2. Symptomatik

- Neben Zeichen der Entzündung (Rötung, Schwellung, warme Haut) oft kein Tumor tastbar, fallweise Infiltration und Ödem der Haut, peau d´orange

7.1.3. Diagnose

- Biopsie der Cutis, bis in die Subcutis reichend, bei fehlendem Tumor
- Biopsie der Cutis, bis in die Subcutis reichend und Stanzbiopsie (Trucut®, Surecut®) bei vorhandenem Tumor zum Nachweis der Tumorzelldissemination in der Cutis, Subcutis (Lymphangiosis) und des Primärtumors

7.1.4. Therapie

- Grundsätzlich präoperative Chemotherapie (Kombination mit Hormontherapie bei positivem Hormonrezeptor):
  Primär zumindest 3 Zyklen einer anthrazyklinhältigen Chemotherapie (AC,EC,EPI-TAX): Remissionsbeurteilung nach Klinik, Mammographie und Sonografie

  Bei Tumoransprechen nach 2-3 Zyklen (eventuell 4. Zyklus): modifiziert radikale Mastektomie
  postoperative Chemotherapie 3-4 Zyklen
  Strahlentherapie

ACO-Manual der chirurgischen Krebstherapie

MAMMAKARZINOM

Bei fehlendem Tumoransprechen nach 2-3 Zyklen: Remissionsbeurteilung nach Klinik, Mammographie und Sonografie – Wechsel der Chemotherapie auf Alternativ-Regime.

Bei ungenügendem Ansprechen auf die Chemotherapie (schlechte Prognose!): Strahlenbehandlung; nach Abschluß der diversen Therapiemaßnahmen muß im Einzelfall gemeinsam mit dem Chirurgen entschieden werden, ob die Operation im Anschluß durchgeführt werden soll.

- *Bei lokaler Inoperabilität:* Radiotherapie
- Modifiziert radikale Mastektomie (2 Wochen nach Beendigung der Chemo- und/oder Strahlentherapie), Remissionsbeurteilung durch den Pathologen, je nach Remission Weiterführen der Chemotherapie oder neuerlicher Wechsel der Chemotherapie ± Radiotherapie.

Anmerkung:

Unabhängig vom Grad der lokalen Ausdehnung wird der Befall der Haut beim inflammatorischen Mammakarzinom klinisch als T4 eingestuft. Dem folgt die pathologische Stadieneinteilung, wenn der Hautbefall histologisch nachgewiesen ist (pT4d). Wenn die Hautbiopsie negativ ist, muß die pathologische Klassifikation pTX lauten (UICC 1997).

7.2 Positive Lymphknoten ohne nachweisbaren Mammatumor

- Sollten diese histologisch eindeutig einem Mammakarzinom zuzuordnen sein, so sollte der laterale kraniale Quadrant der gleichen Seite großzügig biopsiert werden und die Etagen 1+2 der Axilla disseziert werden. Alle weiteren Maßnahmen gelten analog dem Vorgehen bei nodal positiven Patientinnen.
- Sind die Lymphknoten histologisch nicht zuzuordnen, so gilt das Prinzip des unbekannten Primärtumors.

7.3 Lymphangiosarkom – Stewart-Treves-Syndrom

7.3.1 Definition

- Zweitmalignom (nach Mastektomie, axillärer Lymphknotendissektion, Bestrahlung und jahrelangem chronischen Lymphödem) der homolateralen oberen Extremität
- Ätiologie nicht bekannt
- im 5.-7. Lebensjahrzehnt auftretend
- 1,5 bis 24 Jahre (Durchschnitt 10,5 Jahre) nach Erstoperation auftretend

7.3.2 Histologie und Prognose

- Angioplastisches Sarkom
- 6 Monate mittlere Überlebenszeit (unbehandelt), 16 Monate bis 6 Jahre (behandelt)

7.3.3 Therapie

- Nach histologischer Abklärung entweder primär radikale Operation (Amputation) mit konsekutiver Polychemotherapie oder extremitätenerhaltende Resektion mit regionaler oder präoperativer Polychemotherapie ± Radiotherapie, abhängig von uni- oder multizentrischem Tumorgeschehen.

7.4. Mammakarzinom des Mannes

- 100 bis 200 mal seltener als bei der Frau auftretend (1994: 35 Fälle in Österreich dokumentiert)
- Durchschnittlich 10 Jahre später auftretend als bei der Frau
- Meistens palpabler Tumor im Areolabereich; häufig assoziiert mit Gynäkomastie

7.4.1. Risikofaktoren

- Familiäre Disposition bekannt (BRCA 2 Mutation)
- Klinefelter Syndrom
- Schistosomiasis
- Strahlenexposition
- Gynäkomastie, Erkrankungen von Leber und Hoden

MAMMAKARZINOM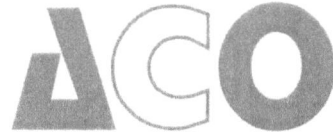

7.4.2. Histologie
- Meist invasiv duktales Karzinom, selten Morbus Paget oder inflammatorische Formen
- 80 % der Tumore weisen positive Hormonrezeptoren auf

7.4.3. Therapie
- In der Regel modifiziert radikale Mastektomie, in ausgewählten Fällen auch Tumorektomie mit axillärer Dissektion und postoperativer Radiotherapie möglich
- Nach Radikaloperation postoperative Bestrahlung (bei Patienten mit knappen Resektionsrändern, großem Tumor oder Muskel und/oder Hautinfiltration)
- Adjuvanstherapie: Tamoxifen 20mg für 5 Jahre (bei positivem Hormonrezeptor), sonst gelten die gleichen Richtlinien wie beim Mammakarzinom der Frau

7.4.4. Prognose
- Ähnlich wie bei der Frau, gelegentlich wird auch über schlechtere 10-Jahres-Überlebensraten berichtet.

7.5 Schwangerschaft und Mammakarzinom

7.5.1 Definition
- Mammakarzinomdiagnose während oder bis 1 Jahr nach der Gravidität
- 1 Mammakarzinom pro 3.000-10.000 Schwangerschaften
- Durchschnittsalter: 35 Jahre
- 10 - 15 % der Mammakarzinome der unter 40-jährigen sind mit einer Schwangerschaft assoziiert

7.5.2 Diagnostik
- Abklärung jedes palpablen Tumors nach Möglichkeit mit Stanzbiopsie (Trucut®, Surecut®, Hochgeschwindigkeitsbiopsie) in Lokalanästhesie, Feinnadelbiopsie (geringe Spezifität!)
- Bei Biopsie während der Stillzeit ist ein vorheriges Abstillen notwendig (Gefahr von Infektion und Milchfistel)
- Mammographie möglich (bei sachgerechter Abschirmung keine fetalen Schäden zu befürchten), jedoch nur geringe Sensitivität
- Ultraschall der Mamma
- Lungenröntgen möglich (Abschirmen des Abdomens)
- Knochenröntgen (ausgenommen LWS und Becken)
- Knochenszintigramm kontraindiziert
- Kernspintomographie zum Ausschluß von Knochen- und Hirnmetastasen möglich

Anmerkung: Es sollte ausschließlich eine immunhistochemische Hormonrezeptorbestimmung durchgeführt werden.

7.5.3 Therapie
- modifiziert radikale Mastektomie im 1. und 2. Trimenon (Radiatio kontraindiziert); keine Sofortrekonstruktion!
- Tumorektomie mit axillärer Dissektion und verzögerter (postpartaler) Radiotherapie im 3. Trimenon möglich

Adjuvanstherapie:

In der 2. Schwangerschaftshälfte ist eine Chemotherapie unter Vermeidung bestimmter Zytostatika prinzipiell durchführbar, jedoch ist mit einer erhöhten Rate an wachstumsretardierten Feten, Frühgeburtlichkeit sowie niedrigeren Geburtsgewichten zu rechnen. Es besteht weiters die Gefahr verschiedenster kongenitaler Defekte im 2. Trimenon sowie die Induktion von Herzfehlern durch Anthrazykline.

Obwohl über eine Prognoseverbesserung durch die Schwangerschaftsunterbrechung per se keine gesicherten Daten vorliegen (denkbar bei rezeptorpositiven Tumoren), erleichtert und vereinfacht die Interruptio jedenfalls alle adjuvanten Therapiemaßnahmen.

In allen Fällen, bei denen eine adjuvante Chemotherapie indiziert ist, sollte also gemeinsam mit dem internistischen Onkologen eine Beratung über die Möglichkeit einer Schwangerschaftsunterbrechung durchgeführt werden.

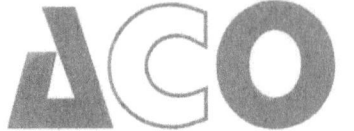

MAMMAKARZINOM

7.5.4. Prognose

- In der Literatur wird im Vergleich zum Karzinom der Nichtschwangeren sowohl eine äquivalente als auch schlechtere Prognose des schwangerschaftsassoziierten Mammakarzinoms beschrieben.
- Durch hormonelle Stimulation und/oder Diagnoseverschleppung (zum Teil auch iatrogen !) kommen jedenfalls häufiger fortgeschrittenere Stadien zur Diagnose.

7.5.5. Schwangerschaft nach Mammakarzinom

Eine nach abgeschlossener Mammakarzinomtherapie auftretende Schwangerschaft scheint keinen nachteiligen prognostischen Effekt zu bewirken. Je nach spezifischer Situation (Alter, Tumorstadium, Dringlichkeit des Kinderwunsches) ist jedoch ein 2- bis 3-(5-)jähriges Intervall empfehlenswert (66-90 % aller Rezidive treten in diesem Zeitraum auf).

7.6. Morbus Paget

7.6.1. Definition

Es handelt sich um eine intraepitheliale Neoplasie im Mamillen-Areolabereich, charakterisiert durch das Vorkommen typischer Paget-Zellen, meist in Kombination mit intradukalem oder invasivem Karzinom.

Ein Morbus Paget ohne klinisch nachweisbaren Tumor wird prätherapeutisch als Tis klassifiziert. Postoperativ richtet sich die pT-Klassifizierung nach der Größe des Tumors. Der Befall der Mamille, d.h. der Nachweis von Paget-Zellen in der Mamillenhaut, wird nicht als T4 im Sinne eines Hautbefalls, sondern als Tis klassifiziert.

7.6.2. Symptome

- „Mamillenekzem", Juckreiz, Mamillenretraktion, blutige Mamillensekretion, Exulzeration
- in etwa 50% zusätzlich Tumor im Brustparenchym

7.6.3. Diagnose

- Mammographie (Tumor?, Mikroverkalkungen?)
- Probeexzision aus der Mamille
- Sekretzytologie

7.6.4. Therapie

- Resektion des Mamilla- Areolabereiches mit einem repräsentativen Anteil des retroareolären Areals – in erster Linie bei Vorliegen eines DCIS oder minimal invasiven Karzinomen der Mamille und/oder des Retroareolärbereiches. Das weitere Vorgehen erfolgt nach den Richtlinien für die Behandlung des DCIS oder des invasiven Karzinoms. Dem Nachteil der manchmal deutlichen Verkleinerung der Brust mit evtl. fraglichem kosmetischen Resultat steht die Erhaltung der Brust gegenüber.
- Modifiziert radikale Mastektomie bei Vorliegen tumorinfiltrierter Resektionsränder

7.7. Phyllodestumor der Mamma

7.7.1. Definition

- Epithelial - mesenchymaler Mischtumor

    a) *Benigne Variante*

    b) *Maligne Variante* (fast immer Entartung des Bindegewebsanteils):
    Hohe Zelldichte mit atypischen Zellen, hohe Mitoserate, ausgeprägte Spindelzellkomponente, Nekrosen, infiltrierende Tumor-Gewebsgrenze
- 0,5% aller Brusttumoren
- zwischen dem 30. und 70. Lebensjahr auftretend
- Häufig lange Zeit bestehend mit plötzlichen Wachstumsschub vor der klinischen Präsentation (meist 6-8 cm Durchmesser, Hautfixation und Exulzeration möglich)

MAMMAKARZINOM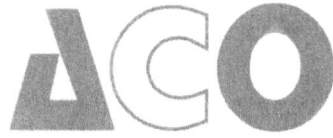

7.7.2. Therapie

- Exstirpation mit tumorfreien Rändern
- Amputatio simplex bei sehr großen Tumoren sowie massiver Haut- und/oder Faszieninfiltration
- Axilläre Lymphknotendissektion nur bei klinischem Verdacht
- Bei Rezidiven (histologisch benigne Variante) – Vorgehen wie bei Ersttumor
  Bei Rezidiven (histologisch maligne Variante) – Amputatio simplex
- Keine Wirksamkeit von Strahlentherapie und/oder Chemotherapie

7.7.3. Prognose

- In 5% aller Fälle Fernmetastasen (in 20% aller malignen Varianten)
- In 2/3 der Fälle Lungenmetastasen, in fast 1/3 der Fälle Knochenmetastasen
- Regionäre Lymphknotenmetastasen sehr selten
- Hohe Lokalrezidivrate (10-40%), häufig Rezidive auch bei benignen Varianten

7.8. Sarkome der Mamma

7.8.1. Allgemeines

- Unter 1% aller malignen Mammatumoren
- Biologisches Verhalten nicht unterschiedlich zu Sarkomen extramammärer Lokalisation
- Da Lokalrezidive – vor allem der schlecht differenzierten Formen – häufig metastasieren, ist die lokale Tumorkontrolle von größter Bedeutung.

7.8.2. Therapie

- Bei Tumorgröße < 3 cm sowie Grading 1 – Tumorektomie, 1-3 cm freie Schnittränder notwendig
- Bei G 2- und G 3-Tumoren – in der Regel Amputatio simplex, freie Schnittränder notwendig
- Brusterhaltende Therapie deshalb nur bei sehr großer Brust möglich
- Axilladissektion nur bei klinischem Verdacht auf Metastasen (in circa 6% der Fälle), bei lymphknotennahem Tumorsitz – kontinuierliche Dissketion, bei lymphknotenfernem Tumorsitz – diskontinuierliche Dissektion (getrennte Abdeckung und eigene Instrumente notwendig)
- Bei Muskel- und/oder Brustwandinfiltration - lokale Resektion notwendig (intraoperative Gefrierschnittuntersuchung zur Resektionsrandanalyse)
- Nachbestrahlung bei R1, 2-Resektionen, bei sehr großen Tumoren, bei „Skip"-Läsionen
- Der Stellenwert der Adjuvanstherapie ist derzeit unklar.

7.8.3. Prognose

- 5-Jahres-Überlebensrate ist abhängig von Differenzierung, Tumorgröße und lokaler Tumorkontrolle bei der Erstoperation (R0-, R1- oder R2-Resektion)
- 5- Jahresüberlebensrate bei R0-Resektion, M0 Patienten beträgt 81,4%
- hohe Lokalrezidivrate, wenn primär keine R0-Resektion – bis 67%
- Prognose deutlich besser als die von Sarkomen anderer Lokalisationen

7.9. Karzinom der kontralateralen Brust

- Auftreten eines Karzinoms der Gegenseite (= echtes Zweitkarzinom)
- In 4-15% aller Fälle nach primärem Mammakarzinom vorkommend (entspricht einem circa 5fach höheren Risiko, als an einem Erstkarzinom zu erkranken)
- Risiko bleibt lebenslang konstant
- Keine Risikoerhöhung durch Radiotherapie im Rahmen der Behandlung des Erstkarzinoms
- Risikosenkung durch Adjuvanstherapie im Rahmen der Behandlung des Erstkarzinoms
- Eine Biopsie der kontralateralen Mamma ohne entsprechenden klinischen oder mammographischen Verdacht ist im Rahmen der Therapie des Erstkarzinoms nicht indiziert.

8. PALLIATIVTHERAPIE

Oberste Zielsetzung jeder Palliativtherapie bei Patienten mit Mammakarzinom sollte die Erhaltung der Lebensqualität sein. Die palliative Chirurgie beim Mammakarzinom hat heute durch den präoperativen Einsatz der Systemtherapie an Bedeutung verloren. Durch das downstaging des lokal fortgeschrittenen Karzinoms wird der Chirurg einerseits nach einer Systemtherapie unter kurativer Zielsetzung vorgehen, andererseits wesentliche Informationen hinsichtlich Tumoransprechen liefern, am besten im Rahmen präoperativer Therapie-Protokolle durchzuführen:

- Bei M1-Kategorien – Lokaltherapie nur bei Exulzerationsgefahr
- Allgemeintherapie unter interdisziplinärer Absprache

8.1. Palliative Radiotherapie

Die Radiotherapie kann als Palliativmaßnahme auch bei Patienten mit lokal fortgeschrittenem oder generalisiertem Mammakarzinom mit gutem Erfolg eingesetzt werden. Entscheidend für ihren Einsatz ist eine Abwägung zwischen der Dauer der Hospitalisierung bzw. der täglichen Anreise und der erwarteten Dauer einer Verbesserung der Lebensqualität. Vereinzelt kann durch die palliative Radiotherapie sogar eine Verlängerung der Überlebenszeit erreicht werden. Die palliative Radiotherapie dauert oft nur 2-3 Wochen, da eine Verbesserung der Lebensqualität mit verhältnismäßig niedrigen Dosen erreicht werden kann.

Die wichtigsten Indikationen zur palliativen Radiotherapie:

8.1.1. Knochenmetastasen

Die Bestrahlung von Knochenmetastasen führt in einem hohen Prozentsatz zu einer Schmerzlinderung. Außerdem kann besonders bei Osteolysen an statisch belasteten Skelettanteilen die Radiotherapie zur Stabilisierung im Sinne einer Rekalzifizierung beitragen. Damit die analgetisierende Wirkung rascher eintritt und die Gesamtbestrahlungsdauer kürzer wird, können, neben der üblichen Fraktionierung, höhere Einzeldosen – unter der Berücksichtigung der Toleranz strahlensensibler Organe – zur Anwendung kommen. Besteht durch die Größe der Osteolyse die unmittelbare Gefahr einer pathologischen Fraktur, ist besonders im Bereich der Extremitäten auch an eine operative Stabilisierung zu denken.

8.1.2. Drohende Querschnittsläsion

Wenn Wirbelmetastasen gegen das Rückenmark vorwachsen oder eine epidurale Tumorabsiedelung eingetreten ist, besteht die Gefahr einer Myelokompression. Durch eine möglichst frühzeitig, d.h. innerhalb von maximal 12 Stunden, einsetzende Radiotherapie kann unter günstigsten Bedingungen eine Rückbildung der klinischen Symptomatik erreicht werden. Manifeste und länger bestehende Ausfallserscheinungen lassen einen Behandlungserfolg kaum mehr erwarten. Die Behandlungsergebnisse der Bestrahlung dieser Manifestationen sind mit jenen der operativen Rückenmarksdekompression vergleichbar. Beide Verfahren werden bei singulärem Auftreten von Metastasen vielfach miteinander kombiniert.

8.1.3. Hirnmetastasen

Die Indikation zur Bestrahlung ergibt sich meist aufgrund der neurologischen Symptomatik. Bei multiplen Hirnmetastasen wird das gesamte Hirn bestrahlt, unterstützt durch antiödematöse Maßnahmen (Kortikoide, Mannit bzw. Glycerosterilinfusionen, Shunt-Operationen). Solitäre Herde werden, falls es deren Lokalisation erlaubt, operiert und die Ganzhirnbestrahlung angeschlossen. In speziellen Fällen stellt die ausschließliche Strahlentherapie eine Alternative zum operativen Vorgehen dar, wobei hier insbesondere die stereotaktische Einzeitbestrahlung zur Anwendung kommt. Die Fraktionierung richtet sich nach der erwarteten Überlebenszeit der Patienten. Sind die Hirnmetastasen die einzige Manifestation einer Absiedelung, sollen niedrigere Einzeldosen (1,8-2 Gy)

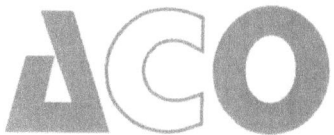

MAMMAKARZINOM

über etwa 4 Wochen, bei Befall mehrerer Organe höhere Einzeldosen (3 Gy) über 2 Wochen, für einen raschen Wirkungseintritt verwendet werden.

8.1.4. Haut-, Weichteil- und Lymphknotenmetastasen

Ausgedehnte lentikuläre Hautmetastasen stellen für die Patienten in der Regel ein erhebliches kosmetisches Problem dar. Daneben sind insbesondere bei Infiltration des Plexus brachialis durch Lymphknotenmetastasen Schmerzen und Ausfallserscheinungen belastende Symptome. In Abhängigkeit vom histologischen Befund sowie der Tumorausdehnung kann auch in diesen Fällen mit einem guten Ansprechen auf die Radiotherapie gerechnet werden.

8.1.5. Einflußstauung

Ausgedehnte supraklavikulare Lymphknotenmetastasen sowie eher selten auftretende Lymphknotenmetastasen im Mediastinum können zum klinischen Bild der oberen Einflußstauung führen. Mit einer rasch eingeleiteten Strahlentherapie sind in der Regel die Symptome zu lindern.

8.2. Therapie des metatstasierten Mammakarzinoms

Nach Auftreten von Rezidiven bzw. Metastasen ist eine kurative Zielsetzung im allgemeinen nicht mehr gegeben. Oberste Zielsetzung der Palliativbehandlung ist daher die Erhaltung der Lebensqualität.

8.2.1. Palliative Hormontherapie

Der großen Vielfalt individueller Krankheitsverläufe von Patientinnen mit metastasiertem Mammakarzinom kann nur eine individuelle, dem Krankheitsverlauf angepaßte Therapie gerecht werden. Die Erhaltung von körperlicher Leistungsfähigkeit und die Besserung tumorbedingter Beschwerden sind Hauptbehandlungsziele. Als einzusetzende Medikamente kommen Hormone, Zytostatika und Bisphosphonate in Frage, vor deren Einsatz zu klären ist, ob durch (zusätzliche) lokale chirurgische oder strahlentherapeutische Maßnahmen den Patientinnen rascher geholfen werden kann.

- In der Prämenopause gehören GnRH-Analoga zu den Therapeutika der ersten Wahl
- In der Postmenopause gehören die Antiöstrogene Tamoxifen (20mg p.o.tgl.) und Toremifen (60 mg p.o. tgl.) zu den Therapeutika der ersten Wahl. Toremifen hat eine geringere Restöstrogenaktivität im Vergleich zu Tamoxifen und damit weniger Nebenwirkungen.

Derzeit stehen neue Antiöstrogene in Entwicklung (Droloxifen, Faslodex - ICI 182780, Raloxifen, TAT-59, Idoxifene etc.) deren Hauptcharakteristikum die geringere bis fehlende Restöstrogenaktivität im Vergleich zu Tamoxifen ist. Aus ersten Studienergebnissen hat man den Eindruck eines schnelleren Wirkungseintrittes, die therapeutische Überlegenheit gegenüber Tamoxifen und Toremifen ist jedoch im Rahmen weiterer klinischer Studien zu prüfen. Ein wesentlicher Vorteil dieser Substanzen ist die fehlende Stimulation des Endometriums.

Bei Erfolg der primären Therapiemaßnahme mit Antiöstrogenen werden bei neuerlicher Tumorprogression Aromatasehemmer (z.B. Anastrozol, Letrozol, Formestan) oder Gestagene (Medroxyprogesteronacetat, Megestrolacetat etc.) eingesetzt.

Jede Systemtherapie sollte risikoadaptiert, nach prognostischen Kriterien ausgerichtet, durchgeführt werden. Sehr praktikabel erscheint dabei die Prognosebewertungsskala nach Possinger (s. Tabelle „Prognose-Bewertungsskala"). Bei negativem Hormonrezeptor liegt die Ansprechwahrscheinlichkeit auf eine Hormontherapie unter 10%. Bei Ansprechen auf den ersten Therapieschritt ist bei Progression der Übergang auf die nächstangeführte Therapie indiziert. Bei Versagen der initialen Hormontherapie oder Ausschöpfen aller hormontherapeutischen Möglichkeiten ist der Übergang auf ein Kombinationschemotherapieschema angezeigt. In Einzelfällen mit sehr günstiger Risikokonstellation kann ein zweiter Hormontherapieschritt selbst bei Nichtansprechen der First-line-Hormontherapie versucht werden.

Tabelle 11: Prognose-Bewertungsskala (Score) nach Possinger

Kriterien	Punkte
Krankheitsfreies Intervall	
> 2 Jahre	1
< 2 Jahre	3
Metastasen	
Knochen, Haut, Weichteile (Lymphknoten), Pleuraerguß	je 1
Knochenmarkskarzinose (periphere Zytopenie)	4
Lunge (< 10 Metastasen)	3
Lunge (> 10 Metastasen)	5
Lunge (Lymphangiosis carcinomatosa mit klin. Symptomen)	6
Leber	6
ZNS	6
Rezeptorstatus	
positiv	1
unbekannt	2
negativ	3

Prognoseeinstufung *		
günstige Prognose	Summe	3-6 Punkte
ungünstige Prognose	Summe	7 und mehr Punkte

* Für die drei Kriterien „Krankheitsfreies Intervall", "Metastasen" und "Rezeptorstatus" wird mindestens je 1 Punkt vergeben.

Tabelle 12: Prognostisch günstige Situation

Prämenopausale Patientin

LHRH-Analoga oder
Chemotherapie
(wenn Rezeptor negativ)

↓

LHRH-Analoga +
Antiöstrogene

↓

LHRH-Analoga +
Aromatasehemmer

↓

Gestagene

↓

Mono- oder Kombinations-
chemotherapie

Postmenopausale Patientin

Antiöstrogene

↓

Aromatasehemmer

↓

Gestagene

↓

Kombinationschemotherapie

Prognostisch ungünstige Situation

Kombinationschemotherapie

MAMMAKARZINOM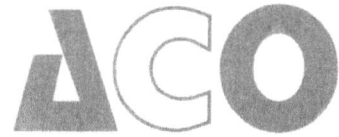

Hinweise zur Durchführung

- Die angewendeten Therapieformen sollten interdisziplinär besprochen werden. Dies gilt umso mehr für die Indikationsstellung zur augmentierten Chemotherapie mit Gabe hämatopoetischer Wachstumsfaktoren bzw. zur Hochdosischemotherapie mit autologer Knochenmarkstransplantation bzw. peripherer Stammzellsubstitution.
- Jede Palliativtherapie sollte risikoadaptiert, d.h. nach prognostisch orientierten Richtlinien, verabfolgt werden (Benefit/Lebensqualität).

8.2.2. Palliative Chemotherapie

Eine palliative Chemotherapie sollte bei negativen Hormonrezeptoren (Ansprechrate einer Hormontherapie unter 10%), bei raschem Tumorwachstum, bei Vorliegen von viszeralen Metastasen und vor allem beim Hyperkalzämiesyndrom eingesetzt werden. Die Auswahl der Chemotherapie-Kombination oder auch der Einsatz neuerer Einzelsubstanzen (z.B. Gemcitabine, Paclitaxel, Docetaxel) ist vom Krankheitsverlauf vom Allgemeinzustand der Patientin unter Berücksichtigung der Organfunktionen abhängig zu machen. Durch eine moderne Kombinationschemotherapie kann beim metastasierten Mammakarzinom eine Ansprechrate von 40-60% (mit einer Dauer von 8-10 Monaten) erwartet werden.

8.3. Andere Supportivmaßnahmen

8.3.1 Schmerzbehandlung nach Stufenplan der WHO:

Stufe 1: Nicht Opioide (Paracetamol, Metamizol, Antiphlogistika)
Stufe 2: Schwache Opioide (z.B. Tramal® oder Codidol ret.® ± Stufe 1)
Stufe 3: Starke Opioide (retardierte Morphine, Buprenorphin, Hydromorphon, Fentanylpflaster, ± Adjuvantien ± Antidepressiva
Palliative Radiotherapie bei Skelettmetastasen, eventuell Strontium 89

8.3.2. Biphosphonattherapie

Gesicherte Wirksamkeit hinsichtlich Frakturgefährdung, Frequenz von Hyperkalzämie-Syndromen, Analgetikaverbrauch, jedoch kein gesicherter Effekt auf das Gesamtüberleben (z.B. Clodronat, Pamidronat). Derzeit Untersuchung von Biphosphonaten in adjuvanter Zielsetzung im Rahmen klinischer Studien.

8.3.3. Hyperkalzämiesyndrom

Gilt als akut behandlungsbedürftiges onkologisches Notfallproblem. Wird häufig verkannt, da die Symptomatik neurologische Ausfälle von cerebralen Metastasen vortäuschen kann. Bei nicht rechtzeitiger Behandlung Gefahr der irreversiblen Nierenschädigung.

Therapie (nach Reihenfolge der Dringlichkeit)

- Biphosphonate nach Rehydratation
  Polychemotherapie
- Forzierte Diurese + Kortikoid
- Kalzitonin über Perfusor

9. PSYCHOONKOLOGISCHE BETREUUNG UND SELBSTHILFEGRUPPEN

Im Laufe der Erkrankung wird die Patientin immer wieder mit krisenhaften Situationen konfrontiert, welche starke emotionale Belastungen zur Folge haben. In diesem Zusammenhang ist der Hinweis auf die Möglichkeit psychotherapeutischer Unterstützung im Rahmen der ärztlicher Gesprächsführung oder in Balintgruppen bedeutsam. Der Aufbau eines österreichweiten psychoonkologischen Dienstes ist derzeit in Ausarbeitung.

Alle Frauen mit operiertem Mammakarzinom sollten auf die Möglichkeit hingewiesen werden, sich einer Selbsthilfegruppe anschließen zu können.

Kontaktadresse:

Frauenselbsthilfe nach Krebs – Österreichischer Dachverband, 1020 Wien, Obere Augartenstr. 26-28,
Tel.: 01/332 23 48 od. 330 22 15

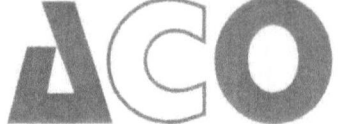

MAMMAKARZINOM

10. LITERATUR

ACO-Consensus-Bericht Mammakarzinom. ACO, Arbeitsgemeinschaft für Chirurgische Onkologie der Österreichischen Gesellschaft für Chirurgie, Herausgeber: Smola M.G. (1993)

AJCC - American Joint Committee on Cancer: Manual for Staging on cancer, Fourth edition. J.B.Lippincott Company, Philadelphia, (1993), 161-168.

Axelsson J und Anderson A. : Male Breast Cancer. World J Surg (1983), 7: 281-287

Bartelink H, Borger JH, Van Dongen JA, Peterse JL. The impact of tumor size and histology on local control after breast conserving therapy. Radiother Oncol (1988), 11: 297-303

Blichert Toft M, M.G.Smola, L.Cataliotti, N.O.Higgins. Principles and guidelines for surgeons-management of symptomatic breast cancer. Eur J Surg Oncol (1997), 23: 101-109

Bonadonna G. et al.: Primary chemotherapy to avoid mastectomy in tumors with diameters of three centimeters or more.J. Natl. Cancer Inst. (1990), 82: 1539-1545.

Deutschmann W, Smola MG, Scharnagl E, Beham A. Stewart-Treves Syndrom und Lymphangiosarkom. Der Chirurg (1988), 59: 605-609

Diseases of the Breast: Herausgeber: Harris J, Lippman M, Morrow M, Hellman S, Liponcott-Raven (1995)

Early Breast Cancer Trialists Colloborative Group: Systemic treatment of early breast cancer by hormonal, cytotoxic or immune therapy. 133 randomised trials involving 31000 recurrences and 24000 deaths among 75.000 women.Lancet (1992), 339: 1-15,71-85.

Fisher B. et al.: Eight-year results of a randomized clinical trial comparing total mastectomy and lumpectomy with or without irradiation in the treatment of breast cancer. N Engl J Med (1989), 320: 822-828.

Fisher B. et al.: Neoplasms of the breast, Volume 2. In: Holland J. and Frei E., Editors. Cancer Medicine, 3rd Edition, Philadelphia, PA; Lea&Febiger; (1993),1706-1774

Fowble B, Solin LJ, Schultz DJ. Conservative surgery and radiation for early breast cancer. In: Breast cancer treatment - a comprehensive guide to management. In: Fowble B, Goodman RL, Glick JH, Rosato EF (eds.); St.Louis Mosby Year Book, (1991), 105-149

Goldhirsch A. et al.: International consensus panel on the treatment of primary breast cancer. EurJCancer.(1995), 31a: 1754-1759

Hammer J, Seewald DH, Track C, Zoidl JP, Labeck W. Breast cancer: Primary treatment with external beam radiation therapy and high-dose-rate Iridium implantation. Radiology (1994), 193: 573-577

Harris J. et al.: Breast Cancer (Review article). N Engl J Med (1992), 327: 319-328, 390-398, 473-480.

Hulka B.S. und Stark A.T.: Breast cancer: Cause prevention. Lancet, (1995), 346: 883-887

Klimpfinger M, Steindorfer P, Hellinger P, Deutsch Th, Jecl M, Hauser H, Hoff M, Rosanelli G, Smola M.G, und Reiner A. Probleme der intraoperativen Schnellschnittdiagnostik von Mammaläsionen - Analyse von 5479 konsekutiven Fällen. Act Chir Austr. (1997)

Klimpfinger M. Intraoperative Schnellschnittdiagnostik. Act Chir Austr (1996) 28: 3: 139-147

Kurtz JM, Amalric R, Delouch G, Pierquin B, Roth J, Spitalier JM. The second ten years: long term risks of breast conservation in early breast cancer. Int J Radiat Oncol Biol Phys (1987), 13: 1327-1332

O`Higgins N., Linos D.A., Blichert-Toft M., Cataliotti L., de Wolf C., Rochard F., Rutgers E.J.T., MattheiemW. , da Silva M.A., Holmberg L., Schulz K.D., Smola M.G. and Mansel R.E. European guidelines for quality assurance in the surgical management of mammographically detected lesions. Eur J Surg Oncology (1998), 24: 96-98

Possinger K. und Wilmanns W.: Palliative Therapieführung zur Hemmung der Tumorprogression bei Patientinnen mit metastasierten Mammakarzinomen. Internist (1993), 34: 340-350.

Seewald DH, Zoidl JP, Track C, Putz E, Hammer J. Qualitätssicherung der interstitiellen Bestrahlung in der brusterhaltenden Therapie des Mammakarzinoms. Strahlentherapie Onkologie (1994), 170: 147-150

Silverstein MJ, Barth A, Poller DN, Gierson ED, Colburn WJ, Waisman JR, Gamagami P. Ten-year results comparing mastectomy to excision and radiation therapy for ductal carcinoma in situ of the breast. Eur. J. Cancer (1995), 31A: 1425-1427

Silverstein MJ, Poller DN, Waisman JR, Colburn WJ, Barth A, Gierson ED, Lewinsky B, Gamagami P, Slamon DJ. Prognostic classification of breast ductal carcinoma in situ. The Lancet (1995), 345: 1154-1157.

Smola MG, Ratschek M, Amann W, Samonigg H, Mayer R. The impact of resection margins in the treatment of primary sarcomas of the breast. Eur J Surg Oncol (1993); 19: 61-69

Stierer M. et al. Male breast cancer: Austrian experience. World J Surg (1995), 19: 687-693

Wittekind CH, Wagner G. TNM Klassifikation maligner Tumoren. 5. Auflage, Springer Verlag (1997)

MINIMAL-INVASIVE CHIRURGIE IN DER ONKOLOGIE

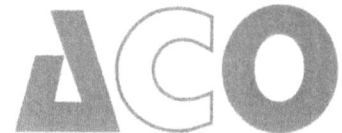

DER STELLENWERT DER MINIMAL-INVASIVEN CHIRURGIE IN DER ONKOLOGISCHEN CHIRURGIE

H. W. Waclawiczek
für die Arbeitsgemeinschaft für minimal-invasive Chirurgie (AMIC) der Österr. Gesellschaft für Chirurgie

EINLEITUNG

Die Minimal-Invasive Chirurgie kann aufgrund ihrer raschen Akzeptanz vor allem in der Gallenchirurgie bereits sechs Jahre nach ihrer Einführung als Meilenstein in der operativen Medizin betrachtet werden. Besonders in der onkologischen Chirurgie muß man aber diesen neuen, videoendoskopischen Operationsmethoden noch sehr kritisch gegenüberstehen, da einerseits naturgemäß noch keine Langzeitüberlebensraten vorliegen und andererseits die Operationstechnik einschließlich der Lymphknotendissektion bedeutend schwieriger ist. Aus diesem Grund dürfen minimal-invasive, onkologische Eingriffe derzeit nur an Zentren mit ausreichender Erfahrung und nur im Rahmen von (multizentrischen) Studien durchgeführt werden, um die Effizienz und Effektivität dieser Methode zu evaluieren.

ALLGEMEINE VORBEMERKUNGEN

Die Laparoskopie wie auch die Thorakoskopie sind keine neuen Operationsverfahren, sondern schon seit der Jahrhundertwende bekannt. Sie wurden nur über viele Jahrzehnte hinweg als „unchirurgisch" belächelt. Ausgestattet mit modernstem Instrumentraium, projiziert mit Hilfe einer hochauflösenden Videokamera auf den Bildschirm, bereichert um computergesteuerte Apparate, erfüllen die Laparoskopie und Thorakoskopie nun alle Forderungen nach sogenannter „High-tech-Medizin" und sind dadurch über Nacht „gesellschaftsfähig" geworden.

Die Vorteile der minimal-invasiven Eingriffe liegen auf der Hand: Durch die nunmehr sehr kleinen Eröffnungen der Bauchdecke ist der damit verbundene postoperative Wundschmerz deutlich geringer. Auch andere Komplikationen wie Wundinfektionen und Narbenbrüche können damit weitgehend vermieden werden. Einen problemlosen videoendoskopischen Eingriff vorausgesetzt, ist der Patient meist schon nach wenigen Stunden weitgehend wiederhergestellt, ein Phänomen, das wir uns vor wenigen Jahren noch nicht vorstellen konnten.

Die minimal-invasive Chirurgie hat verständlicherweise auch vor onkologischen Eingriffen nicht haltgemacht. Aber gerade hier sind viele Fragen hinsichtlich der Indikationsstellung, der Operationstechnik, der onkologischen Radikalität, aber auch der Aus- und Fortbildung der Chirurgen, offen.

Gerade die Arbeitsgemeinschaft für Chirurgische Onkologie (ACO) war seit ihrer Gründung vor 16 Jahren immer sehr intensiv bemüht, klare Standards in der Diagnostik, Therapie und Nachsorge onkologischer Tumoren zu erarbeiten und einzuführen. Diese Standards dürfen aber durch die Etablierung der minimal-invasiven Chirurgie in der Allgemein- und Thoraxchirurgie nicht in Frage gestellt werden und bleiben somit allgemein gültig. Lediglich der Zugangsweg ist ein anderer. In der überwiegenden Mehrzahl der Fälle sind zusätzlich jedoch Mini-Laparotomien bzw. -Thorakotomien zur Präparatbergung erforderlich.

Auch sechs Jahre nach der Einführung der minimal-invasiven Chirurgie lassen sich keine bindenden Aussagen hinsichtlich einer Langzeitprognose im Vergleich zu konventionellen Operationstechniken treffen, da naturgemäß noch keine prospektiv randomisierten Langzeitstudien aufgrund der zu kurzen Nachbeobachtungszeiträume vorliegen. Deshalb soll man diesen neuen, videoendoskopischen Operationsmethoden in der onkologischen Chirurgie zwar aufgeschlossen, aber eher kritisch gegenüberstehen. Grundsätzlich sollen onkologische, minimal invasive Eingriffe nur dann vorgenommen werden, wenn die bei konventionellen Operationsverfahren strikt einzuhaltenden Radikalitätskriterien (ausreichender Tumorabstand, Lymphknotendissektion etc.) erzielt werden. Aus diesem Grund können sie noch nicht generell empfohlen werden. Auf jeden Fall dürfen die Überlebenschancen von Patienten mit malignen Tumoren durch einen eventuell unkritischen Einsatz dieser Operationsverfahren nicht geschmälert werden.

Dazu kommt die ständige Erweiterung der Indikationen, die den Chirurgen manchmal in Zeitdruck und Zugzwang bringt – eine zumindest risikovolle, wenn nicht gar gefährliche Entwicklung. Fast völlig ausgeklammert wird dabei bisher die einheitliche,

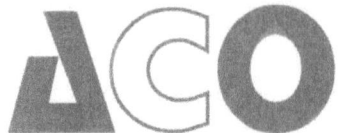

MINIMAL-INVASIVE CHIRURGIE IN DER ONKOLOGIE

chirurgische Facharztausbildung. Wie soll der angehende Chirurg diese Methoden erlernen, wenn die häufigsten onkologischen Routineeingriffe zunächst wieder Chef- und Oberarztoperationen werden? Somit bleiben, was die Ausbildung in der minimal-invasiven Chirurgie betrifft, derzeit viele Fragen offen.

Aus diesen Gründen wurde Ende 1992 die Arbeitsgemeinschaft für Minimal Invasive Chirurgie (AMIC) der Österreichischen Gesellschaft für Chirurgie gegründet. Die Aufgabe und die Ziele der AMIC liegen in einer möglichst vereinheitlichten Aus- und Fortbildung, in der Erarbeitung eines zukünftigen Operationskataloges für in Ausbildung stehende Kollegen, in einer – wenn möglich – Standardisierung der (onkologischen) Operationstechnik und in der Erstellung bzw. Durchführung nationaler bzw. internationaler Studien, die zukünftig besonders die in der onkologischen Chirurgie offenen Fragen beantworten sollen.

INDIKATIONEN UND GRENZEN DER MINIMAL-INVASIVEN CHIRURGIE IN DER ONKOLOGIE

1. Leber- und Gallenwegstumoren

Obwohl die laparoskopische Cholezystektomie an vielen Abteilungen bereits zur Routine geworden ist, soll generell die minimal-invasive Behandlung bereits präoperativ diagnostizierter Gallenblasenkarzinome nicht erfolgen.

Die einzige Ausnahme stellt das kleine Gallenblasenkarzinom (TIS- bzw. T1a-Stadium) dar, das als Zufallsbefund bei der histologischen Aufarbeitung des Präparates gefunden wird. Auch in der konventionellen Chirurgie ergibt sich dabei keine weitere therapeutische Konsequenz. Bei allen anderen Stadien muß in jedem Fall konventionell (nach-) operiert werden.

Obwohl es in der Literatur bereits Berichte über laparoskopische Choledochusrevisionen und palliative Anlagen von Choledochojejunostomien gibt, ist und bleibt die konventionelle, ausgedehnte Resektion beim Cholangiokarzinom die Therapie der Wahl. Dasselbe gilt für das primäre Leberzellkarzinom.

Peripher und für die laparoskopische Chirurgie gut zugängliche Lebermetastasen (< 2 cm) können bei ausreichender Erfahrung des Operateurs vor allem beim kolorektalen Karzinom im Einzelfall auf laparoskopischem Wege entfernt werden. Auf jeden Fall müssen jedoch die Radikalitätskriterien (Tumorabstand > 1 cm) eingehalten werden.

2. Ösophagus-Magenkarzinome

Sowohl die thorakoskopischen als auch die transmediastinalen Resektionsverfahren bei gut operablen Ösophaguskarzinomen können an darauf spezialisierten Zentren durchgeführt werden, wenn vor allem die onkologischen Radikalitätskriterien eingehalten werden. Für den Patienten ergibt sich dadurch der Vorteil einer Vermeidung einer Thorako- bzw. Sternotomie. Die Rekonstruktion des GI-Traktes erfolgt mit herkömmlichen Operationsmethoden wie etwa dem mediastinalen Magenhochzug, wobei auch hier bereits Kasuistiken einer laparoskopisch durchgeführten Magenskelettierung mit Operationszeiten bis zu 10 Stunden vorliegen.

Dasselbe gilt auch für die laparoskopische Behandlung von Magenkarzinomen mittels Gastrektomie. Diese Operationsmethoden sind jedoch derzeit abzulehnen, weil einerseits die operative Technik nicht ausgereift ist und andererseits die Operationszeiten übermäßig lang sind. Bewährt hat sich hingegen das laparoskopische Tumorstaging, wodurch bei ausgedehnter Metastasierung und/oder Tumorinfiltration in Nachbarorgane auf eine Probelaparotomie verzichtet werden kann.

3. Kolon- und Rektumkarzinome

Um die Vorteile der minimal-invasiven Chirurgie auch für die kolorektale Chirurgie zu gewinnen, mußten – anders als bei den rein ablativen Vorgehen der Organentfernung von Gallenblase und Appendix – Probleme der Rekonstruktion, der onkologischen Radikalität und der Bergung von größeren Präparaten gelöst werden. Auch hier sind Operationstechnik und Instrumentarium noch nicht gänzlich ausgereift. Zusätzlich erfordern diese laparoskopischen Dickdarmeingriffe eine große Erfahrung der Operateure. Aus diesen Gründen sind die in der Literatur bzw. auch von österreichischen Arbeitsgruppen angegebenen Zahlen noch relativ klein. Auch werden unterschiedlich hohe, postoperative Komplikations- und Umstiegsraten hin zur konventionellen Chirurgie (bis zu 50 %) angegeben.

Indikationen zur laparoskopischen, kolorektalen, onkologischen Chirurgie sind vor allem tiefe Rektumkarzinome (unter 5 cm Höhe), weil in diesen Fällen eine abdomino-perineale Exstirpation erforderlich ist. Dabei kann der abdominelle Akt (Rektumskelettierung bis zur Levatorplatte mit pelviner Lymphknotendissektion, stammnahes Absetzen der Arteria mesenterica inferior, Anlegen der endständigen Kolostomie) laparoskopisch vorgenommen werden. Der perineale Akt mit Bergung des Tumorpräparates erfolgt in konventionell-chirurgischer Weise.

Auch die laparoskopische Sigmaresektion, die links- und rechtsseitige Hemikolektomie wie auch die Ileozökalresektion mit Bergung des Resektates über eine Minilaparotomie und laparoskopisch assistierter, maschineller Anastomosierung ist für den

MINIMAL-INVASIVE CHIRURGIE IN DER ONKOLOGIE

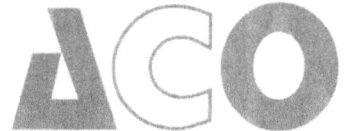

in der Laparoskopie Erfahrenen ein machbares Unterfangen. Aber auch hier ist wesentlich, daß die onkologischen Radikalitäts- und Operationskriterien exakt eingehalten werden. Vor allem in den USA, wo bereits hunderte von laparoskopischen, kolorektalen Eingriffen wegen Dickdarmtumoren durchgeführt wurden, mehren sich die kritischen Stimmen gegen diese Operationsmethode, da gehäuft Implantationsmetastasen in den Bauchdecken im Bereich der Trokareinstichstellen auftraten. Wie schon gesagt fehlen aber derzeit noch vergleichende Langzeitergebnisse. Auch die Dunkelziffer der postoperativen Komplikationen ist höher anzusetzen, als in der Literatur allgemein berichtet wird, und dürfte bis zu 30% betragen.

Aus diesen Gründen kann derzeit die laparoskopische, kolorektale, onkologische Chirurgie nur in dafür spezialisierten Zentren und im Rahmen multizentrischer Studien empfohlen werden, um die dafür notwendigen Vergleichsdaten zu erhalten. Operationstechnisch am besten geeignet erscheinen die T1- und T2-Tumoren bzw. der endoskopisch nicht abtragbare, maligne Kolonpolyp, um diese Fragen beantworten zu können.

4. Bronchuskarzinome bzw. Lungenmetastasen

Natürlich hat die rasante Entwicklung dieser videoendoskopischen Operationsverfahren auch in der Thoraxchirurgie nicht haltgemacht. Gegen die thorakoskopische Lungenresektion mit Hilfe von Klammergeräten bei benignen Erkrankungen gibt es kaum Einwände, da eine Thorakotomie in den meisten Fällen vermieden werden kann.

Bei malignen Tumoren der Lunge sind jedoch diese thorakoskopischen Lungenresektionen nach wie vor umstritten und werden von einer Reihe namhafter Thoraxchirurgen als kontraindiziert betrachtet, obwohl sie technisch bis hin zur Pneumonektomie machbar wären. Die Gründe liegen – wie in der kolorektalen Chirurgie – in den onkologischen Radikalitätskriterien. Auch hier müssen prospektiv randomisierte Studien in Zukunft zeigen, ob diese Methoden auch in der Thoraxchirurgie später einmal als Standard angesehen werden können.

Indiziert ist die thorakoskopische Resektion in Einzelfällen jedoch bei singulären, peripheren Lungenmetastasen, wenn diese gut zugänglich sind. Bei Einhaltung eines ausreichenden Sicherheitsabstandes kann dadurch eine Thorakotomie vermieden werden.

ZUSAMMENFASSUNG

Die modernen, videoendoskopischen Operationsmethoden revolutionieren derzeit neben vielen anderen Bereichen auch die onkologische Thorax- und Abdominalchirurgie. Aufgrund der rasanten Entwicklung neuer Operationstechniken und der technischen Ausrüstungen sind die Indikationen und Grenzen noch nicht klar abgesteckt. Auf vielen Gebieten liegen derzeit noch keine (ausreichenden) Langzeitergebnisse vor, sodaß man diesen Operationsmethoden zwar aufgeschlossen, aber sehr kritisch gegenüberstehen muß. Es wird deshalb erforderlich sein, das Patientengut für die minimal-invasive, onkologische Chirurgie zu selektionieren, um intra- und postoperative Risiken und Komplikationen hintanzuhalten, deren Dunkelziffer sicherlich weit höher liegt als in der Literatur angegeben.

Inwieweit sich die minimal-invasive Chirurgie als Standardmethode in der onkologischen Chirurgie durchsetzen wird, kann derzeit nicht beantwortet werden. Es wird notwendig sein, dafür spezialisierte Zentren die vielen noch offenen Fragen durch exakte Studien beantworten zu lassen. Trotz allem stellt aber die minimal-invasive Chirurgie eine Bereicherung des operationstechnischen Repertoires dar und bringt, bei exakter Indikationsstellung, viele Vorteile für den Patienten.

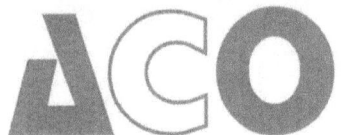

NEUROCHIRURGISCHE MALIGNOME

H. Kostron mit J. Blauensteiner, K. Deinsberger, K. Haselsberger, A. Huber, K. Kitz, K. Mahr, P. Pogady, J. Sommerauer, F. Zaunbauer

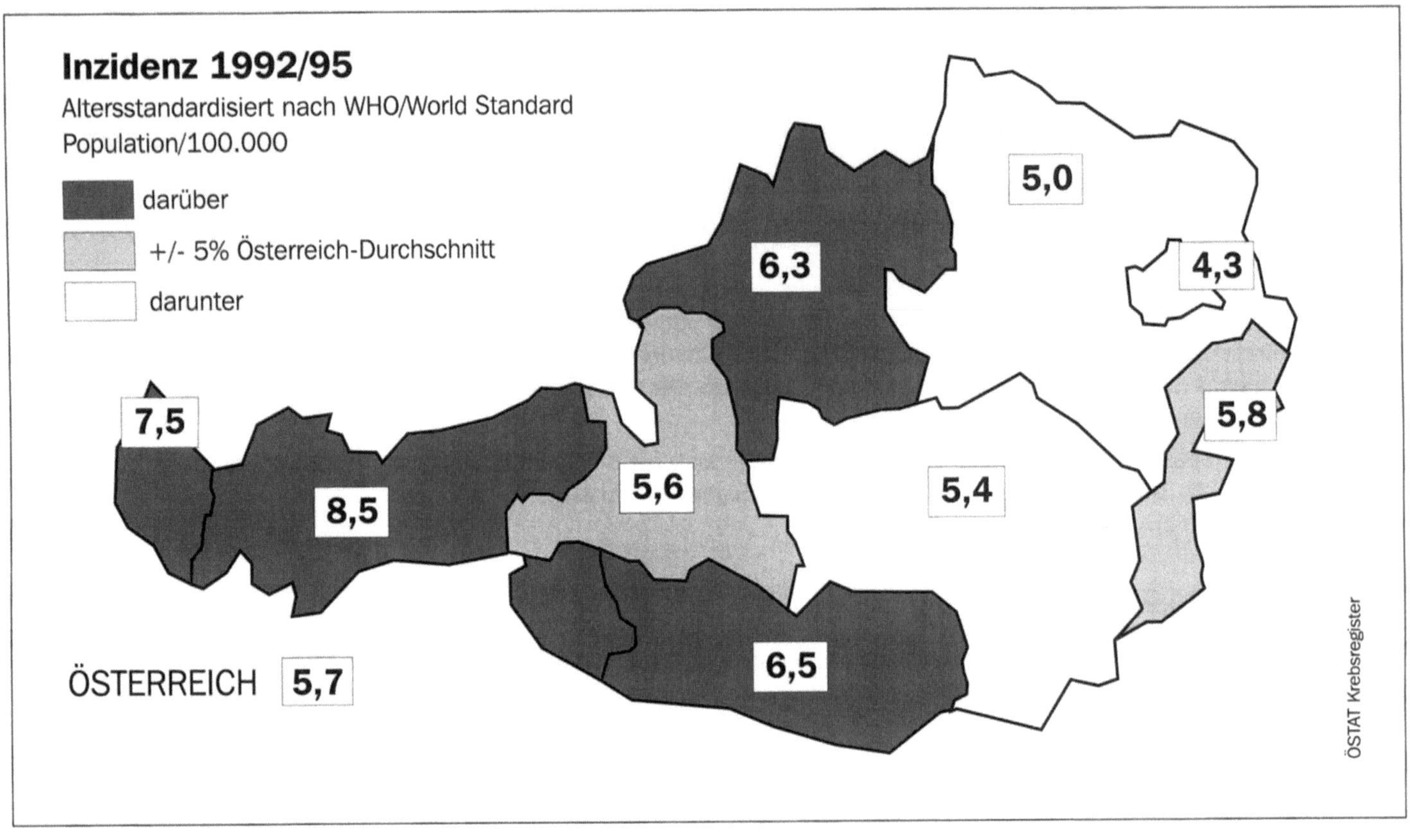

Inzidenz 1992/95
Altersstandardisiert nach WHO/World Standard Population/100.000

- darüber
- +/- 5% Österreich-Durchschnitt
- darunter

Kärnten: 6,5; Steiermark: 5,4; Burgenland: 5,8; Niederösterreich: 5,0; Wien: 4,3; Oberösterreich: 6,3; Salzburg: 5,6; Tirol: 7,5; Vorarlberg: 8,5

ÖSTERREICH 5,7

ÖSTAT Krebsregister

	Insgesamt	Männer	Frauen
Inzidenz 1992/95			
Neuerkrankungen absolut (Jahresdurchschnitt):	578	277	301
Rohe Raten/100.000:	7,2	7,2	7,3
WHO-World-Standard-Raten/100.000:	5,7	6,0	5,4
Linearer Trend 1983-1995:	+40,3%	+22,5%	+58,8%
Prozent an Gesamt-Krebsinzidenz:	1,7	1,7	1,7
Stadien-Verteilung (U.S.-SEER) in Prozent			
lokalisiert:	48,4	50,5	46,4
regionalisiert:	3,5	4,8	2,2
disseminiert:	1,3	1,4	1,3
unbekannt:	46,8	43,4	50,1
Mortalität 1992/95			
Sterbefälle absolut (Jahresdurchschnitt):	392	194	197
Rohe Raten/100.000:	4,9	5,0	4,8
WHO-World-Standard-Raten/100.000:	3,7	4,1	3,4
Linearer Trend 1983-1995:	+18,4%	+6,2%	+33,3%
Prozent an Gesamt-Krebsmortalität:	2,0	2,0	2,1

NEUROCHIRURGISCHE MALIGNOME

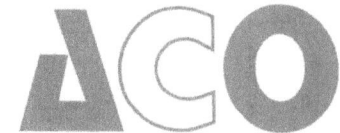

Inzidenz im Jahresdurchschnitt 1992/95			Neuerkrankungen (Jahresdurchschnitt)		%-Veränderung
Bundesland	Geschlecht	Absolut	Rohe Rate auf 100.000	Altersstand. Raten auf 100.000 (WHO-WORLD)	1983/95 (linearer Trend)
ÖSTERREICH	Insgesamt	578	7,2	5,7	+ 40,3
	Männer	277	7,2	6,0	+ 22,5
	Frauen	301	7,3	5,4	+ 58,8
Burgenland	Insgesamt	22	8,1	5,8	+ 56,2
	Männer	10	7,8	6,0	+ 35,6
	Frauen	12	8,3	5,5	+ 80,9
Kärnten	Insgesamt	43	7,7	6,5	+ 74,6
	Männer	18	6,7	5,5	+ 32,4
	Frauen	25	8,6	7,6	+143,0
Niederösterreich	Insgesamt	99	6,6	5,0	+ 37,3
	Männer	48	6,5	5,3	+ 11,5
	Frauen	51	6,7	4,7	+ 67,4
Oberösterreich	Insgesamt	107	7,8	6,3	+ 34,1
	Männer	54	8,0	6,9	+ 35,9
	Frauen	53	7,6	5,6	+ 29,9
Salzburg	Insgesamt	34	6,8	5,6	+ 38,5
	Männer	18	7,6	7,0	+ 75,7
	Frauen	16	6,1	4,3	- 4,3
Steiermark	Insgesamt	76	6,4	5,4	+ 39,5
	Männer	37	6,3	5,7	+ 22,5
	Frauen	39	6,4	5,1	+ 62,2
Tirol	Insgesamt	66	10,2	8,5	+300,2
	Männer	30	9,6	8,5	+200,1
	Frauen	36	10,7	8,3	+411,7
Vorarlberg	Insgesamt	29	8,4	7,5	+ 52,6
	Männer	14	8,5	7,8	+ 20,1
	Frauen	14	8,4	7,4	+110,8
Wien	Insgesamt	103	6,5	4,3	- 8,7
	Männer	48	6,4	4,8	- 22,7
	Frauen	55	6,5	3,8	+ 5,2

Sterbefälle im Jahresdurchschnitt 1992/95			Sterbefälle (Jahresdurchschnitt)		%-Veränderung
Bundesland	Geschlecht	Absolut	Rohe Rate auf 100.000	Altersstand. Raten auf 100.000 (WHO-WORLD)	1983/95 (linearer Trend)
ÖSTERREICH	Insgesamt	392	4,9	3,7	+ 18,4
	Männer	194	5,0	4,1	+ 6,2
	Frauen	197	4,8	3,4	+ 33,3
Burgenland	Insgesamt	13	4,9	3,6	+ 32,7
	Männer	6	4,5	3,5	+ 23,0
	Frauen	7	5,2	3,6	+ 31,9
Kärnten	Insgesamt	26	4,7	3,9	+ 54,0
	Männer	11	4,1	3,3	+ 5,2
	Frauen	15	5,2	4,6	+175,2
Niederösterreich	Insgesamt	76	5,0	3,8	+ 30,2
	Männer	38	5,1	4,1	+ 14,5
	Frauen	38	4,9	3,4	+ 40,4
Oberösterreich	Insgesamt	62	4,5	3,5	+ 22,6
	Männer	33	4,9	4,0	+ 14,8
	Frauen	29	4,2	3,2	+ 45,1
Salzburg	Insgesamt	25	4,9	3,9	+ 42,2
	Männer	14	5,7	5,0	+ 60,0
	Frauen	11	4,3	2,8	+ 6,8
Steiermark	Insgesamt	49	4,1	3,0	+ 18,8
	Männer	24	4,1	3,2	- 5,2
	Frauen	25	4,0	2,9	+ 53,0
Tirol	Insgesamt	30	4,7	3,9	+ 33,2
	Männer	17	5,5	4,9	+ 36,4
	Frauen	13	3,9	3,1	+ 24,2
Vorarlberg	Insgesamt	17	5,1	4,5	+ 54,4
	Männer	8	4,9	4,5	+ 19,6
	Frauen	9	5,3	4,4	+ 91,4
Wien	Insgesamt	94	5,9	4,0	- 5,5
	Männer	44	5,9	4,6	- 17,1
	Frauen	50	5,9	3,4	+ 4,3

NEUROCHIRURGISCHE MALIGNOME

H. Kostron mit J. Blauensteiner, K. Deinsberger, K. Haselsberger, A. Huber, K. Kitz, K. Mahr, P. Pogady, J. Sommerauer, F. Zaunbauer

1. EPIDEMIOLOGIE

Die Inzidenz primärer zerebraler Malignome variiert regional von 4/100.000 (Chile) bis 10/100.000 (Deutschland, Schweden) und nimmt mit zunehmendem Alter zu (4/100.000 bis zum 12. Lebensjahr, 6/100.000 bis zum 35., 18/100.000 bis zum 55., 70/100.000 bis zum 75. Lebensjahr). Hirntumoren stellen neben Schlaganfällen die zweithäufigste Todesursache aller neurologischer Erkrankungen.

Neuerkrankungen (1992-1995):

absolut:	578 Fälle pro Jahr
relativ:	7,2 pro 100.000 Bevölkerung
Trend:	seit 1983-1995 58,8% Zunahme in der weiblichen, 22,5% in der männlichen Population

2. EINLEITUNG

Dieser Beitrag soll einen Überblick über primäre und sekundäre Hirntumoren geben, wobei Interessierte auf die weiterführende Literatur verwiesen werden. Die Prognose der Tumoren mit zerebraler Manifestation hat sich durch neue diagnostische operationstechnische und therapeutische Entwicklungen (MRI, Mikrochirurgie, Mikroskop, Ultraschallaspirator, intraoperatives Monitoring, Gamma-Knife) vorwiegend bei Tumoren mit sogenannter anatomischer Malignität gebessert (frontobasale Meningeome, Chordome, Schädelbasis-Tumoren), während die Prognose bei Tumoren mit biologischer Malignität trotz des Einsatzes multimodaler Behandlungsstrategien nur teilweise verbessert werden konnte.

3. SYMPTOMATIK VON ZEREBRALEN MALIGNOMEN

Die primären und sekundären zerebralen Malignome verursachen Symptome in Abhängigkeit ihrer Lokalisation. Der epileptische Anfall beim Erwachsenen gilt solange als Tumorzeichen, bis das Gegenteil erwiesen ist. Chronischer Kopfschmerz, insbesondere in Verbindung mit morgendlicher Übelkeit oder Erbrechen, wird in 30% als Zeichen des erhöhten Hirndruckes beobachtet. Psychoorganische Veränderungen (75%) werden vorwiegend durch Prozesse in den Frontal- oder Temporallappen verursacht und werden in der höheren Altersgruppe oft mißinterpretiert. Hirntumoren werden in 37% als epileptischer Anfall manifest. Fokalmotorische oder sensible Ausfälle werden in 32% beobachtet, ebenso wie aphatische oder gnostische Störungen (31%). Dienzephale Störungen, wie Polyphagie, Polydypsie und Diabetes insipidus, finden sich bei basalen Prozessen ebenso wie die Akromegalie. Gesichtsfelddefekte sind typisch für Tumoren im Bereiche der Sella und der Hypophyse (Meningeome, Hypophysenadenome, Kraniopharyngeome). Erbrechen beim Kind in Kombination mit cerebellären Zeichen deuten in 95% auf eine Raumforderung im Bereiche der hinteren Schädelgrube hin.

4. DIAGNOSTIK

Bei Verdacht auf das Vorliegen einer intrakraniellen Raumforderung wird routinemäßig als nichtinvasive Diagnostik die zerebrale Computertomographie durchgeführt. Sollte diese auch nach Kontraststeigerung negativ sein, sollte bei begründetem Verdacht die Kernspintomographie durchgeführt werden. Diese beiden Untersuchungen haben den größten praktischen Stellenwert. Das EEG kann in der Vorfelddiagnostik eingesetzt werden, besitzt jedoch in der neurochirurgischen Diagnostik, bis auf die Aussage zur Anfallsgefährdung, keinen Stellenwert.

Radionukleotiduntersuchungen (Thallium) zeigen qualitativ Gewebe mit verändertem Stoffwechsel an, haben aber, wie auch die Positronemissionstomographie, nicht den Stellenwert in der Vorfeld- bzw. Primärdiagnostik, wie die beiden Ersterwähnten. Ein Proliferationsindex kann im Rahmen einer SPECT-Untersuchung oder auch in der histologischen Diagnostik durch Einsatz von verschiedenen Radionukleotiden erhoben werden. Dieser gibt Aufschluß über die Aktivität des Tumors und eignet sich besonders zur Beurteilung des Therapieerfolges bzw. als Verlaufskontrolle.

Die Karotisangiographie zur Diagnostik wird als Ergänzungsdiagnostik vom Neurochirurgen indiziert und wird zur besonderen

NEUROCHIRURGISCHE MALIGNOME

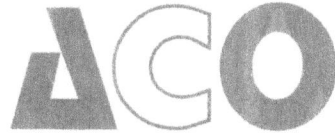

Beurteilung einer z.B. gefäßreichen Läsion oder bei Verlagerung oder Involvierung von Hirngefäßen gefordert.

Bei bereits diagnostizierten Raumforderungen kann die stereotaktische Biopsie zur histologischen Beurteilung durchgeführt werden. Damit kann eine Entscheidung über das weitere Vorgehen getroffen werden.

4.2. Tumormarker

Spezifische Tumormarker finden sich nur bei hormonaktiven Hypophysentumoren. Embryonale Tumoren sowie Tumoren der Pinealisregion können HCG (Choriokarzinome, Germinome), Plazenta-Laktogen (hPL - in Kombination mit HCG beweisend für Choriokarzinom) sowie alpha-Fetoprotein (Pineoblastome) exprimieren. Plazenta-spezifische alkalische Phosphatase (PLAP) kann von Germinomen produziert werden, Teratome produzieren je nach Differenzierung CEA oder NSE. Alle diese Marker sind jedoch in hohem Prozentsatz unzuverlässig und können die weiterführende Diagnostik nicht ersetzen. Sie können jedoch zur Therapie-Verlaufskontrolle eingesetzt werden.

4.3. Staging-Stadieneinteilung

Eine Klassifikation nach T, N, und M ist bei Gehirntumoren wegen der extrem seltenen Metastasierung nicht üblich. Die biologische Malignität kann nach Kernohan, Mayo, Smith, Ringertz-Burger oder nach WHO eingeteilt werden, wobei die Klassifizierung nach der WHO die derzeit übliche und auch in diesem Beitrag verwendete ist.

5. ALLGEMEINES ZUR THERAPIE VON HIRNTUMOREN

Durch die knöcherne Ummantelung des Gehirns führt die Volumsvermehrung durch den Tumor zu einer intrakraniellen Drucksteigerung, welche über eine tentorielle Einklemmung bis zum Tode führen kann. Durch das teilweise extrem rasche Wachstum (Tumorvolumsverdoppelungs-Zeit beim Glioblastom z.B. ca. 3 Wochen) ist die chirurgische Volums- und Zytoreduktion über eine Kraniotomie der erste und wichtigste Schritt in der Therapie. Damit liegt auch die histologische Diagnose vor, wonach sich dann die adjuvante Therapie richtet. Ein cm^3 Tumor enthält ca. 10^9 Zellen. Häufig finden sich Tumoren von 100 cm^3 oder mehr, sodaß selbst bei einer 99%-Tumorentfernung die Zellzahl nur um 2 Potenzen reduziert wird. Die nachfolgende jeweilige adjuvante Therapie reduziert die Zellzahl in der Regel um je eine weitere Potenz, die körpereigenen tumorziden Mechanismen zeigen jedoch Wirkung unter ca. 10^4.

In der Regel ist die Blut-Liquor-Hirnschranke im Tumor gestört, jedoch in der Tumorperipherie intakt. Hier findet auch das Tumorwachstum statt, sodaß die nachfolgende Chemotherapie diese Zellen schlecht oder nicht erreicht. Erst der Einsatz der Nitrosourea (ACNU, BCNU) brachte einen Fortschritt in der Chemotherapie der Hirntumoren. Kombinationen mit anderen Chemotherapeutika bringen teilweise einen additiven Effekt. Neue Chemotherapieansätze inkludieren bluthirnschrankenöffnende-Substanzen bzw. greifen direkt an der Zellmembran an und ermöglichen so eine höhere Substanzkonzentration an der Tumorzelle.

Die Radiotherapie hat derzeit unverändert die wichtigste Rolle in der adjuvanten Therapie und ist bei einigen Tumorentitäten das alleinige Mittel der Wahl (z.B. Pineoblastome, Hämangioperizytome). Durch neue moderne Techniken (Linearbeschleuniger, Pendelbestrahlung, stereotaktische Bestrahlung, Gamma-Knife) und computergestützte 3-D-Bestrahlungsplanung wird eine räumliche selektive Dosisapplikation erzielt. Damit kann die Wahrscheinlichkeit für Strahlenschäden des Normalgewebes minimiert werden, wobei diese schon ab 6 Monaten auftreten und eine Latenz bis zu 3 Jahren aufweisen können

Immunologische Therapien sind derzeit noch experimenteller Natur und zeigten bislang keine überzeugenden Erfolge (Interferon gamma, beta, LAK-Zelltherapie lokal und systemisch). Auf weitere therapeutische Ansätze wird am Ende dieses Beitrages eingegangen.

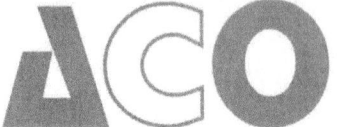 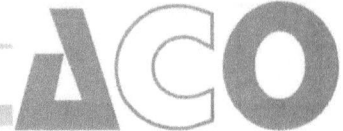

NEUROCHIRURGISCHE MALIGNOME

6. PATHOLOGIE

Tabelle 1: Neuroepitheleale Tumoren

1. Astrozytische Tumoren (Gliome)	AstroZytome WHO-Grad I Astrozytome WHO-Grad II Astrozytome WHO-Grad III Glioblastoma multiforme WHO-Grad IV
2. Oligodendrogliale Tumoren:	Oligodendrogliome WHO-Grad II Oligo-astrozytome WHO-Grad II Oligodendrogliome anaplastisch WHO-Grad III
3. Ependymale Tumoren:	Ependymome WHO-Grad I-II Ependymome anaplastisch WHO-Grad III, IV Choroidplexus Papillome WHO-Grad I Choroidplexus Papillome anaplastisch III, IV
4. Primitive Neuroektodermale Tumoren (PNET):	Glioblastome multiforme WHO-Grad IV Medulloblastome WHO-Grad IV Medulloepitheliome Primitive polare Spongioblastome Gliomatosis Cerebri
5. Pinealis Tumoren:	Pineozytom WHO-Grad I-III Pineoblastom WHO-Grad IV
6. Neuronale Tumoren:	Gangliozytom WHO-Grad I Gangliogliom WHO-Grad I, II Ganglioneuroblastom WHO-Grad III Gangliozytom/gliom anaplastisch WHO-Grad III, IV Neuroblastom WHO-Grad IV
7. Tumoren der Nervenscheiden:	Neurilemome (Schwannom, Neurinom) WHO-Grad I Neurilemome anaplastisch WHO-Grad II-IV Neurofibrome WHO-Grad I Neurofibrome anaplastisch WHO-Grad III, IV

8. Tumoren der Meningen und benachbarter Gewebe:
   a) Meningeome
   b) Meningosarkome
   c) primäres Melanom
	meningotheliomatös-angiomatös WHO-Grad I
	papillär, anaplastisch WHO-Grad II-III
	Fibrosarkom WHO-Grad III, IV
	primäre menigeale Sarkomatose WHO-Grad IV
	WHO-Grad IV

9. Primäres zerebrales Lymphom:	WHO-Grad IV
10. Keimzell-Tumoren:	Germinome WHO-Grad II, III Embryonale Karzinome, WHO-Grad IV Choriokarzinome WHO-Grad IV Teratome WHO-Grad I
11. Tumoren des Hypophysengewebes:	Einteilung nach Hormonsekretion WHO-Grad I
12. Seltenere Entitäten:	Lipome, Kraniopharyngiome, Epidermoide etc: meistens WHO-Grad I
13. Spinale Tumoren:	Gliome Ependymome
14. Tumoren des Kindesalters	
15. Metastasen	

NEUROCHIRURGISCHE MALIGNOME

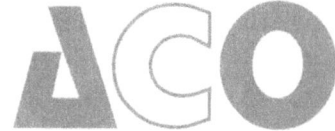

6.1. Astrozytische (gliale) Tumoren

Gliome bilden 50% aller primären Hirntumoren mit einer Inzidenz von 2-7/100.000 mit einem Altersgipfel um 60 Jahre. Der chirurgische Eingriff wird vorwiegend über eine osteoplastische (Knochendeckelreplantation in einer Sitzung), seltener über eine osteoklastische (Replantation nach Tagen oder Wochen mit Eigenknochen oder Knochenplastik) Kraniotomie ausgeführt. Die Tumorresektion sollte möglichst radikal sein bei maximaler Erhaltung der Funktionen, wobei jedoch auf Grund des invasiven Wachstums eine radikale Entfernung selten möglich ist. Eine adjuvante Radio- und/oder Chemotherapie sollte deshalb unbedingt angeschlossen werden.

6.1.1. Glioblastoma multiforme

Mit 50% aller Gliome und 25% aller primären Hirntumoren ist das Glioblastom der häufigste Hirntumor (ca. 280 Neuerkrankungen in Österreich jährlich). Der Altersgipfel liegt bei 60 Jahren. Symptomatisch werden die Glioblastome durch ein Psychoorganisches Syndrom-POS (72%), einen epileptischen Anfall (25%) oder durch ein fokales Defizit. Dieser Tumor zeichnet sich durch ein sehr aggressives Wachstum aus mit einer Tumorzellverdoppelungszeit von ca. 4-7 Tagen und einer Volumsverdoppelungszeit von ca. 3 Wochen.

Therapie. Chirurgische Zytoreduktion, Radiatio von 60 Gy, Chemotherapie in 6-wöchigen Abständen mit ACNU (100 mg/m^2) Tag 1 und Alexan 120 mg/m^2 Tag 1-3. Insgesamt sollten 6-8 Zyklen durchgeführt werden. CT-Kontrollen alle 3 Monate. Eine adjuvante Therapie von Patienten mit schweren neurologischen Ausfällen (Karnofsky unter 60%) wird nicht durchgeführt.

Ergebnisse. Die mittlere Überlebenszeit beträgt 12 Monate ab Diagnosestellung, wobei Langzeitüberlebende 2% der Patientenpopulation ausmachen.

6.1.2. Astrozytom WHO-Grad III

Die Häufigkeit beträgt 15% der Gliome und der Altersgipfel liegt bei 45 Jahren. Die Symptomatologie und die Therapie sind ident zum Glioblastoma multiforme. Beide Tumorentitäten werden als maligne Gliome bezeichnet. Die mittlere Überlebenszeit der Grad-III-Gliome beträgt 22 Monate, wobei Patienten unter 45 Jahren und gutem Karnofskyindex (über 70%) eine mittlere Überlebenszeit von 36 Monaten zeigen.

6.1.3. Astrozytom WHO-Grad II

Die Astrozytome Grad I und II werden als benigne Gliome eingestuft, wobei Überlebenszeiten von 10 bis 15 Jahren keine Seltenheit sind. Der Altersgipfel liegt zwischen 30 und 40 Lebensjahren, Grad-II-Gliome konstituieren 15% der Gliome.

Therapie. Eine Radikaloperation ist wegen des diffusen infiltrativen Wachstums nicht möglich. In einer Studie zeigte sich, daß Patienten, welche postoperativ bestrahlt wurden, mit 6 Jahren im Mittel doppelt so lange überlebt haben, als Patienten ohne Strahlentherapie. Eine Chemotrapie kann im Rezidivfall eingeleitet werden, diese bringt jedoch nur im Falle einer Malignisierung eine Verlängerung der Überlebenszeit.

6.1.4. Astrozytom WHO-Grad I (Pilozytisches Astrozytom)

5% aller Gliome sind pilozytische Astrozytome mit einem Altersgipfel in den ersten zwei Dekaden. Die Hauptlokalisation sind die Kleinhirnhemisphären sowie die Stammganglien, der Nervus opticus (Optikusgliom) und der Hirnstamm.

Therapie. Chirurgische Radikalexstirpation ist im Kleinhirnbereich meistens möglich, supratentoriell eine Subtotalresektion. Die Strahlentherapie wird in einigen speziellen Fällen sowie bei Optikusgliomen eingesetzt, eine Chemotherapie kann versucht werden. Derzeit läuft eine Studie mit Vincristine/Cisplatin bei Rezidiven.

Ergebnisse. 95% der KH-Astrozytome sind nach 25 Jahren tumorfrei, in Fällen einer Subtotalresektion findet sich eine mittlere Überlebenszeit von 12 Jahren, maligne Entartungen sind selten.

6.2. Oligodendrogliale Tumoren

5-12% der glialen Tumoren sind Oligodendrogliome und stellen 5-7% aller intrakraniellen Tumoren. Es findet sich kein typischer Altersgipfel. Die histologische Einteilung wird neben der angeführten auch in typische und anaplastische getroffen, wobei die ersteren Grad I-III und die anaplastischen Grad IV zuzuordnen sind. Oligodendrogliome weisen ein langsames Wachstum auf und zeigen in der CT-Untersuchung und auch im Nativröntgen typische Verkalkungen.

Therapie: Oligodendrogliome werden in Analogie zu den Astrocytomen therapiert. Grad III und IV werden einer Bestrahlungstherapie unterzogen. Die Chemotherapie mit Nitrosourea als Monotherapie oder als Kombinationstherapie bleibt den anaplastischen Oligodendrogliomen bzw. deren Rezidiven vorbehalten (Cairncross-Schema).

Ergebnisse: Grad-I/II-Tumoren zeigen eine mittlere Überlebenszeit von 8 Jahren und eine 5-Jahres-Überlebenszeit von 70%. Grad-III-Oligodendrogliome weisen eine mittlere Überlebenszeit von 4,5 Jahren (5-Jahres-Überlebenszeit 40%) auf und anaplastische oder Grad IV von 17 Monaten.

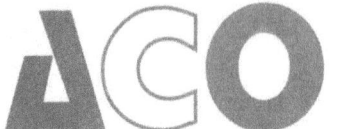 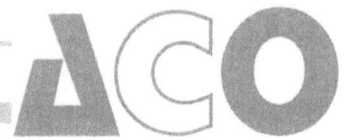

NEUROCHIRURGISCHE MALIGNOME

6.3. Ependymale Tumoren

Ependymome bilden 4-6% aller Hirntumoren und finden sich vor allem in der Altersgruppe bis 20 Jahre (bei Kindern 8-10% aller Hirntumoren) und nehmen ihren Ursprung von ependymalen Strukturen. Im Gegensatz zu den vorerwähnten Tumoren metastasieren Ependymome entlang der Neuroaxe in 10% bei den niedriggradigen Ependymomen (Grad I/II), während die höhergradigen bis zu 35% Metastasen setzen.

Therapie: Als erster Therapieschritt erfolgt die maximale chirurgische Exstirpation des Tumors. Angeschlossen wird eine Bestrahlung von 55 bis 60 Gy auf das Tumorfeld und 35 Gy auf die Neuroaxe. Eine Chemotherapie analog zu den Glioblastomen wird zusätzlich bei Grad III und IV beim Erwachsenen durchgeführt. Bei Kindern erfolgt die Chemotherapie gemäß dem Schema für Medulloblastome (siehe unten).

Ergebnisse: Niedriggradige Ependymome weisen eine 5-Jahres-Überlebensrate von 63% bis 82% auf, maligne Ependymome eine 5-Jahres-Überlebensrate von 15%. Bei manifester Metastasierung in die Neuroaxe findet sich eine mittlere Überlebenszeit von 20 Monaten. Ohne Radiotherapie mit alleinigem chirurgischen Eingriff liegt eine 5-Jahres-Überlebensrate von 6% vor. Niedriggradige Ependymome dedifferenzieren zu ca. 50% mit dem Rezidiv.

Subependymome: Diese sind eine seltene benigne Verlaufsform der Ependymome und finden sich zu 70% im Bereich des Cerebellums und in weiteren 24% im Bereich des Foramen Monroi. Die chirurgische Therapie führt in der Regel in 85% zur Dauerheilung.

6.4. Primitive neuroektodermale Tumoren

Die PNET´s finden sich am häufigsten bei Neugeborenen bis ca. zum 2. Lebensjahr. PNET´s enstehen aus un- bzw. schlecht diffenzierten Zellen des Neuroektoderms und finden sich vorwiegend im Mittellinienbereich des Groß- und Kleinhirns. Je nach Dominanz des Zellmusters spricht man von Medulloblastomen, Pineoblastomen, Ependymoblastomen, zentralen Neuroblastomen und Neurozytomen. In der Regel erfolgt nach histologischer Verifizierung eine Radiotherapie, gefolgt von einer Polychemotherapie, bestehend aus Methotrexat, Vincristine, Lomustin (CCNU) und Procarbazide.

6.4.1. Medulloblastome

Medulloblastome repräsentieren 3-5% aller Hirntumoren, jedoch 25% aller kindlichen Hirntumoren bei einem Altergipfel von 5 Jahren. Sie finden sich jedoch vereinzelt auch bei Erwachsenen. Auf Grund der medianen Lokalisation mit Beziehung zum 4. Ventrikel treten sehr häufig Abtropfmetastasen (25-45%) auf. In 5% der Fälle sind bereits bei Diagnosestellung Metastasen vorhanden.

Therapie: Eine chirurgische Radikaloperation sollte angestrebt werden, gefolgt von einer lokalen Herdbestrahlung (50-55 Gy) sowie Ganzhirnbestrahlung (35 Gy) und einer Bestrahlung der Neuroaxe (30-35 Gy). Die Chemotherapie kann einerseits als Sandwichtherapie erfolgen, andererseits als alleinige Therapie bei Kindern unter 2 Jahren. Es werden mehrere Schemen empfohlen, wobei das SIOP-Protokoll am häufigsten angewandt wird (Procarbazine, Vincristine, Methotrexat, Prednisolone). Die Rezidivtherapie erfolgt in der Regel mit einer Polychemotherapie („8 drugs in one day").

Ergebnisse: Hochrisikogruppe (Alter unter 5 Jahren, Resttumor größer als 1,5 cm, aggressive Histologie, leptomeningealer Befall, Hydrocephalus, Abtropfmetastasen, männliches Geschlecht). Chirurgie und Radiotherapie zeigen eine 5-Jahres-Überlebensrate von 40-60% und eine 10 Jahres-Überlebenszeit von 30-40%. Durch zusätzliche Chemotherapie kann die 5-Jahres-Überlebenszeit auf 71% und die 10-Jahres-Überlebenszeit auf 55% gesteigert werden. 70% der Rezidive treten innerhalb der ersten 2 Jahre auf. In der Niedrigrisikogruppe liegt die 5-Jahres-Überlebenszeit bei 85% und die 10-Jahres-Überlebenszeit bei 70% (Patienten mit Kombinationstherapien).

Stadieneinteilung der Medulloblastome nach CHANG:

T-1:	Mediane Lokalisation, Tumor unter 3 cm Durchmesser
T-2:	Infiltration in eine benachbarte Struktur oder partielle Obliteration des 4. Ventrikels
T-3a:	Infiltration in 2 benachbarte Strukturen oder Obliteration des 4. Ventrikels mit Hydrocephalus
T-3b:	Ausgangspunkt vom Boden des 4.Ventrikels oder Hirnstamm
T-4:	Tumorausdehnung bis in den 3.Ventrikel oder in die Cervikalregion
M-1:	Zytologie im Liquor positiv
M-2:	Metastasierung in den Subarachnoidalraum
M-3:	Spinale Metastasierung
M-4:	Extraneurale Metastasierung

NEUROCHIRURGISCHE MALIGNOME

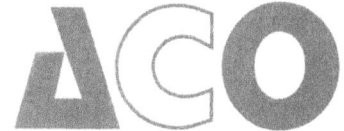

6.5. Pinealis-Tumoren

Diese bilden 1% aller Hirntumoren. Der histologische Befund reicht von der benignen Arachnoidalzyste bis zum malignen Teratom. Während bis vor kurzem vorwiegend eine Diagnose aus bildgebenden Verfahren, Tumormarkern und Liquorzytologie getroffen wurde, die chirurgische Intervention als Biopsie oder Tumorresektion mit einer Mortalität von bis zu 60% behaftet war, ist, durch Verbesserung der mikrochirurgischen Techniken, heute die offene Biopsie oder Tumorresektion die erste diagnostische Maßnahme. Da Germinome und Pineoblastome äußerst radiosensibel sind, wurde häufig auch eine Testbestrahlung verabreicht, da die Reaktion dieser beiden Tumoren auf die Bestrahlung sehr rasch erfolgt. Diese Tumoren zeigen einen Altersgipfel im Kindes- sowie im adoleszenten Alter. Pineozytome und Pineoblastome bilden ca. 20% aller Pinealis-Tumoren.

6.5.1. Pineozytome
sind benigne Gewächse und finden sich in allen Altersgruppen, auf beide Geschlechter gleich verteilt. Auf Grund des langsamen Wachstums ist eine Radiotherapie oder Chemotherapie nicht angezeigt. Bei Verschlußhydrocephalus ist entweder die chirurgische Resektion angezeigt bzw. ohne neurologische Symptomatik die Anlage eines Shuntsystems.

6.5.2. Pineoblastome
sind hochmaligne Tumore als Grad IV der WHO klassifiziert. In Kombination mit einem einseitigen bzw. zweiseitigen Retinoblastom findet sich eine dominant autosomale Vererbung. In einem hohen Prozentsatz exprimieren sie alpha-Fetoproteine. Eine spinale Metastasierung findet sich in bis zu 50%. Die Therapie besteht neben einer diagnostischen-therapeutischen Biopsie, immer auf Grund der hohen Radiosensibilität, in der Bestrahlung (Herdosis von 55-60 Gy, Neuroaxe 30 Gy) sowie Chemotherapie. Die MÜLZ beträgt ca. 6 Monate (ÜBLZ von 3-24 Monate). Keimzelltumoren siehe Nr. 6.10.

6.6. Neuronale Tumoren

6.6.1. Gangliogliom

Zentrale Gangliogliome finden sich in 0.4-8% bei Kindern und in 1% bei Erwachsenen. In 75-100% werden Gangliogliome durch epileptische Anfälle symptomatisch, wobei diese lange vor erkennbaren Veränderungen im CT oder MR auftreten können.

Therapie: Durch die scharfe Abgrenzung gegenüber gesundem Gehirngewebe ist sehr oft eine Radikaloperation möglich. Auch subtotaloperierte Tumoren weisen in 90% einen jahrzentelangen Verlauf auf, bei Progression ist eine externe Bestrahlung indiziert.

6.6.2. Gangliozytom

Gangliozytome treten in nur 0.1% aller Hirntumoren auf (Erstbeschreibung 1982) und weisen immer eine Beziehung zum Ventrikelsystem auf. Therapie und Verlauf wie Gangliogliome.

6.7. Tumoren der Nerven und Nervenscheiden

6.7.1. Schwannome

Schwannome enstehen im Bereiche der Übergangszone Oligodendroglia-Schwannzelle und finden sich am häufigsten als Schwannom des N. vestibularis (Akustikusneurom oder Akustikusneurinom). Bei Patienten im 50.-70. LJ. mit einer einseitigen Hypakusis oder Anakusis muß mandatorisch ein Akustikusneurom mittels Kernspintomographie (oder CT) ausgeschlossen werden. Schwannome des N. trigeminus oder anderer Hirnnerven sind sehr selten.

Therapie: Durch mikrochirurgische Techniken und neurophysiologisches Monitoring ist es meist möglich, die Tumoren radikal, mit Erhaltung des N. facialis, zu operieren. Im Falle des Rezidivs ist die Reoperation anzustreben bzw. die Bestrahlung mittels Gamma-Knife.

6.7.2. Maligne Schwannome

Ausgehend von peripheren Nerven mit malignem Verlauf und rascher Rezidivierung und Metastasierung.
Therapie: Radikalextirpation, Radiotherapie und Chemotherapie mit Ifosfamid

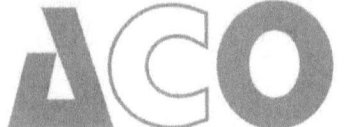

NEUROCHIRURGISCHE MALIGNOME

6.7.3. Neurofibromatosen

Die **Neurofibromatose Typ 1 (NF-1)** repräsentiert 90% aller Neurofibromatosefälle, wird autosomal dominant vererbt und weist eine Häufigkeit von 1 auf 3000 auf. In der Regel zeigt sich die NF-1 innerhalb der ersten 5 Lebensjahre.

Diagnostische Kriterien: Treffen 2 oder mehr Merkmale ein, so findet sich eine NF-1

- 6 oder mehr Café-au-Lait-Flecken
- 2 oder mehr Neurofibrome
- „Sommersprossen" in der Axilla oder Leiste
- Opticus-Gliom
- 2 oder mehr Lisch-Knötchen
- Dysplasie des Os sphenoidale oder der langen Röhrenknochen
- Verwandschaftverhältnis Grad 1 mit einer an NF-1 erkrankten Person

Die **Neurofibromatose Typ 2 (NR-2)** gilt als zentrale Form der NF und trifft 1 aus 50.000 und repräsentiert 10% der NF und wird ebenso autosomal dominant vererbt. Molekularbiologisch findet sich ein Defekt am Chromosom 22. In 25% treten Meningeome assoziert zur NF-2 auf.

Diagnostische Kriterien: 2 oder mehr Merkmale weisen auf eine NF-2 hin

- beidseitiges Akustikusneurinom
- Verwandtschaftsverhältnis Grad 1 mit einer an NF-2 erkrankten Person
- einseitiges Akustikusneurinom oder
- 2 der folgenden Tumoren: Neurofibrom, Meningiom, Gliom, Schwannom, preseniler Katarakt

6.7.4. Anaplastische Neurofibrome

Anaplastische Neurofibrome sind extrem selten und weisen einen malignen Verlauf auf. Die konventionelle Strahlentherapie ist im wesentlichen wirkungslos, einen guten Effekt zeigt gemäß ersten Berichten die Gamma Knife bzw. die stereotaktische Bestrahlung. Ergebnisse liegen hierzu jedoch noch nicht vor.

6.8.1. Meningeome

Meningeome werden als gutartige Tumoren betrachtet, welche von den endothelialen Deckzellen der Meningen entspringen und repräsentieren 10-19% aller Hirntumoren. Meningeome stellen den Großteil der Schädelbasistumoren dar, sodaß der Terminus der „anatomischen Malignität" im Gegensatz zur biologischen Malignität in diesem Bereiche für Meningeome anzuwenden ist. Die Altersverteilung ist homogen, bei Kindern kommen sie jedoch nur unter 2% vor. Eine Chemotherapie hat keinen Stellenwert. In 5% der Fälle treten sie multipel auf. In diesem Falle wird in der Regel ein Defekt am Chromosom 21 nachgewiesen.

Die Prädilektions-Lokalisation liegt in 50-60% im Bereich der zerebralen Konvexität und der Falx, in 25-40% im Bereich der Lamina cribrosa (Olfactoriusmengiom) und der vorderen Schädelgrube und in 15% im Bereich des Tentoriums und der hinteren Schädelgrube. Je nach histologischem Bild werden syncitiale, fibromatöse, transitionale, psammomatöse und hämangioplastische Meningeome unterschieden. Derzeit werden die Meningeome jedoch nach ihrer biologischen Aktivität eingeteilt: typische (WHO-Grad I), atypische (Grad II) und maligne (WHO-Grad III). Die Häufigkeit der einzelnen Graduierungen liegt bei 89%, 10%, 1% respektive. Eine Metastasierung der malignen Meningeome in andere Organe kommt in 1% vor (3 Eigenbeobachtungen).

Symptomatik: Je nach Lokalisation werden die Meningeome mit einem epileptischen Anfall, psychischen Veränderungen oder charakteristisch mit einer Geruchsstörung auffällig.

Therapie: Anzustreben ist die chirurgische Radikaloperation, wobei auch der Ansatz mitreseziert werden muß. Menigeome im Bereich der Schädelbasis gehören zu den schwierigsten neurochirurgischen Eingriffen, wobei vielfach nur eine Teilresektion des Tumors gelingt. Im Falle eines Rezidivtumors wird in erster Linie wiederum die Reoperation anzustreben sein, gefolgt von einer externen Herdbestrahlung bis 60 Gy oder Gamma Knife bzw. stereotaktischen Bestrahlung. Auch eine interstitielle Radiotherapie wird fallweise durchgeführt.

Ergebnisse: Die mittlere Überlebenszeit beträgt 12 Jahre. Die chirurgische Mortalität reicht in Abhängigkeit der Lokalisation bis zu 14%. Die Rezidivrate aller Meningeome beträgt innerhalb von 25 Jahren 9-55%. Typische Meningeome weisen eine Rezidivrate von 3% innerhalb von 5 Jahren und 21% nach 25 Jahren auf, atypische 38% nach 5 Jahren und maligne Meningeome bis zu 78% innerhalb von 5 Jahren. Auch eine externe Strahlentherapie kann das Wachstum kaum beeinflussen. Erste Ergebnisse der Gamma-Knife-Bestrahlung weisen einen günstigen Effekt auf, insbesonders bei Schädelbasis-Meningeomen. Da 70% der Meningeome Progesteron-Rezeptoren exprimieren, wird an einigen Zentren gemäß eines experimentellen Protokolles ein Antiprogesteron (Mifepristone-RU 486) sowie auch Hydroxy Urea mit wechselndem Erfolg eingesetzt.

NEUROCHIRURGISCHE MALIGNOME

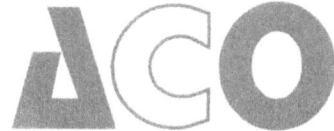

6.8.2. Meningosarkome

Seltener Tumor des Kindes- und Adoleszenzalters mit multilokalem Befall, welcher häufig auch den Spinalkanal betrifft. Bei raumfordernder Wirkung wird die operative Dekompression angestrebt, eine externe Bestrahlung kann versucht werden, die Prognose ist jedoch schlecht.

6.8.3. Primäre Melanozytome der Meningen

Diese sind seltene Tumorformen und umfassen meningeale Melanozytome (melanozytische Meningeome) und die meningeale Melanose sowie primäre maligne Melanome und Melanoblastome. Während die Prognose der Erstgenannten der der atypischen Meningeome entspricht, ist die Prognose der beiden letzteren infaust.

6.9. Primäre zentrale Lymphome

Primäre ZNS-Lymphome stellen derzeit nur 1% aller Hirntumoren dar, finden sich jedoch in bis zu 7% der immunsupprimierten und HIV-positiven Patienten (1:1.000.000 in der Normalbevölkerung, 1:1000 bei immunsupprimierten Patienten, 1:50 bei AIDS-Patienten).

Therapie: Die primären ZNS-Lymphome zeigen eine große Empfindlichkeit gegenüber Corticosteroiden, welche erst nach Diagnosestellung appliziert werden sollten (24 mg Dexamethason durch 10 Tage), Chemotherapie (DeAngelis-Schema) und Bestrahlung (50 Gy). Der chirurgische Teil beschränkt sich in der Regel auf die stereotaktische Biopsie zur Diagnosesicherung.

Ergebnisse: Der natürliche Verlauf nach Diagnosestellung (ohne Therapie) liegt im Mittel bei 4,6 Monaten, bei AIDS-Patienten bei 6 Wochen. Nach Radiotherapie, Cortison (12 Monate), verbunden mit Chemotherapie (Nimustin-ACNU, Cytosin-Arabinosid, Methotrexat) und nachfolgender Radiotherapie (DeAngelis) beträgt die MÜZ 24 Monate. Die 5-Jahres-ÜLZ von niedriggradigen Lymphomen wird durch die kombinierte Therapie bis auf 78% gesteigert, bei hochgradigen liegt die 5-Jahres-ÜLZ unter 5%.

6.10. Keimzelltumoren

Keimzelltumoren zeigen eine Präferenz für das männliche Geschlecht (lt. Literatur von 2:1 bis zu 13:1) und konstituieren 3-6.5% aller Tumoren der 2. Dekade. Je nach vorherrschendem Zelltypus unterscheidet man Teratome (benigne, reife, maligne), Germinome, Dottersacktumoren, embryonale Karzinome und Choriokarzinome. Alpha-Fetoproteine werden zu einem hohen Prozentsatz von Dottersacktumoren, und beta-hCG von Choriokarzinomen sezerniert. Teratome produzieren keines von beiden, während Germinome nur in 10% beta-hCG sezernieren sowie auch fallweise alpha-Fetoproteine. Testikulare Seminome können plazenta-spezifische alkalische Phosphatase produzieren. Während die Tumormarker zur Diagnostik nur Hilfestellung leisten können, stellen sie doch prognostische Parameter dar und werden zur Verlaufskontrolle der Therapie eingesetzt.

Die Therapie der Wahl des Germinoms ist die Radiotherapie auf Grund der hohen Strahlensensitivität als Herddosis und als Bestrahlung der Neuroaxe (24% spinale Metastasierung), gefolgt von einer aggressiven Chemotherapie (hochdosiertes MTX, Vincristine, Adriblastine, Cyclophosphamid, Cisplatin, Vepesid, Iphosphamid). Es werden fallweise ÜLZ von 3-14 Jahren berichtet, die MÜZ beträgt jedoch einige Monate. Eine ähnliche schlechte Prognose gilt für maligne Teratome, embryonale Karzinome und vor allem für Dottersacktumoren.

6.11. Hypophysentumoren

Hypohysentumoren sind langsam wachsende, WHO I klassifizierte Tumoren, welche 10-20% aller Hirntumoren bilden und doppelt so häufig bei Frauen als bei Männern auftreten. Die alte Einteilung nach histologischen Färbekriterien (basophil, chromophob, acidophil) wurde zugunsten der Einteilung nach der Hormonaktivität aufgegeben. Die anatomische-pathologische Einteilung erfolgt nach dem Schema von Hardy (Typ I-Typ 4c). Mikroadenome weisen einen Durchmesser unter 10 mm, Makroadenome über 10 mm auf.

Symptome: Bitemporale Hemianopsie duch Druck auf das Chiasma, die meisten Tumoren sind hormonell stumm, ansonsten kommt es zu Symptomen gemäß der vorherrschenden Hormonsekretion (Prolaktinämie- Prolaktin; Akromegalie-GH; Mb. Cushing- und/oder Nelson-Syndrom – ACTH; HGH- und TSH-produzierende Tumoren sind extrem selten). Eine Prolaktinämie von 30-150 ng/ml ist reaktiv (Hypophysenstiel Irritation), Prolaktinome produzieren ab 750-15.000 ng/ml und sind mit 90% die häufigsten Hypophysentumoren.

Diagnostik: Röntgen der Sella, Kernspintomographie mit Kontraststeigerung, koronare CCT Schichtung, hormonelle und ophthalmologische Abklärung.

Therapie: Asymptomatische Mikroadenome bedürfen keiner Therapie und werden jährlich kontrolliert. Raumfordernde Tumoren mit Kompressionssyndromen werden über einen transnasalen-transsphenoidalen Eingriff entfernt, ausgedehnte

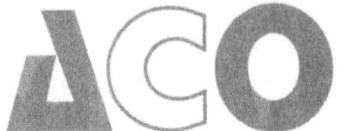

NEUROCHIRURGISCHE MALIGNOME

supraselläre Tumoren (Einteilung nach Hardy 4 a, b, c) werden über eine subfrontale oder fronto-laterale Kraniotomie entfernt. Für ACTH-produzierende Tumoren ist der chirurgische Eingriff die Therapie der Wahl, evtl. adjuvante Therapie mit Ketoconazole. Prolactinome mit Werten über 1000 ng/ml ohne Symtomatik werden mit Parlodel (Bromocriptin) therapiert. Postoperative Hormonsubstitution gemäß Hormonstatus. Das Rezidiv wird in der Regel reoperiert bzw. nachbestrahlt (klassische Indikation für Gamma Knife oder stereotaktische Bestrahlung, auch Bestrahlung mit Protonen).

Ergebnisse: Mikroadenome, sofern sie überhaupt diagnostiziert werden, weisen einen benignen Verlauf auf. Die Rezidivrate der Prolaktinome liegen zwischen 10 und 30% innerhalb von 5 Jahren, diejenige der ACTH-produzierenden bis 50%. Die 10-Jahres-Überlebenszeit beträgt für alle Tumoren 95%.

6.12. Seltenere Tumorentitäten

6.12.1. Lipome

Lipome sind gutartige Tumoren (Häufigkeit unter 1% aller Hirntumoren). 50% sind im Bereiche des Corpus callosum lokalisiert. Häufig kombiniert mit einer vaskulären Komponente als Angiolipom. Im Falle einer Raumforderung wird eine Resektion empfohlen, bei Verschlußhydrocephalus jedoch nur eine Ventilanlage.

6.12.2. Kraniopharyngiome

Kraniopharyngiome bilden ca. 3% aller Hirntumoren mit einem Altersgipfel in den ersten 10 Lebensjahren und einem zweiten zwischen dem 50.-70. Lj. Sie stellen den häufigsten (6-10%) nicht glialen Tumor des Kindesalters dar und 50% aller Tumoren der Sellaregion. Kraniophyngiome enstehen aus den Plattenepithelresten der Rathkeschen Tasche (Keratin produzierend).

Symptome: Hirndruck (60-75%), Gesichtsfelddefekte (50-80%), diencephale Symptomatik, Diabetes insipidus, Polyphagie, Polydypsie (30-50%), endokrine Störung (Wachstumshormon oder Gonadotropinmangel in bis zu 60%, TSH- oder ACTH-Störung in bis zu 30%). Im Nativschädelröntgen Zeichen des chronischen Hirndruckes und Verkalkungen.

Therapie: Mikrochirurgische Radikaloperation in 70-90% möglich, prä-, peri-, und postoperative homonelle Substitution. Externe Bestrahlung von 50 Gy bei Subtotaloperation oder bei inoperablen Rezidiven, klassische Indikation für Gamma Knife oder stereotaktische Bestrahlung, intrakavitäre Implantation von colloidalem P^{32} oder Bleomycin.

Ergebnisse: die 5-Jahres-ÜZ beträgt 90%, die 10-Jahres-ÜZ 80%, nach Radikaloperation bleiben bis zu 82% rezidivfrei ohne neurologische oder neuropsychologische Defekte. Jedoch ist wegen eines Hydrocephalus in bis zu 30% eine Shuntoperation notwendig. Rezidive treten in 20% innerhalb von 2 Jahren auf. Die Morbidität nach Rezidivoperation ist hoch (70%), nach Bestrahlung wird die Progression von 75% auf 20-30% gesenkt, jedoch 70% neuropsychologische – intellektuelle Störungen und Optikusschädigungen. Diese Veränderungen hängen vom Alter des Kindes, vom Bestrahlungsvolumen und von einer evtl. operativen Vorschädigung ab. Durch den Einsatz von CT-gestützter 3D-geplanter Bestrahlungstechnik sind die rein radiogen bedingten Optikusläsionen extrem selten.

6.13. Hirnstamm- und Spinale Tumoren (intramedullär)

Der häufigste Hirnstammtumor ist das Gliom mit 70% (anaplastische Gliome WHO II-III 90% und Glioblastome 10%), gefolgt vom Ependymom, Gangliom und Hämangioblastom.

Therapie: In der Regel wird eine Probebiopsie vorgenommen, jedoch ist bei exophytisch wachsenden Tumoren eine radikale Exstirpation möglich. So gelingt auch bei den Ependymomen auf Grund des Wachstumsverhaltens (überwiegend Grad II) meistens eine Radikaloperation, während bei Gliomen auf Grund des infiltrativen Wachstums nur eine Teilresektion möglich ist. Bestrahlung mit 50-55 Gy, bei höhergradigen Tumoren ACNU, Alexan und Alexan intrathekal, oder Carboplatin und Vincristin.

Ergebnisse: Auch nach Subtotaloperation zeigen Grad-II-Tumoren jahrelange Verläufe ohne Progredienz. Chemotherapie und Radiotherapie erbringen eine Wachstumskontrolle bei Grad-III-Tumoren. Die 10-Jahres-Morbidität bei Gliomen und Ependymomen Grad II liegt bei 40%, bei Grad-III-Tumoren zeigen eine 5-Jahres-Morbidität bis zu 70%. Extramedulläre intradurale Tumoren sind vorwiegend Meningeome und Neurinome, extramedulläre extradurale Tumoren werden vorwiegend von Metastasen gebildet.

6.14. Kindliche Tumoren

Primäre Hirntumoren bilden 20% der soliden Tumoren des Kindesalters (1-2% beim Erwachsenen). Die Häufigkeit liegt zwischen 2-4 pro 100.000 Kindern bis zum 15. Lebensalter. Die Histologie verteilt sich auf die Medulloblastome (PNET) mit 23%, niedriggradige Astrozytome mit 25%, Kleinhirnastrozytome mit 12%, maligne supratentorielle Gliome 11%, Hirnstammgliome mit 9%, Ependymome mit 8%, Kraniopharyngiome 6%.

NEUROCHIRURGISCHE MALIGNOME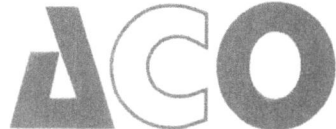

6.15. Sekundäre Hirntumoren – Zerebrale Metastasen

Hirnmetastasen bilden 15% des neurochirurgischen Krankengutes. Solitäre Filiae finden sich in 85% und sind zu 78% supratentoriell, zu 7% in der hinteren Schädelgrube und zu 15% im Spinalkanal lokalisiert. Die Häufigkeit liegt bei 8 pro 100.000. Der häufigste Primärtumor ist das Bronchuskarzinom mit 32% (6/100.000 bei Männern und 2/100.000 bei Frauen), gefolgt vom Hypernephrom mit 12%, Melanom mit 11%, dem Mammakarzinom mit 10% und Adenokarzinome – mit teilweise unbekanntem Primum – mit 16%.

Diagnostik: Diagnostisches Mittel der Wahl ist die Kernspintomographie, die auch Mikrometastasierungen darstellt, welche der CT-Untersuchung entgehen. Bei unbekanntem Primum wird die Histologie über eine stereotaktische Biopsie oder einen chirurgischen Eingriff gesichert. Laborparameter wie CEA, alpha-Fetoproteine etc. haben nur eine indirekte Wertigkeit.

Therapie: Grundsätzlich ist die Behandlung eines Patienten mit Hirnmetastasen nur dann indiziert, wenn die Primärerkrankung unter Kontrolle ist und für mehrere Monate ein symptomfreies Leben erwartet werden kann.

Konservative Therapie: Dexamethason (16 mg Tagesdosis) reduziert signifikant das den Tumor umgebende Ödem und verbessert dadurch (kurzfristig) die klinischen Ausfälle. Eine Chemotherapie kann im Rahmen der Grunderkrankung erfolgen. Eine spezifische Therapie der zentralen Metastasen mittels Cis-Platin, in Kombination mit VP 16 und/oder ACNU, brachte keine signifikante Verlängerung der Überlebenszeit.

Chirurgische Therapie: Bei Hirndrucksymptomatik ist eine rasche operative Entlastung angezeigt (z.B. Metastase in der hinteren Schädelgrube mit Verschlußhydrocephalus). Solitäre bzw. auch multiple Metastasen werden exstirpiert, sofern sie von einer Kraniotomie entfernt werden können. Diffuse generalisierte Metastasierung sowie ein foudrojanter Verlauf stellen keine Indikation zu einem neurochirurgischen Eingriff dar.

Radiotherapie: In der Regel wird eine Ganzhirnbestrahlung angeschlossen, um auch eventuelle Mikrometastasen zu therapieren. Im Anschluß daran sollte eine Gamma-Knife-Behandlung auf einen eventuellen Resttumor erfolgen. Die Kombination einer fraktionierten externen Ganzhirnbestrahlung mit einer Gamma Knife-Behandlung bewirkt eine hohe lokale Tumorkontrolle von 95% (85% mit alleiniger externer Radiatio, 70-80% mit vorhergegangener Operation).

Die fokusierte Bestrahlungstechnik des Gamma Knifes wird auch erfolgreich zur Behandlung von Rezidivmetastasen nach externer Ganzhirnbestrahlung eingesetzt.

Ergebnisse: Die MÜZ liegen in Abhängigkeit der Grunderkrankung und betragen im Mittel 4 Monate mit alleiniger chirurgischer Intervention. Trotz weiterführender Chemotherapie und Radiatio beträgt die 1-Jahres-MÜZ für Adenokarzinome 7%, Mammakarzinome 10% und Melanome 11%. Das Gamma Knife zeigt eine bessere lokale Tumorkontrolle (bis zu 95%) im Vergleich zur alleinigen chirurgischen Exstirpation (25-30%).

Zusammenfassung - Therapie der Metastasen:

a) Bei Hirndrucksymptomatik (Erbrechen, Kopfschmerz) Dexamethason, Entlastung
b) Bei unbekanntem Primum: stereotaktische Biopsie oder offene Operation (Histologie)
c) Externe Ganzhirnbestrahlung mit 30 Gy in 2 Wochen oder Gamma-Knife-Bestrahlung
d) Kombination von Gamma Knife und externer fraktionierter Bestrahlung bei wenig strahlensensiblen Tumoren (Melanom, Hypernephrom etc.) oder bei großen inoperablen Metastasen (Volumen > 15 ccm)
e) Gamma Knife bei Rezidivmetastasen nach Radiatio

7. BRACHYTHERAPIE VON HIRNTUMOREN

Die stereotaktische Implantation von Radionukleiden in intrazerebrale Tumoren wurde vor 30 Jahren von Frazier, Talairach und Mundiger eingeführt. Durch die Weiterentwicklung der bildgebendenVerfahren (MRI, Computertomographie) wurde die stereotaktische Implantation von Isotopen (als permanentes oder temporäres Implantat) erleichtert.

Die häufigsten Isotope in der Neurochirurgie: Jod 125 [^{125}J] (HWZ 60,2 Tage, keine Beta- und Gammastrahlung; 27-35 keV), das zehnfach stärkere Iridium 192 [^{192}Ir] (HWZ 74,6 Tage, harte Gammastrahlung; 300-610 keV), Yitrium 90 [^{90}Y] (HWZ 64,1 h, nur Betastrahlung; 0,3 MeV) und Phosphor 32 [^{32}P] (HWZ 14,2 Tage, nur Betastrahlen; 0,61 MeV).

Isotope mit niedriger Dosisleistung (^{125}J) werden bei Tumoren mit langer Zellzyklusdauer und niedriger Proliferationstendenz (pilozytisches Astrozytom, niedergradiges Astrozytom, Meningiom etc.) eingesetzt.

Radionukleide mit hoher Dosisleistung (^{192}Ir, ^{137}C) werden bei soliden, rasch wachsenden, hoch malignen intrazerebralen Tumoren (Glioblastome, anaplastische Astrozytome etc.) verwendet.

Kolloidale Radioisotope (^{90}Y, ^{32}P) werden bei zystischen Tumoren mit kleinem, solidem Tumoranteil (Kraniopharyngiome, zystische Metastasen) verwendet.

Indikation:

a) *Als primäre Behandlung* bei gutartigen, kugeligen Tumoren mit gut erkennbaren Tumorgrenzen (CT, MRI) und einem Volumen kleiner als 5 cm^3 (pilozytisches Astrozytom, Kolloidzyste etc.) und bei diffusen, langsam wachsenden Prozessen in funktionell wichtigen Hirnarealen (Zentralregion, Stammganglien etc.)

b) *Als adjuvante Therapie* bei Resttumoren nach Operationen oder Rezidiven nach externer Herdbestrahlung

c) *Zur Kombinationstherapie* („boost") mit einer externen, fraktionierten Herdbestrahlung zur Erhöhung der fokal verabreichten Dosis bei wenig strahlensensiblen Tumoren wie anaplastischen Gliomen, Glioblastoma multiforme, Keimzelltumoren und Pinealoblastomen

Ergebnisse: Primäre Glioblastome zeigen bei ausgewähltem Krankengut eine MÜZ von 22 Monaten und Gliome Grad-III eine MÜZ von 39 Monaten (Dosis 46-75 Gy mit J-125), rezidivierende Glioblastome 13 Monate und Grad-III-Gliome 20 Monate (Dosis 52-150 Gy). Solitäre zerebrale Metastasen (aller Histologien) weisen eine MÜZ von 20 Monaten nach Implantation auf. Diese Ergebnisse sind jedoch nicht repräsentativ, da es sich um ein streng vorselektioniertes Krankengut handelt.

8. RADIOCHIRURGIE DER HIRNTUMOREN

Die stereotaktische Radiochirurgie von Hirntumoren wird im Gamma Knife (Leksell Gamma Unit) und auch an für die stereotaktische Schädelbestrahlung adaptierten Linearbeschleunigern (LINAC) durchgeführt. In Österreich sind derzeit in Wien und Graz 2 „Gamma-Messer" in Betrieb. Zur stereotaktischen Radiochirurgie adaptierte Linearbeschleuniger stehen derzeit in Wien, Linz, Salzburg, Klagenfurt und seit 1999 in Innsbruck zur Verfügung.

Im Gamma Knife werden Hirntumoren oder intrazerebrale Gefäßmalformationen durch eine einmalige Bestrahlung mit mechanisch gebündelten ionisierenden Strahlen (201 Co 60 Quellen) ohne chirurgische Öffnung des Schädels zerstört. Die präzise mechanische Ausrichtung der Strahlenbündel (< 0,3 mm) und der steile Dosisabfall ermöglichen eine Behandlung von Tumoren in der Nähe kritischer Hirnstrukturen, ohne diese zu schädigen. Dagegen bietet die stereotaktische Bestrahlung durch die Fraktionierungsmöglichkeit den Vorteil, größere Prozesse, die schlechter abgegrenzt sind, vergleichsweise schonender zu bestrahlen als mittels rein externer Bestrahlung. Das Verfahren ist jedoch aufwendiger und teurer. Gamma Knife und stereotaktische Bestrahlung konkurrenzieren sich dadurch nur sehr bedingt.

Indikation: Im CT und MRI gut abgrenzbare, kugelige Prozesse (Tumoren, arteriovenöse Malformationen) mit einem Durchmesser bis zu 3 cm im Schädel oder in der Schädelbasis.

Primärtherapie: Bei älteren, kranken Menschen mit hohem Operationsrisiko und benignen Tumoren (Meningeomen, Neurinomen, Glomus jugulare Tumoren etc.); bei Malignompatienten mit neurologischen Ausfällen durch solitäre oder multiple Hirnmetastasen; bei AV-Malformationen in eloquenten Hirnarealen.

Adjuvante Therapie: Bei Patienten mit Tumorrest nach mikrochirurgischer Teilresektion und bei Rezidivtumoren nach Operationen, Strahlen- und Chemotherapie.

Kombinierte Therapie (radiochirurgischer boost): Vor oder nach externer, fraktionierter Ganzhirnbestrahlung bei multiplen intrazerebralen Metastasen strahlenunempfindlicher Tumoren (Melanome, Hypernephrome, Sarkome etc.). Bei Metastasen in eloquenten Arealen (Zentralregion, Hirnstamm etc.) oder Metastasen mit großen Tumorvolumina.

Vorteile: Wiederholbarkeit der Behandlung, eine bereits vorhergegangene konventionelle Radiotherapie stellt keine Kontraindikation zur Gamma Knife-Bestrahlung dar. Geringe Morbidität, keine Kraniotomie, vergleichbare Effektivität zu offener Operation ohne Operationsrisiko (Infektion, postoperative Intensivpflege), kurzer Spitalsaufenthalt und geringe Kosten.

NEUROCHIRURGISCHE MALIGNOME

Tabelle 2: Krankengut des Leksell Gamma Knife weltweit (1968-1993)

Gefäßmißbildungen	44,0 %
Benigne Tumoren	33,0 %
Akustikusneurinome	13,2 %
Meningiome	9,7 %
Hypophysenadenome	5,4 %
Pinealo(zyt)blastome	0,9 %
Kraniopharyngeome	1,1 %
Chordome, Hämangioblastome, Schwannome, sonstige Tumoren	2,4 %
Maligne Tumoren	21,4 %
Metastasen	12,2 %
Gliome	7,1 %
Chondrosarkom	0,1 %
Aderhautmelanom	0,3 %
Glomustumoren, NPH Karzinome, Hämangioperizytome, sonstige	1,3 %
Funktionelle Eingriffe	2,0 %

Ergebnisse: Die Lebensqualität der Patienten ist durch den radiochirurgischen Eingriff weniger beeinträchtigt als durch einen konventionellen chirurgischen Eingriff.

Maligne Gliome: Von 26 Patienten mit malignen Gliomen waren nach 3 Jahren 25% verstorben, 50% zeigten eine Tumorkontrolle, die restlichen eine Tumorprogression.

Metastasen: Bei 70 Patienten mit einem Beobachtungszeitraum von 6-84 Monaten zeigte sich eine Tumorkontrolle in 53 Fällen (81%), 5 zeigten ein Lokalrezidiv und 12 Tumorwachstum an anderer Lokalisation.

Meningeome, Akustikusneurome: Bei 59 Meningiom-Patienten zeigte sich innerhalb von 3 Jahren bei 31 eine Tumorreduktion (52%), bei 23 keine Veränderung und bei 5 eine Tumorprogression. Akustikusneurome zeigen in 56% eine Tumorreduktion, unverändert waren 32%. Eine vorübergehende Läsion des N. facialis fand sich bei 16% der Patienten in einem Zeitraum von 6-8 Monaten nach der Bestrahlung.

9. NEUE THERAPIEANSÄTZE

- Photodynamische Therapie (PDT)
- Interstitielle Hyperthermie
- Boron Neutron Capture Therapy
- Chemotherapie; intraarterielle Öffnung der Blut-Hirn-Schranke
- Immunresponsemodifiers
- Immunotherapie LAKzellen/LIKzellen
- Intraoperative Bestrahlung von Hirntumoren (IORT)

10. STUDIENPROTOKOLLE

- Deutsch-Österreichische Nachfolgestudie maligner Gliome
- Deutsch-Österreichische Studie niedriggradiger Gliome
- Photodynamische Therapie maligner Hirntumoren (Innsbruck)
- Interstitielle Hyperthermie (Graz)
- Nationale ZNS-Lymphomstudie
- Nationale Studie zur Therapie der zerebralen Bronchusmetastasen
- Neutron Capture Therapy (Kollaboratives EU-Projekt der Universitätsklinik für Neurochirurgie, Graz)

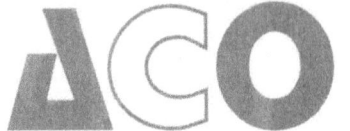

NEUROCHIRURGISCHE MALIGNOME

11. LITERATUR

zu 1. Epidemiologie:
Bahemuka M.: Worldwide incidence of primary CNS neoplasms. Brain (1988) 111: 737-753

Greig NH et al.: Increasing annual incidence of malignant braintumors in the elderly. JNCI (1990), 82: 1621-1624

zu 3. Symptomatologie:
Kraemer DL et al.:Clinical presentation of the brain tumor patient, in Brain tumors. eds.: Morantz, Walsh ,Marcel Dekker, Inc. (1993), 183-211

zu 4. Diagnostik:
Atlas SW.: Intraaxial brain tumors, in Magnetic resonance imaging of the brain and spine. Raven Press, NY (1991)

zu 6. Pathologie:
Russel DS, Rubinstein LJ.: Pathology of tumors of the central nervous system, 5th ed.Williams & Wilkens (1989)

Kernohan JW et al.: A simplified clasification of gliomas, Mayo Clin Proc (1949)

Zülch KJ.: Brain tumors, Their histology and pathology. Springer Verlag (1986)

Jellinger K.: Therapy of malignant braintumors, Springer Verlag (1987)

zu 6.1.1. Glioblastome:
Obwegeser A. et al.: Therapy of glioblastoma multiforme - a cumulative experience of 10 years. Acta Neurochirurg. (1995), 137: 29-33

Kreth FW et al.: Surgical resection and radiation therapy versus biopsy and radiation therapy in the treatment of glioblastoma multiforme. J. Neurosurg (1993), 78: 762-766.

Kornblith PL et al.: The future therapy of glioblastoma. Surg Neurol (1993), 39:538-543

zu 6.2. Oligodendrogliome:
Cairncross G. et al.: Aggressive Oligodendrogioma: a chemosensitive tumor. Neurosurgery (1992), 31: 78-82

zu 6.4.1. Medulloblastome:
Bleyer WA.et al.: "8 drugs in one day" chemotherapy for brain tumors. Med Ped Oncol. (1983), 11: 213

Chang C.: Medulloblastoma in children: a correlation between staging and results of treatment. Int.J Radiat Oncol Biol Phys. (1977), 2: 833-841

zu 6.6. Neuronale Tumoren
Yasargil MG et al.: Central neurocytoma: histopathological variants and therapeutic approaches. J Neurosurg. (1992), 76: 32-37

zu 6.7. Meningeome
Black McIP.: Meningiomas. Neurosurg. (1993), 32: 643-657

Maier H et al.: J. Neurosurg. (1992), 77: 616-619

Grunberg SM.et al.: Treatment of unresectable meningiomas with the antiprogesterone agent mifepristone. J.Neurosurg. (1991), 74: 861-866

Kostron et al.: Steroidrezeptoren und atypische Histologie als prognostische Parameter bei Meningeomen. Wiener Klin Wo. (1990), 18: 525-528

zu 6.8. Lymphome
DeAngelis LM.: Combined treatment modality for primary CNS lymphoma. J.Clin.Oncol. (1992), 10: 635-643

zu 6.11. Hypophysentumoren
Barrow DL et al.: Managment of prolactinomas associated with very high serum prolactin levels. J.Neurosurg. (1988), 68: 554-558

Vance ML et al.: Long term treatment of 189 acromegalic patients with the somatostatin analog octreotide. Results of the international multicenter acromegaly study group. Arch Intern Med (1991), 151: 1573-1578

Tabarin A.et.al.: Use of ketoconazole in the treatment of Cushings disease and ectopic ACTH syndrom. Clin.Endicrinolog. (1991), 34: 63-69

zu 6.12.1. Lipome
Truwit CL et al.: Pathogenesis of intracranial lipomas: an MR study on 42 patients. AJNR (1990)

zu 6.14. Kindliche Tumoren
Warnick RE et al.: Pediatr. brain tumors. Curr.Prob.Pediatr. (1991), 21: 129-173

Bloom HJG et al.: Treatment and long term prognosis of children with intracranial tumors. a study of 610 cases. Int.J.Rad.Oncol Biol Phys. (1990), 18: 723-745

Epstein FJ. et al.: Surgical managment of brain stem tumors of childhood and adolecence. Neurosurg Clin North Am (1990), 1: 111-121

Duffner Pk. et al.: Long term effect of cranial irradiation on the central nervous system. Cancer (1985), 56: 391-395

Goldwein JW.et al.: Recurrent intracranial ependymomas in children: survival and prognostic factors. Cancer (1990), 66: 557-563

Hirsch JF et al.: Benign astrocytic and oligodendrocytic tumors in children. J.Neurosurg. (1989), 70: 658-572

Sposto R et al.: The effectiveness of chemotherapy for the treatment of high grade astrocytoma in children (randomized trial). J Neurooncol. (1989), 7: 165-177

Marchese MJ et al.: Malignant astrocytic glioma in children. Cancer (1990), 65: 2771-2778.

zu 6.15. Metastasen
Delattre JY et al.: Distribution of brain metastasis, Arch.Neurol. (1988), 45:741-744

Lanner G.: Zerebrale Metastasen, Eine Sammelstatistik österreichischer Neurochirurgien (pers.Mitteilung) (1993)

zu 7. Brachytherapy
Sneed PK et al.: Brachytherapy of brain tumors. Stereotact.Funct.Neurosurg. (1992) 59: 157-165

NEUROCHIRURGISCHE MALIGNOME

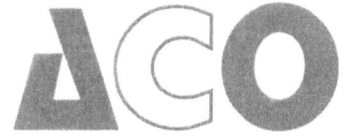

zu 8. Radiochirurgie

Lunsford LD: Stereotactic radiosurgery update.Proceedingsof the international stereotactic radiosurgery symposium. NY.Elsevier Science Publishing (1992)

Pendl G et al: Radiochirurgie mit der Leksell stereotaktischen Gamma-Einheit. Ein Überblick. Österr.Ärztezeitung (1992), 5:15-20

Pendl G et al: Radiosurgery with the first Austrian Cobalt-60 gamma unit. Acta Neurochir. (1994), 127:170-179

Kitz K.: persönliche Mitteilung

zu 9. Neue Therapieansätze

H.Kostron et al.: J. Photodynamic therapy in neurosurgery: a review. Photochem Photobiol. (1996) in press

Hetzel H. et al.: Photodynamische Therapie bei Patientinnen mit Rezidiven gynäkologischer Karzinome. Geburtshilfe Frauenheilkunde (1993), 53: 333-336

Barth RF et al.: Boron neutron capture therapy of cancer. Cancer Res. (1990), 50: 1061-1070

Gabel D., Moss R.(eds.): Boron capture therapy: Toward clinical trials of glioma treatment. Plenum Press, N.Y. (1992)

Martinez R et al.: Intratumoral and intraventricular lymphoblastoid alpha interferon for treatment of glioblastoma multiforme. Acta Neurochirurg. (1989), 100: 46-49

Papavero L et al.: Intracarotid infusion of ACNU and BCNU as adjuvant therapy in malignant gliomas. Acta Neurochirurg. (1987), 85: 128-137

Kofler A et al.: Intraoperative Bestrahlung von Hirntumoren. Wiener Klin Wochenschrift (1990), 102: 528-531

12. NEUROONKOLOGISCHE ANSPRECHPARTNER DER NEUROCHIRURGISCHEN KLINIKEN

Wien	Univ.-Prof. Dr. K. Ungersböck	Univ.-Klinik für Neurochirurgie, 1090 Wien, Währinger-Gürtel 18-20 Tel.: 01/40400-2566, Fax: 01/40400-4566
	OA Dr. K. Mahr	Neurochirurgische Abteilung, SMZ-Ost/Donauspital, Langobardenstraße 122, A-1220 Wien. Tel.: 01/28802-3602, Fax: 01/28802-3680
	OA Dr. G. Perneczky	Neurochirurgische Abteilung, Krankenhaus Rudolfstiftung, 1030 Wien, Juchgasse 25 Tel.: 01/71165, Fax: 01/71165-2000
Krems	Prim. Dr. F. Zaunbauer	Neurochirurgische Abteilung, Krankenhaus Krems, 3500 Krems, Mitterweg 10 Tel.: 02732/804
Graz	Univ.-Prof. Dr. K. Haselsberger	Univ.-Klinik für Neurochirurgie, 8036 Graz, Auenbruggerplatz 29 Tel.: 0316/385-2725, Fax: 0316/385-3368
Linz	OA Dr. P. Pogady	Neurochirurgische Abteilung, Wagner-Jauregg-Krankenhaus 4020 Linz, Wagner-Jauregg-Weg 10, Tel.: 0732/6921
Salzburg	Dr. N. Grössing	Neurochirurgische Abteilung, Landesnervenklinik, 5020 Salzburg, Ignaz-Harrer-Straße 79, Tel.: 0662/4483-3615, Fax: 0662/4483-2004
Klagenfurt	Dr. R. Deinsberger	Neurochirurgische Abteilung, Landeskrankenhaus Klagenfurt 9026 Klagenfurt, St.Veiterstraße 47, Tel.: 0463/538-0, Fax: 0463/538-3187
Innsbruck	Univ.-Prof. Dr. H. Kostron	Universitätsklinik für Neurochirurgie, 6020 Innsbruck, Anichstraße 35 Tel.: 0512/504-2621, Fax: 0512/504-2641
Feldkirch	Dr. E. M. Mozes	Neurochirurgische Abteilung, Landeskrankenhaus Feldkirch 6807 Feldkirch-Tisis, Carinagasse 47, Tel.: 05522/303-1850, Fax: 05522/303-4106

ÖSOPHAGUSKARZINOM

N. Hölbling
mit F. Eckersberger, G. Friehs, F.-M. Smolle-Jüttner, W. Klepetko, H.D. Kogelnik, G. Lexer, R. Margreiter, K. Miller, E. Moritz, B. Niederle, R. Roka, H. Rosen, A. Schratter-Sehn, K. Schwamberger, E. Wenzl

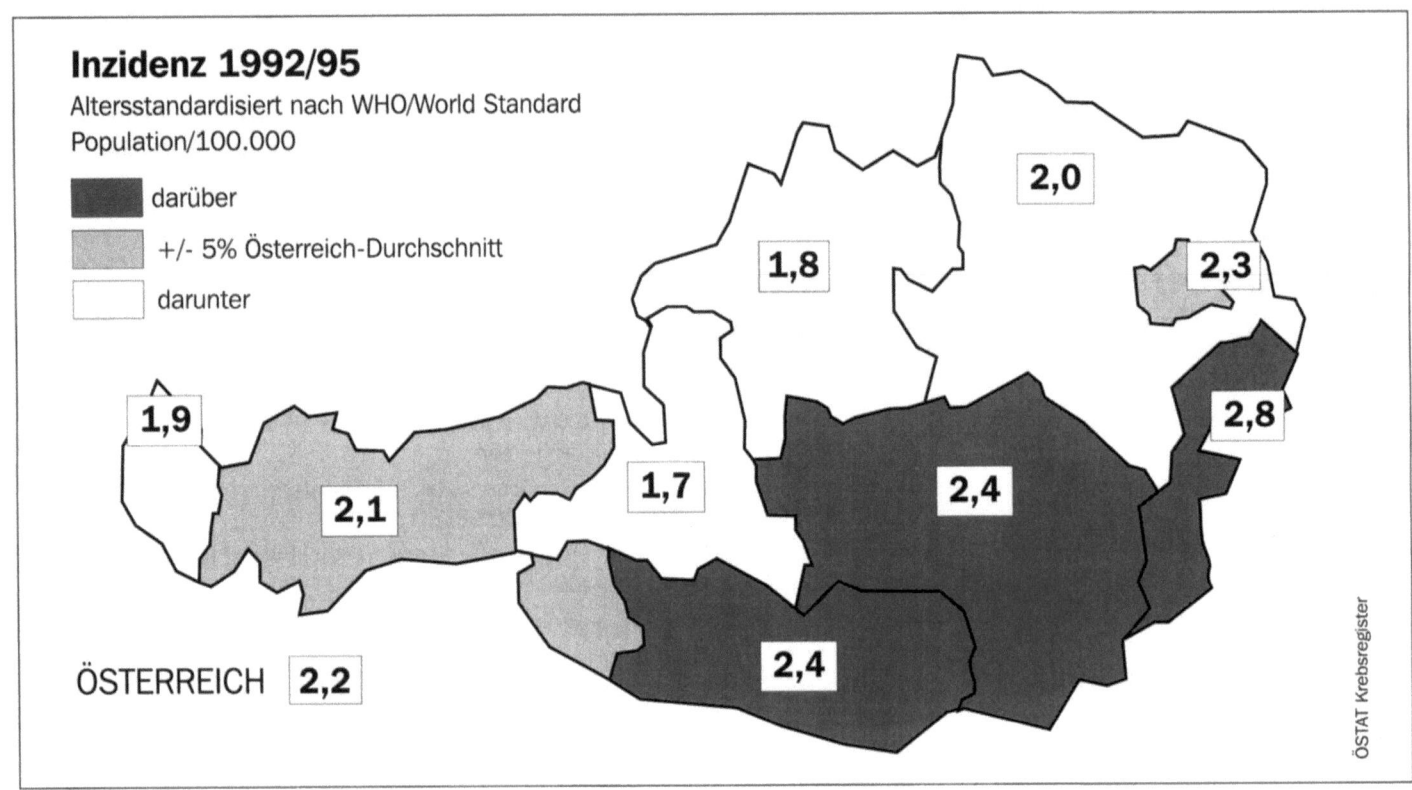

	Insgesamt	Männer	Frauen
Inzidenz 1992/95			
Neuerkrankungen absolut (Jahresdurchschnitt):	267	219	49
Rohe Raten/100.000:	3,4	5,7	1,2
WHO-World-Standard-Raten/100.000:	2,2	4,2	0,6
Linearer Trend 1983-1995:	+3,3%	+0,5%	-16,6%
Prozent an Gesamt-Krebsinzidenz:	0,8	1,3	0,3
Stadien-Verteilung (U.S.-SEER) in Prozent			
Carcinoma in situ:	0,2	0,2	0,0
lokalisiert:	18,5	18,7	17,7
regionalisiert:	31,6	30,6	36,5
disseminiert:	21,9	22,9	16,7
unbekannt:	27,9	27,6	29,2
Mortalität 1992/95			
Sterbefälle absolut (Jahresdurchschnitt):	234	189	45
Rohe Raten/100.000:	2,9	4,9	1,1
WHO-World-Standard-Raten/100.000:	1,8	3,6	0,5
Linearer Trend 1983-1995:	-2,1%	-6,9%	-5,7%
Prozent an Gesamt-Krebsmortalität:	1,2	2,0	0,5

ÖSOPHAGUSKARZINOM

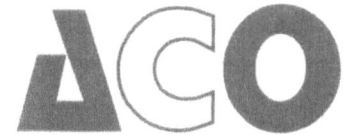

Inzidenz im Jahresdurchschnitt 1992/95			Neuerkrankungen (Jahresdurchschnitt)		%-Veränderung
Bundesland	Geschlecht	Absolut	Rohe Rate auf 100.000	Altersstand. Raten auf 100.000 (WHO-WORLD)	1983/94 (linearer Trend)
ÖSTERREICH	Insgesamt	267	3,4	2,2	+ 3,3
	Männer	219	5,7	4,2	+ 0,5
	Frauen	49	1,2	0,6	- 16,6
Burgenland	Insgesamt	13	4,6	2,8	+ 12,4
	Männer	12	9,0	6,0	+ 9,2
	Frauen	1	0,5	0,1	- 56,1
Kärnten	Insgesamt	22	3,9	2,4	+ 2,6
	Männer	17	6,2	4,3	- 13,2
	Frauen	5	1,9	0,9	+145,1
Niederösterreich	Insgesamt	49	3,3	2,0	- 20,5
	Männer	38	5,2	3,5	- 32,4
	Frauen	11	1,4	0,7	+ 57,5
Oberösterreich	Insgesamt	36	2,6	1,8	- 0,2
	Männer	30	4,5	3,6	- 2,0
	Frauen	5	0,8	0,4	- 18,5
Salzburg	Insgesamt	12	2,5	1,7	- 3,5
	Männer	11	4,4	3,4	+ 17,5
	Frauen	2	0,6	0,2	- 78,4
Steiermark	Insgesamt	48	4,0	2,4	+ 5,7
	Männer	40	6,8	4,9	+ 18,2
	Frauen	8	1,3	0,6	- 49,4
Tirol	Insgesamt	20	3,1	2,1	- 4,9
	Männer	17	5,5	4,4	+ 15,9
	Frauen	3	0,9	0,4	- 65,9
Vorarlberg	Insgesamt	9	2,5	1,9	+ 26,1
	Männer	8	4,7	4,1	+ 41,5
	Frauen	1	0,4	0,2	- 23,9
Wien	Insgesamt	59	3,7	2,3	+ 14,4
	Männer	46	6,2	4,4	+ 12,0
	Frauen	13	1,5	0,7	+ 7,0

Sterbefälle im Jahresdurchschnitt 1992/95			Sterbefälle (Jahresdurchschnitt)		%-Veränderung
Bundesland	Geschlecht	Absolut	Rohe Rate auf 100.000	Altersstand. Raten auf 100.000 (WHO-WORLD)	1983/94 (linearer Trend)
ÖSTERREICH	Insgesamt	234	2,9	1,8	- 2,1
	Männer	189	4,9	3,6	- 6,9
	Frauen	45	1,1	0,5	- 5,7
Burgenland	Insgesamt	13	4,8	2,8	+ 32,1
	Männer	12	9,0	5,8	+ 24,0
	Frauen	1	0,7	0,4	+ 44,4
Kärnten	Insgesamt	20	3,6	2,3	+ 23,6
	Männer	16	5,9	4,2	+ 4,4
	Frauen	4	1,5	0,6	+209,3
Niederösterreich	Insgesamt	46	3,1	1,9	- 20,3
	Männer	37	5,0	3,4	- 32,4
	Frauen	9	1,2	0,5	+ 42,5
Oberösterreich	Insgesamt	31	2,3	1,6	+ 2,0
	Männer	26	3,9	3,2	- 1,5
	Frauen	5	0,7	0,3	- 11,8
Salzburg	Insgesamt	8	1,7	1,0	- 32,1
	Männer	7	2,9	2,1	- 8,5
	Frauen	1	0,5	0,2	- 100,6
Steiermark	Insgesamt	38	3,2	1,9	- 4,4
	Männer	31	5,3	3,7	+ 2,7
	Frauen	8	1,2	0,5	- 40,3
Tirol	Insgesamt	16	2,5	1,6	- 2,7
	Männer	13	4,2	3,2	+ 7,7
	Frauen	3	0,8	0,4	- 49,6
Vorarlberg	Insgesamt	7	2,0	1,4	- 11,3
	Männer	6	3,8	3,2	- 15,7
	Frauen	0	0,2	0,0	- 39,2
Wien	Insgesamt	54	3,4	2,0	+ 0,6
	Männer	41	5,5	3,9	- 4,8
	Frauen	13	1,5	0,6	+ 26,9

ÖSOPHAGUSKARZINOM

N. Hölbling
mit F. Eckersberger, G. Friehs, F.-M. Smolle-Jüttner, W. Klepetko, H.D. Kogelnik, G. Lexer,
R. Margreiter, K. Miller, E. Moritz, B. Niederle, R. Roka, H. Rosen, A. Schratter-Sehn,
K. Schwamberger, E. Wenzl

1. EPIDEMIOLOGIE

1.1. Häufigkeit

Durchschnittlich 271 Neuerkrankungen pro Jahr in Österreich weisen das Ösophaguskarzinom als eines der selteneren Malignome mit geringfügig sinkender Tendenz (linearer Trend 1983-95: -1,3%), vor allem bei Frauen (-17,2%), aus. Bei unterschiedlicher Verteilung in den einzelnen Bundesländern beträgt die durchschnittliche Inzidenz für Österreich 2,1/100.000 EW. Im internationalen Vergleich entspricht diese Zahl dem nordeuropäischen Durchschnitt; in Asien und Afrika weisen Endemiegebiete extrem hohe Vorkommen auf (Linxian 181/100.000, Zimbabwe-Bulawayo 63,8/100.000).

1.2. Sterberate

Bei einer Mortalität von 1,9/100.000 EW im Jahresdurchschnitt bleibt die Sterberate unter der Zuwachsrate an Neuerkrankungen. Mit insgesamt 1,5% rangiert das Ösophaguskarzinom entsprechend seiner relativen Seltenheit am Ende der Gesamtkrebsmortalität in Österreich.

2. ALTERS- UND GESCHLECHTSVERTEILUNG

Das Ösophaguskarzinom ist eine Erkrankung des höheren Alters, mit dem vorwiegenden Auftreten zwischen dem 60. und 70. Lj., neuerdings aber mit einem deutlichen Trend zum jüngeren Lebensalter, möglicherweise aufgrund einer früheren Diagnosestellung. Die Geschlechtsverteilung weist in Österreich ein nahezu fünffach höheres Auftreten bei Männern gegenüber dem bei Frauen auf. Dieses Verhältnis variiert in den Bundesländern mit unterschiedlichen Trends.

3. GENETIK UND BIOLOGIE

Eine Reihe von Studien scheint eine genetische Disposition aufzuzeigen, so z.B. durch die Prävalenz des c2- Gens des Genotyp 2E1 bzw. generell durch Nachweis familiärer Häufung in großen Patientenkollektiven. Tumorbiologische Zusammenhänge mit „Growth factors", Onkogenen und Supressor-Genen insbesondere am Barrett-Ösophagus, konnten aufgezeigt werden und legen eine „Multistep progression" unter Einwirkung von Ornithin Dekarboxylase, proliferating cell nuclear antigen, epidermal growth factor receptor, retinoblastoma gene u.a. nahe.

4. ÄTIOLOGIE

Von den ätiologischen Faktoren, die mit dem Ösophaguskarzinom in Zusammenhang gebracht werden können, stehen Alkohol und Zigarettenkonsum an erster Stelle. Jedoch auch andere Ernährungsgewohnheiten, wie geräuchertes Fleisch, tierisches Fett, Retinol, Nitrosamine, heiße Getränke, wurden als ursächlich oder multiplikativ aufgezeigt.

4.1. Risikogruppen

4.1.1. Krankheitsursachen

Als Ursache ist hauptsächlich starker chronischer Nikotin- und/oder Alkoholkonsum anzusehen, der in bis zu 90% der Erkrankungsfälle vorliegen kann. Zusätzlichen und multiplikativen Effekt scheinen auch bestimmte Ernährungsfaktoren darzustellen, wie geräuchertes Fleisch oder geräucherter Fisch, tierisches Fett, Retinol, hohe Kalorienaufnahme, heiße Getränke, Nitrosamine.

ÖSOPHAGUSKARZINOM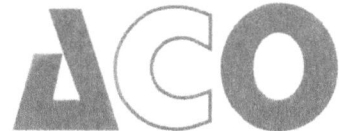

4.1.2. Risikofaktoren

Nikotin und/oder Alkohol: Chronischer Konsum, getrennt oder meist kombiniert. Es besteht eine Korrelation zwischen Menge und Konzentration.

4.1.3. Ernährungsfaktoren

Geräuchertes Fleisch, geräucherter Fisch, tierisches Fett, hohe Kalorienaufnahme, heiße Getränke, Nitrosamine, Retinol, Ei, Innereien (Leber).

Risikofaktoren für das Entstehen eines Ösophaguskarzinoms:

Barrett-Ösophagus:	Risiko 2-10%
Karzinom des Respirationstraktes:	Risiko 5-10%
Verätzung:	Risiko 3-5%
Achalasie:	Risiko 3-10%
Seltene andere Faktoren:	Zöliakie, Plummer-Vinson, Tylose

4.1.4. Warnsignale

Die klassische Symptomentrias des Ösophaguskarzinoms - Dysphagie, retrosternaler Schmerz und Gewichtsverlust - treten häufig schon in einem frühen Stadium auf, geben aber meist dem Patienten noch keinen Anlaß zur Untersuchung, da sie im Rahmen prädisponierender Faktoren (Alkohol, Nikotinkonsum und Reflux) unterbewertet werden. Erst die spürbare Progredienz dieser Symptome, eventuell Melaena und Reizhusten, veranlassen den Patienten, einen Arzt aufzusuchen.

5. Prävention/Früherkennung

5.1. Primäre Prävention

Die Änderung der Ernährungsgewohnheiten bezüglich Nikotin und Alkohol ist im Zusammenhang gesundheitspolitischer Kampagnen auch in Relation zum Ösophaguskarzinom anzustreben.

Andere präventive Faktoren stellen folgende Nahrungsmittel dar: Milch, Gemüse, Früchte (Citrus, Karotte), Vitamine (Beta-Carotene, Vitamin C, E), Spurenelemente.

5.1.1. Chemoprävention

In einigen Studien konnte ein präventiver Effekt bestimmter Substanzen eruiert werden: NSAIDs, Retinoide.

5.2. Sekundäre Prävention

Zur Erfassung und Kontrolle von Hochrisikogruppen für ein Ösophaguskarzinom mit der Zielsetzung einer Frühdiagnose stehen Patienten mit Barrett-Ösophagus, Verätzung, Familienanamnese, Karzinom des Respirationstraktes sowie seltene andere Erkrankungen (Zöliakie, Plummer-Vinson, Tylose) an. Diese sollten einer regelmäßigen Endoskopie mit Biopsie zugeführt werden.

5.3. Früherkennung

Da sowohl die Resektabilität und perioperative Letalität als auch die krankheitsbezogene Mortalität vom Stadium abhängig ist, käme der Frühdiagnose eine entscheidende Rolle zu, zumal aus retrospektiven Analysen hervorgeht, daß in 50-80% Symptome bereits beim Frühkarzinom vorliegen. Die Schwierigkeit liegt allerdings in der Bewertung durch den Patienten und dessen Motivation daraus, eine Untersuchung (insbesondere Endoskopie) anzustreben. Ob hier eine Aufklärungskampagne Besserung erzielen könnte, bleibt bei der Zielgruppe mit der häufigsten Ursache (Alkohol/Nikotin) fraglich.

Günstiger erscheinen die Voraussetzungen bei den Risikogruppen Barrett, Endobrachyösophagus, Achalasie, Verätzung, Zöliakie, Plummer-Vinson. Bei diesen Patienten sollte eine entsprechende regelmäßige endoskopische Kontrolle inklusive Biopsie vom behandelnden Arzt veranlaßt werden.

ÖSOPHAGUSKARZINOM

6. PATHOLOGIE

6.1 Topographische Einteilung

Nach dem Vorschlag der UICC (1987) wird die operationstaktisch wichtige Einteilung des Ösophagus wie folgt vorgenommen. Sie ermöglicht eine genaue Definition auf dem Röntgenbild.

Die Lokalisation der Karzinome betrifft in den meisten Statistiken den mittleren und unteren thorakalen Ösophagus.

6.1.1. Anatomische Regionen und Bezirke

1. Zervikaler Ösophagus (150.0):

Er beginnt am unteren Rand des Krikoidknorpels und endet am Eintritt des Ösophagus in den Thorax (Suprasternalgrube), etwa 18 cm distal der oberen Schneidezähne.

2. Intrathorakaler Ösophagus:

  a) *Oberer thorakaler Abschnitt (150.3):* Reicht vom Eintritt des Ösophagus in den Thorax bis zur Höhe der Trachealbifurkation, etwa 24 cm distal der oberen Schneidezähne.

Um die weiteren Drittel zu definieren, wird der Ösophagusabschnitt zwischen Trachealbifurkation und ösophago-gastralem Übergang halbiert:

  b) *Mittlerer thorakaler Abschnitt (150.4):* Entspricht der oberen Hälfte des Ösophagus zwischen Trachealbifurkation und ösophagogastralem Übergang. Die untere Grenze liegt etwa 32 cm distal der oberen Schneidezähne.

  c) *Unterer thorakaler Abschnitt (150.5):* Entspricht der distalen Hälfte des Ösophagus zwischen Trachealbifurkation und ösophagogastralem Übergang, etwa 8 cm in der Länge (einschließlich des abdominalen Ösophagus). Die untere Grenze liegt etwa 40 cm distal der oberen Schneidezähne.

6.2 Histologie und Grading – Malignitätsgrad

Das Karzinom des Ösophagus weist makroskopisch charakteristische Wuchsformen auf (exophytisch, ulzerös, infiltrierend sowie insulär oder zirkulär stenosierend), die eine unterschiedliche Prognose bedingen. Entsprechend dem Grad der Verhornung, der Menge des Keratins und den Interzellularbrücken bzw. der Kernzellpolymorphie unterscheidet man gut, mäßig, schlecht differenzierte und undifferenzierte Tumoren (G1-G4).

Nach der Empfehlung der WHO werden die malignen Tumoren der Speiseröhre in epitheliale, nicht epitheliale und sonstige Geschwülste eingeteilt. Das Plattenepithelkarzinom ist mit bis zu 90% bevorzugter Tumortyp. Das Adenokarzinom wird in etwa 3-10% beobachtet. Sein hoher Anteil in manchen Statistiken ist durch die Einbeziehung der Kardiakarzinome zu erklären. Exakterweise sollten deshalb nur jene Tumoren zu den Speiseröhrenkarzinomen gezählt werden, die zu mehr als 75% im Bereiche des Oesophagus entwickelt sind. Das Adenokarzinom findet sich am häufigsten in Zusammenhang mit einem Barrett-Ösophagus.

Andere maligne Tumoren (Oat-cell-Karzinom, Karzinosarkom, malignes Melanom) sind außerordentlich selten und haben für die Klinik wenig Bedeutung.

6.3. Ausbreitung

Aufgrund der in der Speiseröhrenwand längs verlaufenden Lymphgefäße kommt es bevorzugt zur Ausbreitung des Tumors in der Längsrichtung sowie zur Ausbildung lymphogener Schleimhautmetastasen (skip lesions), die sich oft in beträchtlichem Abstand vom Primärtumor befinden können. Wegen des fehlenden Serosaüberzuges (zerviakler und intrathorakaler Ösophagus) infiltrieren Tumoren früh das periösophageale Gewebe und benachbarte Strukturen.

Bei mehr als der Hälfte der Fälle bestehen zum Zeitpunkt der Operation Lymphknotenmetastasen, wobei häufig auch tumorferne Lymphknotenstationen befallen sind. Lymphknotenmetastasen sind bei Adenokarzinomen häufiger.

Hämatogene Metastasen werden zum Zeitpunkt der Diagnose in bis zu 10% der Fälle beobachtet.

ÖSOPHAGUSKARZINOM

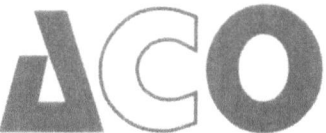

6.4. Klassifikation

Die Klassifikation in Tumorstadien erfolgt nach den Richtlinien der UICC 1997

Tabelle 1: TNM-Klassifikation des Ösophaguskarzinoms (UICC 1997)

T - Primärtumor

TX	Primärtumor kann nicht beurteilt werden
T0	Kein Anhalt für Primärtumor
Tis	Carcinoma in situ
T1	Tumor infiltriert Lamina propria oder Submukosa
T2	Tumor infiltriert Muscularis propria
T3	Tumor infiltriert Adventitia
T4	Tumor infiltriert Nachbarstrukturen

N - Regionäre Lymphknoten

NX	Regionäre Lymphknoten können nicht beurteilt werden
N0	Keine regionären Lymphknotenmetastasen
N1	Regionäre Lymphknotenmetastasen

M - Fernmetastasen

MX	Fernmetastasen können nicht beurteilt werden
M0	Keine Fernmetastasen
M1	Fernmetastasen

Für Tumoren des unteren thorakalen Ösophagus

M1a	Metastase(n) in zöliakalen Lymphknoten
M1b	Andere Fernmetastasen

Für Tumoren des oberen thorakalen Ösophagus

M1a	Metastase(n) in zervikalen Lymphknoten
M1b	Andere Fernmetastasen

Für Tumoren des mittleren thorakalen Ösophagus

M1a	Nicht anwendbar
M1b	Nicht-regionäre Lymphknoten oder andere Fernmetastasen

pTNM: Pathologische Klassifikation

Die pT-, pN- und pM-Kategorien entsprechen den T-, N- und M-Kategorien

pN0   Regionäre Lymphadenektomie und histologische Untersuchung üblicherweise von 6 oder mehr Lymphknoten

G - Histopathologisches Grading

GX	Differenzierungsgrad kann nicht bestimmt werden
G1	Gut differenziert
G2	Mäßig differenziert
G3	Schlecht differenziert
G4	Undifferenziert

R - Residualtumor

RX	Vorhandensein von Residualtumor kann nicht beurteilt werden
R0	Kein Residualtumor
R1	Mikroskopischer Residualtumor
R2	Makroskopischer Residualtumor

Tabelle 2: Stadiengruppierung des Ösophaguskarzinoms (UICC 1997)

Stadium 0	Tis	N0	M0
Stadium I	T1	N0	M0
Stadium IIA	T2	N0	M0
	T3	N0	M0
Stadium IIB	T1	N1	M0
	T2	N1	M0
Stadium III	T3	N1	M0
	T4	jedes N	M0
Stadium IV	jedes T	jedes N	M1
Stadium IVA	jedes T	jedes N	M1a
Stadium IVB	jedes T	jedes N	M1b

7. PRÄOPERATIVE DIAGNOSTIK

7.1. Sicherung der klinischen Diagnose

Um die Diagnose eines Ösophaguskarzinoms gegenüber anderen, differentialdignostisch in Frage kommenden Erkrankungen, wie Refluxösophagitis, benigne Stenose, Achalasie, von außen übergreifende Tumoren anderer Organe, zu sichern, ist die Endoskopie mit Probeexzision (und Bürstenabstrich) unentbehrlich.

7.2. Feststellung der Tumorausbreitung

Die exakte Bestimmung der Tumorausbreitung stellt heute eine wesentliche Voraussetzung für eine adäquate Therapieplanung dar. Die folgenden Verfahren stehen zur Verfügung:

- Bariumpassage
- CT
- MRI
- Endosonographie
- Bronchoskopie
- Laparoskopie

Während die Bariumpassage eine Beurteilung der Längsausdehnung und des Übergreifens auf den Magen erlaubt, geben CT, MRI und Endosonographie Informationen über das Übergreifen des Tumors auf die umliegenden Organe, den Lymphknotenbefall sowie das Ausmaß der Metastasierung.

Die Bronchoskopie ermöglicht im Verdachtsfall die genaue Einschätzung des Tumorbezuges zum Bronchialsystem. Die Laparoskopie schließlich kann zur präoperativen Klärung von Metastasen indiziert sein.

Aufgrund dieser Untersuchungen läßt sich eine sinnvolle Strategie der therapeutischen Vorgangsweise für den einzelnen Patienten festlegen, ob und in welcher Weise ein Resektions- bzw. Rekonstruktionsverfahren oder eine präoperative bzw. primäre Chemo- und/oder Radiotherapie zielführend erscheinen.

ÖSOPHAGUSKARZINOM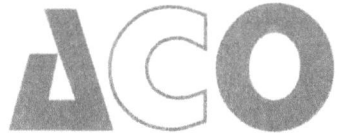

8. OPERATIONSVORBEREITUNG

Da bei den meisten Patienten aufgrund des Kardinalsymptomes, der Schluckstörung, Ernährungsmangelzustände bestehen, gilt es, diese in erster Linie auszugleichen. Eine längerfristige hochkalorische parenterale Ernährung ist alleine schon durch die im allgemeinen verspätete Ausgangssituation bei der Erstdiagnose und den daraus resultierenden therapeutischen Zugzwang limitiert.

Zusätzlich zur generellen Evaluation von präexistenten kardialen, renalen, hepatalen oder zerebralen Risikofaktoren stellt die pulmonale Voruntersuchung und die daraus allenfalls resultierende Vorbereitung eine grundlegende Voraussetzung zum operativen Eingriff dar. Die wesentliche prognostische Bedeutung dieser Faktoren ist belegt.

Um die Option zu verschiedenen Alternativen der Rekonstruktion offen zu lassen, ist die präoperative Abklärung und Vorbereitung des Intestinuums notwendig, eine perioperative Antibiotika-Prophylaxe ist obligat.

9. KURATIVE EINGRIFFE

Die intramurale und lymphogene Ausbreitung des Karzinoms ist determiniert durch die Architektonik des Ösophagus einerseits wie auch durch den Typ des Tumors andererseits. Die Koexistenz intraepithelialer Karzinomherde wurde in bis zu 29.7% der Fälle gefunden, der mittlere Abstand zum Tumor betrug 4,5 cm (in vivo Länge des Ösophagus). Die größte Distanz wurde mit 20 cm angegeben. Die intraoperative Schnellschnittuntersuchung des Resektionsrandes ist eine wertvolle Hilfe, größtmögliche Sicherheit bietet somit nur die vollständige Entfernung der thorakalen Speiseröhre.

Andererseits bieten heutige Methoden des Stagings, insbesonders Endoskopie und Endosonographie, ein hohes Maß an Sicherheit auch der Diagnose eines „superficial cancers" (Tis, T1) mit der Fragestellung, ob ein Standardverfahren der Resektion notwendig oder eine weniger invasive Vorgangsweise sinnvoll erscheint.

9.1. Resektion

Ob transthorakal, mit der besseren Möglichkeit radikaler Lymphknotendissektion, oder transhiatal reseziert werden soll, ist weiterhin Gegenstand der Diskussion.

Radikale transthorakale Eingriffe scheinen eine höhere Chance für Langzeiterfolge insbesondere für das Stadium IIb zu bieten. Welche Rolle dabei eine noch radikalere „Drei-Felder-Dissektion" unter Einschluß der zervikalen Lymphknoten, die in 33% bzw. 29% beim Karzinom des mittleren bzw unteren Drittels befallen sind, spielt, bleibt kritisch abzuwarten.

Ob dem transmediastinalen Vorgehen der Vorzug gegeben werden soll, ist im Einzelfall unter Berücksichtigung des Allgemeinzustandes des Patienten, seiner Lungenfunktion sowie von Lokalisation und Tumorstadium abzuwägen.

Bei radikaler Resektion hat sich die thorako-abdomino-zervikale Operationsfolge bewährt. Abdomineller und zervikaler Eingriff können zeitsparend auch synchron durchgeführt werden.

Die Frage nach ein- oder mehrzeitiger Vorgangsweise hat nur bei Verwendung des Kolons zur Rekonstruktion Bedeutung. Wegen der beträchtlichen Ausweitung des Operationsfeldes besonders nach transthorakaler Exstirpation kann eine zeitliche Teilung sinnvoll sein.

Inoperabilitätskriterien wurden in der Literatur unterschiedlich definiert. Meist werden Fernmetastasen, respiratorische Insuffizienz, ösophageale Fisteln, Mediastinitis, Rekurrensparese sowie prognostisch wichtige Zweiterkrankungen neben relativen Kontraindikationen zur Resektion angeführt. Palliative Resektionen können im Einzelfall sinnvoll sein. Die Indikationsstellung ist jedoch in Hinblick auf die zur Verfügung stehenden palliativen Methoden mit geringeren Belastungen zu prüfen.

9.2. Rekonstruktion

9.2.1 Derzeit bevorzugtes Verfahren

Totale Magentransposition mit zerviakaler Ösophagogastrostomie: Bei vollständiger Mobilisierung ist die Länge des Magens für eine Anastomose mit dem zervikalen Ösophagus ausreichend. Ein wesentliches Detail ist das Auffinden des highest point und die Resektion der minderdurchbluteten Korpus-, Kardia- und Fundusanteile an eben dieser Stelle. Es entsteht bei optimaler Längenausnützung der schlauchförmige Neo-Ösophagus. Die Technik – ausgefeilt von Akiyama – wurde mehrfach ausführlich in der Literatur beschrieben. Die Anlage einer Pyloroplastik ist umstritten.

Nach wenigen Tagen ist der Halsbereich gegenüber vorderem und hinterem Mediastinum abgedichtet. Die Insuffizienz der Oesophagogastrostomie hat daher nur lokale Auswirkungen, ohne vital bedrohliche Folgen. Unter den letalen Komplikationen überwiegen die internen Ursachen (ca. 2/3); in erster Linie pulmonale Probleme. Das funktionelle Spätergebnis ist überwiegend gut. Treten infolge einer Anastomoseninsuffizienz lange anhaltende Fisteln auf, führen diese häufig zu hartnäckiger Anastomosenstenose, die rezidivierende Bougierungen oder operative Korrektur nötig machen können.

ÖSOPHAGUSKARZINOM

9.2.2.1. Rekonstruktion durch intrathorakale Oesophagogastrostomie

Größere Serien der vergangenen Jahre weisen für die Resektionsbehandlung des Oesophaguskarzinoms mit intrathorakaler Oesophagogastrostomie eine Letalität von 10-20% auf. Gefahrenpunkt ersten Ranges ist die Insuffizienz der in der Pleurahöhle gelegenen Anastomose, die in mehr als 50% letal endet. Der Anteil der letal verlaufenden Insufffizienz an den postoperativen Todesfällen beträgt 38%. Da trotz Verbesserung der Anastomosentechnik in den letzten Jahren die Rate an Anastomoseninsuffizienzen immer noch zwischen 5% und über 10% liegt, sollte konsequenterweise die intrapleurale Ösophagogastrostomie vermieden werden.

9.2.2.2. Rekonstruktion mit dem Kolon

Verfahrensspezifische Komplikationen bei Verwendung des Kolons als Ösophagusersatz sind häufig. In der frühen postoperativen Phase sind es in erster Linie teilweise oder komplette Nekrosen des Interponats (5% bis 24% der Fälle). Die Dehiszenz der oesophagokolischen Anastomose bleibt zwar meist auf den zervikalen Wundbereich lokalisiert, kann jedoch im Gegensatz zur zervikalen ösophagogastrischen Anastomose besonders bei frühem Auftreten durch Ausbreitung der Infektion letal verlaufen.

Zu den Problemen der späten postoperativen Phase zählen Strikturen der ösophagokolischen Anastomose, deren Auftreten durch langanhaltende Fistelbildung begünstigt wird, sowie Entleerungsstörungen, Reflux- und Regurgitationsbeschwerden (bei der anisoperistaltischen Interposition häufiger).

9.3.1 Minimal invasive Chirurgie

Die endoskopische Dissektion mittels eines speziellen operativen Mediastinoskops stellt eine modifizierte „blunt dissection" unter visueller Kontrolle dar. Ihre Wertigkeit kann heute noch nicht zugeordnet werden.

Die thorakoskopische Ösophagusresektion wird bereits von einigen Gruppen durchgeführt. Vom Ansatz her könnte sich daraus eine echte Alternative zu den Resektionsverfahren entwickeln, die den onkologischen Forderungen einer radikalen Operation entspricht. Ob es gelingt, entsprechende Standards zu erarbeiten, die auch die Vorteile einer verminderten perioperativen Belastung einschließen, bleibt derzeit noch offen.

9.3.2. Endoskopische Mukosektomie

Diese Methode wird an einigen Zentren in Japan für das „superficial carcinoma" angewendet. Sie erscheint unter der Voraussetzung einer größeren Zahl von Frühkarzinomen unter selektiven Voraussetzungen in Japan eher, weniger in Europa relevant.

9.4. Besonderheiten des Karzinoms des ösophago-pharyngealen Bereichs

Nach einer Resektion in diesem Bereich kommt neben der Wiederherstellung der Schluckfunktion im Falle einer Larynxexstirpation die Wiederherstellung der Stimmfunktion noch hinzu. Als Speiseröhrenersatz kommen der hochgezogene Magen, Kolon oder frei transplantiertes Jejunum in Frage. Die Rekonstruktion einer Neoglottis kann im letzteren Fall mittels Dünndarm-Syphon erfolgen.

9.5. Besonderheiten des Karzinoms des gastro-ösophagealen Überganges

Karzinome in diesem Bereich umfassen ganz unterschiedliche Tumorentitäten, die therapeutische Richtlinien und Vergleichbarkeit problematisch erscheinen lassen. Die folgende Einteilung nach Siewert, die sich nach der anatomischen Zuordnung des Tumorzentrums orientiert, könnte sich als praktikabel erweisen:

- Typ I: das Adenokarzinom des distalen Ösophagus, das in seinem distalen Anteil den gastro-ösophagealen Übergang infiltriert. Diese Adenokarzinome entwickeln sich meist auf dem Boden eines Barrett-Ösophagus.
- Typ II: das Adenokarzinom der Kardia („junctional cancer") im Bereich des muskulären gastro-ösophagealen Überganges
- Typ III: das unmittelbar subkardial entstandene Magenkarzinom, das von aboral die Kardia infiltriert

Daraus resultieren differenzierte operative Konsequenzen hinsichtlich der Ausweitung der Operation in Richtung Ösophagus oder Magen: Während beim Tumor-Typ-I die Ösophagektomie mit Bildung eines Magenschlauches beim intestinalen Typ möglich erscheint, dürfte beim Tumor-Typ-III die transhiatal erweiterte Gastrektomie die zielführende Therapie darstellen. Die operative Konsequenz beim Tumor-Typ-II unter der Auswahl der oben genannten Optionen weist eher in Richtung der transhiatal erweiterten Gastrektomie, ist jedoch derzeit nicht gesichert.

9.6. Therapeutische Ausnahmesituation

9.6.1. Ösophago-tracheale Fistel

Eine längerdauernde Palliation kann nur in Einzelfällen erzielt werden. Die therapeutischen Möglichkeiten bestehen in der Abdichtung der Fistelstelle durch eine Endoprothese oder einen Stent, der Ausschaltung des fisteltragenden Ösophagusabschnittes durch einen Bypass (siehe 7.1.) bzw. als letzte Möglichkeit die Ösophagusexklusion mit Gastrostomie.

9.6.2. Fernmetastasen

Bei etwa 10% der Fälle liegen zum Zeitpunkt der Diagnose hämatogene Metastasen vor. Bei multiplen Metastasen ist die Prognose außerordentlich schlecht, resezierende chirurgische Maßnahmen sind daher abzulehnen.

10. PALLIATIVE EINGRIFFE

10.1. Bypassoperation

Die Bypassoperation zur Umgehung der tumorbedingten Stenose läßt zwar das Ösophaguslager unberührt, ist dafür aber in ihrer Rekonstruktion sowohl bei Verwendung des Magens als auch des Kolons aufwendig.

10.2. Endoprothese (Tubus)

Die Endoprothese hat durch die Möglichkeit einer endoskopischen Plazierung an Bedeutung gewonnen. Die funktionellen Ergebnisse werden als gut beschrieben. Die Komplikationsrate liegt im tolerablen Bereich. Bei etwa gleicher Lebenserwartung ist sie im Regelfall dem Bypass vorzuziehen. Auch bei Fistelbildungen in das Mediastinum und in das Tracheobronchialsystem kann eine Abdichtung durch die Endoprothese versucht werden.

10.3. Stent

In den letzten Jahren wurden eine Reihe von selbstexpandierenden Stents entwickelt und erprobt, die aus Metall in verschiedenen Gitter- oder Spiralformen bestehen. Sie können endoskopisch oder unter Röntgenkontrolle alleine appliziert werden. Ihre funktionellen Ergebnisse sind sehr gut und die Komplikationsrate niedrig. Da es in der Anwendung bei malignen Stenosen zum Durchwachsen mit Tumor kommt, werden sie neuerdings auch „gecoatet" hergestellt.

10.4. Laser

Neuere Möglichkeiten der Palliation stellt die Anwendung des Lasers dar. Ihre Indikation findet sie bei nicht sondierbarer Stenose zur Lumeneröffnung, bei starker diffuser Blutung aus dem Tumor und bei Unmöglichkeit der Prothesenimplantation. Bei niedriger Komplikationsrate wird zumeist das therapeutische Ziel erreicht.

10.5. Brachytherapie

Eine weitere palliative Methode stellt die Brachytherapie dar, bei der endoskopisch (oft nach Bougierung oder Laseranwendung) der Tumor markiert und eine Sonde appliziert wird, über die eine endoluminale hochdosierte Radiotherapie in 2-3 Dosisfraktionen (High-dose-rate afterloading) durchgeführt werden kann. Das Ziel einer für die Überlebenszeit andauernden symptomatischen Besserung wird in 70-90% erreicht.

Die perkutane Strahlentherapie wird nur bei Patienten in schlechtestem Allgemeinzustand als Ergänzung zu anderen palliativen Maßnahmen (Bypass, Endoprothese, Laser, intraluminäre Radiatio) angewendet.

Andere palliative Möglichkeiten, wie die endoskopische Elektroresektion des Tumors und die alleinige Bougierung der Tumorstenose, sind wenig gebräuchlich.

Der Witzelfistel kommt wegen des Fehlens der Wiederherstellung einer Nahrungspassage keine echte Palliativfunktion zu. Ihre einzige Indikation besteht bei anderweitig nicht therapierbaren Ösophagotrachealfisteln in Verbindung mit einer Ösophagusexklusion.

ÖSOPHAGUSKARZINOM

11. ADJUVANTE THERAPIE

11.1 Strahlentherapie

11.1.1 Alleinige Strahlentherapie

Unter der Voraussetzung: Tumor weniger als 10 cm lang, nur lokoregionale Lymphknoten befallen, Ausschluß einer ösophagotrachealen Fistel, kann eine kurative Radiotherapie angesetzt werden. Dabei wird die Teletherapie mit 50-70 Gy/4-7 Wochen häufig mit einer intraluminalen Boost-Dosis kombiniert. Es werden 5-Jahres-Überlebensraten von 6-20% berichtet.

11.1.2 Präoperative Strahlentherapie

Von den Befürwortern der präoperativen Bestrahlung werden 3 Argumente vorgebracht: Die Zahl der zur Metastasenbildung fähigen, durch die Operation ausgeschwemmten Zellen wird verringert, die Verkleinerung des Tumors durch die Vorbestrahlung erhöht die Chancen der Resektabilität, und die regionären Lymphknoten erhalten eine Dosis, die zur lokalen Kontrolle führen könnte. Positive Auswirkungen der Vorbestrahlung auf die Überlebensrate werden in der Literatur teilweise bestätigt, teils verneint. Mitunter ist ein Hinauszögern der operativen Therapie an dem unter der Stenosesymptomatik leidenden Patienten nicht möglich.

11.1.3 Postoperative Strahlentherapie

Die postoperative Strahlentherapie wird angewendet, wenn Zweifel an der lokalen Radikalität der Operation bestehen und der Allgemeinzustand des Patienten die Bestrahlung zuläßt. Für diese Fälle sind die anatomischen Voraussetzungen des retrosternal gelagerten Ersatzorgans günstig, da das Interponat weit vom Strahlenzielgebiet gelegen ist. Ein statistisch belegter lebensverlängernder Effekt nach fraglich radikaler Operation konnte bisher allerdings nicht nachgewiesen werden.

11.2 Chemotherapie

Die Ansprechrate der Monochemotherapie, die in einer Reihe von Studien mit verschiedenen Substanzen überprüft wurde, zeigte eine fehlende oder im unteren Bereich rangierende Wirksamkeit (5 bis max 48%). Erwartungsgemäß zeigten die Studien der letzten Jahre mit einer Kombinations-Chemotherapie der stärkst wirksamen Substanzen eine Remissionsrate von 40-70%. Dies trifft sowohl für das Plattenepithelkarzinom als auch das Adenokarzinom zu.

Kombinationschemotherapie	Ansprechraten Plattenepithel-Ca	Adeno-Ca
Cisplatin + 5-FU	42-70%	40%
Cisplatin + 5-FU + Etoposid		49%
Cisplatin + Methotrexat	76%	
Cisplatin + Vindesin + Bleomycin	29-55%	

11.2.1 Präoperative Chemotherapie

Die Zielsetzung der präoperativen Chemotherapie ist die Annahme eines Überlebensvorteils durch ihre sowohl lokale als auch systemische Wirksamkeit auf subklinische Metastasen. In mehreren Studien konnte weder ein signifikanter Unterschied zur präoperativen Radiotherapie, noch ein Niederschlag auf die Überlebensraten aufgezeigt werden.

11.2.1 Radio-, Chemotherapie und multimodales Therapiekonzept

Dises Konzept geht von der Überlegung aus, daß abgesehen von der lokalen und systemischen Wirkung auf subklinische Metastasen Chemotherapeutika, insbesondere 5-FU und Cisplatin, strahlensensibilisierend wirken. In mehreren Studien wurde eine Verbesserung der Überlebensrate erzielt.

In Kombination mit der chirurgischen Therapie konnte zwar eine noch bessere lokale Tumorkontrolle bei unveränderter Komplikationsrate festgestellt werden, jedoch derzeit keine Beeinflussung der Überlebensrate.

12. NACHSORGE

Für die Nachsorge gelten die für eine onkologische Ambulanz allgemeinen Regeln mit entsprechenden Routineuntersuchungen. Da die therapeutischen Möglichkeiten beim Tumorrezidiv beschränkt sind, dient die Nachsorge in erster Linie der frühzeitigen Erkennung korrigierbarer Operationsfolgen und diätetischer Maßnahmen sowie entprechender palliativer Maßnahmen beim Erkrankungsrezidiv.

13. PROGNOSE

Die Prognose des Ösophaguskarzinoms ist regional sehr unterschiedlich. Die gute Prognose im asiatischen Schrifttum, insbesondere in China, ist auf die hohe Rate an Frühfällen zurückzuführen. Im europäischen Bereich gilt eine 2-Jahres-Überlebensrate von 20 bis 40% bzw. eine 5-Jahres-Überlebensrate von 10 bis 30% als erzielbar.

14. LITERATUR

Akiyama, H.: Surgery for carcinoma of the esophagus. Curr.Probl.Surg. (1980), Vol. XVII

Becker, H.D.: Esopageal cancer, early desease: diagnosis and current treatment. World.J.Surg. (1994), 18: 331

Franceschi, S.: Role of nutrition in the aethiology of esopageal cancer in developed countries. Endoscopy (1993), 25: Suppl. 613

Hermann, M., Pridun N., Eckersberger F., Roka R.: Thorakoskopische Ösophagektomie: Technik, erste Erfahrung und kritische Bewertung. ACA (1994), 2: 113

Kelsen, D.B.: Chemotherapy of esophageal cancer. In: Roth J.A., Ruckdeschel J.C., Weisenburger T.H. (eds.): Thoracic oncology. W.B.Saunders, Philadelphia - London - Toronto - Montreal - Sydney - Tokyo (1989)

Orringer, M.B., Sloan, H.: Substernal gastric bypass of the excluded thoracic esophagus for palliation of esophageal carcinoma. J.thorac.cardiovasc.Surg. (1975), 70: 836

Siewert, J.R., Hölscher A.H. (eds.): Disease of the esophagus. Springer, Berlin - Heidelberg - New York - London - Paris - Tokyo (1988)

Siewert, J.R., Bartels E., Bollschweiler E., Dittler H.J., Hölscher A.H., Roder J.D.: Plattenepithelcarcinom des Ösophagus. Chirurg (1992), 63: 693

Skinner, D.B.: En-bloc-resection for neoplasms of the esophagus and cardia. J.thorac.cardiovasc. Surg. (1983), 85: 59

Munoz, N.: Epidemiological aspects of esophageal cancer. Endoscopy (1993), 25: Suppl. 609

Hermanek, P., Henson E., Hutter R.V.P., Sobin L.H., editors: TNM Supplement 1993. Springer New York (1993)

Watanabe, H.: Plattenepithelcarcinom des Ösophagus. Chirurg (1992), 63 689

Wenzl, E., Niederle B., Bischof G., Längle F., Riegler M., Cosentini E.: Chirurgische Therapie beim Plattenepithel des Ösophagus. ACA (1994), 2: 72

WHO Histological typing of esophageal and gastric tumours, in Watanabe H., Jass J.R., Sobin LH.: International histological classification of tumours. Springer, Berlin - Heidelberg - New York - London - Paris - Tokyo -Hong Kong (1990)

Wittekind CH, Wagner G. TNM Klassifikation maligner Tumoren. 5. Auflage, Springer Verlag (1997)

OVARIALKARZINOM

H. Salzer, U. Denison, G. Breitenecker, S. Lax, K. Kapp

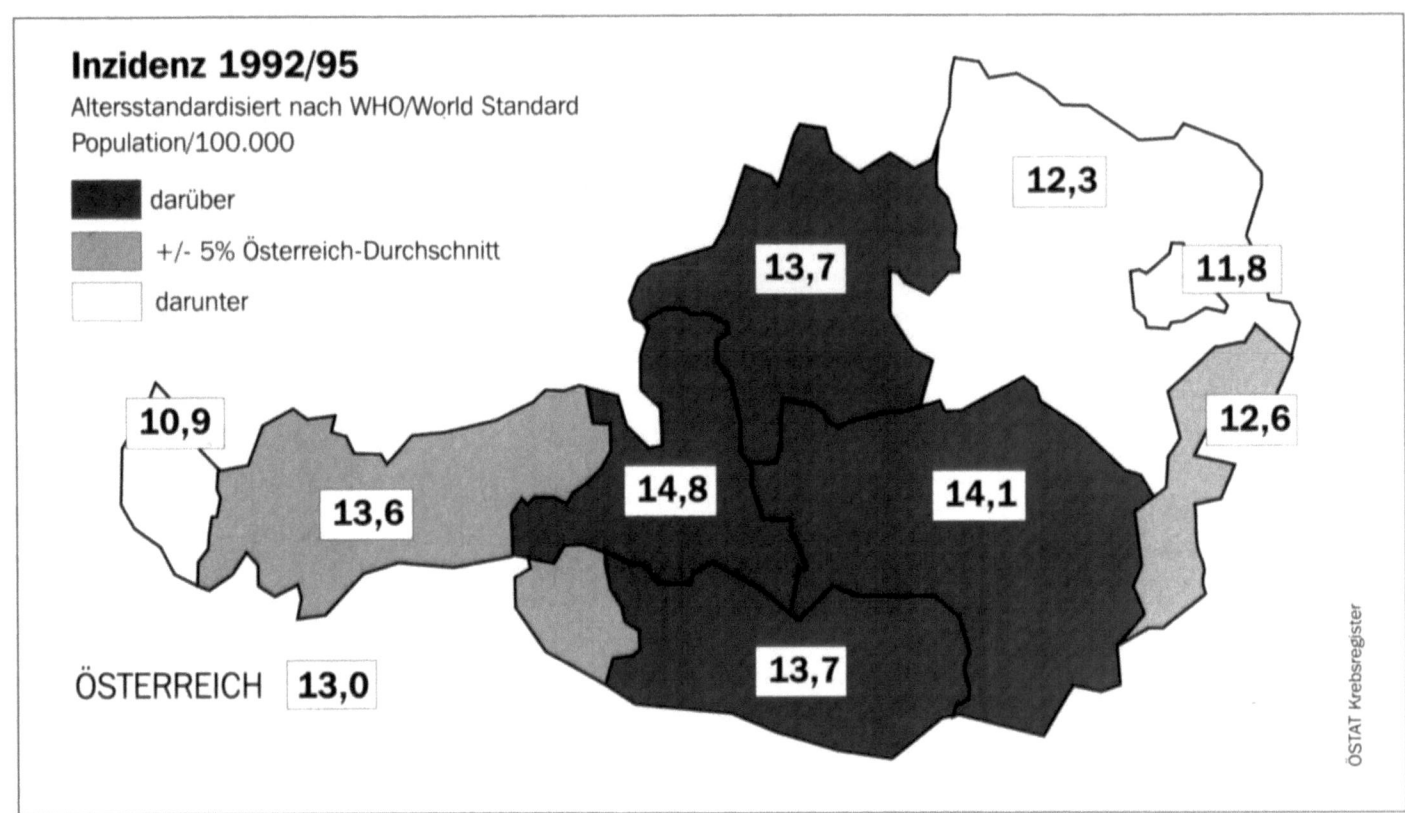

Inzidenz 1992/95
Altersstandardisiert nach WHO/World Standard Population/100.000

Frauen	
Inzidenz 1992/95	
Neuerkrankungen absolut (Jahresdurchschnitt):	936
Rohe Raten/100.000:	22,7
WHO-World-Standard-Raten/100.000:	13,0
Linearer Trend 1983-1995:	- 2,9%
Prozent an Gesamt-Krebsinzidenz:	5,4
Stadien-Verteilung (U.S.-SEER) in Prozent	
Carcinoma in situ:	0,0
lokalisiert:	31,8
regionalisiert:	21,3
disseminiert:	30,9
unbekannt:	16,0
Mortalität 1992/95	
Sterbefälle absolut (Jahresdurchschnitt):	623
Rohe Raten/100.000:	15,1
WHO-World-Standard-Raten/100.000:	7,6
Linearer Trend 1983-1995:	- 11,3%
Prozent an Gesamt-Krebsmortalität:	6,5

OVARIALKARZINOM

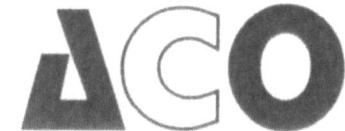

Inzidenz im Jahresdurchschnitt 1992/95			Neuerkrankungen (Jahresdurchschnitt)		%-Veränderung
Bundesland	Geschlecht	Absolut	Rohe Rate auf 100.000	Altersstand. Raten auf 100.000 (WHO-WORLD)	1983/95 (linearer Trend)
ÖSTERREICH	Frauen	936	22,7	13,0	- 2,9
Burgenland	Frauen	38	27,1	12,6	- 34,9
Kärnten	Frauen	68	23,8	13,7	- 4,5
Niederösterreich	Frauen	178	23,1	12,3	+ 5,6
Oberösterreich	Frauen	155	22,2	13,7	- 2,5
Salzburg	Frauen	62	23,9	14,8	- 5,9
Steiermark	Frauen	145	23,5	14,1	+ 9,5
Tirol	Frauen	73	22,0	13,6	+18,0
Vorarlberg	Frauen	27	16,0	10,9	+21,0
Wien	Frauen	189	22,4	11,8	- 18,0

Sterbefälle im Jahresdurchschnitt 1992/95			Sterbefälle (Jahresdurchschnitt)		%-Veränderung
Bundesland	Geschlecht	Absolut	Rohe Rate auf 100.000	Altersstand. Raten auf 100.000 (WHO-WORLD)	1983/95 (linearer Trend)
ÖSTERREICH	Frauen	623	15,1	7,6	-11,3
Burgenland	Frauen	24	17,4	8,0	-19,1
Kärnten	Frauen	53	18,4	9,4	+ 2,7
Niederösterreich	Frauen	121	15,7	6,9	-12,2
Oberösterreich	Frauen	98	14,0	7,6	-18,6
Salzburg	Frauen	38	14,7	8,3	-15,5
Steiermark	Frauen	95	15,4	8,1	+ 0,5
Tirol	Frauen	44	13,3	7,6	-10,5
Vorarlberg	Frauen	18	10,5	6,0	+ 4,2
Wien	Frauen	132	15,6	7,2	-17,3

OVARIALKARZINOM

H. Salzer, U. Denison, G. Breitenecker, S. Lax, K. Kapp

1. EPIDEMIOLOGIE UND ÄTIOLOGIE

Das Ovarialkarzinom stellt die häufigste Todesursache durch ein Malignom bei der Frau dar mit einem 5,4%-Anteil aller durch ein Malignom bedingten Neuerkrankungen. In Österreich erkranken jährlich 936 Frauen an einem Ovarialkarzinom. Neuere Untersuchungen aus Großbritannien beweisen eine konstante Zunahme dieses Karzinoms in den letzten Jahrzehnten. In manchen Ländern stellt das Ovarialkarzinom bereits nach dem Mammakarzinom das zweithäufigste Karzinom des weiblichen Genitales dar.

Knapp 20% aller Ovarialtumore sind primär maligne. Mit 70 bis 90% sind die epithelialen Ovarialkarzinome die statistisch bedeutsamste Gruppe unter den Malignomen des Ovars. Der Altersgipfel liegt bei 60 Jahren. Bei der Entstehung des Ovarialkarzinoms wird der „ständigen Ovulation" besondere Bedeutung zugemessen: Nach der Theorie von Cramer und Welch (1982, 1983) stellt die Bildung von Einschlußzysten durch Einstülpung des Oberflächenepithels im Ovarialstroma den ersten Schritt zur Malignomentwicklung dar. Der zweite Schritt ist die direkte oder indirekte Stimulierung des eingeschlossenen Epithels durch Gonadotropine und extra- oder intraglanduläre Östrogene, die zur Differenzierung, Proliferation und gelegentlich malignen Transformation führen; das auslösende Agens ist nach wie vor unbekannt (Kvale 1989, Henderson 1982, Casagrande 1979, Fathalla 1971).

Multiple Graviditäten (Wu 1988), orale Kontrazeptiva (Weiss 1981), späte Menarche und frühe Menopause bieten daher einen gewissen Schutz vor der Entstehung des Ovarialkarzioms. Vermehrt gefährdet durch familiäre Belastung sind vor allem Töchter und Schwestern von Frauen, die an einem Ovarialkarzinom erkrankt waren (Lynch 1985 a, b, 1986, 1990).

Der Anstieg der Inzidenzrate von Ovarialkarzinomen bei im Ausland lebenden Japanerinnen und Chinesinnen muß an umwelt- und ernährungsbedingte Risikofaktoren denken lassen. Verschiedene Untersuchungen weisen auf eine Korrelation zu höherem Fleisch- und Fettkonsum hin (Cramer 1984). Auch chemische Karzinogene, wie Spermizide, kosmetischer Talg oder andere in die Vagina eingebrachte Chemikalien, werden immer wieder als Risikofaktoren beschrieben. Eine positive Korrelation zum Korpus- und Mammakarzinom wird beschrieben, ebenso wie Kolon- und Rektumkarzinome häufiger mit Ovarialkarzinomen vergesellschaftet zu sein scheinen.

2. PATHOGENESE

Von keinem anderen Organ nimmt eine derartige Vielfalt histogenetisch verschiedener Tumoren seinen Ausgang wie vom Ovar (Tab.1), wobei die ersten 5 Gruppen ovarspezifisch, die Gruppen 6-10 jedoch nicht typisch für das Ovar sind. Vom Zölomepithel (Mesothel), das das Ovar überkleidet und vom darunterliegenden Stroma nehmen die epithelial-stromalen Tumoren ihren Ausgang, die Abkömmlinge des Müller'schen Ganges nachbilden. So imitieren die serösen Tumoren das Tubenepithel, die muzinösen Tumoren das endozervikale Epithel und die endometrioiden Tumoren das Epithel des Endometriums.

Aus Abkömmlingen der embryonalen Keimstränge und dem aus ihnen entstandenen spezifischen Stroma des Ovars entwickeln sich die Keimstrang-Keimdrüsenstroma-Tumoren. Die Zellen der Keimstränge können sich im Frühstadium der Gonadenentwicklung entweder in eine männliche Linie (Sertoli-Zellen, Leydigzellen) oder eine weibliche Linie (Granulosazellen, Thekazellen) differenzieren. Bei tumoröser Entartung dieser verschiedenen Zelltypen kommt es zur Entwicklung der unterschiedlichen, häufig endokrin aktiven Tumoren dieser Gruppe. Aus den Keimzellanlagen selbst bilden sich die Keimzelltumoren. Es gibt auch seltene Kombinationen von Keimzell-, Keimstrang- und Keimdrüsenstroma-Tumoren. Auf letztere beiden Tumorgruppen kann aus Platzgründen nicht näher eingegangen werden, sodaß sich diese Abhandlung auf die epithelial-stromalen Tumoren beschränkt.

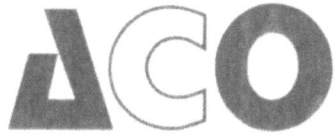

OVARIALKARZINOM

3. HISTOLOGISCHE EINTEILUNG

3.1. Oberflächenepithel-Stroma-Tumoren

Sie machen etwa 2 Drittel aller Ovarialtumoren und 85% aller malignen Ovarialtumoren aus. Hinsichtlich ihrer Dignität können alle Typen der epithelialen Ovarialtumoren (mit Ausnahme der undifferenzierten Karzinome, die immer hoch maligne sind) in folgende Gruppen eingeteilt werden: gutartige Tumoren, Tumoren niedriger maligner Potenz (Borderline-Tumoren) und maligne Tumoren (Karzinome). Die serösen Tumoren sind sowohl in ihrer benignen (Zystadenome) als auch den malignen Varianten (Zystadenokarzinome) die häufigsten Ovarialtumoren.

Tabelle 1: Einteilung der Ovarialtumoren (Talerman 1992)

1. Oberflächenepithel-Stroma-Tumoren
- a) Seröse
- b) Muzinöse
- c) Endometrioide
- d) Klarzellige
- e) Brenner (Übergangszell-)
- f) Gemischte
- g) Undifferenzierte Karzinome
- h) Andere

a-e: Bei diesen Tumoren unterscheidet man zwischen einer gutartigen Form, einer bösartigen und einer Form mit intermediärer Dignität (Borderline-Tumoren, Tumoren niedrig maligner Potenz).

2. Keimstrang-Keimdrüsenstroma-Tumoren
- a) Thekome
- b) Granulosazelltumoren
- c) Androblastome/Sertoli-Leydigzell-Tumoren
- d) Gynandroblastome
- e) Lipidzelltumoren
- f) Andere

3. Keimzelltumoren
- a) Dysgerminom
- b) Embryonales Karzinom
- c) Polyembryom
- d) Dottersacktumor
- e) Chorionkarzinom
- f) Teratome
- g) Gemischte Tumoren aus a-f

4. Kombinierte Keimzell- und Keimstrang-Keimdrüsenstroma-Tumoren
- a) Gonadoblastom
- b) Unklassifiziert

5. Kombinierte Tumoren aus 1-4

6. Mesenchymale Tumoren ohne Ovarspezifität

7. Tumoren des blutbildenden und lymphatischen Gewebes

8. Unklassifizierte Tumoren

9. Metastatische Tumoren

10. Tumorartige Läsionen

3.1.1. Tumoren niedriger maligner Potenz (Borderline-Tumoren, atypisch proliferierende Tumoren)

Hierbei handelt es sich um eine heterogene Gruppe epithelialer Tumoren, die hinsichtlich Dignität und Prognose zwischen den benignen Tumoren und den Karzinomen eingeordnet werden. Sie sind gekennzeichnet durch eine gesteigerte Zellproliferation, verbunden mit zellulären Atypien, vermehrtem Mitosegehalt und Störung der Architektur. Im Unterschied zu den Karzinomen fehlt jedoch ein invasives Wachstum, welches nur durch eine sorgfältige pathologische Aufarbeitung ausgeschlossen werden kann (Faustregel: etwa 1 Probe pro cm Tumordurchmesser). Die 5-Jahres-Überlebensrate beträgt zwischen 90 und 100%. Die neue WHO-Klassifikation vermeidet den alten Begriff „Karzinom niedrig maligner Potenz" und spricht stattdessen von „Tumoren niedrig maligner Potenz" („Borderline Malignancy"). Extraovarielle peritoneale Absiedelungen, welche in bis zu 30-

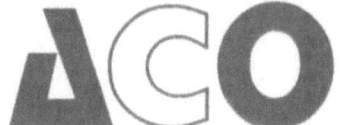 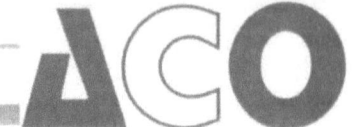

OVARIALKARZINOM

40% der Fälle gefunden werden, sind in etwa 90% nicht-invasiv, können aber in ca. 10% der Fälle auch ein invasives Wachstum zeigen (Bell 1988). Die prognostische Bedeutung des invasiven Verhaltens der Implantate wird in der Literatur unterschiedlich angegeben (Bell 1988, Gershenson 1990, Michael 1986).

Die serösen Borderline-Tumoren mit Mikroinvasion (invasive Areale bis 2 mm Durchmesser) unterscheiden sich prognostisch nicht von nicht-invasiven Tumoren niedrig maligner Potenz (Tavassoli 1988, Bell 1990).

Die Ergebnisse der publizierten zytophotometrischen Untersuchungen sind zum Teil widersprüchlich, da sich sowohl diploide als auch aneuploide Borderlinetumoren gezeigt haben, jedoch ohne signifikante prognostische Unterschiede (Seidman 1993, Harlow 1993).

Eine erst kürzlich beschriebene Entität ist das mikropapilläre seröse Karzinom, das durch prominente epitheliale Proliferation mit Ausbildung meist schlanker, fingerförmiger Papillen gekennzeichnet ist. Eine eindeutige Stromainvasion fehlt aber meist. Mikropapilläre Karzinome unterscheiden sich nur dann prognostisch von atypisch proliferierenden Tumoren, wenn sie mit Implantationen außerhalb des Ovars verbunden sind (Seidman, Burks 1995).

3.1.2. Karzinome mit eindeutiger Stromainvasion

3.1.2.1. Häufigkeit der einzelnen Karzinomtypen (nach Gompel/Silverberg 1994)

serös	50%
muzinös	10-15%
endometrioid	10-25%
klarzellig	5%
maligner Brennertumor	<1%
Übergangszellkarzinom	<1%
undifferenziert	5-10%
gemischt	

Seröse Karzinome können zystisch (Zystadenokarzinome) oder solide gebaut und oft bilateral entwickelt sein. Histologisch ähneln die Tumorzellen dem Tubenepithel. Hoch differenzierte seröse Karzinome sind überwiegend papillär strukturiert, während niedrig differenzierte seröse Karzinome überwiegend solide gebaut sind. Makroskopisch sind sie aus ein oder mehreren Zysten aufgebaut, die von serösem Inhalt erfüllt sind. Es finden sich meist umfängliche papilläre Wucherungen in den Zysten (papilläres Zystadenom/Zystadenokarzinom) oder an der Oberfläche (Oberflächenpapillom/papilläres Oberflächenkarzinom). Histologisch werden die Papillen, abhängig vom Differenzierungsgrad, von mehr oder weniger dem Tubenepithel oder dem Oberflächenepithel des Ovars ähnelnden Zellen bedeckt, zum Teil mit Flimmerbesatz. Im Tumorgewebe finden sich oft kleine, zwiebelschalenartige Verkalkungen (Psammomkörper). Niedrig differenzierte seröse Karzinome (G3/4) zeigen nur mehr rudimentär drüsenbildende Tumorformationen mit starker Zell- und Kernpolymorphie und zahlreichen Mitosen. Bei mehr als der Hälfte der serösen Karzinome liegen zum Zeitpunkt der Diagnose bereits ausgedehnte Absiedlungen in der Bauchhöhle vor (Carcinosis peritonei). Eine extraabdominale Ausbreitung (Lunge, mediastinale und supraklavikuläre Lymphknoten, selten auch zerebrale Metastasen) tritt erst relativ spät ein.

Die muzinösen Karzinome treten meist unilateral auf, erreichen oft beträchtliche Größe und sind meist aus zahlreichen Zysten mit schleimigem bis gallertigem Inhalt aufgebaut. Beim intestinalen Typ sind Becherzellen eingestreut.

Endometrioide Karzinome zeigen eine bessere Prognose als die anderen Karzinomtypen.

Die seltenen klarzelligen Karzinome sind meist aus drüsigen oder soliden Formationen wasserheller oder seltener eosinophiler Zellen (eosinophiler Subtyp) aufgebaut. Sie zeigen nur im Stadium I eine gute Prognose. Aufgrund der Ähnlichkeit mit Nierenzellkarzinomen sollten sie differentialdiagnostisch gegenüber Metastasen abgegrenzt werden.

Die Brenner-Tumoren sind selten, meist gutartig, makroskopisch grauweiß und derb. Histologisch sind sie aus fibrösem Stroma aufgebaut, in das Nester eines Platten- oder Übergangsepithels eingelagert sind. Sie finden sich oft in Kombination mit muzinösen Kystomen.

In die Gruppe der undifferenzierten Ovarialkarzinome werden jene Tumoren eingeordnet, deren weitgehende Anaplasie eine histogenetische Zuordnung nicht mehr erlaubt.

4. PRIMÄRES PERITONEALKARZINOM

Im Peritoneum findet man immer wieder ausgedehnte maligne Tumoren mit dem histologischen Bild eines serösen Karzinoms mit Psammom-Körperchen, bei denen die Ovarien selbst nicht oder fast nicht in den Krankheitsprozeß einbezogen sind. Diese Tumoren sind morphologisch nicht von typischen serösen Ovarialkarzinomen zu unterscheiden. Da sich das Peritonealmesothel morphologisch und histochemisch nicht vom Epithel der Ovarialoberfläche unterscheidet, kann die maligne Transformation offenbar nicht nur das Ovarialepithel, sondern auch das Mesothel der gesamten Bauchhöhle betreffen. Die in der Peritonealhöhle nachweisbaren Tumoren sind dann nicht Metastasen, sondern Primärtumoren (primäres seröses Peritonealkarzinom).

OVARIALKARZINOM

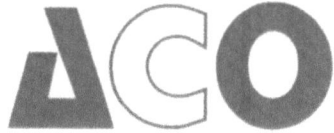

Dieses unterscheidet sich vom metastasierten Ovarialkarzinom durch folgende Kriterien (Gompel, Silverberg 1994):

1. Beide Ovarien sind entweder normal groß oder durch eine gutartige Veränderung vergrößert. Die größte Tumormasse befindet sich extraovariell.
2. Die Ovarien sind entweder nicht oder nur an der Oberfläche vom Tumor befallen. Bei Infiltration des ovariellen Rindenstromas darf die max. Tumorgröße 5 mm nicht überschreiten.
3. Bei vorangegangener Ovarektomie muß ein primärer Ausgangspunkt von den Ovarien anhand des Vorbefundes und der histologischen Schnitte ausgeschlossen werden. Wenngleich grundsätzlich alle Karzinomtypen ihren primären Ausgangspunkt vom weiblichen Peritoneum nehmen können, so handelt es sich in mehr als 90% der Fälle um seröse Karzinome.

5. PROGNOSE

Die Prognose von Patientinnen mit Ovarialkarzinomen ist von folgenden morphologischen Prognosefaktoren abhängig (Breitenecker 1984):

5.1. Pathologisches Stadium (Staging)

Die 5-Jahres-Überlebensraten betragen im Stadium I ca. 70%, im Stadium II 35%, im Stadium III 15%, im Stadium IV weniger als 5%.

5.2. Histologischer Typ (Typing)

Undifferenzierte und seröse Karzinome weisen eine schlechtere Prognose als muzinöse und endometrioide Karzinome auf.

5.3. Histologischer Differenzierungsgrad (Grading)

Der Differenzierungsgrad der Karzinome stellt einen vom Stadium unabhängigen Prognosefaktor dar. Nach den Richtlinien der UICC werden 4 Grade unterschieden, wobei niedrig differenzierte und undifferenzierte Ovarialkarzinome in einer Gruppe zusammengefaßt werden (G 3/4). Bei den serösen, muzinösen und endometrioiden Karzinomen wird primär ein Architekturgrading durchgeführt, wobei eine ausgeprägte Kernatypie und -polymorphie den Differenzierungsgrad um eine Stufe herabsetzen kann. Klarzellige Karzinome sowie maligne Brenner-Tumoren und Übergangszellkarzinome werden in erster Linie nach ihren Kernveränderungen graduiert.

Tabelle 2: TNM-Klassifikation des Ovarialkarzinoms (FIGO- und UICC 1997)

T - Primärtumor

TNM-Kategorie	FIGO-Stadien	
TX		Primärtumor kann nicht beurteilt werden
T0		Kein Anhalt für Primärtumor
T1	I	Tumor begrenzt auf Ovarien
T1a	IA	Tumor auf ein Ovar begrenzt; Kapsel intakt, kein Tumor auf der Oberfläche des Ovars; keine malignen Zellen in Aszites oder bei Peritonealspülung
T1b	IB	Tumor auf beide Ovarien begrenzt; Kapsel intakt, kein Tumor auf der Oberfläche der beiden Ovarien; keine malignen Zellen in Aszites oder bei Peritonealspülung
T1c	IC	Tumor begrenzt auf ein oder beide Ovarien mit Kapselruptur, Tumor an Ovaroberfläche oder maligne Zellen in Aszites oder bei Peritonealspülung
T2	II	Tumor befällt ein Ovar oder beide Ovarien und breitet sich im Becken aus
T2a	IIA	Ausbreitung auf und/oder Implantate an Uterus und/oder Tube(n); keine malignen Zellen in Aszites oder bei Peritonealspülung
T2b	IIB	Ausbreitung auf andere Beckengewebe; keine malignen Zellen in Aszites oder bei Peritonealspülung
T2c	IIC	Ausbreitung im Becken (2a oder 2b) und maligne Zellen in Aszites oder bei Peritonealspülung
T3 und/oder N1	III	Tumor befällt ein oder beide Ovarien, mit mikroskopisch nachgewiesenen Peritonealmetastasen außerhalb des Beckens und/oder regionären Lymphknotenmetastasen

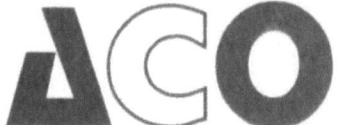

OVARIALKARZINOM

T3a	IIIA	Mikroskopische Peritonealmetastasen jenseits des Beckens
T3b	IIIB	Makroskopische Peritonealmetastasen jenseits des Beckens, größte Ausdehnung 2 cm oder weniger
T3c und/oder N1	IIIC	Peritonealmetastasen jenseits des Beckens, größte Ausdehnung mehr als 2 cm, und/oder regionäre Lymphknotenmetastasen
M1	IV	Fernmetastasen (ausschließlich Peritonealmetastasen)

Anmerkung:

Metastasen an der Leberkapsel entsprechen T3/Stadium III, Leberparenchymmetastasen M1/Stadium IV. Um einen Pleuraerguß als M1/Stadium IV zu klassifizieren, muß ein positiver zytologischer Befund vorliegen.

N - Regionäre Lymphknoten

NX	Regionäre Lymphknoten können nicht beurteilt werden
N0	Keine regionären Lymphknotenmetastasen
N1	Regionäre Lymphknotenmetastasen

M - Fernmetastasen

MX	Fernmetastasen können nicht beurteilt werden
M0	Keine Fernmetastasen
M1	Fernmetastasen

pTNM: Pathologische Klassifikation

Die pT-, pN- und pM-Kategorien entsprechen den T-, N- und M-Kategorien.

pN0 Regionäre Lymphadenektomie und histologische Untersuchung üblicherweise von 10 oder mehr Lymphknoten

5.4. Prognostische Faktoren

a) DNA-Index (Ploidiestatus) und S-Phase-Fraktion werden als von der Histomorphologie unabhängige prognostische Faktoren bei invasiven Karzinomen betrachtet, wenngleich unterschiedliche Studien zum Teil widersprüchliche Ergebnisse erbracht haben (Seidman, Harlow).

b) Es gibt Hinweise dafür, daß Überexpression des Tumorsuppressorproteins p-53 sowie das Onkogen c-erbB2 eine prognostische Bedeutung besitzen.

6. STADIUM

International hat sich die Stadieneinteilung der FIGO durchgesetzt, die im besonderen dem transperitonealen Weg der Tumorpropagation Rechnung trägt. Zwischen dem intraabdominellen Status, der bei der Operation erkennbar ist und in das Staging eingeht, und der Prognose des Tumorleidens besteht eine gute Korrelation. In der neuen FIGO-Fassung wird auch der metastatische Lymphknotenbefall des Retroperitoneums berücksichtigt (Tabelle 3). Der exakten operativen Stadienzuordnung (Staging) kommt eine besondere Bedeutung zu.

Tabelle 3: Stadiengruppierung des Ovarialkarzinoms (UICC 1997)

Stadium IA	T1a	N0	M0
Stadium IB	T1b	N0	M0
Stadium IC	T1c	N0	M0
Stadium IIA	T2a	N0	M0
Stadium IIB	T2b	N0	M0
Stadium IIC	T2c	N0	M0
Stadium IIIA	T3a	N0	M0
Stadium IIIB	T3b	N0	M0
Stadium IIIC	T3c	N0	M0
	jedes T	N1	M0
Stadium IV	jedes T	jedes N	M1

OVARIALKARZINOM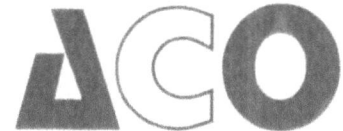

7. METASTATISCHE TUMOREN DES OVARS

Vorkommen insbesondere bei Malignomen der anderen weiblichen Geschlechtsorgane (am häufigsten beim Endometriumkarzinom, seltener beim Zervixkarzinom, Tubenkarzinom und beim endometrialen Stromasarkom), bei Karzinomen des Magen-Darmtraktes, (am häufigsten Kolon-, seltener Magen-, Pankreas- oder Appendixkarzinom), beim Mammakarziom und bei Neoplasien des hämatopoetischen Systems. Meist sind beide Ovarien betroffen. Die Metastasierung erfolgt auf dem Abklatschweg, lymphogen oder hämatogen.

8. AUSBREITUNG

Die Ausbreitung von Ovarialmalignomen erfolgt in erster Linie intraabdominell und lymphogen in die regionären Lymphknoten. Bei der intraabdominellen Metastasierung wird unterschieden zwischen dem Befall der Serosa des kleinen Beckens (Stadium II) und der Ausbreitung jenseits des kleinen Beckens (Stadium III). Im Stadium III können neben Darmschlingen auch das Zwerchfell, die Milz, die Leber und die parakolischen Räume befallen sein.

Die lymphogene Metastasierung betrifft die paraaortalen Lymphknoten etwas häufiger als die pelvinen. Im Stadium III ist mit einer Häufigkeit von 70% mit pelvinen Lymphknotenmetastasen zu rechnen (Burkhardt 1992). Daneben können bei Darmbefall auch die regionären Lymphknoten des Darmes metastatisch befallen sein. Fernmetastasen (Stadium IV) finden sich hauptsächlich in den Lungen und der Leber, seltener im Knochen und Gehirn.

9. VORSORGE

Auch heute noch ist die wichtigste Maßnahme zur Früherkennung des Ovarialkarzinoms die sorgfältige gynäkologische Untersuchung, verbunden mit einer exakten Anamnese. Besonders bei Frauen in der Menopause mit unklaren abdominellen Beschwerden muß der Verdacht auf ein Ovarialkarzinom so lange aufrecht erhalten werden, bis durch eine sorgfältige Untersuchung das Gegenteil bewiesen ist. Jeder palpable Adnextumor ist genauestens abzuklären. Auch jegliche Knotenbildung im Douglas und an der Ansatzstelle des Ligamentum sacrouterinum ist verdächtig. Bei Verdacht auf Skybala muß die Untersuchung nach gründlicher Entfernung derselben kurzfristig wiederholt werden. Die früher häufig propagierten zytologischen Screeningmethoden durch Douglaslavage haben sich nicht bewährt und haben die Rate der Frühdiagnosen nicht erhöht. Hingegen kommt dem Ultraschall-Screening Bedeutung zu, erste großangelegte prospektive Studien in England und Skandinavien werden derzeit diskutiert. Die Treffsicherheit der primären Ultraschalldiagnostik beim Ovarialkarzinom schwankt zwischen 44 und 91% und hängt sehr stark von der Erfahrung des jeweiligen Untersuchers ab. Die Vaginosonographie ist jedenfalls zur Beurteilung der Ovarien der abdominellen Sonographie eindeutig überlegen. Besondere Bedeutung kommt heute der Farb-Dopplersonographie zu. Erste Ergebnisse lassen die Aussage vermuten, daß aufgrund von Durchflußgeschwindigkeiten des Blutes im Tumor benigne von malignen Formen unterschieden werden können. Der Wert der Methode muß durch breit angelegte prospektive Studien in Zukunft gesichert werden.

Der Einsatz des Tumormarkers CA-125 in Kombination mit dem Ultraschall eignet sich, wenn überhaupt, als Screeningmethode nur bei postmenopausalen Patientinnen. Auch hier liegen bis dato unterschiedliche Ergebnisse vor. Vorläufig lautet die Empfehlung, nur bei Risikopatientinnen sowie unklarer Symptomatik und unklarem Palpationsbefund Vaginosonographie und Tumormarker einzusetzen. Da das Volumen gesunder Ovarien zwischen 1,5 und 10,5 ccm schwankt, ergibt sich die Schwierigkeit, sonographisch ein routinemäßiges Screening durchzuführen, besonders wenn man berücksichtigt, daß viele Ovarialkarzinome nur von einer geringen oder fehlenden Vergrößerung der Ovarien begleitet sind. Es ist jedoch andererseits möglich, sonographisch relativ kleine Ovarialtumoren zu erkennen, die sich der Tastuntersuchung entziehen. Daher ist bei Patientinnen mit adipösen, straffen oder verspannten Bauchdecken die Indikation zur vorsorglichen Ultraschalluntersuchung sehr großzügig zu stellen. Alle unklaren Befunde sind letztendlich durch Laparoskopie oder Laparotomie zu klären.

10. KLINISCHE SYMPTOMATIK

Echte Frühsymptome gibt es nicht. Häufig führen Zyklusanomalien jüngerer Frauen und postmenopausale Blutungsstörungen älterer Frauen zur Diagnose Ovarialkarzinom. Manchmal können auch Miktionsprobleme das erste Symptom eines Ovarialtumors darstellen. Bei Patientinnen mit fortgeschrittenen Tumorstadien sind abdominelle Schmerzen sowie eine Zunahme des Bauchumfanges die häufigsten subjektiven Symptome. Typisch sind auch gastrointestinale Beschwerden mit Wechsel zwischen Diarrhoe und Obstipation, Gewichtsverlust, Appetitlosigkeit und Müdigkeit sowie Beschleunigung der Blutsenkung. Die allermeisten Symptome sind jedoch bereits Zeichen der fortgeschrittenen Erkrankung.

OVARIALKARZINOM

11. DIAGNOSE

Für die Abklärung eines Ovarialtumors ist ein sorgfältiges präoperatives Vorgehen angezeigt. Bei unklarem Befund kommt besonders bei der jungen Frau der laparoskopischen Abklärung eine besondere Bedeutung zu. Besonders hingewiesen werden soll auf die präoperative Abnahme des Tumormarkers CA-125 oder einer Tumormarkerkombination, um später das postoperative Ansprechen auf die Therapie überprüfen zu können. IVP Irrigoskopie, Koloskopie und Zytoskopie sind wichtige Zusatzuntersuchungen, um eine grenzüberschreitende Ausdehnung des Ovarialkarzinoms feststellen zu können; Chirurgen und Urologen sind in das geplante, operative Management einzubinden. Auch die interne Durchuntersuchung zur Abschätzung des operativen Risikos bei den häufig älteren Frauen ist von großer Bedeutung. Eine ergänzende Computertomographie und/oder Sonographie gibt Aufschluß über retroperitoneale Lymphknotenmetastasen.

12. THERAPIE

12.1. Operation

12.1.1. Operation im Frühstadium

Sie ist der wichtigste Schritt im Therapiekonzept beim Ovarialkarzinom. Ihr kommt die therapeutische Bedeutung der Tumorentfernung wie auch eine entscheidende Rolle für die Feststellung der prognostischen Faktoren sowie der postoperativ notwendigen Therapieschritte zu (Staging). Da bis zu 30% der vermeintlichen Stadien I (Tumor auf Ovarien beschränkt) in Wirklichkeit subklinische Stadien II und III darstellen, ist das Staging von außerordentlicher Bedeutung. Es gilt daher die Forderung, bei jedem Ovarialtumor eine intraoperative Gefrierschnittuntersuchung anzuordnen, damit bei positivem Befund eine sorgfältige Exploration des Abdomens durchgeführt werden kann. Selbstverständlich ist die totale Entfernung des Tumors eine Vorbedingung. Danach erfolgt die Hysterektomie und die Exstirpation der Adnexe der kontralateralen Seite. Der Aszites soll mengenmäßig bestimmt und der zytologischen Beurteilung zugeführt werden. Ist kein Aszites vorhanden, so wird eine Peritonealspülung, getrennt nach Ober- und Unterbauch, empfohlen, um auf diese Weise abgeschilferte, maligne Zellen zu entdecken. Daran schließt sich die Inspektion des gesamten Bauchraumes an, die in der Regel eine Erweiterung der medianen Unterbauchlaparotomie unter Umschneidung des Nabels nach kranial notwendig macht. Aus dem Peritoneum sollen alle suspekten Areale, Adhäsionen und auch kleinste Knötchen entfernt und histologisch untersucht werden. Der Wert blinder Biopsien des Peritoneums (z.B. aus Douglas, Blasenperitoneum, Beckenwand usw.) ist noch fraglich. Komplettiert wird die exakte Stagingoperation durch eine komplette Omentektomie, welche über das Colon transversum hinweg bis zur Kurvatur des Magens erfolgen soll. Eine beidseitige pelvine Lymphadenektomie ist auch im Stadium Ia notwendig; die paraaotale Lymphadenektomie soll bei den höheren Stadien angeschlossen werden, sofern nicht intraabdominell größere Tumorreste zurückgelassen werden müssen.

Wird die Gefrierschnittuntersuchung unterlassen, so ergeben sich immer wieder Situationen, wo sich nachträglich der vermeintlich gutartige Ovarialtumor als Ovarialkarzinom herausstellt. In diesen Fällen ist das Staging durch die Relaparotomie entweder innerhalb von 14 Tagen nach der Erstoperation oder dann erst wieder nach 6 Wochen nachzuholen. Eine Operation in der Zeitspanne 14 Tage bis 6 Wochen nach der Operation hat sich aufgrund der besonders vaskularisierten Adhäsionen nicht bewährt. Auch bei der Relaparotomie ist auf die ausgedehnte Lymphadenektomie zu achten.

In Sonderfällen ist eine fertilitätserhaltende Operation erlaubt. Im Idealfall handelt es sich um junge Frauen mit Kinderwunsch, einseitigem Ovarialtumor des Stadiums Ia ohne Adhäsionen und Kapselruptur bzw. um sogenannte Borderline-Tumoren oder Dysgerminome. Eine negative Stagingoperation und eine Beurteilung des kontralateralen Ovars ist selbstverständlich eine Vorbedingung für die eingeschränkte Radikalität.

Nach Erfüllung des Kinderwunsches kann aus Gründen einer möglichen Bilateralität des Tumors und des derzeit noch fehlenden Wissens über die Langzeitprognose eine nachträgliche Entfernung des verbliebenen inneren Genitales angezeigt sein.

12.1.2. Operation im Spätstadium

Bei Ovarialkarzinomen des Stadiums II, III und IV ist neben der Hysterektomie samt den Adnexen sowie der Omentektomie die möglichst radikale Entfernung aller Tumormassen von entscheidender Bedeutung. Bei ausgedehnten Tumoren im kleinen Becken gelingt es dem Geübten, von seitlich kommend retroperitoneal nach Ureteranschlingung den gesamten Tumor gemeinsam mit dem Douglasperitoneum zu resezieren. Auch die Ligamenta infund. pelv. sollen präpariert und möglichst hoch reseziert werden. Da sich die Prognose des Ovarialtumors linear mit der Menge des zurückgelassenen Tumors verschlechtert, sollte auf jeden Fall versucht werden, so zu operieren, daß kein Resttumor verbleibt bzw. der kleinste zurückbleibende Tumor nicht größer als 1-2 cm im Durchmesser mißt. Oft muß dabei mit Chirurgen (Darmresektion) und Urologen (Ureterneueinpflanzung, Blasenteilresektion) zusammengearbeitet werden. Erfahrungsgemäß ist es viel öfter möglich, bei einem fortgeschrittenen Tumor das Abdomen weitgehend tumorfrei zu bekommen, als dies auf den ersten Blick angenommen wird. Es kann damit gerechnet werden, daß es einem geübten Operateur gelingt, im Stadium III das Abdomen in rund 30% makroskopisch tumorfrei zu operieren.

OVARIALKARZINOM

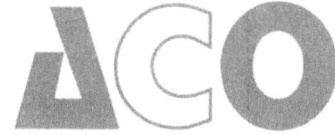

Das intraabdominelle Debulking muß durch eine ausgedehnte pelvine und paraaortale Lymphadenektomie – sofern es der interne Zustand der Patientin erlaubt – komplettiert werden. Hier geht es auf keinen Fall um ein sogenanntes Sampling, d.h. um die Suche nach vergrößerten und verdächtigen Knoten, sondern um die systematische Ausräumung der Lymphknoten vor, hinter und zwischen den Gefäßen. Wird bedacht, daß im Stadium III mit etwa 60-80% positiver Knoten in allen Abschnitten zu rechnen ist, so ist die Lymphadenektomie als logischer Teil des Tumor-Debulkings anzusehen und sollte nach den bisherigen Erfahrungen zur Verbesserung der Heilungsergebnisse beitragen. Eine ausgedehnte Lymphadenektomie ist dann nicht erforderlich, wenn intraoperativ größere Tumorreste aus technischen Gründen zurückbleiben müssen. Hier ist die gesamte Palette der Chemotherapie erforderlich, um die Überlebenswahrscheinlichkeit zu erhöhen.

12.1.3. Second-look-Operationen

Es gibt vier Gründe für einen Zweiteingriff beim Ovarialkarzinom:

1. Die exakte Staging- oder Debulking-Operation nach insuffizientem Ersteingriff
2. Die sogenannte klassische Second-look-Operation zur direkten Beurteilung des therapeutischen Effektes einer vorangegangenen Chemotherapie bzw. die Objektivierung einer klinisch kompletten Remission
3. Die Tumorreduktion in Fällen, in denen dies anläßlich der ersten Laparotomie nicht möglich war (Interventions-Laparotomie)
4. Rezidivchirurgie

Die klassische Second-look-Operation ist dann indiziert, wenn daraus Informationen gezogen werden, die für die Prognoseerstellung und weitere Therapieplanung Voraussetzung sind. Der Second-look stellt keinen Routineeingriff dar, jedoch ist er die zur Zeit verläßlichste Methode, um die Ausdehnung des Tumorbefalles, nach vorausgegangener Therapie, zu erfassen. Für die Beurteilung der Therapieergebnisse in prospektiv randomisierten Studien wird er daher weiterhin unerläßlich bleiben. Mit zunehmender Erfahrung wird die Operation durch die Second-look-Laparoskopie ersetzt werden können.

12.1.4. Interventionslaparotomie

Kann die Patientin bei der Primäroperation nicht radikal operiert werden, so muß nach drei Zyklen platinhaltiger Kombinationschemotherapie eine Response-Beurteilung durchgeführt werden (CT, Tumormarkerverlauf). Wenn die Patientin auf diese Chemotherapie zumindest im Sinne einer partiellen Remission angesprochen hat, so sollte eine Interventionslaparotomie mit dem Ziel einer möglichst radikalen intraabdominellen Tumorentfernung erfolgen. Im Anschluß daran erfolgt die Fortführung der Chemotherapie über drei weitere Zyklen. Es konnte unter Studienbedingungen gezeigt werden, daß die erfolgreiche Interventionslaparotomie bei chemotherapiesensiblen Tumoren in der Lage ist, die Prognose der Patientin erfolgreich zu beeinflussen.

Patientinnen, die unter drei Zyklen Chemotherapie ein no change oder eine Progression der Erkrankung zeigen, können bereits frühzeitig auf eine gegebenfalls besser verträgliche palliative Chemotherapie oder auf Taxol umgestellt werden. Eine Interventionslaparotomie ist bei primär chemotherapieresistenten Tumoren nicht indiziert.

12.1.5. Rezidivchirurgie

Eine Indikation zu einer Re-Laparotomie mit dem Versuch einer erneuten Tumorreduktion besteht nur bei einem Spätrezidiv ein Jahr und mehr nach abgeschlossener Primärbehandlung. Verschiedene Arbeiten haben gezeigt, daß in diesen prognostisch eher günstigen Fällen die Patientinnen von einem erneuten operativen Tumordebulking vor Beginn der erneuten Chemotherapie durchaus profitieren. Bei einem Frührezidiv, das ausgeprägter als die Spätrezidive diffus intraperitoneal wächst, ist eine Indikation zu einer Re-Laparotomie nur in Ausnahmefällen vorhanden.

13. ADJUVANTE THERAPIEFORMEN

13.1. Chemotherapie

Bei der Behandlung des Ovarialkarzinoms hat heute die Chemotherapie einen besonderen Stellenwert.

13.1.1. Frühstadien

Eine Therapie der Wahl der Frühstadien des Ovarialkarzinoms läßt sich heute noch nicht eindeutig angeben. Es besteht Einigkeit darüber, daß die sogenannten Borderline-Tumoren nicht nachbehandelt werden müssen, außer man stellt durch Spezialuntersuchungen fest (siehe oben), daß es sich doch um eine maligne Variante handelt. Das gleiche gilt auch für das Stadium Ia und Ib mit hochdifferenzierten Tumoren, sofern eine exakte Stagingoperation durchgeführt wurde und keinerlei Tumoradhäsionen bzw. Tumorrupturen zu beobachten waren. Diese Frauen haben auch ohne jede weitere Nachbehandlung

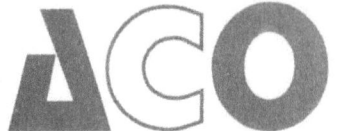

OVARIALKARZINOM

eine 90- bis 95%ige 5-Jahres-Überlebenswahrscheinlichkeit. Alle übrigen Patientinnen der Frühstadien bedürfen einer Therapie, mit der maximal in 80% ein Überleben nach 5 Jahren und maximal in 65% nach 10 Jahren zu erreichen ist. Diese Ergebnisse der wenigen randomisierten Untersuchungen zeigen, daß verschiedenste Therapiemodalitäten prinzipiell effektiv sind, ohne jedoch einer bestimmten Therapie einen eindeutigen Vorzug zu geben. Es ist nicht geklärt, ob Strahlentherapie, Instillation von Phosphor 32, Monochemotherapie, Polychemotherapie mit oder ohne Cisplatin das günstigste Verfahren darstellt. Vermehrt vertreten wird die Meinung, gerade bei den Fällen mit günstiger Prognose die derzeit wirkungsvollste Therapiekombination aus Cisplatin und Endoxan einzusetzen.

13.1.2. Fortgeschrittenes Stadium

Während sich das Schicksal von Patientinnen mit frühem Stadium des Ovarialkarzinoms durch bessere Diagnostik, ausgedehnte Operation und adjuvante Therapiemaßnahmen im letzten Jahrzehnt sehr verbessert hat, ist die Gesamt-5-Jahres-Überlebensrate für die Patientinnen höherer Stadien trotz aggressiver Chemotherapie nur wenig angestiegen. Für die postoperative Erstbehandlung des fortgeschrittenen Ovarialkarzinoms ist eine cisplatinhältige Kombinations-Chemotherapie erste Wahl. Als weitere Substanz wird ein Alkylans, wie z.B. Cyclophosphamid, eingesetzt. Eine zusätzliche Kombination mit anderen Chemotherapeutika hat keine Verbesserung der Therapieergebnisse gebracht. Die Kombination aus Cisplatin 75-100 mg/m^2, oder Carboplatin 300 mg/m^2 + Cyclophosphamid 750-1000 mg/m^2 alle vier Wochen kann derzeit als Standardtherapie angesehen werden.

Sie soll auch als Kontrollarm für prospektiv randomisierte Studien herangezogen werden. Das gefürchtete Cisplatin-Erbrechen kann durch moderne Antiemetika, wie z.B. Zofran® oder Kytril®, deutlich reduziert werden. Inwieweit das nebenwirkungsärmere Cisplatin-Nachfolgepräparat Carboplatin das Cisplatin in Zukunft ersetzen kann, ist derzeit noch nicht klar, da beim Carboplatin andere Toxitäten (wie z.B. Hämatotoxizität) verstärkt auftreten können. Geprüft wurde in einer groß angelegten österreichweiten Studie, inwieweit die Kombination aus Cisplatin plus Carboplatin dem Standardschema Cisplatin plus Endoxan überlegen ist. Remissionen und Progredienz werden im allgemeinen nach etwa drei Monaten erkennbar und sollen möglichst frühzeitig erfaßt werden, um das weitere therapeutische Vorgehen bestimmen zu können.

Bei Remission wird die primäre Zytostatika-Kombination fortgesetzt, bei Progression muß auf ein Second-line- und/oder Third-line-Chemotherapieschema umgestellt werden. Der Einsatz dieser Schemata muß als Palliativmaßnahme im Einzelfall, unter Beachtung der Lebensqualität, entschieden werden. Im allgemeinen ist bei fortgeschrittenen Stadien eine Heilung nur dann zu erwarten, wenn es gelingt, nach möglichst radikaler Operation durch sechs intensive, cisplatinhältige Polychemotherapiezyklen eine völlige und anhaltende Tumorfreiheit zu erzielen.

Nicht geklärt ist derzeit die Frage der Konsolidierungstherapie nach erzielter, kompletter Remission. Die Notwendigkeit der fortdauernden Behandlungen erscheint bei bestimmten Patientinnen mit hohem Risiko indiziert. Bisher ist keine Therapieform eindeutig festgelegt.

Patientinnen mit „minimal residual desease" (nur mikroskopisch nachgewiesene Tumorreste bei der Second-look-Operation) können unter Umständen von einer intraperitonealen Chemotherapie mit oder ohne Interferon profitieren.

Hoffnung für die Zukunft stellt TAXOL dar, das aus der Rinde einer südamerikanischen Eibe (Taxus brevifoliae) gewonnen wird; in ersten Studien konnten auch bei cisplatinresistenten Fällen günstige Ansprechraten erzielt werden. Derzeit wird geprüft, inwieweit sein Einsatz als First-Line-Chemotherapie mit oder ohne Kombination mit anderen Chemotherapeutika erfolgreich ist. Erste Ergebnisse der Gynecologic Oncology Group (GOG) konnten in den USA zeigen, daß die Kombination Cisplatin/Taxol der Standardchemotherapie bei der Primärbehandlung des Ovarialkarzinoms überlegen war. Heute ist daher die Kombination von Taxol und Cisplatin als neuer Standard in der Behandlung des Ovarialkarzinoms anzusehen (McGuire et al.). Betont werden muß, daß die Chemotherapie eine besondere Erfahrung des medizinischen Personals sowie die Möglichkeit zur Zusammenarbeit mit internistischen Onkologen voraussetzt.

13.2. Strahlentherapie

Obwohl die Strahlentherapie Jahrzehnte hindurch in der Behandlung des Ovarialkarzinoms eingesetzt wurde, sind prospektiv randomisierte Studien über den Wert dieser Therapieform rar. Frühe Studien sind aufgrund mangelhafter Stagingoperationen sowie insuffizienter Strahlendosen schwer interpretierbar. Es ist heute unbestritten, daß beim Ovarialkarzinom bei Planung der Strahlentherapie der gesamte Peritonealraum einbezogen werden muß. Eine Bestrahlung lediglich des kleinen Beckens muß somit als insuffizient bezeichnet werden. Die Strahlendosen, die dabei benötigt werden, entsprechen jenen anderer epithelialer Tumoren.

In etwa 50% der Fälle ist eine Dosis von 30 Gy in der Lage, subklinische Metastasen zu vernichten (TCD 50). Soll die Tumorkontrollwahrscheinlichkeit auf 90% erhöht werden, müssen Dosen von 50 Gy verabreicht werden (TCD 90). Für Tumorresiduen von 2 cm müßten demnach Dosen im Bereich von 50/60 Gy, für solche zwischen 2-4 cm 60/70 Gy appliziert werden. Dosen von 50 Gy können jedoch bestenfalls im Bereich des kleinen Beckens verabreicht werden, wobei kleinvolumige „Aufsättigungen" bis zu 70 Gy möglich sind. Im Oberbauch sind Dosen bis zu 30 Gy zulässig. Dosen von 42-50 Gy können nur

OVARIALKARZINOM

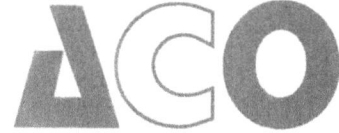

über reduzierte Felder eingebracht werden, wobei in Abhängigkeit von der Gesamtdosis, Höhe der Einzelfraktion, Zahl vorangegangener operativer Eingriffe (second look !!) und vorangegangener Chemotherapie-Zyklen die Gefahr schwerer radiogener Komplikationen signifikant ansteigt.

Aus oben angeführten Gründen ist eine Radiatio bei Patientinnen mit großen Resttumoren unabhängig vom Tumorstadium nicht zielführend. Auch in Fällen mit kleinen postoperativen Residuen wurde in den letzten Jahren zunehmend auf eine „konsolidierende Radiotherapie" nach Chemotherapie verzichtet, wenn auch die Wertigkeit der Radiotherapie in diesen Fällen noch nicht endgültig geklärt ist. Eine Beantwortung dieser Fragestellung wird durch eine derzeit in Norwegen laufende Studie erhofft.

13.3. Hormontherapie

Obwohl in Ovarialkarzinomen, ähnlich wie in Mammakarzinomen, Östrogen- und Gestagenrezeptoren gefunden werden, ist der genaue Stellenwert der Hormontherapie im Rahmen der Behandlung von Patientinnen mit Ovarialkarzinom bis heute unklar. Trotz Berichten über gute Erfolge mit hochdosiertem Medroxyprogesteronazetat im Einzelfall, konnte dessen Anwendung in randomisierten Vergleichsstudien keinen therapeutischen Vorteil zeigen. Auch für das Antiöstrogen Tamoxifen ergibt sich beim Ovarialkarzinom kein Hinweis auf eine Wirksamkeit. Hingegen konnten von einigen Arbeitsgruppen nach dem Einsatz von GnRH-Analoga zur Behandlung ausgedehnter rezidivierender Ovarialkarzinome bis zu 30% Teilremission beobachtet werden. Es liegen aber derzeit noch keine Ergebnisse von randomisierten Studien vor. Die gute Verträglichkeit dieser Therapie läßt jedoch ihren Einsatz bei chemotherapeutisch ausbehandelten Patientinnen als empfehlenswert erscheinen.

13.4. Immuntherapie

Die in die unspezifisch systemische Immuntherapie gesetzten Hoffnungen blieben unerfüllt. Weder BCG noch Levamisol noch Corynebakterium parvum konnte in prospektiv randomisierten Studien einen therapeutischen Vorteil bzw. eine Verlängerung des Überlebens bewirken. Durch neue Applikationsformen hat jedoch auch die Immuntherapie einen Stimulus erfahren: der Einsatz von Interferon, Tumornekrosefaktor (TNF), Interleukin-2 und anderen natürlichen „biological response modifier" muß vorläufig als ausschließlich experimentell eingestuft werden. Derzeit bereits eingesetzt wird TNF klinisch zur Behandlung des rezidivierenden Aszites bei austherapierten Patientinnen. Der Tumornekrosefaktor führt durch direkte Installation in die Bauchhöhle in vielen Fällen zu einer zeitbegrenzten Rückbildung des Aszites, jedoch nicht zu einer Rückbildung des Tumors. Ebenfalls hoffnungsvoll, aber noch sehr hypothetisch, könnte eine Immuntherapie über onkogenassoziierte Tumorantigene ablaufen. Hier wird die Forschung in der nächsten Zukunft ansetzen müssen.

14. NACHSORGE

Regelmäßige gynäkologische Kontrollen durch einen onkologisch versierten gynäkologischen Facharzt inklusive regelmäßige Bestimmung des Tumormarkers CA 125 sind routinemäßig durchgeführten CT-Kontrollen eindeutig überlegen. Weitere Informationen sind dem Kapitel „Neuorientierung der Tumornachsorge" (Seite 307 ff) zu entnehmen.

15. REZIDIVTHERAPIE

Leider sind die therapeutischen Möglichkeiten bei einer Progression oder einem Rezidiv eines Ovarialkarzinoms auch heute noch sehr begrenzt. Trotz einer Vielzahl von Second-line-Chemotherapieschemata wird es nur in den seltensten Fällen gelingen, den Verlauf der Krankheit günstig zu beeinflussen. In den Entscheidungsprozeß über die einzuschlagende Behandlung müssen Wirkung und Nebenwirkung, Lebensqualität und psychische Situation der Patientin einbezogen werden. In manchen Fällen wird auch eine Strahlentherapie bei lokalem Tumorwachstum bzw. eine sekundäre Debulkingoperation in die Überlegungen einbezogen werden müssen.

Ein onkologisches Konsilium mit den Vertretern der verschiedenen Fachdisziplinen kann hier sehr hilfreich sein.

Das sekundäre Tumordebulking nach primärer Chemotherapie mit persistierenden respektive neu auftretenden Tumoren bekommt vermehrte Bedeutung, da in letzter Zeit eindeutig gezeigt werden konnte, daß mit dieser Maßnahme das rezidivfreie Überleben sowie das Gesamtüberleben verbessert werden kann.

Besondere Bedeutung in der Rezidivtherapie kommt der Analgesie, der psychologischen Betreuung und der Ileusprophylaxe zu.

16. LITERATUR

16.1. Allgemeine Literatur

Breitenecker G, Lax S. Tumoren des Corpus uteri. in: Holzner JH et al. (ed.) Histologische Tumorklassifikation der Österreichischen Gesellschaft für Pathologie Springer Verlag 1994

Burghardt, E: Surgical Gynecologic Oncology Thieme Verlag 1993

Gompel C, Silverberg St G. Pathology in Gynecology and Obstetrics. 4th edition. Chapter 4, The Corpus Uteri pp163-284. J B Lippincott Company, Philadelphia, 1994

Kurman RJ (editor) Blaustein's Pathology of the Female Genital Tract. 4th edition Springer Verlag 1994

Talerman A. Ovarian Pathology. Current Opinion in Obstetrics and Gynecology 4: 608-15, 1992

TNM Klassifikation maligner Tumoren. 5th Auflage, Springer Verlag

Wittekind CH, Wagner G. TNM Klassifikation maligner Tumoren. 5. Auflage 1997, Springer Verlag

16.2. Originalarbeiten

Bell DA, Weinstock MA, Scully RE. Peritoneal implants of ovarian serous borderline tumors. Cancer (1988), 62: 2212-2222

Bell DA, Scully RE. Ovarian serous borderline tumors with stromal microinvasion. A report of 21 cases. Hum Pathol (1990), 21: 397-403

Breitenecker G, Bartl W, Endler Margit, Gring H. Die prognostische Bedeutung morphologischer Parameter bei Endometriumkarzinomen. Onkologie (1984), 7: 222-235

Burks RT, Sherman ME, Kurman RJ. Micropapillary serous carcinoma of the ovary. A distinctive low grade carcinoma related to serous borderline tumors. Am J Surg Pathol (1996), 20: 1319-1330

Casagrande JT, Pike MC, Ross RK et al. "Incessant ovulation" and ovarian cancer. Lancet (1979), 2:170

Cramer DW et al. Factors affecting the association of oral contraceptives and ovarian cancer. N Engl J Med (1982), 307:1047

Cramer DW et al. Mumps, menarche, menopause and ovarian cancer. Am J Obstet Gynecol (1983), 147: 1

Cramer DW et al. Dietary animal fat in relation to ovarian cancer risk. Obstet Gynecol (1984), 63: 883

Harlow BL, Fuhr JE, McDonald ThW et al. Flow Cytometry as a Prognostic Indicator in Women with Borderline Epithelial Ovarian Tumors. Gynecologic Oncology (1993), 50: 305-309

Henderson BE, Pike MC, Ross RK et al. Endogenous hormones as a major factor in human cancer. Cancer Res (1982), 42: 3232

Kvale G, Heuch I, Nilssen S et al. Reproductive factors and risk of ovarian cancer: A prospective study. Int J Cancer (1989), 42: 246

Lynch HT et al. Familial ovarian carcinoma. Am J Med (1986), 81: 1073

Lynch HT et al. Hereditary carcinoma of the ovary and associated cancers: A study of two families. Gynecol Oncol (1990), 36: 48

McGuire WP, Hoskins WJ, Brady MF, Kucera PR, Partridge EE, Look KY, Clarke-Pearson DL, Davidson M. Cyclophosphamide and cisplatin compared with paclitaxel and cisplatin in patients with stage III and stage IV ovarian cancer. N Engl J Med (1996), 334: 1-6

Petru E, Lahousen M, Tamussino K, Pickel H, Stranzel H, Stettner H, Winter R. Lymphadenectomy in Stage I ovarian cancer. Am J Ostet Gynecol (1994), 170: 656-662

Seidman JD, Kurman RJ. Subclassification of serious borderline tumors of the ovary into benign and malignant types. A clinicopathological study of 65 advanced stage cases. Am J Surg Pathol (1996), 20: 1331-1345

Seidman JD, Norris HJ, Griffin JL et al. DNA Flow Cytometric Analysis of Serous Ovarian Tumors of Low Malignant Potential. Cancer (1993), 71: 3947-51

Tavassoli FA. Serous tumor of low malignant potential with early stromal invasion (serous LMP with microinvasion). Mod Pathol (1988), 1: 407-414

Wu ML, Whittemore AS et al. Personal and environmental characteristics related to epithelial ovarian cancer. Am J Epidemiol (1988), 128: 1216

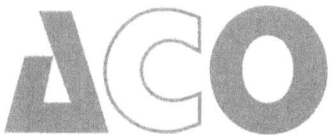

PANKREASKARZINOM UND PERIAMPULLÄRES KARZINOM

A. Marczell, K. Glaser, J. Karner, H.J. Mischinger, A. Schratter-Sehn, G. Tatzer

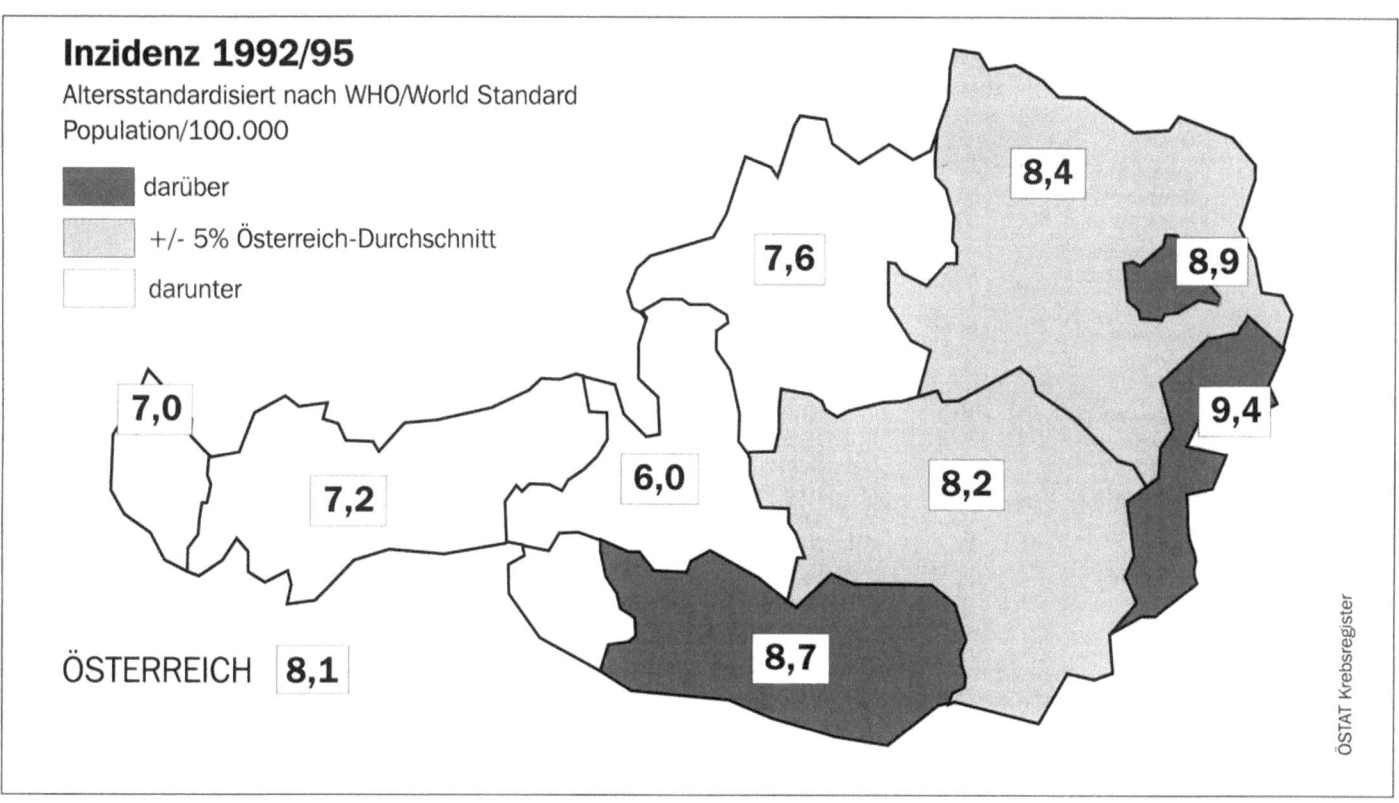

	Insgesamt	Männer	Frauen
Inzidenz 1992/95			
Neuerkrankungen absolut (Jahresdurchschnitt):	1.235	558	677
Rohe Raten/100.000:	15,5	14,5	16,4
WHO-World-Standard-Raten/100.000:	8,1	9,8	6,9
Linearer Trend 1983-1995:	+6,1%	+4,2%	+8,2%
Prozent an Gesamt-Krebsinzidenz:	3,7	3,4	3,9
Stadien-Verteilung (U.S.-SEER) in Prozent			
lokalisiert:	12,1	11,6	12,6
regionalisiert:	22,5	24,2	20,9
disseminiert:	43,9	45,1	42,8
unbekannt:	21,5	19,1	23,7
Mortalität 1992/95			
Sterbefälle absolut (Jahresdurchschnitt):	1.179	535	644
Rohe Raten/100.000:	14,8	13,8	15,6
WHO-World-Standard-Raten/100.000:	7,7	9,4	6,4
Linearer Trend 1983-1995:	+8,1%	+7,1%	+10,2%
Prozent an Gesamt-Krebsmortalität:	6,1	5,5	6,7

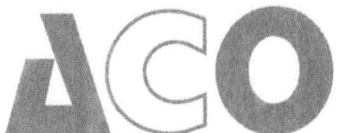

PANKREASKARZINOM UND PERIAMPULLÄRES KARZINOM

Inzidenz im Jahresdurchschnitt 1992/95			Neuerkrankungen (Jahresdurchschnitt)		%-Veränderung
Bundesland	Geschlecht	Absolut	Rohe Rate auf 100.000	Altersstand. Raten auf 100.000 (WHO-WORLD)	1983/95 (linearer Trend)
ÖSTERREICH	Insgesamt	1.235	15,5	8,1	+ 6,1
	Männer	558	14,5	9,8	+ 4,2
	Frauen	677	16,4	6,9	+ 8,2
Burgenland	Insgesamt	55	20,3	9,4	+ 1,8
	Männer	27	20,3	12,3	+14,3
	Frauen	28	20,2	7,2	- 9,7
Kärnten	Insgesamt	91	16,3	8,7	+ 0,0
	Männer	41	15,3	10,2	+11,7
	Frauen	49	17,2	7,5	- 8,7
Niederösterreich	Insgesamt	246	16,4	8,4	+34,9
	Männer	118	16,0	10,5	+40,5
	Frauen	128	16,7	6,8	+31,6
Oberösterreich	Insgesamt	180	13,1	7,6	+ 7,1
	Männer	85	12,6	9,3	+ 0,9
	Frauen	95	13,6	6,5	+16,3
Salzburg	Insgesamt	53	10,6	6,0	- 7,6
	Männer	22	9,1	6,8	- 10,5
	Frauen	31	12,0	5,3	- 10,1
Steiermark	Insgesamt	186	15,5	8,2	+ 1,3
	Männer	85	14,6	9,7	- 1,8
	Frauen	101	16,3	6,9	+ 6,4
Tirol	Insgesamt	80	12,4	7,2	- 0,1
	Männer	36	11,3	8,5	+ 9,2
	Frauen	45	13,5	6,2	- 9,3
Vorarlberg	Insgesamt	37	10,9	7,0	- 10,8
	Männer	19	11,1	9,5	- 0,2
	Frauen	18	10,7	5,4	- 23,8
Wien	Insgesamt	306	19,3	8,9	- 2,5
	Männer	125	16,9	10,7	- 11,5
	Frauen	181	21,5	7,7	+ 6,4

Sterbefälle im Jahresdurchschnitt 1992/95			Sterbefälle (Jahresdurchschnitt)		%-Veränderung
Bundesland	Geschlecht	Absolut	Rohe Rate auf 100.000	Altersstand. Raten auf 100.000 (WHO-WORLD)	1983/95 (linearer Trend)
ÖSTERREICH	Insgesamt	1.179	14,8	7,7	+ 8,1
	Männer	535	13,8	9,4	+ 7,1
	Frauen	644	15,6	6,4	+10,2
Burgenland	Insgesamt	50	18,3	8,5	+18,8
	Männer	24	18,0	11,1	+33,7
	Frauen	26	18,5	6,6	+ 4,7
Kärnten	Insgesamt	89	16,0	8,5	+ 8,6
	Männer	41	15,3	10,3	+24,8
	Frauen	48	16,6	7,0	- 4,9
Niederösterreich	Insgesamt	235	15,7	7,9	+28,4
	Männer	118	16,1	10,4	+35,0
	Frauen	117	15,2	6,1	+23,2
Oberösterreich	Insgesamt	169	12,3	7,0	+ 5,4
	Männer	76	11,3	8,3	- 0,8
	Frauen	93	13,3	6,3	+14,2
Salzburg	Insgesamt	54	10,9	6,4	+ 5,6
	Männer	24	10,1	7,5	- 4,2
	Frauen	30	11,6	5,3	+ 8,8
Steiermark	Insgesamt	169	14,1	7,3	+ 2,4
	Männer	78	13,3	8,9	- 1,4
	Frauen	92	14,8	6,1	+ 7,8
Tirol	Insgesamt	73	11,2	6,3	- 5,4
	Männer	30	9,6	7,1	- 19,5
	Frauen	42	12,8	5,8	+ 9,8
Vorarlberg	Insgesamt	41	12,2	7,9	+27,3
	Männer	21	12,6	10,8	+22,9
	Frauen	20	11,7	5,9	+23,0
Wien	Insgesamt	298	18,8	8,3	+ 1,2
	Männer	122	16,4	10,2	- 1,1
	Frauen	176	20,9	7,1	+ 2,1

PANKREASKARZINOM UND PERIAMPULLÄRES KARZINOM

A. Marczell, K. Glaser, J. Karner, H.J. Mischinger, A. Schratter-Sehn, G. Tatzer

1. ÄTIOLOGIE UND EPIDEMIOLOGIE

Die Inzidenz des Pankreaskarzinoms zeigte während der letzten Jahre steigende Tendenz (Trend 1983-1995: + 6.1%) und es stellt nach dem kolorektalen Karzinom und dem Magenkarzinom das dritthäufigste Malignom des Gastrointestinaltraktes dar. Absolut wurden in den Jahren 1992-1995 1.235 Neuerkrankungen in Österreich registriert, die Verteilung Männer zu Frauen zeigte 558 zu 677 Neuerkrankungen. Der Altersgipfel liegt im 70.-80. LJ., wobei 70-80% aller Patienten 60 Jahre und älter sind.

Die Ätiologie der Erkrankung ist ungeklärt, bestimmte Risikofaktoren disponieren aber überdurchschnittlich zur Erkrankung. Als exogene Risikofaktoren für die Entstehung des Pankreaskarzinoms werden in erster Linie Nikotinabusus, Alkoholabusus und als weitere Noxe die eiweiß- und fettreiche Ernährung in den westlichen Ländern diskutiert. Die Koinzidenz zwischen chronischer Pankreatitis und Karzinom liegt bei etwa 2%. Die chronische Pankreatitis ist daher nicht als ein Risikofaktor zu werten.

Neue Beobachtungen haben einen eindeutigen Zusammenhang zwischen DDT und DDT-Derivaten wie Äthylan und dem Auftreten von Pankreaskarzinom bei Personen, die solchen Substanzen über längere Zeit ausgesetzt waren, ergeben. Starker Kaffeekonsum scheint dagegen entgegen den Ergebnissen früherer Publikationen kein signifikanter Risikofaktor zu sein.

2. PATHOLOGIE

2.1. Lokalisation

Die Tumoren finden sich zu 70% im Pankreaskopfbereich, zu 20% im Korpus- und zu 10% im Schwanzbereich.

Vom Pankreaskopfkarzinom wird das periampulläre Karzinom abgegrenzt, zu welchem das Papillenkarzinom, das ampulläre Karzinom, Tumoren im terminalen D. choledochus und Ductus Wirsungianus zählen. Obwohl diese Karzinome ebenfalls Adenokarzinome darstellen, besitzen sie nicht zuletzt aufgrund ihrer unterschiedlichen Ontogenese eine wesentlich bessere Prognose mit einer 5-Jahres-Überlebensrate von über 30%. Auch gilt für das periampulläre Karzinom eine eigene TNM-Klassifikation, die in ihrer prognostischen Aussagekraft darüber hinaus sehr viel valider ist als die TNM-Klassifikation für das Pankreaskarzinom.

2.2. Histopathologische Typisierung

Die histopathologische Klassifikation der Tumoren folgt nach einem Vorschlag von Morohoshi dem Ursprungsort, wobei 70% der exogenen Pankreaskarzinome duktalen Ursprungs sind. Der Grad der Differenzierung sollte jeweils angegeben werden (G1-G4).

Ductaler Ursprung:
Ductales Adenokarzinom:
- Adenosquamöses Karzinom
- Muzinöses Adenokarzinom
- Pleomorphes großzelliges Adenokarzinom

Azinärer Ursprung:
Azinuszellkarzinom
- Azinäres Zystadenokarzinom
- Pankreatoblastom

Unbestimmter Ursprung:
- Solid-zystischer Tumor
- Kleinzelliges Karzinom

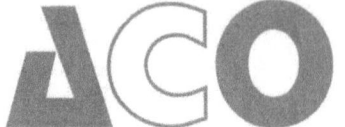

PANKREASKARZINOM UND PERIAMPULLÄRES KARZINOM

2.3. Tumorausbreitung

Die Karzinome der Bauchspeicheldrüse führen wegen des geringen Durchmessers derselben frühzeitig zur Invasion des peripankreatischen Gewebes. Sehr früh kommt es dabei zur Invasion der Adventitia großer Gefäße, vor allem der V. mesenterica superior bzw. der Pfortader. Prognostisch ungünstig sind die perineurale Infiltration und – wie bei anderen Tumoren – Lymphgefäß- und Veneneinbrüche. Eine intrakanalikuläre Ausbreitung in den Ductus pancreaticus beträgt meist weniger als 2 cm und sollte durch einen intraoperativen Schnellschnitt ausgeschlossen werden.

Zum Zeitpunkt der Operation bestehen – abhängig von der Tumorgröße – in über 50% bereits Lymphknotenmetastasen, wobei eine pankreasnahe erste Station und eine zweite Station entlang der A. mesenterica superior, A. gastroduodenalis, A. hepatica communis sowie A. lienalis und des Truncus coeliacus unterschieden wird. Aufgrund der sehr kurzen Bahnen sind sehr schnell auch die paraaortalen und parakavalen Lymphknoten sowie die Lymphknoten der Leberpforte mitbetroffen.

Fernmetastasen finden sich primär fast immer in der Leber (in 66% bei primärer Metastasierung betroffen), zu 22% in den Lymphknoten und erst später auch in der Lunge.

2.4. TNM-Klassifikation, Stadieneinteilung

Die Klassifikation und Stadieneinteilung erfolgt nach dem TNM-System der UICC von 1997 getrennt nach Pankreas- und periampullärem Karzinom (Tab. 1).

Tabelle 1: TNM-Klassifikation des Pankreaskarzinoms und des periampullären Karzinoms (UICC 1997)

	PANKREASKARZINOM	PERIAMPULLÄRES KARZINOM
T - Primärtumor		
TX	Primärtumor kann nicht beurteilt werden	Primärtumor kann nicht beurteilt werden
T0	Kein Anhalt für Primärtumor	Kein Anhalt für Primärtumor
Tis	Carcinoma in situ	Carcinoma in situ
T1	Tumor begrenzt auf Pankreas, 2cm oder weniger in größter Ausdehnung	Tumor begrenzt auf die Ampulla Vateri oder den Sphincter Oddi
T2	Tumor begrenzt auf Pankreas, mehr als 2 cm in größter Ausdehnung	Tumor infiltriert Duodenalwand
T3	Tumor breitet sich direkt in Duodenum, Ductus choledochus und/oder peri-pankreatisches Gewebe[1] aus	Tumor infiltriert 2 cm oder weniger in das Pankreas
T4	Tumor breitet sich direkt in Magen, Milz, Kolon oder und/oder benachbarte große Gefäße[2] aus	Tumor infiltriert mehr als 2 cm in das Pankreas oder in andere benachbarte Organe

Anmerkungen:

[1] Peripankreatisches Gewebe umfaßt das umgebende retroperitoneale Fettgewebe (retroperitoneales Weichteilgewebe oder retroperitonealer Raum), eingeschlossen Mesenterium (mesenteriales Fett), Mesocolon, großes und kleines Netz und Peritoneum. Direkte Invasion der Gallengänge und des Duodenums schließt Befall der Ampulla Vateri ein.

[2] Benachbarte große Gefäße sind die Pfortader, der Truncus coeliacus und die A. mesenterica superior sowie die A. und V. hepatica communis (nicht die Milzgefäße).

N - Regionäre Lymphknoten			
NX	Regionäre Lymphknoten können nicht beurteilt werden		Regionäre Lymphknoten können nicht beurteilt werden
N0	Keine regionären Lymphknotenmetastasen		Keine regionären Lymphknotenmetastasen
N1	Regionäre Lymphknotenmetastasen		Regionäre Lymphknotenmetastasen
N1a	Metastase in einem einzelnen regionären Lymphknoten		
N1b	Metastasen in mehreren regionären Lymphknoten		
M - Fernmetastasen			
MX	Fernmetastasen können nicht beurteilt werden		
M0	Keine Fernmetastasen		
M1	Fernmetastasen		
pTNM: Pathologische Klassifikation			
	Die pT-, pN- und pM-Kategorien entsprechen den T-, N- und M-Kategorien		
pN0	Regionäre Lymphadenektomie und histologische Untersuchung üblicherweise von 10 oder mehr Lymphknoten		

PANKREASKARZINOM UND PERIAMPULLÄRES KARZINOM

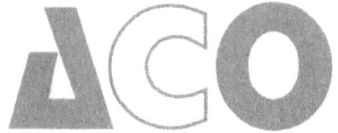

Die regionären peripankreatischen Lymphknoten werden nach ihrer Lokalisation wie folgt unterteilt:

Superior: oberhalb von Kopf und Körper

Inferior: unterhalb von Kopf und Körper

Anterior: vordere pancreatiko-duodenale, pylorische (nur bei Pankreaskopftumoren) und proximale mesenteriale Lymphknoten

Posterior: hintere pancreatiko-duodenale Lymphknoten, Lymphknoten am Ductus choledochus und proximale mesenteriale Lymphknoten

Lienal: Lymphknoten am Milzhilus und um den Pankreasschwanz (nur bei Tumoren des Körpers und Schwanzes)

Zöliakal: nur bei Kopftumoren

Die Unterteilung der Kategorie N1 in N1a (nur 1 Lymphknoten metastatisch befallen) und N1b (2 oder mehr Lymphknoten sind metastatisch befallen) wird empfohlen, da zwischen diesen Kategorien nach Hermanek erhebliche prognostische Unterschiede zu bestehen scheinen. Ferner wird empfohlen, die Gesamtzahl der am Operationspräparat aufgefundenen peripankreatischen Lymphknoten anzugeben.

Anmerkung: Die Milzlymphknoten und jene am Schwanz des Pankreas sind nicht regionär; Metastasen in diesen Lymphknoten werden als Fernmetastasen (M1) klassifiziert.

Tabelle 2: Stadiengruppierung des Pankreaskarzinoms und periampullären Karzinoms (UICC 1997)

Pankreaskarzinom

Stadium 0	Tis	N0	M0
Stadium I	T1	N0	M0
	T2	N0	M0
Stadium II	T3	N0	M0
Stadium III	T1	N1	M0
	T2	N1	M0
	T3	N1	M0
Stadium IVA	T4	jedes N	M0
Stadium IVB	jedes T	jedes N	M1

Periampulläres Karzinom

Stadium 0	Tis	N0	M0
Stadium I	T1	N0	M0
Stadium II	T2	N0	M0
	T3	N0	M0
Stadium III	T1	N1	M0
	T2	N1	M0
	T3	N1	M0
Stadium IV	T4	jedes N	M0
	jedes T	jedes N	M1

2.5. R-Klassifikation

Von besonderer prognostischer Bedeutung beim Pankreaskarzinom ist die Feststellung von residualem mikroskopischem (R1) oder makroskopischem (R2) Tumorgewebe. Der Chirurg sollte deshalb von allen verdächtigen Veränderungen außerhalb der Resektionslinien Probeexzisionen zur histologischen Untersuchung entnehmen. Der Pathologe sollte alle Resektionslinien und -flächen auf Tumorfreiheit genau untersuchen. Dies gilt insbesondere für die dorsale Resektionsfläche zum Retroperitoneum.

3. KLINIK UND DIAGNOSTIK

3.1. Symptomatik

Das Pankreaskarzinom macht charakteristischerweise keine Frühsymptome und es stehen auch keine Screeningmethoden zur Früherkennung zur Verfügung. Progrediente Gewichtsabnahme, gürtelförmige Oberbauchbeschwerden gelten bis zum Nachweis des Gegenteils als karzinomverdächtig und bedürfen absolut einer Abklärung. Ikterus und heftige Rückenschmerzen weisen meist auf ein fortgeschrittenes Stadium mit einer lokalen Inoperabilität hin.

Eine exakte Abklärung sollte bei folgenden Symptomen durchgeführt werden:

- bei rezidivierenden, nicht biliären oder alkoholischen Pankreatitiden
- bei persistierenden Amylaseerhöhungen nach Abklingen einer akuten Pankreatitis
- bei Auftreten eines unklaren Diabetes
- bei unbestimmten Oberbauchbeschwerden, oft in Kombination mit Amylaseerhöhung

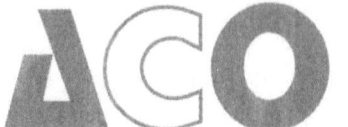

PANKREASKARZINOM UND PERIAMPULLÄRES KARZINOM

3.2. Diagnostik bei Tumorverdacht

Als erste Maßnahme ist die Sonographie des Abdomens angezeigt. Bei positiver, nicht eindeutiger oder technisch mangelhafter Untersuchung sollten die Computertomographie und die ERCP eingesetzt werden. Die Indikation für die ERCP wird heute etwas zurückhaltender gestellt, sie bleibt aber weiterhin eine hoch sensitive Methode bei der Gangdiagnostik. Ein Gangabbruch, irreguläre Stenosen des Wirsungischen Ganges oder des distalen D. choledochus und Tumorzerfallshöhlen sind typische Befunde, die jedoch nicht immer die Abgrenzung zu einer chronischen Pankreatitis erlauben.

Mit dem endoskopischen Ultraschall steht heute eine weitere Methode zur Verfügung, mit der eine hochauflösende Darstellung der Pankreasregion möglich ist. Auch kleine Tumoren von unter 1 cm können mit über 90%iger Genauigkeit diagnostiziert werden. Die Diagnosesicherung durch sonographisch oder computertomographisch gesteuerte Feinnadelpunktion ist nur bei Inoperabilität sinnvoll. Beim periampullären Karzinom kann die Diagnose durch Duodenotomie und Biopsie gesichert werden. Die Sensitivität dieser Methoden liegt zwischen 85-95% bei einer Spezifität von 80-90%.

Keiner der zur Zeit verfügbaren Tumormarker ist empfindlich oder spezifisch genug, um ein verläßliches Screeningverfahren für Pankreaskarzinome zu ermöglichen. Die Marker eignen sich daher lediglich als Hilfsmittel und evtl. zur Therapieverlaufskontrolle. Am empfindlichsten und zur Zeit wohl am besten geeignet ist der Marker CA 19-9. Hohe CA I9-9-Spiegel sind aber auch bei Kolon- und Gallengangstumoren typisch. Die CA I9-9-Werte sind im Frühstadium meist noch nicht erhöht. Als Abgrenzung zur chronischen Pankreatitis können Werte über 20 ng/ml verdächtig auf das Vorliegen eines Karzinoms sein.

Ein vielversprechender Parameter ist das Verhältnis von Testosteron zu Dihydrotestosteron. Dieses Verhältnis liegt beim Gesunden bei 10, bei 70% der Pankreaskarzinompatienten dagegen unter 5 (als Folge erhöhter Testosteronmetabolisierung durch den Tumor). Dieser Marker ist zwar weniger empfindlich, dafür aber spezifischer als das CA 19-9. Die Angiographie besitzt keinen zusätzlichen informativen Wert, sodaß sie routinemäßig nicht angewendet werden muß.

3.2.1. Prätherapeutische Diagnostik

Der Nachweis von Fernmetastasen in der Leber (Ultraschall, CT, Laparoskopie) und/oder der Lunge (Thorax-Röntgen) schließt ebenso wie eine ausgedehnte Lymphknotenmetastasierung (CT, Endo-Ultraschall) eine kurative Behandlung aus. Bei periampullären und papillennahen Tumoren sollte die präoperative Biopsie über eine ERCP angestrebt werden. Bei einem negativen histologischen Ergebnis der Biopsie besteht bei klinischem Verdacht auch eine Operationsindikation. Ein Tumoreinbruch in die Gefäße kann gelegentlich (Farb-Duplexsonographie, Angiographie, Endoultraschall) dargestellt werden. Bei ausgedehnten Befunden kann eine explorative Laparotomie dann umgangen werden.

Alle unklaren Befunde sollten durch eine Operation abgeklärt werden, um im Einzelfall auch Frühkarzinome des Pankreas, die sehr selten sind und gegebenenfalls nur durch umschriebene Stenosen in der ERCP nach nicht äthylischer und nicht biliärer Pankreatitis auffallen, der Resektion zuzuführen. Alle Strikturen des Pankreasganges, die länger als 10 mm sind, deuten eher auf einen Tumor als auf eine chronische Pankreatitis hin.

Bei jeder unklaren Differentialdiagnose sollte dann die Laparoskopie mit laparoskopischer Endosonographie zum Ausschluß oder Nachweis eines kleinen Pankreaskarzinoms durchgeführt werden.

Die laparoskopische Sonographie sollte durch das Ligamentum gastrocolicum oder bei wassergefülltem Magen vorgenommen werden. Auf diese Weise lassen sich Pankreastumoren unter 1 cm exakt abgrenzen. Zusätzlich ermöglicht diese Methode eine genaue Begutachtung der Leber und es konnten in 10-15% zusätzliche Lebermetastasen aufgezeigt werden (Glaser et al.).

Eine zusätzliche Peritoneallavage dient der Gewinnung einer Zytologie. Es sollte bei einem Pankreaskarzinom prinzipiell eine Tumorzytologie mit Bestimmung der DNA, der Ploidie sowie der Zellmorphometrie gefordert werden, um auf diese Art das biologische Tumorverhalten bestimmen zu können und eine Selektion besonders maligner Karzinome präoperativ vorzunehmen.

4. THERAPIE

Bei entsprechendem Verdacht oder Nachweis eines Pankreaskarzinoms stellt nach Ausschluß einer Metastasierung die chirurgische Entfernung des Tumors die einzige kurative Therapiechance dar. Daher sollte, falls nicht durch Laparoskopie eine sonographisch und computertomographisch nicht faßbare Peritonealkarzinose oder Lebermetastasierung nachgewiesen wurde, immer eine Laparotomie zur Feststellung der Resektabilität vorgenommen werden. Obwohl das Operationsrisiko derzeit nur bei 3-5% liegt, sollten beim älteren Patienten schwere kardiorespiratorische, renale oder cerebrale Funktionsstörungen ausgeschlossen werden, da diese eine funktionelle Inoperabilität darstellen können.

PANKREASKARZINOM UND PERIAMPULLÄRES KARZINOM

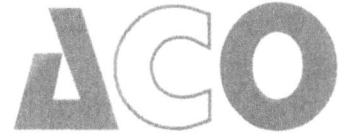

4.1. Kurative Chirurgische Behandlung

4.1.1 Operationsstrategie

Der erste Schritt der Operation dient der Sicherung der Resektabilität nach Ausschluß einer Peritonealmetastasierung oder von Lebermetastasen.

Die lokale Resektabilität des Primärtumors wird durch die Pankreaskopfmobilisation nach Kocher, nach Ablösen der rechten Colonflexur sowie der Eröffnung der Bursa omentalis mit Freilegung und Inspektion des Zusammenflusses von V. lienales und V. mesenterica superior, festgestellt. Eine Infiltration der retropankreatischen Pfortader stellt keine generelle Kontraindikation für eine Resektion dar, weil dieses Pfortadersegment mit dem Pankreaskopf reseziert und anschließend reanastomosiert werden kann.

Die Entscheidung für oder gegen eine Resektion sollte aber – abgesehen von Überraschungsbefunden - präoperativ fallen. Das Karzinom sollte jedoch histologisch oder zytologisch gesichert sein, was präoperativ durch eine Punktion erfolgen kann. Intraoperativ gilt die transduodenale Trucut-Biopsie oder die Feinnadelbiopsie zur zytologischen Diagnosesicherung als Methode der Wahl. In etwa 10-15% ist auch mit diesen Maßnahmen intraoperativ die Diagnosesicherung „Karzinom" nicht möglich, wobei ein begründeter Malignomverdacht aufgrund prä- und intraoperativer Befunde eine Resektion rechtfertigt.

4.1.2. Resektionsverfahren

4.1.2.1. Partielle Duodenopancreatektomie

Das klassische und standardmäßige Resektionsverfahren für das Pankreaskopfkarzinom und die periampullären Karzinome stellt die partielle Duodenopancreatektomie nach Whipple dar. Bei dieser Operation wird die Bauchspeicheldrüse links der V. portae durchtrennt. Der Processus uncinatus sollte komplett entfernt werden, um eine systematische Lymphknotendissektion entlang der A. mesenterica superior zu ermöglichen. Auch die Lymphknoten entlang der A. hepatica communis im Ligamentum hepatoduodenale und praecaval werden mitentfernt. En bloc wird dabei die Gallenblase mit dem distalen Choledochus und das Magenantrum mitreseziert. Eine histologische Schnellschnittuntersuchung des Resektionsrandes weist die ausreichende Radikalität nach. Bei Unsicherheit über die Qualität des Resektionsrandes sollte die Resektionslinie nach links lateral der V. mesenterica inferior verlegt werden.

Der Großteil der Komplikationen nach partieller Duodenopancreatektomie hat seine Ursache in einer Dehiszenz der Pankreasanastomose. Dies erklärt, warum weit über 40 Rekonstruktionsverfahren in der Literatur angegeben werden. Die Bevorzugung des einen oder anderen Anastomosenverfahrens fällt in die Kompetenz des jeweiligen Operateurs, wobei sich in allen Fällen Argumente für oder gegen eine Anastomosentechnik finden. Zur Vermeidung von Anastomosenkomplikationen wird die Okklusion des Restpankreas mit Ethiblock oder Fibrin ohne Anastomosierung angegeben. Eine andere Möglichkeit ist die passagere Okklusion mit Fibrinkleber und Anastomosierung, um so eine 4- bis 6-tägige Sekretion und Gefährdung der Anastomose zu vermeiden.

4.1.2.2. Subtotale Duodenopancreatektomie

Zur Erhöhung der Radikalität und Verminderung postoperativer Komplikationen wird beim duktalen Pankreaskopfkarzinom von Gall und Mitarbeitern empfohlen, die Pankreasdurchtrennung etwa 5 cm vom linken Pfortaderrand zu legen, sodaß nur ein 4 cm langer Pankreasschwanzrest verbleibt, der nach Gangokklusion blind verschlossen wird. Ähnlich wie bei den Okklusionsverfahren bei der Whipple´schen Operation kann auf diese Art die postoperative Komplikationsrate von seiten der Anastomose ausgeschaltet werden. In 60-70% der Fälle wird auch bei Okklusionsverfahren mit einer physiologischen Substanz ein pankreopriver Diabetes verhindert.

4.1.2.3. Totale Duodenopancreatektomie

Eine schlüssige Antwort auf die Frage der prinzipiellen totalen Pancreatektomie beim ductalen Pankreaskopfkarzinom kann trotz zahlreicher Publikationen bisher nicht gegeben werden. Die Multizentrizität konnte in vielen Sektionsstatistiken nicht nachvollzogen werden. Der fast inkurable postoperative pancreoprive Diabetes und die guten Ergebnisse der partiellen Duodenopancreatektomie mit Komplikationsraten unter 20% und Letalitätsraten unter 5% sprechen für die partielle Duodenopancreatektomie nach Whipple. Organerweiternde Eingriffe sind dann gerechtfertigt, wenn mit einiger Sicherheit erwartet werden kann, daß der Eingriff samt Organerweiterung auch als Kurativoperation abgeschlossen werden kann. Dabei sind der Häufigkeit nach folgende Gebilde betroffen: Gefäßsystem (V. mesenterica oder V. porta, Truncus coeliacus, A. mesenterica superior), Leber, Kolon, Niere und Magen.

Die Notwendigkeit des organerweiternden Eingriffes mit kurativem Ziel muß mit etwa 30% veranschlagt werden, wenn nicht eine prinzipielle Einstellung zur sogenannten regionalen Pancreatektomie nach Fortner vorliegt, bei der je nach Typ 0, I oder II der Operation die Organerweiterung auf das Gefäßsystem in das grundsätzliche Konzept aufgenommen wurde.

4.1.2.4. Linksseitige Pankreasresektion

Die linksseitige Pankreasresektion wird bei Pankreastumoren im Schwanz- und Korpusbereich angewandt, wobei diese Linksresektion bis zur subtotalen Linksresektion rechts der V. portae erweitert werden kann. Insgesamt sind jedoch Korpus-Schwanz-Tumoren in etwa 90% der Fälle inoperabel, da sie selten frühzeitig diagnostiziert werden können.

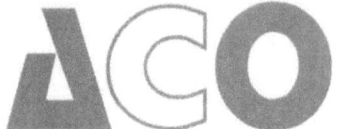

PANKREASKARZINOM UND PERIAMPULLÄRES KARZINOM

4.1.3. Chirurgische Besonderheiten des periampullären Karzinoms

In 60% handelt es sich um Papillenkarzinome (Ampulle bzw. duodenumnahe Papille), in etwa 30% um Karzinome des terminalen D. choledochus und etwa 10% gehen vom Endstück des Ductus Wirsungianus aus. Im Gegensatz zum duktalen Pankreaskarzinom liegt die Resektionsquote bei über 70%, da der frühzeitige Ikterus auch eine frühe Diagnostik ermöglicht. Die partielle Duodenopancreatektomie mit Lymphadenektomie ist die Operation der Wahl. Postoperative Letalität und Komplikationen entsprechen denen der Whipple´schen Operation beim ductalen Pankreaskopfkarzinom, die bessere Prognose beruht auf früherer Diagnose und dem hohen Differenzierungsgrad dieser Tumoren.

4.2. Adjuvante Therapie nach kurativer Resektion

Unbefriedigende Langzeitergebnisse führten zu mehrfachen Versuchen einer adjuvanten Therapie zur Verbesserung der Überlebenszeiten. Bis heute liegen jedoch keine ausreichenden Daten vor, welche eine generelle Anwendung einer adjuvanten Therapie trotz der schlechten Prognose begründen würden.

4.2.1. Adjuvante Chemotherapie

Bei den chemotherapeutischen Ansätzen ist 5-FU das bisher einzige Zytostatikum, auf das verläßlich mehr als 20% der Tumoren ansprechen. Auch bei Zytostatikakombinationen konnte bisher nur eine einzige randomisierte Studie (Mallinson et al., 1980) eine Verlängerung der Überlebenszeit im Vergleich zur ausschließlich supportiven Therapie erzielen (von 2,2 auf 11 Monate).

4.2.2 Adjuvante Radio- und Radiochemotherapie

Die hohe Lokalrezidivhäufigkeit von bis zu 50% nach potentiell kurativer Resektion kann durch perkutane postoperative Bestrahlung auf Werte zwischen 20 und 30% gesenkt werden, ohne daß jedoch eine Verbesserung der Überlebensrate belegt ist.

Mit der intraoperativen Strahlentherapie des Tumorbettes mit schnellen Elektronen und Verabreichung von Dosen um 20 Gy steht neuerdings eine vielversprechende Möglichkeit zur weiteren Reduzierung der Lokalrezidivraten zur Verfügung. Hier liegt der Vorteil in der optimalen Schonung des umgebenden Normalgewebes während der Gabe der hohen Einmaldosis. Diese Therapie ist jedoch derzeit auf wenige Zentren beschränkt. Über eine kombinierte adjuvante Radiochemotherapie gibt es nur wenige Berichte. Die Gastrointestinal Tumor Study Group (GITSG) berichtete über eine randomisierte Studie, in der die mediane Überlebenszeit von 10,9 auf 21 Monate verlängert werden konnte. Zusätzlich konnten bei Patienten mit primär lokal inoperablen Karzinomen kurative Zweiteingriffe nach kombinierter Radiochemotherapie vorgenommen werden.

Wird die intraoperative Bestrahlung mit einer postoperativen perkutanen (Gesamtdosis von 70 Gy) kombiniert, kann eine weitere Verminderung der Rezidivrate und Verlängerung der medianen Überlebenszeit erreicht werden.

4.3 Palliative Therapie

Bei kurativen Resektionsraten um 20% sind in über 50% der Fälle palliative Eingriffe notwendig. Beim Ikterus ist die Methode der Wahl eine Hepaticojejunostomie mit einer Y-Roux-Schlinge. Alternativ dazu kann ein Galleabfluß auch durch eine endoskopische oder perkutane transhepatische Plazierung einer inneren Drainage erreicht werden. Eine innere Drainage ist einer externen Drainage immer vorzuziehen. Da in einem Drittel der Fälle immer mit einer Magenausgangsstenose zu rechnen ist, sollte mit einer biliodigestiven Anastomose auch immer eine antekolische Gastrojejunostomie angelegt werden.

4.3.1 Endoskopische Therapie

Eine Gallengangsendoprothese als palliative Dauermaßnahme kann sowohl endoskopisch als auch perkutan, transhepatisch über eine oder mehrere Stenosen plaziert werden. Ein Prothesenwechsel ist nach einigen Monaten wegen der Galle-Salz-Inkrustation notwendig und kann ohne Probleme durchgeführt werden.

4.3.2 Chemotherapie

Im Stadium der Krankheitsdissemination kann aufgrund des weitgehend chemotherapierefraktären Tumorverhaltens bislang kein bestimmtes palliatives Therapieregime empfohlen werden. Eine österreichweit durchgeführte Studie mit 5-Fluoruracil-Calcium-Folinat und Interferon Alpha 2b beim fortgeschrittenen Pankreaskarzinom konnte keine Verbesserung der medianen Überlebenszeit erbringen.

PANKREASKARZINOM UND PERIAMPULLÄRES KARZINOM

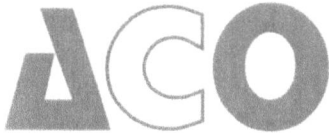

4.3.3 Strahlentherapie

Bei fraktionierter perkutaner Strahlentherapie ist bei hohen Dosen von 60-70 Gy ein dauerhafter lokaler Effekt in 35-50% zu erwarten. Die mittlere Überlebenszeit nach alleiniger perkutaner Bestrahlung liegt bei 10-12 Monaten. Die Schmerzfreiheit als wesentlicher Palliativeffekt läßt sich in bis zu 65% der Patienten erreichen.

4.3.4 Radiochemotherapie

In 2 prospektiv randomisierten Studien seitens der GITSG konnte für die Radiochemotherapie im Verhältnis zu einer ausschließlichen Bestrahlung bzw. Chemotherapie eine signifikante Verbesserung der medianen Überlebenszeit aufgezeigt werden. Es wurde daher auch 1993 in Österreich mit einer kombinierten Radiochemotherapie begonnen, wobei 6 Zyklen einer 4-tägigen Kombination aus Leukoverin, 5-FU und Cisplatin zugeführt werden, zusätzlich zwischen dem 2. und 3. Zyklus eine Radiatio mit einer Dosierung von 45 Gy in 25-30 Einzelfraktionen angeschlossen wird. Bei diesem Therapieschema wurden sogar bei primär lokal inoperablen Karzinomen kurative Zweiteingriffe dokumentiert.

4.3.5 Palliative IORT

Bei lokal inoperablem Karzinom ohne Fernmetastasierung erfolgt intraoperativ mittels Linearbeschleuniger die Applikation von 20-25 Gy. Postoperativ erfolgt dann eine perkutane Bestrahlung der Pankreasregion bei konventioneller Fraktionierung bis 70 Gy. Neben der starken Schmerzlinderung wird eine Verlängerung der medianen Überlebenszeit angegeben, wobei im Vordergrund aber sicherlich die Schmerzlinderung steht.

5. NACHSORGE UND PROGNOSE

Die Operationsletalität nach Whipple'scher Operation oder subtotaler Linksresektion liegt heute in erfahrenen Zentren zwischen 2 bis max. 5%. Die 5-Jahres-Überlebensraten beim duktalen Pankreaskarzinom sind nach wie vor enttäuschend, sie liegen durchschnittlich bei 5%, max. bei 10%. Bei einem Tumordurchmesser unter 2 cm („Frühkarzinom") steigt die Überlebensrate auf 30%, in Fällen ohne Lymphknotenbefall sogar auf über 50%!

Beim periampullären Karzinom beträgt die 5-Jahres-Überlebensrate – je nach Zentrum und Ausmaß der Lymphknotendissektion – 30-50%.

Kurativtherapeutische Ansätze zur Behandlung eines Rezidivs ergeben sich nicht. Daher beschränkt sich die Nachsorge im wesentlichen auf die Erkennung und Behandlung sekundärer Folgen, wie Schmerzreduktion, Einstellung einer manifesten oder latenten exokrinen oder endokrinen Pankreasinsuffizienz.

Die Sonographie der Oberbauchorgane, Labor (einschließlich Tumormarker) und im Einzelfall eine Computertomographie dienen der Früherkennung und Behandlung von entsprechenden Komplikationen. Diese Untersuchungen sind jedoch nicht prinzipiell durchzuführen, da sich kein therapeutisch nachgewiesener Gewinn durch Früherkennung eines Rezidivs ergibt.

5.1 Ansätze zur Prognoseverbesserung

Im Vordergrund stehen Bemühungen, frühere Tumorstadien zu diagnostizieren, die Operationsletalität zu senken, die Resektionsquoten zu erhöhen.

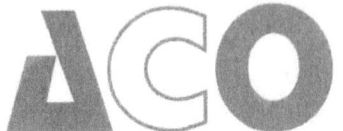

PANKREASKARZINOM UND PERIAMPULLÄRES KARZINOM

6. LITERATUR

Beger, H.G., Bittner, R. (Hrsg.).: Das Pankreaskarzinom, Springer-Verlag, Berlin-Heidelberg-New York (1986)

Bodner E.: Intraoperative Radiation Therapy - Second International Symposium, Innsbruck (1988)

Cameron, J.L., Crist, D.W., Sitzmann, J.V., Hruban, R.H. Boitnott, J.K., Seidler, A.J., Coleman, J.: Factors influencing survival pancreatico-duodenectomy for pancreatic cancer, Am. J. Surg, (1991), 161: 120-124

Fortner J.G. et al.: Regional pancreatectomy: En-block pancreatic, portal vein and lymph node resection, Ann. Surg. (1977), 186: 1-42.

Gall F.P, Zirngibl H.: Chirurgische Therapie der Pankreastumoren. In: Gebhart, Ch. (Hrsg): ACO Manual der chirurgischen Krebstherapie. Facultas, Wien (1984)

Gastrointestinal Tumor Study Group: Further evidence of effective adjuvant combined radiation and chemotherapy following curative resection of pancreatic cancer. Cancer (1987), 59: 2006-2010.

GITSG (The Gastrointestinal Tumor Study Group): Phase II studies of drug combinations in advanced pancreatic carcinoma: flourouracil plus doxorubicin plus mitomycin C and two regimens of streptozotocin plus mitomycin C plus flourouracil. J. Clin. Oncol. (1986), 4: 1794-1798

Hermanek P. et al.: TNM Klassifikation maligner Tumoren, UICC. Springer, Berlin-Heidelberg-New York-London-Paris-Tokyo (1987)

Hiroaka, T., Watanabe, E., Mockinaga, M., Tashiro, S., Miyanchi, Y., Nakamura, J., Yokoyama, J.: Intraoperative irradiation combined with radical resection for cancer of the head of the pancreas. World J. Surg. (1984), 8: 766

Kümmerle, F., Rückert, K.; Chirurgie des exokrinen Pankreas. Thieme Verlag, Stuttgart-New York (1983)

Oster, M.W., Gray, R., Panasci, L., Perry, M.C., for CALGB. Chemotherapy for advanced pancreatic cancer. A comparison of 5-flourouracil, adriamycin and mitomycin (FAM) with 5-flourouracil, streptotocin and mitomycin (FSM). Cancer (1986), 57: 29-33

Österreichische Gesellschaft für Pathologie (Hrsg): Histologische Tumorklassifikation. Springer, Wien-New York (1984)

Roder, J.D., Siewert, J.R.: Analyse prognoseassoziierter Faktoren beim Pankreaskopf und periampulläem Carcinom. Chirurg (1992), 63: 410-415

Roldan, G.E., Gunderson, L.L., Nagorney, D.V. Martin, J.K., Istrup, D.M, Holbrock, M.A, Kvos, L.K., McIlrath, D.C.: External beam versus intraoperative and external beam irradiation for locally advanced pancreatic cancer. Cancer (1988), 61: 1110-1116

Sarr, M.G., Cameron, J.L.: Surgical palliation of unresectable carcinoma of the pancreas. World J. Surg. (1984), 8: 906

Tashiro, S., Uchino, R., Hiraoka, T., Tsnji, T., Kawamoto, S., Saitol, N., Yamasaki, K., Miyauchi, Y.,: Surgical indication and significance of portal vein resection in biliary and pancreatic cancer. Surg. (1991), 109: 481-487

Trede, M., Schwall, G., Saeger, H.D.: Surgical after pancreatoduodenectomy, Ann. Surg. (1991), 109: 447-458

Whittinton, R., Bryer, MP., Haller, D.G. Solin, K.J. Rosato, E.F.: Adjuvant therapy of resected adenocarcinoma of the pancreas. Int.J. Radiation Oncology Biol. Phys. (1991), 21: 1137 - 1143

Wittekind CH, Wagner G. TNM Klassifikation maligner Tumoren. 5. Auflage, Springer Verlag (1997)

Zalaudek G. (Hrsg.): Derzeitiger Stand in Diagnose und Therapie des Pankreaskarzinoms. Facultas, Wien (1988)

SCHILDDRÜSENKARZINOM

B. Niederle, G. Zimmermann und D. Ladurner
mit A. Behmel, K. Dam, D. Depisch, R. Dudczak, H. Feichtinger, M. Fink, J. Flores,
L. Fridrich, H. Fritzsche, G. Galvan, O.A. Haas, K. Kaserer, K. Kletter, A. Kroiss,
W. Langsteger, S.F. Lax, P. Lind, M. Manzl, B. Markt, W. Maschek, N. Neuhold, E. Ogris,
R. Pfragner, W. Pimpl, R. Prohaska, G. Riccabona, R. Roka, K.W. Schmid, F. Sedlmayer,
M. Stockhammer, G. Wolf, H. Vierhapper

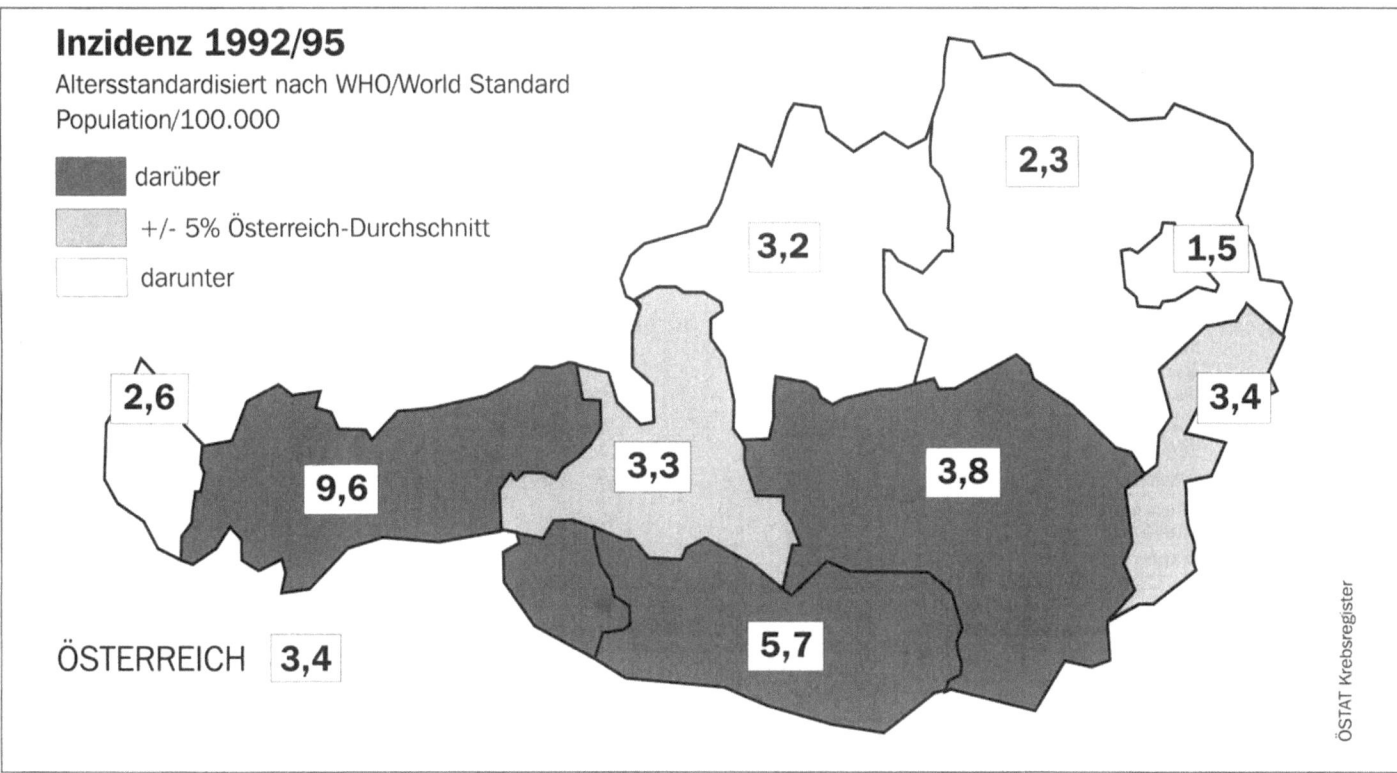

	Insgesamt	Männer	Frauen
Inzidenz 1992/95			
Neuerkrankungen absolut (Jahresdurchschnitt):	385	114	271
Rohe Raten/100.000:	4,8	3,0	6,6
WHO-World-Standard-Raten/100.000:	3,4	2,3	4,5
Linearer Trend 1983-1995:	+13,3%	+42,8%	+6,7%
Prozent an Gesamt-Krebsinzidenz:	1,1	0,7	1,6
Stadien-Verteilung (U.S.-SEER) in Prozent			
lokalisiert:	48,0	42,3	50,3
regionalisiert:	27,1	30,1	25,8
disseminiert:	10,6	13,0	9,5
unbekannt:	14,4	14,4	14,3
Mortalität 1992/95			
Sterbefälle absolut (Jahresdurchschnitt):	108	35	73
Rohe Raten/100.000:	1,4	0,9	1,8
WHO-World-Standard-Raten/100.000:	0,7	0,6	0,7
Linearer Trend 1983-1995:	-38,8%	-22,8%	-39,9%
Prozent an Gesamt-Krebsmortalität:	0,6	0,4	0,8

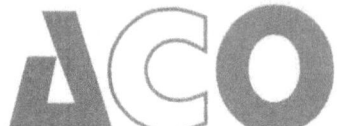

SCHILDDRÜSENKARZINOM

Inzidenz im Jahresdurchschnitt 1992/95			Neuerkrankungen (Jahresdurchschnitt)		%-Veränderung
Bundesland	Geschlecht	Absolut	Rohe Rate auf 100.000	Altersstand. Raten auf 100.000 (WHO-WORLD)	1983/95 (linearer Trend)
ÖSTERREICH	Insgesamt	385	4,8	3,4	+ 13,3
	Männer	114	3,0	2,3	+ 42,8
	Frauen	271	6,6	4,5	+ 6,7
Burgenland	Insgesamt	15	5,4	3,4	+223,8
	Männer	3	2,5	1,7	+108,0
	Frauen	11	8,1	5,1	+330,2
Kärnten	Insgesamt	43	7,7	5,7	+ 45,7
	Männer	11	4,2	3,2	+160,1
	Frauen	31	10,9	8,0	+ 30,3
Niederösterreich	Insgesamt	53	3,5	2,3	+ 28,8
	Männer	13	1,8	1,3	+ 16,0
	Frauen	40	5,2	3,1	+ 36,7
Oberösterreich	Insgesamt	61	4,5	3,2	- 6,6
	Männer	19	2,8	2,2	+ 7,2
	Frauen	43	6,1	4,2	- 12,3
Salzburg	Insgesamt	22	4,5	3,3	- 14,5
	Männer	6	2,3	1,9	- 18,9
	Frauen	17	6,5	4,5	- 12,6
Steiermark	Insgesamt	63	5,2	3,8	+ 6,0
	Männer	20	3,5	2,6	+ 58,6
	Frauen	42	6,9	4,9	- 6,3
Tirol	Insgesamt	78	12,1	9,6	+ 73,0
	Männer	24	7,6	6,5	+225,8
	Frauen	54	16,4	12,6	+ 47,9
Vorarlberg	Insgesamt	13	3,9	2,6	- 66,3
	Männer	5	3,0	2,4	- 19,3
	Frauen	8	4,9	3,0	- 82,2
Wien	Insgesamt	37	2,3	1,5	+ 1,5
	Männer	12	1,7	1,2	+ 20,3
	Frauen	24	2,9	1,8	- 0,9

Sterbefälle im Jahresdurchschnitt 1992/95			Sterbefälle (Jahresdurchschnitt)		%-Veränderung
Bundesland	Geschlecht	Absolut	Rohe Rate auf 100.000	Altersstand. Raten auf 100.000 (WHO-WORLD)	1983/95 (linearer Trend)
ÖSTERREICH	Insgesamt	108	1,4	0,7	- 38,8
	Männer	35	0,9	0,6	- 22,8
	Frauen	73	1,8	0,7	- 39,9
Burgenland	Insgesamt	5	2,0	0,9	+ 91,8
	Männer	2	1,3	0,8	+244,7
	Frauen	4	2,6	0,8	+ 45,7
Kärnten	Insgesamt	7	1,2	0,6	- 66,6
	Männer	2	0,9	0,6	- 27,7
	Frauen	4	1,5	0,5	- 82,0
Niederösterreich	Insgesamt	21	1,4	0,6	- 33,2
	Männer	7	1,0	0,6	- 14,6
	Frauen	14	1,8	0,7	- 43,7
Oberösterreich	Insgesamt	21	1,5	0,8	- 3,9
	Männer	6	0,9	0,6	+ 69,7
	Frauen	15	2,1	0,9	- 22,9
Salzburg	Insgesamt	7	1,3	0,7	- 29,3
	Männer	2	0,8	0,6	+ 0,6
	Frauen	5	1,8	0,7	- 42,8
Steiermark	Insgesamt	19	1,6	0,8	- 41,7
	Männer	7	1,1	0,7	- 41,9
	Frauen	13	2,0	0,9	- 42,3
Tirol	Insgesamt	9	1,3	0,8	- 64,5
	Männer	2	0,7	0,7	- 59,5
	Frauen	6	1,9	0,9	- 64,5
Vorarlberg	Insgesamt	6	1,8	1,0	- 29,3
	Männer	2	1,2	0,8	- 7,7
	Frauen	4	2,3	1,2	- 27,9
Wien	Insgesamt	14	0,9	0,4	- 45,9
	Männer	5	0,7	0,4	- 44,7
	Frauen	9	1,0	0,3	- 39,7

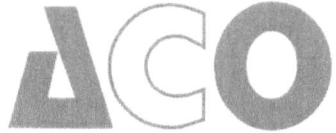

SCHILDDRÜSENKARZINOM

B. Niederle, G. Zimmermann und D. Ladurner
mit A. Behmel, K. Dam, D. Depisch, R. Dudczak, H. Feichtinger, M. Fink, J. Flores,
L. Fridrich, H. Fritzsche, G. Galvan, O.A. Haas, K. Kaserer, K. Kletter, A. Kroiss,
W. Langsteger, S.F. Lax, P. Lind, M. Manzl, B. Markt, W. Maschek, N. Neuhold, E. Ogris,
R. Pfragner, W. Pimpl, R. Prohaska, G. Riccabona, R. Roka, K.W. Schmid, F. Sedlmayer,
M. Stockhammer, G. Wolf, H. Vierhapper

1. EPIDEMIOLOGIE

1.1. Inzidenz

In den Jahren 1992-95 wurden 385 Neuerkrankungen pro Jahr registriert. Die durchschnittliche Inzidenz betrug bei einem deutlichen West-Ost Gefälle 3/100 000 EW. Seit 1983 wurde eine Inzidenzzunahme von 13,3% festgestellt (Männer: +42.8%, Frauen: +6.7%). 1,1% aller Krebsneuerkrankungen entfallen auf das Schilddrüsenkarzinom.

1.2. Sterberate

Seit 1983 zeigte sich eine rückläufige Mortalität des Schilddrüsenkarzinoms. Mit durchschnittlich 108 Todesfällen pro Jahr (1992-95) ergab sich ein linearer Trend der Sterberate im Zeitraum 1983-1994 von −38.8% (Männer: −22.8%, Frauen: −39.9%). 0,8% aller Krebssterbefälle entfallen in Österreich auf das Schilddrüsenkarzinom.

1.3. Altersentwicklung/Geschlechtsverteilung

Das Schilddrüsenkarzinom wird vorwiegend zwischen dem 25-50. Lj. beobachtet, bei Kindern und Jugendlichen, ebenso beim älteren Patienten, auf Basis einer lang vorbestehenden Struma. Vor allem solitäre, rasch wachsende Knoten sind beim Patienten unter 20 Jahre bzw. beim Patienten über 60 Jahre malignomverdächtig. Die Geschlechtsverteilung zeigt ein Überwiegen der Neuerkrankungen bei Frauen (271) gegenüber Männern (114).

1.4. Genetik

Für das von den Thyreozyten ausgehende, differenzierte (papilläre, folliculäre) sowie für das undifferenzierte, anaplastische Schilddrüsenkarzinom konnte eine erbliche Genese nicht nachgewiesen werden. Unter den von den C-Zellen ausgehenden medullären (C-Zell-)Schilddrüsenkarzinomen ist eine sporadisch auftretende und eine familiär auftretende Form bekannt. Das familiäre medulläre Schilddrüsenkarzinom kann allein oder synchron/metachron mit anderen hormonellen Störungen im Rahmen der Multiplen Endokrinen Neoplasie MEN 2a (C-Zellkarzinom, Phäochromozytom, Hyperparathyreoidismus) oder im Rahmen der MEN 2b (C-Zellkarzinom, Phäochromozytom, besonderer Phänotyp) auftreten. Der Erbgang ist autosomal dominant.

2. ÄTIOLOGIE

Gesichert und durch zahlreiche epidemiologische Studien bestätigt, ist der Einfluß einer niedrig dosierten Röntgenbestrahlung des Halses auf die Entstehung meist multizentrischer papillärer Schilddrüsenkarzinome. Die kindliche Schilddrüse reagiert besonders empfindlich auf ionisierende Strahlen. Die durchschnittliche Latenzzeit zwischen Bestrahlung und Malignomdiagnose wird mit 10-15 Jahren angegeben. Der sogenannte risikorelevante Zeitraum liegt nach heutigen Erkenntnissen bei rund 40 Jahren. Das Risiko bei unter 18Jährigen ist etwa doppelt so hoch wie bei Erwachsenen. Besonders kritisch ist eine Strahlenexposition der Schilddrüse bei Kindern unter 4 Jahren.

Als wesentlicher Einfluß der gesetzlich verankerten Jodsalzprophylaxe (zur Zeit 20 mg Kaliumjodid/kg Speisesalz) ist die Abnahme undifferenzierter Karzinome bzw. wenig differenzierter, folliculärer Karzinome, wogegen eine Zunahme papillärer und hochdifferenzierter, folliculärer Karzinome zu beobachten ist.

3. PATHOLOGIE

3.1. Epitheliale Tumoren

3.1.1. Benigne Tumoren

3.1.1.1. Follikuläres Adenom (inklusive Varianten)

Nach dem vorherrschenden Bautyp kann zwischen normo-, makro- und mikrofollikulären sowie trabekulär strukturierten Adenomen unterschieden werden. Diese Unterteilung besitzt keinerlei biologische Relevanz und ist daher nur optional in der Diagnose anzuführen.

Varianten des follikulären Adenoms sind das oxophil (onkozytär) differenzierte follikuläre Adenom, das zu mehr als 75% aus eosinophil-granulierten Zellen aufgebaut ist und das recht seltene klarzellige follikuläre Adenom.

Unter dem Begriff des atypischen Adenoms werden hyperzelluläre Adenome mit variabler zytologischer Atypie oder gekapselte follikuläre Tumoren mit fraglicher Kapsel- oder Gefäßinvasion subsummiert. Da diese Tumoren praktisch immer eine gutartige Biologie aufweisen, sollte dieser Begriff nach Möglichkeit vermieden werden.

Das hyalinisierte trabekuläre Adenom ist eine seltene und ungewöhnliche Adenomvariante, die histologisch und immunhistochemisch vom papillären und vom medullären Karzinom abzugrenzen ist.

3.1.1.2. Andere

3.1.2. Maligne Tumoren

3.1.2. 1. Maligne Tumoren des Follikelepithels

3.1.2.1.1. Follikuläres Karzinom

a) minimal invasiv (gekapselt): Weder zytologisch noch durch die Tumorarchitektur von zellreichen follikulären Adenomen zu unterscheiden. Malignitätskrierien sind die Invasion in Kapselvenen oder/und der vollständige Kapseldurchbruch

b) grob invasiv: follikuläres Karzinom mit multiplen Veneneinbrüchen und/oder ausgedehnt invasivem Wachstum

Eine oxyphile (onkozytäre) oder hellzellige Differenzierung in follikulären Karzinomen ist in der Diagnose anzugeben.

3.1.2.1.2. Papilläres Karzinom (konventionell und Varianten)

Es enthält in der Regel auch follikuläre Strukturen, als diagnostisches Kriterium gelten die charakteristischen Zellveränderungen. Neben der klassischen Form werden mittlerweile sieben Sonderformen unterschieden:

a) Papilläres Mikrokarzinom: Alle papillären Schilddrüsenkarzinome mit einem Durchmesser < 1 cm

b) Gekapseltes papilläres Schilddrüsenkarzinom: Vollständig bindegewebig bekapseltes papilläres Karzinom

c) Follikuläre Variante: Ausschließlich follikulär gebaute Karzinome mit zytologischen Charakteristika des papillären Karzinoms. Das biologische Verhalten entspricht dem klassischen Typ des papillären Karzinoms.

d) Diffus sklerosierende Variante: diffuse (multifokale) oft bilaterale Ausbreitung der Schilddrüse mit prominenter Fibrose. Oft mit ausgedehnten Plattenepithelmetaplasien assoziiert.

e) Oxyphile Variante: Seltene Tumorform mit papillärem Aufbau, wobei aber die typischen Kernveränderungen fehlen können

f) Großzellige („tall cell") Variante: Biologisch aggressivere Variante mit häufig vorkommender extrathyreoidaler Ausbreitung und deutlicher Blutgefäßinvasionstendenz. Besteht aus hochprismatischen Zellen mit breitem eosinophilem Zytoplasma, das an oxyphile Zellen erinnert. Kommt meist in höherem Lebensalter vor.

g) Zylinderzellige Variante: Besteht aus hochprismatischen Zellen mit auffälliger nukleärer Stratifikation. Die wenigen bis jetzt beschriebenen Fälle zeigen sämtliche eine ungünstige Prognose.

3.1.2.1.3. Wenig differenziertes Karzinom

Aggressiver und häufig letaler Tumortyp, der biologisch und morphologisch zwischen den differenzierten (follikulären und papillären) und den anaplastischen Schilddrüsenkarzinomen steht.

3.1.2.1.4. Undifferenziertes (anaplastisches Karzinom)

Hochmaligner epithelialer Tumor, der teilweise oder zur Gänze aus undifferenzierten Tumorzellen besteht. Die Subtypisierung nach dem vorherrschenden Zelltyp wurde fallengelassen, da diese keine klinische Relevanz hat. Der Ausdruck des Karzinosarkoms gilt als obsolet, da auch Tumoren mit gemischt karzinomatös/sarkomatöser Differenzierung als undifferenzierte Karzinome klassifiziert werden.

SCHILDDRÜSENKARZINOM

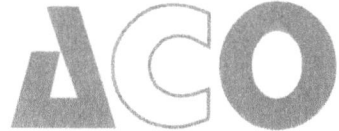

3.1.2.2. Maligne Tumoren der C-Zellen

3.1.2.2.1. Medulläres Karzinom

Bedingt durch das vielfältige morphologische Erscheinungsbild des medullären Schiddrüsenkarzinoms (MTC) ist die Diagnose immer immunhistochemisch durch den Nachweis von Kalzitonin und Chromogranin A zu verifizieren. Der histologische Befund eines medullären Schilddrüsenkarzinoms sollte auch eine Stellungnahme über die qualitativen und quantitativen Verhältnisse der restlichen C-Zellen enthalten.

a) Hereditäre Karzinome sind häufig bilateral und entwickeln sich über eine neoplastische (atypische) C-Zellhyperplasie.

b) Sporadische Karzinome sind meist einseitig und können manchmal auch mit quantitativen oder qualitativen Alterationen der C-Zellen assoziiert sein.

Da beide Formen des medullären Schilddrüsenkarzinoms morphologisch nicht sicher diskriminiert werden können, ist eine molekulargenetische Untersuchung zum Nachweis von Mutationen am ret-Onkogen obligat durchzuführen.

3.1.2.2.2. Gemischtes Follikelzell- medulläres Karzinom

Seltene Tumorform, die histologisch und immunhistochemisch sowohl Merkmale einer C-Zelldifferenzierung als auch einer Follikelzelldifferenzierung zeigt. Diese Diagnose sollte nur mit äußerster Zurückhaltung gestellt werden.

3.1.2.3. Andere

Raritäten wie muzinöse Karzinome, Mukoepidermoidkarzinome, Plattenepithelkarzinome oder Karzinome mit thymus-ähnlicher Differenzierung

3.2. Nichtepitheliale Tumoren

3.2.1. Benigne Tumoren

3.2.2. Maligne Tumoren

3.2.2.1. Malignes Hämangioendotheliom (epitheloides Angiosarkom)

Dieser Tumortyp ist immunhistochemisch von undifferenzierten Karzinomen mit angiomatoidem Bautyp abzugrenzen. Ein Vorkommen dieses Tumortyps wird hauptsächlich in alpinen Strumaendemiegebieten beschrieben.

3.3. Maligne Lymphome

Primäre maligne Lymphome der Schilddrüse sind überwiegend Non-Hodgkin-Lymphome vom B-Zell-Typ, die zum überwiegenden Teil den Lymphomen des Mucosa assoziierten lymphatischen Gewebes (Malt) zugerechnet werden können. Da häufig eine Beteiligung des Gastrointestinaltraktes beobachtet wird, sind entsprechende Untersuchungen in die Verlaufskontrollen der Erkrankung einzubeziehen.

3.4. Verschiedene andere Tumoren

3.5. Sekundäre (metastatische Tumoren)

Metastatisch oder per continuitatem. Häufig: Nierenzellkarzinom (DD: hellzellige Schilddrüsentumoren), Mammakarzinom und Bronchuskarzinom, malignes Melanom

3.6. Unklassifizierbare Tumoren

3.7. Tumorartige Veränderungen

3.8. Differenzierungsgrad (Grading)

Nach den Regeln des TNM-Systems der UICC ist für Tumoren der Schilddrüse kein Grading vorgesehen. Verschiedene für das papilläre Karzinom vorgeschlagene Grading-Systeme haben sich nicht durchgesetzt. Beim follikulären Karzinom steht die Bedeutung des Invasionsausmaßes im Vordergrund. Wenig differenzierte Karzinome werden als eigene Gruppe angeführt.

SCHILDDRÜSENKARZINOM

3.9. Klassifikation

Tabelle 1: TNM-Klassifikation des Schilddrüsenkarzinoms (UICC 1997)

T - Primärtumor:

TX	Primärtumor kann nicht beurteilt werden
T0	Kein Anhalt für Primärtumor
T1	Tumor 1 cm oder weniger in größter Ausdehnung, begrenzt auf Schilddrüse
T2	Tumor mehr als 1cm, aber nicht mehr als 4 cm in größter Ausdehnung, begrenzt auf Schilddrüse
T3	Tumor mehr als 4 cm in größter Ausdehnung, begrenzt auf Schilddrüse
T4	Tumor jeder Größe mit Ausbreitung jenseits der Schilddrüse

Anmerkung:

Jede T-Kategorie kann weiter unterteilt werden in a) solitärer Tumor oder b) multifokaler Tumor (der größte Tumorherd ist für die Klassifikation bestimmend).

N - regionäre Lymphknoten (Regionäre Lymphknoten sind die zervikalen und oberen mediastinalen Lymphknoten)

NX	Regionäre Lymphknoten können nicht beurteilt werden
N0	Kein Anhalt für regionäre Lymphknotenmetastasen
N1	Regionäre Lymphknotenmetastasen (zervikale und obere, mediastinale Lymphknoten)
N1a	Metastasen in ipsilateralen Lymphknoten
N1b	Metastasen in bilateralen, in der Mittellinie gelegenen oder kontralateralen Halslymphknoten oder in mediastinalen Lymphknoten

M - Fernmetastasen

MX	Fernmetastasen können nicht beurteilt werden
M0	Keine nachweisbaren Fernmetastasen
M1	Röntgenologisch, szintigraphisch oder histologisch nachgewiesene Fernmetastasen

pTNM: Pathologische Klassifikation

Die pT-, pN- und pM-Kategorien entsprechen den T-, N- und M-Kategorien.

pN0   Selektive Neck-Dissektion und histologische Untersuchung üblicherweise von 6 oder mehr Lymphknoten

Tabelle 2: Stadiengruppierung des Schilddrüsenkarzinoms (UICC 1997)

Papillär oder follikulär

Stadium	unter 45 Jahre	über 45 Jahre
I	jedes T jedes N M0	T1 N0 M0
II	jedes T jedes N M1	T2 N0 M0 T3 N0 M0
III		T4 N0 M0 jedes T N1 M0
IV		jedes T jedes N M1

Medullär

Stadium			
I	T1	N0	M0
II	T2	N0	M0
	T3	N0	M0
	T4	N0	M0
III	jedes T	N1	M0
IV	jedes T	jedes N	M1

Undifferenziert

Stadium			
IV	jedes T	jedes N	jedes M
	(alle Fälle sind Stadium IV)		

SCHILDDRÜSENKARZINOM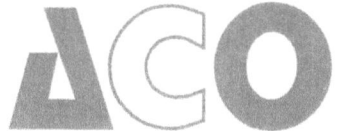

4. KLINIK, SYMPTOMATIK

Rasches Wachstum eines Knotens insbesonders bei gleichzeitiger, suppressiver L-Thyroxin (T4)-Behandlung, sowie das Auftreten von Lymphknotenschwellungen im Halsbereich sprechen für eine maligne Veränderung.

Der Lokalbefund zeigt meist einen solitären, derben, häufig unregelmäßig gestalteten und schlecht schluckverschieblichen Tumor. Besonders suspekt sind oben genannte Symptome bei einer Rezidivstruma. Heiserkeit spricht für Rekurrensparese. Hochgradiger Stridor, Horner'scher Symptomenkomplex oder obere Einflußstauung sind meist Zeichen eines weit fortgeschrittenen Tumorleidens.

5. PRÄOPERATIVE DIAGNOSTIK

5.1. Laborchemie

Die Bestimmung üblicher Schilddrüsenspezifischer Parameter (freies T4, gesamt T4, freies T3, basal TSH, Thyreoglobulin) sowie Schilddrüsenunspezifische Parameter (Blutsenkung, Blutbild, Nieren-/Leberfunktion, Elektrolyte inklusive Kalzium, CEA) werden zur Vervollständigung der präoperativen Durchuntersuchung erhoben.

5.2. Sicherung der Diagnose

Nach genauer Anamnese und sorgfältiger klinischer Untersuchung wird eine Schilddrüsensonographie durchgeführt. Werden Knoten gefunden, wird zur Klärung des funktionellen Verhaltens eine Schilddrüsenszintigraphie angeschlossen.

Cave: Solange das Vorliegen eines Schilddrüsenkarzinoms in Erwägung gezogen wird, dürfen keine Untersuchungen mit jodhältigen Kontrastmitteln durchgeführt werden (Jodblockade verhindert diagnostische und/oder therapeutische Radiojodapplikation!).

5.2.1. Sonographie

Die Sonographie als nichtinvasives und mehrfach wiederholbares Verfahren ist vor jeder Operation an der Schilddrüse als diagnostische Notwendigkeit unentbehrlich. Im suprasternalen Drüsenanteil ermöglicht diese eine Strukturanalyse klinisch manifester Knoten (solitär, multipel; zystisch solid; echoarm, echonormal, echoreich; scharf, unscharf begrenzt) sowie der Restschilddrüse. Auch klinisch nicht palpable kleine Knoten (< 5 mm) können lokalisiert werden.

Karzinome stellen sich überwiegend als echoarme Knoten dar. Echonormale oder echoreiche Knoten sind nur selten durch ein Karzinom bedingt. Karzinomrezidive und Lymphknotenrezidive können im Halsbereich exakt lokalisiert und ihre anatomische Beziehung zu vitalen Strukturen dargestellt werden, ebenso wie erste Hinweise auf eine Larynx-, Tracheal-, Pharynx- oder Ösophagusinvasion durch den Tumor aufgezeigt werden. Zur Überwachung der Restschilddrüse und der relevanten Lymphknotenstationen nach eingeschränkt radikalem Vorgehen (siehe Kapitel 8) bzw. zur postoperativen Überwachung insgesamt ist die Sonographie unentbehrlich.

5.2.2. Szintigraphie (Tc-99m-Pertechnat)

Ein szintigraphisch vermindert oder nicht speichernder (kalter) Knoten – insbesondere bei unscharfem Aktivitätsabfall zum übrigen Schilddrüsengewebe – kann ein Hinweis für ein Malignom sein. Kalte Areale stellen sich erst ab einer Größe von 5 mm szintigraphisch dar, somit ist eine Früherfassung bei geringer Größe nicht möglich. Vermehrt speichernde (warme, autonome) Knoten schließen ein Karzinom nicht absolut aus.

5.2.3. Feinnadelpunktion mit zytologischer Untersuchung

Bei allen klinisch, szintigraphisch oder sonographisch verdächtigen solitären Knoten, aber auch bei verdächtigen Knoten in einer Knotenstruma, sollte eine Punktionszytologie (bei kleinen Läsionen ultraschallgezielt) durchgeführt werden. Dies gilt auch für verdächtige, speichernde (autonome) Adenome. Durch die zytologische Untersuchung des Feinnadelpunktats kann der klinische Karzinomverdacht bestätigt und in der Folge die Operationsplanung (Zeitpunkt, Ausdehnung) erstellt werden. Die Gefahr einer Karzinomverschleppung entlang des Punktionskanals (in der Literatur nur einmal kasuistisch beschrieben) ist praktisch zu vernachlässigen.

Die Sensitivität der Feinnadelpunktion liegt um 90%, die Spezifität bei 80% (in Abhängigkeit vom Karzinomtyp, der Erfahrung des Punkteurs und des Zytologen). Die Untersuchung selbst ist risikolos, ökonomisch und ambulant rasch durchführbar (12-18er Kanüle, 10 ml Einmalspritze). Die Färbung erfolgt mit Hämatoxilin-Eosin (HE), nach Papanicolaou (Fixierung des Zellausstriches notwendig) oder May-Grünwald-Giemsa.

Die Beurteilung des Punktates sollte in Form einer Beschreibung sowie beschreibenden Diagnose mit Interpretation erfolgen.

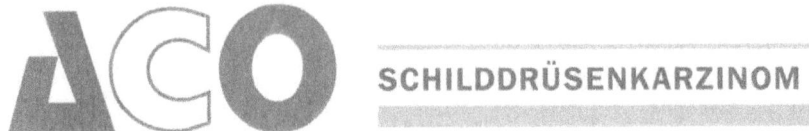

SCHILDDRÜSENKARZINOM

Die Einteilung in Gruppen (in Anlehnung an die Papanicolaou-Klassifikation) sollte nicht mehr durchgeführt werden, da sie auf die jeweiligen Veränderungen zu wenig Bezug nimmt. Erbringt die Aspirationszytologie eines Schilddrüsenknotens kein repräsentatives Resultat, sollte repunktiert werden.

Follikuläre Proliferation bzw. Neoplasie:

Zellreiche mikrofollikuläre und trabekuläre Schilddrüsenadenome können zytologisch nicht sicher von follikulären Karzinomen unterschieden werden. Deshalb wird der Begriff der follikulären Neoplasie oder Proliferation verwendet. Zeichen einer follikulären Proliferation können aber auch in proliferierenden hyperplastischen Knoten vorkommen.

Onkozytäre Proliferation bzw. Neoplasie:

Bei Überwiegen oxyphil-metaplastischer Thyreozyten im Punktat. Bei onkozytären Tumoren kann im Punktat keine sichere Dignitätsbeurteilung getroffen werden. Jede follikuläre/onkozytäre Proliferation/Neoplasie ist einer definierten histologischen Diagnose über eine operative Entfernung zuzuführen.

5.3. Erweiterte Diagnostik

Die laryngologische Untersuchung ist präoperativ vor allem aus forensischen Gründen notwendig. Ihr Ergebnis beeinflußt die intraoperative Radikalität.

6. MULTIMODALE STANDARDTHERAPIE

6.1. Operative Therapie

6.1.1. Allgemeine Begriffsbestimmungen

Lokaleingriff

Resektion: Subtotale Entfernung eines Schilddrüsenlappens mit Belassen eines dorsalen Geweberests

Lobektomie: Vollständige Entfernung eines Schilddrüsenlappens

Hemithyreoidektomie: Einseitige Lobektomie plus Isthmusresektion (Standardeingriff beim kalten Knoten)

fast totale Thyreoidektomie: Fast vollständige Entfernung der gesamten Schilddrüse unter Zurücklassen eines einseitigen, schmalen dorsalen Geweberests zur sicheren Erhaltung der Durchblutung zumindest eines Epithelkörperchens; Hinweis zum Ausmaß der Operation, läßt aber keinen Rückschluß auf qualitative oder quantitative Eigenschaften des Restes zu Thyreoidektomie: makroskopisch vollständige Entfernung der gesamten Schilddrüse

Lymphknoteneingriff

Zentrale Halsdissektion: Systematische Entfernung der prälaryngealen, prätrachealen sowie einseitig der parathyreoidalen und paratrachealen Lymphknoten entlang des N. laryngeus recurrens; vom „Kocher'schen Kragenschnitt" entfernbar; erfolgt (aus technischen Gründen) immer prophylaktisch im Rahmen der Schilddrüsenmobilisierung

Diagnostische Lymphadenektomie: Entfernung der zentralen, jugulären Lymphknotengruppe zur intraoperativen Gefrierschnittuntersuchung; vom „Kocher'schen Kragenschnitt" entfernbar, Befallhinweis auf positive, entferntere Lymphknotenstationen

Funktionelle Halsdissektion: Systematische Entfernung des Lymphfettgewebes von Schädelbasis bis zur Clavicula unter Erhalten der V. jugularis interna, aller Nerven und Halsmuskel

Modifiziert radikale Halsdissektion: Wie funktionelle Halsdissektion, allerdings mit Resektion der V. jugularis interna

Radikale Halsdissektion: Wie modifiziert radikale Halsdissektion, allerdings mit Resektion der oberflächlichen und tiefen Halsmuskeln sowie des M. sternocleidomastoideus sowie der Gl. submandibularis; wird praktisch nie ausgeführt

Prophylaktische Halsdissektion: Prophylaktische Entfernung des Lymphfettgewebes von Schädelbasis bis Clavicula auch ohne intraoperativen, histologischen Hinweis auf Lymphknotenbefall; ist nur beim medullären Schilddrüsenkarzinom indiziert

Funktionelle Halsdissektion, modifiziert radikale Halsdissektion, radikale Halsdissektion sowie prophylaktische Halsdissektion nur durch Erweiterung des Zuganges entfernbar:

Operationstaktik

Eingeschränkt radikale Operationstaktik: Weniger als Thyreoidektomie, keine histologische Lymphknotenuntersuchung im Bereich des zentralen Halses bzw. im Bereich der zentralen jugulären Lymphknotengruppe

Radikale Operationstaktik: Thyreoidektomie, zentrale Halsdissektion zumindest auf Tumorseite – adäquate Lymphknotenchirurgie im Bereich des lateralen Halses

SCHILDDRÜSENKARZINOM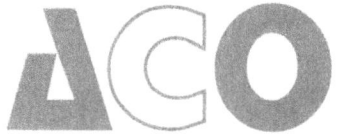

Erweiterte Eingriffe

Transzervikale Mediastinaldissektion: Entfernung von retrosternalen Tumoren sowie des Lymphfettgewebes aus dem vorderen Mediastinum vom Hals aus

Transsternale Mediastinaldissektion: Entfernung von großen, retrosternalen Tumoren sowie Lymphfettgewebes aus dem vorderen Mediastinum durch partielle oder totale mediane Sternotomie

Technische Hinweise

Radikaleingriffe bei malignen Schilddrüsentumoren sind bei sorgfältiger, unblutiger Präparation mit Routinedarstellung des N. laryngeus recurrens beidseits und aller Epithelkörperchen mit vertretbarer Morbidität durchführbar. Eine permanente Rekurrensparese sollte maximal 1% und der permanente, therapiebedürftige Hypoparathyreoidismus 2% nicht überschreiten.

N. laryngeus recurrens

Die exakte Darstellung des Nerven ist bei jeder Operation an der Schilddrüse durchzuführen, um das Verletzungsrisiko zu vermindern. Wichtigste Argumente für die konsequente Präparation sind die verschiedenen Verlaufsvarianten. (Cave: „non" recurrent nerve). Bei versehentlicher Durchtrennung sollte eine mikrochirurgische Naht (direkt oder durch Nerveninterposition) versucht werden. Teilreinnervationen der Stimmbandmuskulatur wurden beobachtet.

Bei ausgedehnten Schilddrüsenoperationen muß zumindest auf jeder Seite ein Epithelkörperchen dargestellt und gut vaskularisiert erhalten bleiben. Prinzipiell ist jedes Epithelkörperchen wie das letzte zu behandeln. Beim geringsten Zweifel seiner Vitalität sollte das Epithelkörperchen in 1x1x2 mm große Fragmente zerkleinert und nach Sicherung der Organdiagnose in ein oder mehrere Muskeltaschen des M. sternocleidomastoideus (wenn auch prophylaktisch) autoimplantiert werden.

6.1.2. Chirurgisches Vorgehen unter diagnostischen Gesichtspunkten

Prinzipiell sollte bei allen malignitätsverdächtigen, solitären Knoten (prophylaktisch) eine Hemithyreoidektomie durchgeführt werden. Bei beidseitiger Knotenstruma empfiehlt sich auf der stärker befallenen Seite bzw. auf der Seite mit einem oder mehreren malignitätsverdächtigen Knoten die Hemithyreoidektomie mit einer kontralateralen subtotalen Resektion. Aus technischen Gründen erfolgt noch vor der Hemithyreoidektomie eine (prophylaktische) zentrale Halsdissektion. Keine Operation an endokrinen Organen sollte ohne Gefrierschnittuntersuchung durchgeführt werden.

In jedem Fall wird intraoperativ unabhängig vom präoperativen, zytologischen Befund eine Schnellschnittuntersuchung des Primärtumors sowie der entnommenen Lymphknoten durchgeführt. Je nach Ergebnis wird das weitere operative Vorgehen abgeleitet. Bei fraglichem oder negativem intraoperativen Befund wird die endgültige Histologie abgewartet. Trotz sorgfältiger prä- und intraoperativer Untersuchung gelingt, besonders bei follikulären Tumoren, fallweise kein sicherer Malignomnachweis. In diesen Fällen ergibt erst die vollständige histologische Aufarbeitung des gesamten Operationspräparates die Karzinomdiagnose.

6.1.3. Chirurgisches Vorgehen nach Sicherung eines differenzierten (papillären, follikulären) Schilddrüsenkarzinoms im Schnellschnitt

Behandlungsprinzip des gesicherten, differenzierten Schilddrüsenkarzinoms sind unabhängig vom histologischen Typ oder von der Tumorgröße die totale Thyreoidektomie, die zentrale Halsdissektion sowie eine diagnostische Lymphadenektomie im Primäreingriff. Ist die diagnostische Lymphadenektomie (beidseits durchgeführt) positiv, wird auf der befallenen Seite eine funktionelle Halsdissektion angeschlossen. Positive Lymphknoten supraclaviculär bzw. entlang des N. laryngeus recurrens bilden einen Hinweis für eine Metastasierung ins obere Mediastinum und zwingen zur transzervikalen oder transsternalen Mediastinaldissektion.

Argumente für ein prinzipiell radikales Vorgehen beim differenzierten Schilddrüsenkarzinom:

1. Ausschluß des multifokalen Tumorwachstums (bei papillärem Karzinom in 20-80% vorliegend),
2. das Vermeiden eines die Prognose verschlechternden Lokalrezidivs (zu beobachten bei 4-24% nach eingeschränkt radikalen Therapieformen),
3. das Vermeiden einer (theoretisch möglichen und in zumindest 1% beobachteten) anaplastischen Transformation mikroskopisch kleiner, primär differenzierter Tumorresiduen,
4. ein im follow-up ohne Thyreoidektomie nur begrenzt, wenn überhaupt, sicher verwertbaren Thyreoglobulinspiegels sowie
5. eine per se nur bedingt anwendbare Radiojodtherapie bei primär vorhandenen, aber durch herkömmliche Maßnahmen präoperativ nicht diagnostizierbaren bzw. im postoperativen Verlauf entstandenen Fernmetastasen.

Argumente gegen ein prinzipiell radikales Vorgehen beim differenzierten Schilddrüsenkarzinom:

1. Eine geringere Morbidität (permanente Rekurrensparese, permanenter Hpoparathyreoidismus; vor allem an Abteilungen mit geringer Erfahrung mit Radikaleingriffen an der Schilddrüse),
2. kein Sekundäreingriff mit dem damit verbundenen allgemeinen Operationstrauma.

SCHILDDRÜSENKARZINOM

6.1.4. Chirurgisches Vorgehen nach Sicherung eines differenzierten (papillären, follikulären) Schilddrüsenkarzinoms im Paraffinschnitt

Erbringt die gesamte histologische Aufarbeitung des Präparates ein follikuläres Schilddrüsenkarzinom, so muß unabhängig von der Größe des Primärtumors und unabhängig vom Alter des Patienten sekundär in einem Zweiteingriff zum frühestmöglichen Zeitpunkt der Ersteingriff zur totalen Thyreoidektomie mit adäquater Lymphknotenchirurgie komplettiert werden. Der günstigste Zeitpunkt liegt innerhalb von 4-10 Tagen, wenn keine Hemithyreoidektomie erfolgte. Kann die Frist von 4-10 Tagen nicht eingehalten werden, so ist nach Abwägen aller Risken eine Verschiebung des Sekundäreingriffs um 6 Wochen bis 3 Monate angezeigt, um günstigere Operationsbedingungen vorzufinden. Die Komplettierung zur Thyreoidektomie ist notwendig, da follikuläre Schilddrüsenkarzinome frühzeitig (auch bei kleinen Tumoren) hämatogen (pulmonal, ossär) metastasieren. Die Diagnose der meist jodspeichernden Fernmetastasen erfolgt erst nach Thyreoidektomie im Rahmen der Radiojodablation und des posttherapeutischen Ganzkörperszintigramms.

Eine Restthyreoidektomie inklusive adäquater Lymphknotenchirurgie ist auch beim papillären Schilddrüsenkarzinom > 1 cm, bei multifokalen oder diffus sklerosierenden Tumoren, bei positiven Lymphknoten sowie bei Patienten älter als 45 Jahre notwendig.

6.1.5. Sondersituationen

Papilläres Mikrokarzinom

Gelegentlich wird ein papilläres Mikrokarzinom (Durchmesser < 1 cm; pT1) erst durch vollständige histologische Aufarbeitung eines unter der Diagnose eines benignen Prozesses entfernten Schilddrüsenlappens bzw. nach Resektion großer Knotenstrumen diagnostiziert. Gibt es histologisch keinen Hinweis auf einen multifokalen bzw. diffus sklerosierenden Tumor sowie klinisch und sonographisch keinen Verdacht auf Lymphknotenmetastasen und ist der Patient jünger als 45 Jahre, kann ausnahmsweise auf die Restthyreoidektomie verzichtet werden.

Differenzierte pT4-Tumoren mit Invasion in Nachbarorgane

Erweiterte Eingriffe zum Erreichen maximaler Radikalität (RO-Resektionen) durch Laryngektomie, Tracheal-/Ösophagus-(teil-)resektion, Tumorthrombusembolektomie) sind im Einzelfall abhängig vom Tumorstadium (Grading), Alter und Zustand des Patienten zu diskutieren.

Fernmetastasen

Synchron oder metachron auftretende Fernmetastasen sollten, wenn technisch möglich, chirurgisch entfernt werden. Hauptindikationen sind solitäre Herde (Skelett, Lunge, Nebenniere) pathologische Frakturen, Druckentlastung bei Raumforderungen im Gehirn oder im Rückenmark, prophylaktische Stabilisierung osteolytischer Metastasen sowie Einsparen von Radiojod zur Therapie weiterer, nicht entfernbarer Metastasen.

6.1.6. Undifferenziertes, anaplastisches Schilddrüsenkarzinom

Die Thyreoidektomie ist als Operation mit kurativem Ziel anzustreben. Expansiv wachsende Tumoren lassen sich nicht selten makroskopisch radikal entfernen. Bei infiltrativem Wachstum (Larynx, Trachea, Ösophagus) ist ein kurativer Eingriff in den meisten Fällen jedoch nicht möglich. Neben einer Diagnosesicherung durch Probeexzision sollte eine (möglichst radikale) lokale Tumorreduktion (mit Lymphknotenmetastasen) zur Dekompression und zur Verhinderung lokaler Komplikation (beidseitige Rekurrensparese mit Tracheostomie) versucht werden. Organüberschreitende Radikaleingriffe sind nur im Einzelfall zu überlegen und wegen der insgesamt schlechten Prognose abzulehnen.

6.1.7. Medulläres (C-Zell-) Schilddrüsenkarzinom

Unabhängig vom Auftreten des medullären Schilddrüsenkarzinoms ist eine Thyreoidektomie (primär, sekundär) mit adäquater Lymphknotenchirurgie als Minimaleingriff durchzuführen (sporadisch, familiär, mit/ohne MEN II A, MEN II B; [MEN II A = synchrones oder metachrones Auftreten mit meist bilateralem Phäochromozytom und/oder primärem Hyperparathyreoidismus; MEN II B = synchrones oder metachrones Auftreten mit meist bilateralem Phäochromozytom und typischen Phänotypus]). Ist das medulläre Schilddrüsenkarzinom Teil der MEN II A oder II B und wird es synchron mit einem einseitigen oder beidseitigen Phäochromozytom diagnostiziert, erfolgt vor der Schilddrüsenoperation die Revision der Nebenniere(n).

Multifokal auftretende Tumoren sowie der immunhistochemische Nachweis einer C-Zellhyperplasie (Präkanzerose) nach vollständiger histologischer Aufarbeitung beider Schilddrüsenlappen sind erste Hinweise für ein familiäres Auftreten des Tumors. Die Diagnose der C-Zellhyperpalsie ist erst nach vollständiger Schilddrüsenentfernung sicher möglich.

Positive Lymphknoten beeinflussen signifikant die Prognose. Wegen der bis zu 46% auftretenden, klinisch okkulten Metastasen ist beidseits eine systematische, zentrale Halsdissektion (zumindest auf der makroskopisch befallenen Schilddrüsenseite) durchzuführen, bei Befall der zentralen Halslymphknoten eine transsternale Mediastinaldissektion. Mangels

SCHILDDRÜSENKARZINOM

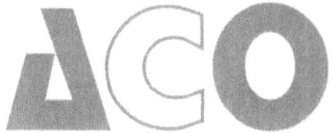

alternativer Therapieformen ist das chirurgische Vorgehen vor allem hinsichtlich der Lymphknoten aggressiver als beim papillären oder follikulären Schilddrüsenkarzinom. Auch ohne klinischen oder sonographischen Nachweis eines Tumors gilt bei positivem Calcitonin-Stimulationstest mit Pentagastrin oder Kalzium im Rahmen des Familienscreenings eine C-Zellhyperplasie als Präkanzerose nachgewiesen und ist eine Thyreoidektomie (auch bei Kindern) umgehend durchzuführen. Bei diesen Patienten ist die zentrale Halsdissektion ausreichend, da praktisch nie entferntere Lymphknotenmetastasen beobachtet werden.

6.1.8. Seltene maligne Schilddrüsentumoren

Bei Sarkomen gelten ähnliche therapeutische Überlegungen wie bei anaplastischen Schilddrüsenkarzinomen. Bei Lymphomen sollte eine Biopsie zur genauen Klassifikation erfolgen, als Grundlage für weitere therapeutische Maßnahmen. Eine möglichst vollständige Tumorentfernung scheint bei vertretbarer Morbidität die Prognose günstig zu beeinflussen. Metastasen in der Schilddrüse sind zumindest durch Resektion bzw. Hemithyreoidektomie zu entfernen, um lokale Probleme zu vermeiden.

6.1.9. Lokoregionale Rezidive

Lokal- und Lymphknotenrezidive beeinflussen beim differenzierten und medullären Schilddrüsenkarzinom die Prognose. Eine radikale Entfernung ist anzustreben und auch meist möglich. Bei bekannt guter Prognose des „okkult persistierenden" medullären Schilddrüsenkarzinoms sind Reoperationen nur nach Lokalisation des Tumors zu empfehlen, nicht zuletzt, da die „Biochemische Heilung" im besten Fall bei deutlich höherer Morbidität in max. 30% beobachtet wird. Die Ursache dürfte in einer frühen, disseminierten Metastasierung (Leber, Pleura) liegen, die trotz aufwendiger, radiologischer und nuklearmedizinischer Untersuchungen zur Zeit schwer diagnostiziert werden kann.

6.1.10. Komplikationen und ihre Therapie

Allgemeine Frühkomplikationen

Die akute Nachblutung erfordert eine sofortige Revision wegen Trachealkompression sowie der Vagusirritation. Wundheilungsstörungen mit entzündlichem Infiltrat sind selten und heilen meist durch antiphlogistische und antibiotische Therapie komplikationslos aus.

Operationsspezifische Komplikationen

Parese des N. laryngeus recurrens

Die Rate der operationsbedingten permanten einseitigen Rekurrensparese nach primärer Thyreoidektomie liegt zwischen 1% bis 5%, bei Rezidiveingriffen im Bereich des Schilddrüsenbetts zwischen 4% bis 25%. Beidseitige permanente Paresen sind selten. Die Diagnostik erfolgt durch Stimmstatus, Laryngoskopie und Stroboskopie (Beurteilung der Randkantenschwingungen).

Einseitige N. laryngeus recurrens-Läsion:

Fixation in Medianstellung mit geringer oder in Paramedianstellung mit stärkerer Heiserkeit ohne wesentliche Atemnot. Therapie: Logopädische Übungen, Exponentialstrom (1 s, 25 mA) zur Verhinderung der Muskelatrophie.

Beidseitige N. laryngeus recurrens-Läsion:

Bei beidseitiger Medianstellung schwere Dyspnoe mit Intubationsnotwendigkeit. Über die Notwendigkeit der Tracheostomie sollte nach massiver antiphlogistischer Therapie unter intensivmedizinischer Überwachung nochmals entschieden werden. Eine einseitige endoluminale Processus vocalis Laserresektion sollte bei permanenter Parese zur Verhinderung des permanenten Tracheostomas angestrebt werden.

Nebenschilddrüsenunterfunktion

Bei operativer Entfernung eines oder mehrerer Epithelkörperchen verhindert die synchrone, ortho- oder heterotope Autotransplantation von Gewebefragmenten den permanenten Hypoparathyreoidismus (siehe Kapitel 6). 20-100 ml 10%ige Kalziumgluconatlösung i.v. ermöglichen die sofortige Therapie eines akuten tetanischen Anfalls. Als Dauertherapie der permanenten postoperativen Hypokalzämie empfiehlt sich die Gabe von 1-1,5 g/d Kalzium in Form von Brausetabletten (Maxikalz 1000®) sowie Vitamin D in der Erhaltungsdosis von 0,5-1µg/d (Rocaltrol®).

6.2. Radiojodtherapie

6.2.1. Differenziertes (follikuläres, papilläres) Schilddrüsenkarzinom

Die endogene Stimulation des TSH-Werts (> 30 mU/l) ist 4 bis 6 Wochen nach Thyreoidektomie (in dieser Zeit darf kein Schilddrüsenhormon verabreicht werden) bereits soweit angestiegen, daß eine maximale Radiojodaufnahme gewährleistet ist. Der Patient erhält in Abhängigkeit vom Operationsbefund sowie den diagnostischen Voruntersuchungen (Hinweis auf Fernmetastasen?) eine ablative (30-100 mCi) oder therapeutische (100-200 mCi) Radiojodtherapie. Dieses Verfahren dient der Entfernung allen verbliebenen, makroskopisch nicht faßbaren normalen Schilddrüsengewebes, der Beseitigung verbliebener, makroskopisch nicht erfaßter oder chirurgisch nicht entfernbarer Tumoranteile und der Diagnostik und Therapie jodspeichernder Fernmetastasen. Durch Elimination radiojodspeichernden Gewebes wird die Tumornachsorge erleichtert. Je nach Ergebnis wird das weitere Vorgehen gewählt. Die Therapie muß wegen der Strahlenschutzbestimmungen in besonders eingerichteten Abteilungen stationär durchgeführt werden.

6.2.2. Undifferenzierte, anaplastische Schilddrüsenkarzinome

Die Radiojodtherapie ist bei diesen undifferenzierten Tumoren nicht erfolgversprechend, da die Jodspeichereigenschaft verlorengegangen ist.

6.2.3. Medulläres C-Zell-Schilddrüsenkarzinom

C-Zellen speichern kein Jod, sodaß eine Radiojodtherapie nicht sinnvoll ist.

6.3. Schilddrüsenhormonbehandlung

6.3.1. Differenziertes (follikuläres, papilläres) Schilddrüsenkarzinom

Nach der Radiojodablation/-therapie erfolgt die (lebenslange) Hormonbehandlung mit 0,1-2,5mg L-Thyroxin (T4). Die Dosis beträgt in der Regel 0,15-0,25mg/d T4 und wird morgens nüchtern eingenommen. Die Substitution wird 4 bis 6 Wochen nach Beginn der Therapie mit einem TRH-Test kontrolliert. Die TSH-Sekretion sollte supprimiert sein, der Hormonspiegel im Normbereich liegen.

6.3.2. Undifferenziertes, anaplastisches Schilddrüsenkarzinom

Beim anaplastischen Karzinom ist nicht mit einer Hormonabhängigkeit zu rechnen. Je nach Ausdehnung des chirurgischen Eingriffs ist eine Substitution von 0,1-0,15mg/d T4 nüchtern ausreichend.

6.3.3. Medulläres (C-Zell-) Schilddrüsenkarzinom

Die Substitution mit 0,1-0,2mg/d T4 nüchtern ist ausreichend. Eine Suppressionstherapie ist nicht notwendig! Die Substitution wird sofort nach eindeutigem Feststehen der histologischen Diagnose begonnen! Wurde eine frühzeitige oder prophylaktische Thyreoidektomie (siehe Kapitel 7) durchgeführt, beginnt die Substitution ebenfalls unmittelbar nach der Operation.

6.4. Perkutane Strahlentherapie

6.4.1. Differenziertes (follikuläres, papilläres) Schilddrüsenkarzinom

Eine routinemäßige Nachbestrahlung erfolgt nicht. Indikationen sind nicht jodspeichernde, nicht vollständig resezierte Primärtumoren (Referenzdosis: 50-60 Gy in 5-7 Wochen). In einigen Publikationen wird auch bei jodspeichernden Tumoren im Falle makroskopischer Tumorresiduen nach einer hochdosierten Radiojodtherapie durch den zusätzlichen nachfolgenden Einsatz einer perkutanen Strahlentherapie über eine Verlängerung des rezidivfreien Überlebens berichtet. Weitere Indikationen bestehen bei nicht jodspeichernden, chirurgisch nicht entfernbaren Lokalrezidiven. Chirurgisch nicht zugängliche Fernmetastasen sollten mittels Radiojodtherapie, perkutaner Strahlentherapie oder beiden Modalitäten palliativ behandelt werden.

6.4.2. Undifferenziertes, anaplastisches Schilddrüsenkarzinom

Die prophylaktische Nachbestrahlung kann eine effektive Maßnahme nach Tumorentfernung zur lokalen Tumorkontrolle sein. Aufgrund der hohen Resistenz gegenüber einem konventionellen Bestrahlungsregime kommen häufig aggressivere Therapieschemata wie z.B. eine hyperfraktionierte und/oder eine Chemoradiotherapie zur Anwendung. In Einzelfällen wurde auch vom günstigen Einfluß einer präoperativen Bestrahlung berichtet. Dadurch soll die Operabilität verbessert werden. Ergebnisse aus Studien größerer Serien liegen zur Zeit nicht vor.

6.4.3. Medulläres (C-Zell-) Schilddrüsenkarzinom

Die Effektivität der externen Bestrahlung wird nach wie vor kontroversiell diskutiert. Der Nutzen einer prophylaktischen Bestrahlung (früher vielfach empfohlen) nach totaler Thyreoidektomie ist nicht bewiesen und daher auch nicht sinnvoll. Diese erschwert eventuell notwendige (und sinnvolle) Rezidiveingriffe. Nach palliativer Tumorresektion mit makroskopischem, chirur-

SCHILDDRÜSENKARZINOM

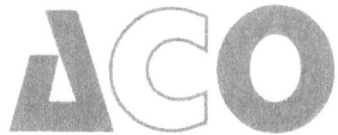

gisch nicht entfernbaren Residuen ist jedoch eine perkutane Bestrahlung mit Dosen zwischen 65 und 70 Gy eine sinnvolle Maßnahme. Bei Knochenmetastasen oder mediastinalem Lymphknotenbefall ist die externe Radiotherapie die effektivste Behandlung, die bei 75% der Patienten einen prolongierten palliativen Effekt erzielen kann.

6.5. Chemotherapie

6.5.1. Differenziertes (papilläres, follikuläres) Schilddrüsenkarzinom

Bei multipler, progredienter, nicht jodspeichernder Fernmetastasierung ist eine Chemotherapie zu überlegen, vor allem dann, wenn eine eindeutige Progredienz des Tumorleidens und der klinischen Symptome zu beobachten sind. Eine zusätzlich verabreichte Immuntherapie könnte die Ergebnisse verbessern. Eine abschließende Empfehlung steht noch aus! Vollremissionen sind mit den zur Zeit zur Verfügung stehenden Zytostatika allerdings nicht zu erreichen. Vor Beginn jeder Chemotherapie sollte auch beachtet werden, daß beim differenzierten Schilddrüsenkarzinom Fernmetastasen sehr langsam wachsen. Selbst bei generalisierter Metastasierung tritt eine Tumorkachexie erst sehr spät auf. Trotz generalisierter Metastasierung wird bei guter Lebensqualität ein relativ langes Überleben beobachtet.

6.5.2. Undifferenzierte, anaplastische Schilddrüsenkarzinome

Es gibt zur Zeit kein empfehlenswertes Chemotheraphieschema für diesen Tumortyp.

In Einzelfällen kann (in Kombination mit einer perkutanen Strahlentherapie) ein Versuch mit der Kombination Vindesin, Doxorubicin und Cisplatin versucht werden. Insgesamt sind die Erfolgsaussichten gering! Der meist schlechte Allgemeinzustand der überwiegend älteren Patienten läßt häufig eine aggressive Chemotherapie nicht zu.

6.5.3. Medulläres (C-Zell-) Schilddrüsenkarzinom

Prophylaktisch ist keine Chemotherapie indiziert. Erst im Stadium der multiplen nachgewiesenen Fernmetastasierung mit Progredienz sollte eine Chemotherapie (Kombination Cisplatin, Doxorubicin, Vindesin) versucht werden.

7. NACHSORGE

7.1. Allgemeine Aufgaben

Die Nachsorge hat neben einer Aufklärung und Beratung des Patienten und seiner Angehörigen die Aufgabe, die Hormonsubstitution und Hormonsuppression zu überwachen, eventuelle Therapiekomplikationen (permanenter postoperativer Hypoparathyreoidismus, permanente Rekurrensparese zu behandeln sowie lokoregionale Rezidive und/oder Metastasen zu diagnostizieren, zu lokalisieren und zu therapieren. Die Nachsorge und Überwachung bedürfen einer intensiven, interdisziplinären Kooperation.

Jede Jodkontamination (Kontrastmittel!, Medikamente etc.) ist zu vermeiden, um eventuell notwendige, weitere Radiojodtherapien nicht zu stören.

7.1.2. Allgemeine Untersuchungen

Unabhängig vom histologischen Tumortyp wird neben einer sorgfältigen klinischen Untersuchung regelmäßig eine Sonographie der Halsorgane mit Beurteilung des Schilddrüsenbetts und der zervikalen Lymphknotenstationen durchgeführt. Diese Untersuchung ist im Halsbereich kostengünstig, leicht durchführbar, kann unabhängig vom Tastbefund und vom Speicherverhalten und unabhängig vom Thyreoglobulinspiegel (trotz Tumorbefall Thyreoglobulin nicht oder nur leicht nachweisbar) Lokalrezidive (Verlaufskontrollen notwendig, um sicher Kapselreste von Rezidiven zu unterscheiden) und/oder Lymphknotenmetastasen mit 95%iger Sensitivität dreidimensional nachweisen. Gegebenenfalls können suspekte nicht palpable Herde einer ultraschallgezielten Feinnadelpunktion mit zytologischer Untersuchung zugeführt werden. Ein Thoraxröntgen in zwei Ebenen ist bei Routinekontrollen ausreichend.

Differenzierte Schilddrüsenkarzinome können jodspeichernde Lungenmetastasen bei negativem Lungenröntgen zeigen. Bei diesen Patienten ist meist ein erhöhter Thyreoglobulinspiegel Hinweis auf eine Fermetastasierung. Ähnliche Beobachtungen gibt es auch beim medullären Schilddrüsenkarzinom. Metastasenhinweis ist hier ein erhöhter basaler Calzitoninspiegel. Die Sonographie der Leber bzw. spezielle Skelettröntgenuntersuchungen werden nur bei Verdacht auf Leber- bzw. Knochenmetastasen oder bei Beschwerden durchgeführt.

7.2. Differenziertes (follikuläres, papilläres) Schilddrüsenkarzinom

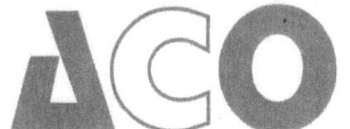

SCHILDDRÜSENKARZINOM

Thyreoglobulin (Tg) ist der führende Tumormarker in der Nachsorge der differenzierten Schilddrüsenkarzinome (nach totaler Ablation-Chirurgie in Kombination mit Nuklearmedizin nicht mehr im Blut nachweisbar). Reproduzierbar erhöhte oder ansteigende Werte sind verdächtig auf ein lokoreagionales Rezidiv oder auf Fernmetastasen.

7.3. Nachuntersuchungsintervalle und Nachuntersuchungsschema

Umfang und Intervall der Nachsorgeuntersuchungen richten sich nach der Art des chirurgischen Eingriffs (radikale Operationstaktik vs. eingeschränkt, radikale Operationstaktik und nach retrospektiv erarbeiteten Risikofaktoren. Folgende Risikogruppen können definiert werden, wobei Alter, Histologie, Tumorstadium und Geschlecht berücksichtigt werden müssen:

„Low-risk"-Patienten: < 45a; papilläres Schilddrüsenkarzinom pT1-T3, N0, M0; weiblich

„High-risk"-Patienten: > 45a; papilläres Schilddrüsenkarzinom, pT4, N1, M1, jedes follikuläre Schilddrüsenkarzinom unabhängig von Alter oder pT, männlich

Zeigt sich bei einem Patienten der „high-risk"-Gruppe nach eingeschränkt radikalem chirurgischen Vorgehen in der endgültigen Histologie ein differenziertes (papilläres, follikuläres) Schilddrüsenkarzinom (Ausnahme solitäres papilläres Mikrokarzinom), ist in jedem Fall die komplette Thyreoidektomie mit adäquater Lymphknotenchirurgie als optimale Basis für weitere diagnostische und therapeutische Schritte anzustreben.

7.3.1. Patienten nach eingeschränkt radikaler Operationstaktik

Nach papillärem Mikrokarzinom erfolgt keine Radiojodablation! Die postoperative Überwachung erfolgt alle 6 Monate, bei Patienten der „Low-risk"-Gruppe (< 45a) wird nach dem 3. Jahr die Kontrolluntersuchung einmal jährlich durchgeführt. Patienten der „High-risk"-Gruppe (> 45a) sind intensiver und engmaschiger (klinisch, laborchemisch und sonographisch) zu kontrollieren.

7.3.2. Patienten nach radikaler Operationstaktik

Bei allen „Low-risk"- und „High-risk"-Patienten wird eine Radiojodablation (100mCi) mit anschließendem Jod-131-Ganzkörperscan zur Diagnostik eventueller Lymphknoten- bzw. Fernmetastasen durchgeführt. Die erste Verlaufskontrolle erfolgt 4 Monate nach Radiojodablation. Dazu muß die T4-Medikation für 1 Monat abgesetzt werden. Je nach laborchemischem Ergebnis ist der Patient in Vollremission, Teilremission oder zeigt Progredienz.

a) Vollremission

Die weitere Nachsorge erfolgt bei „Low-risk"-Patienten im ersten Jahr in viermonatigen, im zweiten und dritten Jahr in sechsmonatigen Abständen unter Hormonsuppression, 18 Monate und 36 Monate postoperativ nach 4-wöchiger T4-Pause. Ab dem vierten Jahr sind jährliche Kontrollen ohne T4-Pause vorgesehen. „High-risk"-Patienten werden engmaschiger, in den ersten beiden Jahren viermonatig, im dritten bis fünften Jahr halbjährlich kontrolliert. Einmal pro Jahr ist bis zum fünften Jahr nach Absetzen der T4-Medikation ein diagnostischer Jod-131-Ganzkörperscan vorgesehen.

b) Teilremission/Progredienz

Die Radiojodtherapie (Einzeldosis 150 mCi) wird bis zu 600 mCi alle 3 bis 4 Monate je nach Tg-Verlauf und diagnostisch-therapeutischem Jod-131-Ganzkörperscan wiederholt. (Vorsicht: Knochenmark! Bei Erreichen von 1,0Ci spezielle Knochenmarksuntersuchungen!). Die Kontrollen erfolgen wie nach radikaler Operationstaktik bei „High-risk"-Patienten. Trotz Erreichen einer Vollremission sind sechsmonatige Kontrollen nach Absetzen des T4 empfohlen.

c) Progredienz

Solange eine Jod-131-Speicherung in den Herden zu beobachten ist, sollte die maximale Dosis 131 Jod (ca. 1,0 Ci; Knochenmark!) ausgeschöpft werden. Bei Fehlen einer Speicherung und bei klinischer Progredienz ist in der Folge eine Chemotherapie (eventuell kombiniert mit Interferon) und/oder eine lokale perkutane Bestrahlung zu überlegen.

7.3. Medulläres (C-Zell-) Schilddrüsenkarzinom

Führende Tumormarker im follow-up des medullären Schilddrüsenkarzinoms sind Kalzitonin und (wenn präoperativ erhöht) das Carcinoembryonale Antigen (CEA). Die erste klinische, sonographische und laborchemische Kontrolle erfolgt 6 Wochen postoperativ. Durch Bestimmung des basalen Kalzitoninspiegels erfolgt die Überprüfung der Radikalität des operativen Eingriffs. Nach erfolgreicher radikaler Operation ist der basale Kalzitoninspiegel unter der Nachweisgrenze und der Kalzitoninspiegel nicht stimulierbar.

SCHILDDRÜSENKARZINOM

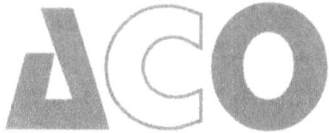

a) Vollremission

Basal- und stimulierte Kalzitoninspiegel sind im Normbereich. Klinische, sonographische und laborchemische Kontrollen werden in sechsmonatigen Abständen, eine Kalzitoninstimulation zumindest einmal jährlich durchgeführt. Nach 10 Jahren wird einmal pro Jahr kontrolliert.

b) Teilremission [okkult persistierendes Schilddrüsenkarzinom]

Der Basalkalzitoninspiegel ist normal oder erhöht, der stimulierte Kalzitoninspiegel ist erhöht, klinisch unauffällig. Mit herkömmlichen diagnostischen Methoden ist kein Tumor nachweisbar. Klinische, sonographische und laborchemische Kontrollen werden alle 3 Monate durchgeführt. Der Versuch einer Lokalisation des Tumors (radiologisch, szintigraphisch, selektiver, venöser Stufenkatether) erfolgt zumindest einmal jährlich. Eine Reoperation ist erst nach Lokalisation des Tumors zu empfehlen.

c) Fortbestehen oder Progredienz des medullären Schilddrüsenkarzinoms

Basalkalzitoninspiegel erhöht, klinisch, sonographisch oder mit radiologischen und/oder nuklearmedizinischen Methoden Residualtumor bzw. Rezidiv nachweisbar. Bei chirurgisch nicht entfernbarem Tumor sollten Verlaufskontrollen in sechsmonatigen Abständen durchgeführt werden. Wird bei dem Patienten eine Chemo- oder eine Interferontherapie durchgeführt, sollten monatliche Kontrolluntersuchungen vorgesehen werden.

Symptomatische Therapie: Bei metastasierendem, medullären Schilddrüsenkarzinom können chronisch wäßrige Durchfälle auftreten, die therapeutisch schlecht beeinflußbar sind. Tinktura opii und/oder Antidiarrhoika (Reasec®, Imodium®) aber auch Somatostatin® können versucht werden.

Familienscreening: Theoretisch kann jeder an einem medullären Schilddrüsenkarzinom Erkrankte der erste diagnostizierte Angehörige einer Familie mit familiärem medullären Schilddrüsenkarzinom (medulläres Schilddrüsenkarzinom „only", MEN II A oder MEN II B) sein.

Der Nachweis von Punktmutationen ist beweisend für die familiäre Variante; im Bereich des auf dem Chromosom 10, zentromernahe am langen Arm lokalisierten Ret-Proto-Onkogen (beim familiären, medullären Schilddrüsenkarzinom „only" bzw. bei der MEN II A-Mutation am EXON 10 oder EXON 11, EXON 13, EXON 14 sowie bei der MEN II B am EXON 16, Nachweis im Blut und Tumor). Beim sporadischen MTC sind Blutuntersuchungen negativ, während Mutationen im Tumor gefunden werden können. Die konsequente molekulargenetische Blutuntersuchung erlaubt eine weitere Verbesserung des präsymptomatischen Screenings und ist ein fester Bestandteil und ein absolutes Muß im Rahmen der Nachsorge. Diese Untersuchungen sind für jeden einzelnen Familienangehörigen und letztlich für die gesamte Familie von prognostischer Bedeutung.

Ein pathologischer Anstieg des basalen und/oder stimulierten (extrem sensitiven) Tumormarkers Kalzitonin ist ein sicherer Beweis für die manifeste Erkrankung und berechtigt auch bei unauffälligem klinischen und sonographischen Befund zur frühzeitigen Thyreoidektomie mit adäquater Lymknotenchirurgie im klinisch okkulten Tumorstadium.

Die direkte Genotypanalyse ermöglicht durch eine einmalige Untersuchung die Bestimmung des Genträgerstatus einer Risikoperson zum frühestmöglichen Zeitpunkt. Bei positivem Genträgerstatus ergibt sich nun konsequenterweise die Frage nach einer prophylaktischen Thyreoidektomie d.h. die Entfernung der Schilddrüse bei normalen basalen und normalen stimulierten Kalzitoninwerten unabhängig vom Alter des Patienten.

Argumente für dieses Vorgehen sind die potentiell kurative Behandlung einer malignen Erkrankung und der Wegfall des jahrelang erforderlichen Kalzitoninscreenings. Gegen die prophylaktische Operation sprechen die nicht 100%ige Penetranz und die Möglichkeit einer operationsbedingten Morbidität. Prophylaktische Operationen sollten nur in Zentren mit großer Erfahrung (damit verbunden geringerer Morbidität) durchgeführt werden. Die unabdingbare Voraussetzung für eine prophylaktische Thyreoidektomie ist die Zuverlässigkeit der direkten Genotypanalyse (abgesichert durch zumindest zwei molekulargenetische Analysen), die dem aktuellen Stand der Forschung zufolge über 98% beträgt.

Entscheidet man sich gegen eine prophylaktische Thyreoidektomie sind zumindest zweimal pro Jahr stimulierte Kalzitoninbestimmungen notwendig, um beim ersten eindeutig positiven Ergebnis eine frühzeitige Thyreoidektomie zu ermöglichen. Gemäß den Ergebnissen der letzten Consensuskonferenz können eindeutig negative Genträger aus weiteren biochemischen Untersuchungen entlassen werden!

8. PROGNOSE

8.1. Differenziertes (papilläres, follikuläres) Schilddrüsenkarzinom

Differenzierte Schilddrüsenkarzinome haben eine sehr gute Prognose. So sind 10- und 20-jährige Überlebensraten für das papilläre Schilddrüsenkarzinom mit 96 bzw. 95%, für das follikuläre Schilddrüsenkarzinom mit 84% bzw. 79% angegeben.

8.1.1. Papilläres Schilddrüsenkarzinom

Die unabhängigen signifikanten Faktoren werden im AGES-Score (A = Age, G = Tumorgrade, E = Tumorextend, S = Tumorsize) zusammengefaßt. AMES inkludiert Age, Metastases, Tumorextend und Size. Patienten mit aneuploidem Tumor verstarben signifikant häufiger an Schilddrüsenkarzinom, als jene mit diploidem Primärtumor.

8.1.2. Folliculäres Schilddrüsenkarzinom

Prognostische Faktoren sind ein Alter über 50 Jahre, eine massive Gefäßinvasion sowie Fernmetastasen zur Zeit der Diagnose. Patienten mit hohem Risiko („high risk") zeigen zwei bis drei dieser Faktoren, Patienten mit niedrigem Risiko („low risk") zeigen keinen oder nur einen relevanten Faktor. Bei Vergleich beider Gruppen zeigt sich eine signifikant bessere Prognose in der „Low-risk"-Gruppe. Bei papillären und follikulären Tumorformen wird der Befall von Lymphknotenmetastasen als prognostischer Faktor noch untersucht.

8.2. Medulläres Schilddrüsenkarzinom

TNM-Stadium, Tumorresektabilität sowie positive oder negative Amyloidfärbung beeinflussen die Prognose. Insgesamt zeigt sich ein Überleben beim medullären Schilddrüsenkarzinom nach 10 Jahren von 83%, nach 20 Jahren von 80%.

8.3 Undifferenziertes, anaplastisches Karzinom

Das anaplastische Schilddrüsenkarzinom gehört zu den aggressivsten malignen Tumoren. Die mediane Überlebenszeit liegt bei 3,8 Monaten.

9. LITERATUR

Pimpl W., Galvan G., Kogelnik H.D., Manfreda D., Niederle B., Schlag P., Waclawiczek H.W. (Hrsg): Struma maligna: Derzeitiger Stand in Diagnostik und Therapie. Springer Verlag, Berlin - Heidelberg - New York - London - Paris - Tokyo - Hong Kong - Barcelona - Budapest (1993)

Wittekind CH, Wagner G. TNM Klassifikation maligner Tumoren. 5. Auflage, Springer Verlag (1997)

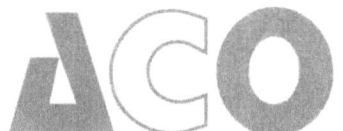

WEICHTEILSARKOME DER ERWACHSENEN

P. Ritschl und M.G. Smola
mit A. Beham, K. Böheim, D. Depisch, K. Dinstl, W. Dobrowsky, R. Jakse, R. Kotz, H. Piza,
R. Pötter, M. Salzer-Kuntschik, K. Vinzenz, Ch. Zielinski

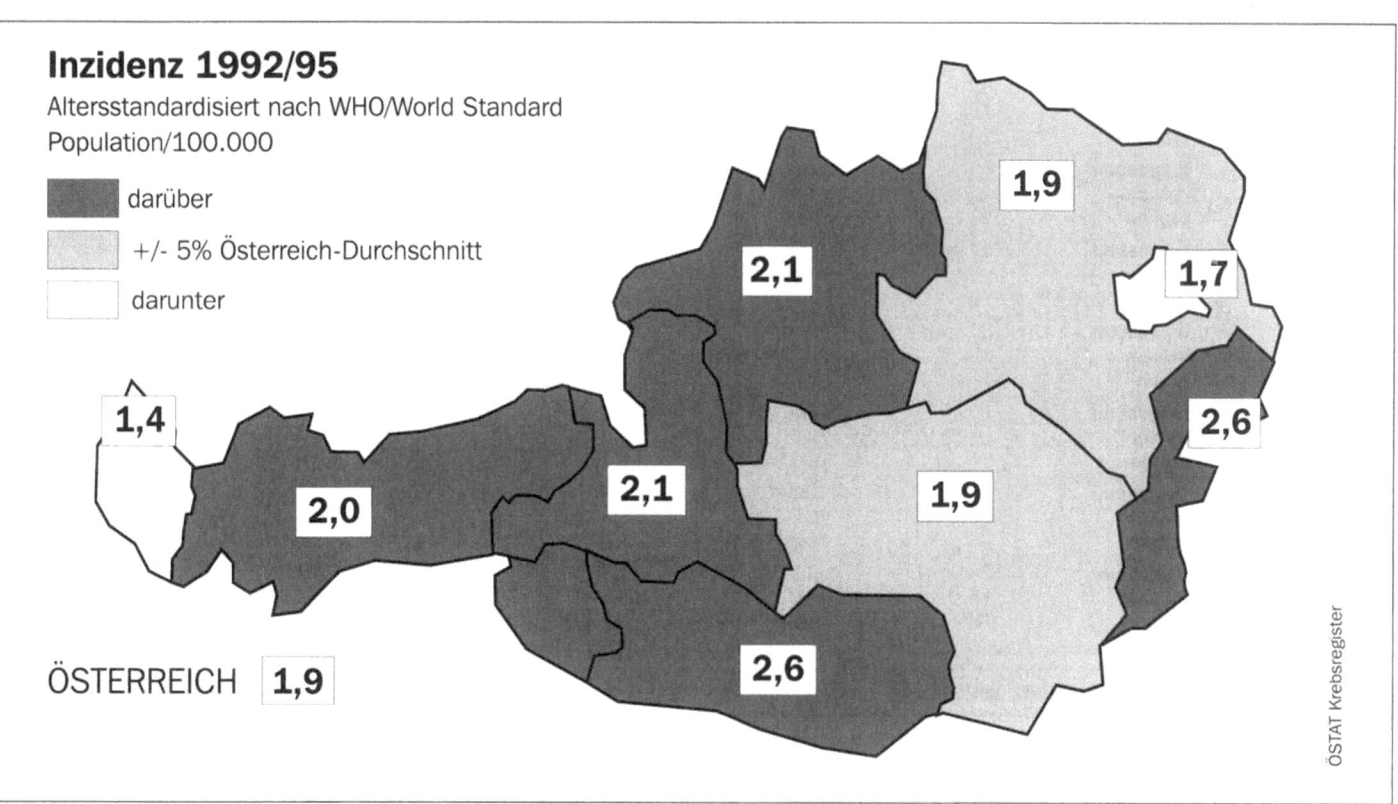

	Insgesamt	Männer	Frauen
Inzidenz 1992/95			
Neuerkrankungen absolut (Jahresdurchschnitt):	197	92	105
Rohe Raten/100.000:	2,5	2,4	2,5
WHO-World-Standard-Raten/100.000:	1,9	2,1	1,8
Linearer Trend 1983-1995:	- 5,5%	- 3,9%	- 8,1%
Prozent an Gesamt-Krebsinzidenz:	0,6	0,6	0,6
Stadien-Verteilung (U.S.-SEER) in Prozent			
lokalisiert:	37,1	36,6	37,7
regionalisiert:	17,1	15,6	18,7
disseminiert:	14,7	16,3	13,1
unbekannt:	31,0	31,5	30,6
Mortalität 1992/95			
Sterbefälle absolut (Jahresdurchschnitt):	80	34	46
Rohe Raten/100.000:	1,0	0,9	1,1
WHO-World-Standard-Raten/100.000:	0,7	0,6	0,7
Linearer Trend 1983-1995:	- 27,2%	-37,5%	- 17,2%
Prozent an Gesamt-Krebsmortalität:	0,4	0,4	0,5

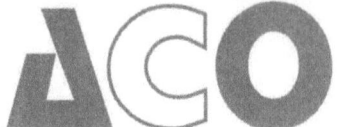

WEICHTEILSARKOME

Inzidenz im Jahresdurchschnitt 1992/95			Neuerkrankungen (Jahresdurchschnitt)		%-Veränderung
Bundesland	Geschlecht	Absolut	Rohe Rate auf 100.000	Altersstand. Raten auf 100.000 (WHO-WORLD)	1983/95 (linearer Trend)
ÖSTERREICH	Insgesamt	197	2,5	1,9	- 5,5
	Männer	92	2,4	2,1	- 3,9
	Frauen	105	2,5	1,8	- 8,1
Burgenland	Insgesamt	6	2,3	2,6	+ 32,0
	Männer	3	2,0	1,9	+ 52,3
	Frauen	4	2,6	3,3	+ 10,8
Kärnten	Insgesamt	16	2,9	2,3	+ 60,0
	Männer	7	2,5	2,1	+ 6,1
	Frauen	9	3,2	2,6	+219,7
Niederösterreich	Insgesamt	38	2,5	1,9	- 16,3
	Männer	18	2,5	2,0	- 19,0
	Frauen	20	2,6	1,8	- 14,2
Oberösterreich	Insgesamt	35	2,6	2,1	- 19,7
	Männer	16	2,4	2,2	- 15,8
	Frauen	19	2,7	2,0	- 20,6
Salzburg	Insgesamt	14	2,7	2,1	- 8,7
	Männer	6	2,5	2,3	- 30,3
	Frauen	8	3,0	2,0	+ 11,9
Steiermark	Insgesamt	33	2,8	1,9	+ 36,7
	Männer	16	2,7	2,4	+ 45,6
	Frauen	17	2,8	1,5	+ 22,7
Tirol	Insgesamt	16	2,4	2,0	- 8,7
	Männer	8	2,6	2,3	+ 7,8
	Frauen	7	2,2	1,7	- 24,2
Vorarlberg	Insgesamt	6	1,8	1,4	+ 2,2
	Männer	3	1,8	1,8	+ 25,3
	Frauen	3	1,8	1,1	- 17,4
Wien	Insgesamt	33	2,1	1,7	- 19,9
	Männer	15	2,0	1,9	- 21,0
	Frauen	18	2,1	1,5	- 21,3

Sterbefälle im Jahresdurchschnitt 1992/95			Sterbefälle (Jahresdurchschnitt)		%-Veränderung
Bundesland	Geschlecht	Absolut	Rohe Rate auf 100.000	Altersstand. Raten auf 100.000 (WHO-WORLD)	1983/95 (linearer Trend)
ÖSTERREICH	Insgesamt	80	1,0	0,7	- 27,2
	Männer	34	0,9	0,6	- 37,5
	Frauen	46	1,1	0,7	- 17,2
Burgenland	Insgesamt	2	0,9	0,5	- 57,9
	Männer	1	0,8	0,5	- 47,7
	Frauen	1	1,0	0,7	- 61,0
Kärnten	Insgesamt	3	0,5	0,3	- 57,1
	Männer	1	0,2	0,2	- 73,4
	Frauen	2	0,7	0,3	- 33,9
Niederösterreich	Insgesamt	17	1,2	0,8	- 17,5
	Männer	6	0,8	0,6	- 55,4
	Frauen	11	1,5	0,9	+42,9
Oberösterreich	Insgesamt	16	1,2	0,9	- 14,3
	Männer	7	1,1	0,9	- 26,5
	Frauen	9	1,3	0,9	- 2,3
Salzburg	Insgesamt	5	1,1	0,6	- 37,5
	Männer	2	0,7	0,5	- 46,1
	Frauen	4	1,4	0,8	- 31,7
Steiermark	Insgesamt	15	1,3	0,8	- 35,8
	Männer	7	1,3	0,9	- 17,5
	Frauen	8	1,3	0,7	- 48,6
Tirol	Insgesamt	7	1,1	0,8	- 14,3
	Männer	2	0,7	0,7	- 30,8
	Frauen	5	1,4	0,9	- 2,3
Vorarlberg	Insgesamt	4	1,3	0,9	- 16,1
	Männer	2	1,4	1,1	+69,4
	Frauen	2	1,2	0,8	- 47,1
Wien	Insgesamt	10	0,6	0,4	- 38,6
	Männer	6	0,8	0,5	- 36,5
	Frauen	4	0,5	0,3	- 37,5

WEICHTEILSARKOME DER ERWACHSENEN

P. Ritschl und M.G. Smola
mit A. Beham, K. Böheim, D. Depisch, K. Dinstl, W. Dobrowsky, R. Jakse, R. Kotz, H. Piza,
R. Pötter, M. Salzer-Kuntschik, K. Vinzenz, Ch. Zielinski

EINLEITUNG

Weichgewebssarkome stellen eine heterogene Gruppe maligner Tumoren des mesenchymalen Gewebes in den Weichteilen von Kopf/Hals, Stamm, Extremitäten, Retroperitoneum, Magen/Darmtrakt und Mediastinum dar. Aus morphologisch-differentialdiagnostischen und therapeutischen Gesichtspunkten werden maligne Neoplasien der peripheren Nerven miteinbezogen. Als eigene Gruppe gelten Sarkome des Skeletts, der viszeralen Organe (z.B. Leber, Uterus) und die Malignome der Hämatopoese. Die interdisziplinäre Therapieplanung (multimodales Konzept) unter Einbeziehung der Chirurgie, der Orthopädie, der Pathologie, der Strahlentherapie, der Chemotherapie sowie der rekonstruktiven plastischen Chirurgie sind Voraussetzung für eine Verbesserung der Heilungsraten. Eine Kooperation dieser Institutionen im Rahmen der österreichweiten Cooperativen Weichteilsarkomstudie (CWSS-93) hat diese wesentliche Effektivitätssteigerung zum Ziel (siehe 13.).

1. EPIDEMIOLOGIE

Maligne Weichgewebstumoren zeigen einen Anteil von 0,8%-1% aller bösartigen Geschwülste beim Erwachsenen und von 6-8% bei Kindern und führen zu etwa 0,5% aller Krebstodesfälle. Das entspricht einer Häufigkeit von etwa 2.5/100.000 Einwohner pro Jahr. In Österreich sind pro Jahr ca. 300 (zuletzt 220) Neuerkrankungen an Sarkomen zu erwarten.

Neuerkrankungen:	absolut	220	Fälle pro Jahr
	relativ	2.5	pro 100.000 Bevölkerung pro Jahr
Unter dem Österreichdurchschnitt:			Vorarlberg, Tirol, Kärnten, Steiermark, Burgenland
Im Österreichdurchschnitt:			Salzburg, Niederösterreich
Über dem Österreichdurchschnitt:			Wien, Oberösterreich

1.1. Alters-, Geschlechts- und Lokalisationsverteilung

Maligne Weichgewebstumoren treten in allen Lebensjahren auf, mit Betonung der höheren Lebensdezennien. 15% der Erkrankungen betreffen Patienten, die jünger als 15 Jahre sind, 40% solche jenseits des 55. Lebensjahres. Die Altersverteilung ist für die verschiedenen histologischen Typen unterschiedlich. Das männliche Geschlecht ist etwas häufiger betroffen als das weibliche (Russell). Rhabdomyosarkome und extraskelettäre Ewing-Sarkome treten überwiegend bei Kindern und Jugendlichen auf, Fibro- und Synovialsarkome vor allem zwischen dem 20. und 40. Lebensjahr. Das maligne fibröse Histiozytom (MFH) hat seine größte Häufigkeit jenseits des 45. Lebensjahres. In der topographischen Verteilung finden sich retroperitoneal in erster Linie Lipo- und Leiomyosarkome, an den Extremitäten Liposarkome, MFHs und Synovialsarkome, am Stamm Lipo- und Rhabdomyosarkome, im Kopf-/Halsbereich Rhabdomyosarkome. In der anatomischen Verteilung weisen Retroperitoneum 12%, Extremitäten 56%, Stamm 18%, Kopf/Hals 14% Anteil auf.

2. ÄTIOLOGIE UND PATHOGENESE

Obwohl die Mechanismen der Entstehung von Sarkomen noch weitgehend ungeklärt sind, werden zahlreiche Faktoren mit der Pathogenese dieser Tumoren in Zusammenhang gebracht. Der Einfluß von Chemikalien scheint gesichert zu sein (bei Exposition von Thorotrast, Asbest, Chlorophenol und Derivaten, Dioxin). Der Einfluß von ionisierenden Strahlen auf die Entstehung von Fibrosarkomen und das MFH gilt als gesichert. Ebenso das Entstehen von Angiosarkomen als Folge des chronischen Lymphödems oder die Entwicklung eines malignen Schwannoms im Rahmen des Mb. Recklinghausen in ca 5 %.

3. PATHOLOGIE

3.1. Histologische Klassifikation

Die histologische Diagnostik erfolgt entsprechend dem von der WHO 1994 herausgegebenen Klassifikationsschema. Dieses beruht auf dem histologisch-zytologischen Bau der Tumoren, ihrer Differenzierungsrichtung und der daraus resultierenden Ähnlichkeit mit normalen Geweben. Dies bedeutet aber keinesfalls, daß die Tumoren obligat ihren Ausgang von den entsprechenden normalen Geweben nehmen! Unter dem Terminus Tumor werden auch nicht neoplastische, tumorartige Veränderungen subsummiert, weil sie klinisch meist als Tumor imponieren.

3.2. Häufigkeit

Zu den häufigsten Sarkomen des Erwachsenenalters zählen maligne fibröse Histiozytome, Liposarkome, Synovialsarkome, maligne periphere Nervenscheidentumore (früher maligne Schwannome) und Leiomyosarkome.

3.3. Dignität

Die in der übrigen Pathohistologie zur Dignitätsbeurteilung angewendeten Parameter (z.B. Zell- und Kernpolymorphie, Mitoserate, Infiltration in die Umgebung) können für Weichgewebstumoren aus folgenden Gründen nicht generell verwendet werden: Manche tumorartige Läsionen (wie z.B. noduläre Fasziitis, Myositis ossificans) weisen neben einer zellulären Polymorphie im Frühstadium eine sehr hohe Mitosefrequenz auf. Andererseits hat die Mitosefrequenz bei verschiedenen Sarkomtypen unterschiedliche Wertigkeit und auch innerhalb eines Sarkomtyps je nach Lokalisation verschiedene Bedeutung.

3.3.1. Intermediäre Dignität

Es gibt Tumoren, bei denen auf Grund des histologischen Bildes das biologische Verhalten nicht sicher voraussagbar ist. Diese Tumore neigen zu Lokalrezidiven und infiltrativem Wachstum, metastasieren aber selten. Die Dignität dieser Geschwülste wird daher als intermediär bezeichnet. In diese Tumorgruppe gehören atypisches Fibroxanthom, Dermatofibrosarcoma protuberans, Riesenzellfibroblastom, plexiformer fibrohistiozytärer Tumor, angiomatoides fibröses Histiozytom, Spindelzellhämangioendotheliom, epitheloides Hämangioendotheliom und endovaskuläres papilläres Angioendotheliom.

3.4. Grading

Auf Grund der Heterogenität der meisten Weichgewebssarkome (nicht selten auch innerhalb eines Tumors) gibt es kein allgemein gültiges Grading-System, daher können nicht alle Sarkome nach den gleichen Prinzipien beurteilt werden. Die Kenntnis des biologischen Verhaltens jeder einzelnen Entität ist daher bei der Diagnostik und Behandlung unerläßlich.

Bei vielen Tumoren ergibt sich schon aus dem histologischen Bild das Grading, welches auf dem bekannten klinischen Verhalten des jeweiligen Tumortyps beruht (z.B. inflammatorisches Liposarkom = G1, alveoläres Rhabdomyosarkom = G3).

In verschiedenen Graduierungsschemata wird eine unterschiedliche Zahl an Malignitätsgraden (Differenzierungsgraden) angegeben.

3.4.1. Histopathologisches Grading

Nach UICC 1997 werden 4 Differenzierungsgrade unterschieden: G1 = hoher, G2 = mittlerer (mäßiger), G3 = niedriger Differenzierungsgrad; G4 bedeutet undifferenziert.

3.4.2. Grading nach Coindre

Eine in den letzten Jahren international immer mehr akzeptierte Malignitätsgraduierung ist jene einer französischen Arbeitsgruppe (Coindre et al. 1986):

Als Parameter werden verwendet:

1. Der Grad der Differenzierung, der mit den Scores 1, 2 und 3 benotet wird
2. Das Ausmaß der Nekrose; 0 = keine Nekrose, 1 < 50 % Nekrose, 2 > 50 % Nekrose
3. Die Mitoserate: 1 = 0-9 Mitosen/10 HP; 2 = 10-19 Mitosen/10 HP; 3 = 20 Mitosen und mehr/10HP
   (1HP = 0.1734 mm^2)

Die Addition der Scores dieser 3 Parameter ergibt den Malignitätsgrad eines Tumors:
G1 = Score 2 oder 3, G2 = Score 4 od. 5, G3 = Score 6, 7 oder 8

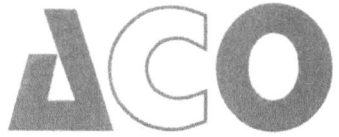

WEICHTEILSARKOME

3.5. TNM-KLASSIFIKATION und STAGING

Tabelle 1: TNM-Klassifikation der Weichteilsarkome (UICC 1997)

T - Primärtumor

TX	Primärtumor kann nicht beurteilt werden
TX	Kein Anhalt für Primärtumor
T1	Tumor 5 cm oder weniger in größter Ausdehnung
T1a	Oberflächlicher Tumor
T1b	Tiefer Tumor
T2	Tumor mehr als 5 cm in größter Ausdehnung
T2a	Oberflächlicher Tumor
T2b	Tiefer Tumor

Anmerkung:
Ein oberflächlicher Tumor ist vollständig oberhalb der oberflächlichen Faszie lokalisiert und infiltriert diese nicht; ein tiefer Tumor ist entweder ausschließlich unterhalb der oberflächlichen Faszie lokalisiert oder oberhalb der Faszie mit Infiltration der oder durch die Faszie. Retroperitoneale, mediastinale und Weichteilsarkome des Beckens werden als tiefe Tumoren klassifiziert.

N - Regionäre Lymphknoten

NX	Regionäre Lymphknoten können nicht beurteilt werden
N0	Keine regionären Lymphknotenmetastasen
N1	Regionäre Lymphknotenmetastasen

M - Fernmetastasen

MX	Fernmetastasen können nicht beurteilt werden
M0	Keine Fernmetastasen
M1	Fernmetastasen

pTNM: Pathologische Klassifikation
Die pT-, pN- und pM-Kategorien entsprechen den T-, N- und M-Kategorien.

pN0	Regionäre Lymphadenektomie und histologische Untersuchung üblicherweise von 12 oder mehr Lymphknoten

Tabelle 2: Stadiengruppierung der Weichteilsarkome (UICC 1997)

Stadium IA	G1,2	T1a	N0	M0
	G1,2	T1b	N0	M0
Stadium IB	G1,2	T2a	N0	M0
Stadium IIA	G1,2	T2b	N0	M0
Stadium IIB	G3,4	T1a	N0	M0
	G3,4	T1b	N0	M0
Stadium IIC	G3,4	T2a	N0	M0
Stadium III	G3,4	T2b	N0	M0
Stadium IV	jedes G	jedes T	N1	M0
	jedes G	jedes T	jedes N	M1

WEICHTEILSARKOME

3.5.1. Staging nach ENNEKING 1985

Bei Weichgewebssarkomen der Extremitäten hat sich auf Grund der besonderen anatomischen Verhältnisse das Enneking-Staging-System bewährt und wird heute international angewandt.

In diesem System bezeichnet T die Compartmentbeziehung des Tumors, und zwar T1 bedeutet einen Tumor, der intracompartmental gelegen ist, T2 einen Tumor, der das Compartment überschritten hat – extracompartmental. Die Tumorgröße wird in diesem System nicht berücksichtigt.

G1 entspricht einem niedrigen, G2 einem hohen chirurgischen Malignitätsgrad. Der Malignitätsgrad in diesem Stagingsystem ist kein rein histologischer, sondern berücksichtigt auch klinisch-radiologische und biologische Parameter.

Da Sarkome vorwiegend hämatogen und – von Ausnahmen abgesehen (z.B. Epitheloidsarkom) – seltener lymphogen metastasieren, wurde im Enneking-Staging keine Unterscheidung zwischen Lymphknoten und Fernmetastasen vorgenommen.

Tabelle 3: Surgical Staging for Musculo-Skeletal Tumors
Enneking 1985

STAGE	GRADE (G)	SITE (T)
I A	LOW (G1)	INTRACOMPARTMENTAL (T1)
I B	LOW (G1)	EXTRACOMPARTMENTAL (T2)
II A	HIGH (G2)	INTRACOMPARTMENTAL (T1)
II B	HIGH (G2)	EXTRACOMPARTMENTAL (T2)
III	ANY (G)	ANY (T) REGIONAL OR DISTANT METASTASIS

3.6. Histologische Diagnose

Jede tumoröse Weichgewebsveränderung muß durch eine histologische Untersuchung diagnostisch abgeklärt werden. Dem Pathologen bekanntzugebende Mindestdaten sind Alter und Geschlecht des Patienten, genaue Lokalisation, Zeitraum der Tumorentwicklung, eventuelle Vorbehandlungen (Chirurgische-, Strahlen- und/oder Chemotherapie).

3.6.1. Biopsie

3.6.1.1. Exzisionsbiopsie
Diese kann bei Läsionen <3 cm durchgeführt werden. Dabei soll der Tumor en bloc ohne Kapselöffnung entnommen werden.

3.6.1.2. Inzisionsbiopsie
Sie ist indiziert bei Läsionen >3 cm. Die Inzision muß so gewählt werden, daß ein nachfolgender, definitiver chirurgischer Eingriff (z.B. durch Kompartmentverletzung) nicht beeinträchtigt wird. Das eingesandte Material sollte mindestens 1 cm^y groß sein.

3.6.2. Gefrierschnittuntersuchung

Die Interpretation von Weichgewebsläsionen im Gefrierschnitt ist sehr schwierig. Nur bei großer Erfahrung kann bei manchen Weichgewebstumoren eine definitive Diagnose am Gefrierschnitt gestellt werden. Eine therapeutische Konsequenz soll erst nach definitiver Diagnostik am Paraffinmaterial eingeleitet werden. Die Gefrierschnittuntersuchung ist aber sehr wertvoll, da sie eine Beurteilung, ob ausreichendes intaktes, histopathologisch verwertbares Tumorgewebe gewonnen werden konnte, erlaubt.

3.6.3. Nadelbiopsie

Da mit dieser Methode nur sehr wenig Material gewonnen werden kann, ist eine histologische Diagnostik häufig nicht möglich und eine Malignitätsgraduierung meist nicht statthaft. Es soll daher, wenn dies lokalisationsbedingt leicht möglich ist, der offenen Biopsie der Vorzug gegeben werden. Zur Beurteilung von eventuellen Rezidiven ist die Nadelbiopsie dann sehr gut geeignet, wenn dem untersuchenden Pathologen das histologische Bild des Primärtumors bekannt ist.

3.6.4. Feinnadelaspirationsbiopsie

Hier gilt das unter 3.6.4. Gesagte in besonderem Maße. Skandinavische Autoren berichten von einer hohen Treffsicherheit mit der Feinnadelbiopsie und zytologischen Beurteilung von Weichgewebstumoren. In Österreich fehlt diesbezüglich die Erfahrung.

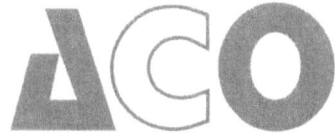

WEICHTEILSARKOME

3.7. Materialübersendung an den Pathologen

Diese sollte prinzipiell zwischen Einsendern und Pathologen einvernehmlich geklärt werden.

3.7.1. Weiterleitung von bioptischem Material

Das Biopsat sollte sofort und unfixiert dem untersuchenden Pathologen übergeben werden. Nur so sind eventuell notwendige oder wünschenswerte Untersuchungen (z.B. manche Chromosomenanalysen, Aufbewahrung von tiefgefrorenem Frischmaterial für spätere immunhistochemische Untersuchungen) möglich. Ist eine sofortige Übersendung nicht möglich, empfiehlt sich die Fixation in 7% neutralem Formalin und eventuell (bei genügend Material) das Einfrieren eines Teiles in flüssigem Stickstoff.

3.7.2. Weiterleitung des definitiven Operationspräparates

Auch dieses sollte so rasch wie möglich unfixiert an die Pathologie gebracht werden. Manipulationen, wie Einschneiden der Resektate im Operationssaal, behindern die Beurteilung der Resektionsränder oder machen sie sogar unmöglich. Bezüglich der Radikalität können und sollen fragliche Stellen durch Fäden markiert werden.

4. KLINIK

Sarkome können am ganzen Körper auftreten. Am häufigsten betroffen sind die Extremitäten. Meist findet sich ein asymptomatisches langsames Wachstum der Tumoren, die eine große Ausdehnung vor Diagnosestellung erreichen können (Retroperitoneum). Trotz der Tendenz, innerhalb von Faszienräumen zu verbleiben, infiltrieren diese Tumoren häufig in die Umgebung, was zu einer indirekten Symptomatik führen kann.

4.1. Symptome

- **Extremitäten:** Schwellung, Bewegungseinschränkung, Neuralgien, Parästhesien, Paresen.
- **Stamm:** Schwellung, Spannungsschmerzen.
- **Kopf/Hals:** Schluckbeschwerden, Schwellung, Heiserkeit, Hirnnervenausfälle, foetor ex ore, Nasenbluten.
- **Retroperitoneum:** oft indirekte Symptomatik durch Adhäsion, Kompression oder Verlagerung des Gastrointestinal-, Genital-, oder Harntraktes, von Gefäßen und Nerven; Hämaturie, Miktions-, Defäkationsstörungen, Gastrointestinalblutung, Obstruktion, Ileus, akutes Abdomen, Parästhesien bis Paresen, Gewichtsverlust, Schmerzen.

5. PRÄOPERATIVE DIAGNOSTIK

5.1. Allgemeines

Da die Geschwülste lange symptomarm sind, kommen die Patienten häufig mit großen Tumoren zur Behandlung. Das wichtigste Merkmal ist der tastbare, zu Beginn meist schmerzlose Tumor in 60-80%. Die Diagnose bei retroperitoneal oder intraabdominell gelegenem Tumor ist häufig ein Zufallsbefund. Beschwerden (20-30%) treten oft erst auf, wenn eine direkte oder indirekte Symptomatik wie Adhäsion, Kompression bzw. Beteiligung von Nerven, Gefäßen oder Nachbarorganen vorliegt. Die wesentliche Aufgabe der präoperativen Diagnostik konzentriert sich auf die dreidimensionale Ausdehnung des Primärtumors, die Involvierung angrenzender Strukturen (Gefäße, Nerven, Knochen) und das eventuelle Vorhandensein vergrößerter Lymphknoten und Fernmetastasen.

5.1.1. Basisdiagnostik

Anamnese, lokaler Tastbefund, Tumorgröße, Konsistenz, Verschieblichkeit, regionäre Lymphknoten – Labor – Thoraxröntgen, Weichteilröntgen – US von Lymphknoten, abdominelle Sonographie

5.1.2. Fakultativ

Tumormarker – biochemische Hormonrezeptoren – immunologische, genetische Untersuchungen

5.1.3. Weitere Diagnostik

Kernspintomographie (MR), Computertomographie, Angiographie, Knochenszintigraphie, i.v.-Urographie, Endoskopie, fakultativ CT-Leber/Lunge, Biopsie (Exzisions/Inzisionsbiopsie)

6. CHIRURGIE – KURATIVE ZIELSETZUNG

6.1. Allgemeines

Die chirurgische Entfernung des Tumors steht bei den meisten Weichteilsarkomen im Mittelpunkt aller therapeutischer Überlegungen. Die primäre Radikalität stellt den bestimmenden Faktor für die Überlebenschance dar. Die Lokalrezidivrate und die Prognose und damit das aktuelle Überleben hängen von der sachgemäßen chirurgischen Ersttherapie ab (negative Resektionsränder). Mit dem ersten Auftreten eines Lokalrezidivs verschlechtert sich die Prognose deutlich. Das Lokalrezidiv kann unter gewissen Voraussetzungen als potentiell kurabel angesehen werden (siehe 6.7.). Die Radikalität des Eingriffes ist abhängig vom Malignitätsgrad des Tumors, von der Adhärenz wichtiger Organe und von der Beziehung/Infiltration zu vitalen Strukturen. Je nach Tumorgröße und Lokalisation wird diese Radikalität fallweise nur über eine funktionelle und kosmetische Beeinträchtigung gewährleistet werden können. Die präoperative interdisziplinäre Planung sollte einerseits adäquate Resektionsränder, als auch andererseits ein akzeptables, funktionelles und kosmetisches Ergebnis gewährleisten. Dabei sind oft sehr große Defekte an Knochen, Gefäßen und Nerven durch plastische Rekonstruktionen, Endoprothesen und Nerveninterpositionen zu schließen oder zu überbrücken. Schließlich wird der Eingriff abhängig gemacht von Alter, Dauer des Eingriffs und zu erwartenden Komplikationen. Als oberstes Prinzip gilt, daß der Tumor während der Operation nicht eröffnet wird, tumoradhärente Strukturen en bloc entfernt werden und die Resektionsränder histologisch tumorfrei sind. Die Exzisionsoperation mit der häufig geübten Ausschälung des Tumors aus der oft vorhandenen Pseudokapsel (Tumoranteil) zählt nicht als adäquates chirurgisches Vorgehen im Sinne eines kurativen Konzeptes. Die Resektion muß weit im Gesunden angelegt sein, da infiltrierende Zellverbände entlang der Faszien, Muskelsepten und epineuralem Bindegewebe diskontinuierlich vorwachsen können. Zur Sicherung der Radikalität sollten intraoperativ Schnellschnitte von den Resektionsrändern entnommen und mit Metallclips versehen werden (Radiatio/Nachsorge/evtl. Zweiteingriff). Dabei ist zu bedenken, daß Metallclips bei nachfolgenden MR-Untersuchungen Bildartefakte verursachen können.

6.1.1. Radikalitätsprinzipien

Die folgenden Resektionsmöglichkeiten dienen der Abgrenzung der möglichen chirurgischen Vorgangsweisen, erstellt nach Lawrence (1983), Enneking (1984), verbunden mit histologisch definierten Resektionsabständen in „cm" nach der CWSS-93-Studie. Dies gilt typischerweise für Extremitäten und wird in modifizierter Art auch für Stamm und andere Lokalisationen angewandt.

6.1.1.1. Intraläsional (intrakapsulär bzw. subtotal)

Tumor wird eröffnet, makroskopischer Tumor (oder Pseudokapsel) bleibt zurück, adhärente Strukturen (Nerven, Gefäße, Knochen) sind histologisch nicht tumorfrei, histologisch positive Resektionsränder. Gleiches gilt für die intraläsionale Amputation.

6.1.1.2. Marginale Resektion

Der Resektionsrand reicht bis an den Tumor heran, der Resektionsrand ist histologisch tumorfrei (einige mm bis 1 cm), innerhalb der reaktiven Zone, extrakapsulär. Gleiches gilt für marginale Amputation, evtl. Satellitentumoren können verbleiben.

6.1.1.3. Weite Resektion

Histologisch tumorfreie Resektionsgrenzen (1-3 cm), außerhalb der reaktiven Zone, innerhalb des Kompartiments, Satelliten-Läsionen können verbleiben. Gleiches gilt für die weite Amputation.

6.1.1.4. Radikale Resektion

Histologisch tumorfreie Resektionsgrenzen (3 cm und mehr), Organresektion (erweitert radikale Resektion), das tumortragende Kompartment (Extremitäten) wurde en bloc entfernt, radikale Amputation (Exartikulation) oder Amputation im proximalen Extremitätenabschnitt.

6.1.1.5. Palliative Resektion

Tumorverkleinerung, makroskopisch deutliche Tumorreste

6.2. Retroperitoneal

6.2.1. Einleitung

Retroperitoneale Sarkome sind ein diagnostisches und therapeutisches Problem. Wegen ihres lange Zeit symptomlosen Wachstums haben sie eine oft beträchtliche Größe vor Diagnosestellung und eine schlechte Prognose bei nicht radikaler chirurgischer Ersttherapie. Die primären retroperitonealen Sarkome zeigen einen Anteil von 10-15% in der Gesamtkörperverteilung beim Erwachsenen und einen Anteil von 43-70% unter den retroperitonealen Tumoren. Bei inadäquatem primären chirurgischen Vorgehen ist der letale Ausgang ebenso durch extensive intraabdominelle Rezidivmassen bestimmt, die zu Gastrointestinalblutung, Ileus, obstruktiver Perforation bzw. Uropathie führen können. Nur 25% der Patienten können ohne en bloc-Entfernung zumindest eines adhärenten Organs resiziert werden (Fortner). Die Mortalität bei diesem Vorgehen lag in den letzten 10 Jahren bei 8%. Mehr als 30% der Patienten, die primär als nichtresektabel eingestuft werden, können nach präoperativer Chemotherapie erfolgreich radikal resiziert werden (Storm).

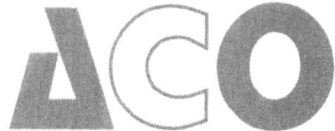

WEICHTEILSARKOME

6.2.2. Definitive Operation

Wegen der besseren Übersichtlichkeit sollte der mediane transperitoneale Zugang gewählt werden, der den Vorteil bietet, daß nach Erweiterung der gesamte Retroperitonealbereich erreicht werden kann. Intraoperativ wird die exakte Tumorausdehnung und seine Beziehung (Adhäenz/Infiltration) zu Organen, Darm, den großen Gefäßen festgestellt. Als Leitstruktur für eine anzustrebende radikale Resektion wird die Involvierung der großen Gefäße geklärt (A. V. mes., Aorta, V. cava). Deren Adhärenz limitiert häufig die Resektabilität mit gesunden Resektionsrändern und ist unzweifelhaft mit ein Grund für die hohe Rate an Lokalrezidiven. Das Basiskonzept der weiten, radikalen Resektion mit einem histologisch geprüften tumorfreien Resektionsrand stößt bei retroperitonealen bzw. intraabdominellen Sarkomen oft auf Grenzen (Anatomie, Alter, Komplikationsgröße). Zur Sicherung der Radikalität müssen intraoperativ Schnellschnitte von den Resektionsrändern entnommen werden. Von operationstaktischer Wichtigkeit ist hierbei, daß alle am Tumor adhärenten Strukturen nicht abpräpariert, sondern en bloc mitreseziert werden. Eine komplette Resektion wird in der Hälfte bis 2/3 der Tumoren erreicht, die in der präoperativen Examination resektable Läsionen zeigen (Lawrence). Mit der **erweiterten radikalen Resektion** erreichten verschiedene Zentren eine Resektabilität bis zu 50% mit einer deutlichen konsekutiven Rezidvverringerung und Überlebenszeitverlängerung der prognostisch bislang eher ungünstigen retroperitonealen Sarkome. Makroskopisch verbliebenes Tumorgewebe bedingt eine hohe Lokalrezidivquote (70-85%), mikroskopisch verbliebenes Tumorgewebe führt noch in 40% zu einem Lokalrezidiv innerhalb von 2 Jahren (Sugarbaker). Bei makroskopisch und/oder mikroskopisch verbliebenem Tumorgewebe (nach unvollständiger Erstoperation/diagnostischer Laparotomie/Notfallslaparotomie) sollte eine Zweitoperation im Sinne einer verzögert radikalen Resektion innerhalb von 4-8 Wochen angeschlossen werden, da tumorfreie Resektionsgrenzen den größten prognostischen Vorteil erbringen. Nach Lawrence erfordern Sarkome des **linken Retroperitonealbereiches,** die zwischen dem Unterrand des Pankreas und dem Mesokolon transversum lokalisiert sind, häufig eine subtotale Pankreaslinksresektion mit Splenektomie, eine Nephrektomie und Hemikolektomie links en bloc. Bei Sarkomen des **rechten Retroperitonealbereiches** werden nicht selten eine Pankreaskopfresektion, eine Nephrektomie und eine Hemikolektomie rechts notwendig sein. Bei Infiltration des M. psoas ist dieser mitzuresezieren. Wesentliches Entscheidungskriterium für eine erweiterte Radikalität stellt die Beziehung zu den großen Gefäßen dar (A. V. mes., Aorta, V. cava). Sind diese involviert, wird nur eine intraläsionale bzw. marginale (Adventitia histologisch tumorfrei) Resektion möglich sein. Bei Sitz des Sarkoms im Bereich des **Gastrointestinaltraktes** bzw. im **Mesenterium** wird analog der Karzinomchirurgie der entsprechende Magen-/Darmabschnitt reseziert.

6.2.3. Chirurgie im Notfall

Ist wegen akuter Komplikationen (Obstruktion, Ileus, Urämie, Blutung) die präoperative Diagnostik nicht durchführbar, sollten notfallsmäßig lediglich eingeschränkte Eingriffe zur Beherrschung der akuten lebensbedrohlichen Situation vorgenommen werden (z.B. Entlastungskolostomie, Nephrostomie). Eine repräsentative Biopsie (staging, grading, LK-dissektion) im Notfall ist für das weitere Vorgehen im Sinne einer verzögert radikalen Resektion und für eventuell notwendige präoperative Maßnahmen (präoperative Chemotherapie/Radiatio bei primär inoperablen Sarkomen, malignem Teratom, Seminom und Lymphom) unerläßlich.

6.3. Chirurgie – Stamm

Bei größeren Tumoren bzw. solchen schlechter Differenzierung wird im Anschluß an die diagnostische PE die Resektion aller Schichten empfohlen (Lawrence), um tumorfreie Resektionsgrenzen zu erreichen. Um einen ausreichenden Resektionsabstand im Gesunden zu erzielen, wird es oftmals notwendig sein, die gesamte Dicke des Brustkorbes inklusive der Rippen und der Interkostalmuskulatur bzw. die Bauchdecken zu resezieren. Um funktionelle Einschränkungen gering zu halten, wird der Defekt mit Hilfe diverser plastisch-rekonstruktiver Maßnahmen gedeckt (siehe 8.). Bei gut differenzierten Sarkomen bzw. kleinen Sarkomen kann eine weite/radikale Resektion unter Umständen genügen, sofern die Resektion im Gesunden histologisch gesichert ist.

6.4. Chirurgie – Mamma

Abhängig von der Größe des Primärtumors (bis 3 cm) wird bei gut differenzierten Sarkomen ein brusterhaltendes Therapiekonzept im Sinne einer weiten Resektion (1-3 cm) mit axillärer Lymphknotendissektion der Level I+II durchführbar sein. Bei mittel- und schlechtdifferenzierten Mammasarkomen ist unbedingt eine radikale Resektion (3 cm und mehr) anzustreben. Somit wird das operative Vorgehen abhängig von der Größe des Primärtumors, seiner Lage in der Mamma und der Erscheinungsform (Kutisinfiltration, Inflammation, zentral/peripher, brustwandnahe ohne/mit Infiltration), entweder brusterhaltend, modifiziert radikal oder radikal sein.

6.5. Chirurgie – Orthopädie

6.5.1. Einleitung

Weichgewebssarkome der Extremitäten sind eine heterogene Gruppe maligner Geschwülste des mesenchymalen Gewebes einschließlich der Neoplasien peripherer und autonomer Nerven. Das Auftreten von geschwulstbedingten Schmerzen ist Folge einer bereits vorhandenen Infiltration von Nachbarorganen oder Ausdruck eines extrakompartimentalen Wachstums des Tumors. Es wird als ungünstiger Prognosefaktor mit hoher Signifikanz angesehen (Lawrence). Eine tumorgerechte Therapieplanung muß Eigenarten der Sarkome berücksichtigen: Sie können von einer Pseudokapsel umgeben sein, die durch Kompression des umgebenden Gewebes entsteht, und/oder von einer reaktiven Zone, die aus Entzündungszellen besteht. Beide sind keine Barriere für den Tumor. Diese Pseudokapsel ist schmal und kann von Tumorzellen infiltriert und überschritten werden. Fingerförmige mikroskopische Tumorausläufer können über diese Pseudokapsel hinaus entlang Faszien, Muskelsepten und des epineuralen Gewebes diskontinuierlich wachsen und bis zu 10 cm vom Kerntumor entfernt Absiedelungen (Satellitentumore) bilden (Enzinger, Springfield). Ein anatomisches Kompartiment, in dem sich ein Weichteilsarkom befindet, muß als tumorkontaminiert betrachtet werden.

6.5.2. Definitive Operation

Die chirurgische Behandlung hängt von der Lokalisation, der Größe, dem histologischen Grading und der Beziehung des Tumors zu Nachbarstrukturen ab. Darüber hinaus ist die Operation der individuellen Situation des Patienten hinsichtlich des Alters und der zu erwartenden Funktionseinschränkung anzupassen. In der Extremitätenchirurgie hat die von Enneking eingeführte Tumor-Kompartiment-Beziehung eine zentrale Bedeutung. Neben dieser Kompartimentbeziehung des Tumors ist die Erreichung von weiten und radikalen Wundrändern Ziel des chirurgischen Vorgehens. Intraläsionale oder marginale Eingriffe gelten als onkologisch unadäquat, weite Resektionen und radikale Entfernungen des gesamten Kompartiments stellen onkologisch ein adäquates chirurgisches Vorgehen dar. Häufig kommt es durch die radikale Entfernung eines gesamten Kompartiments zu einer beträchtlichen Funktionsbehinderung. Somit beschränken sich radikale Resektionen auf anatomische Kompartiments, wo es nur zu einer geringen Funktionseinschränkung kommt. Weite Resektionen mit anschließender Bestrahlung des Kompartiments stellen demnach heute die Therapie der Wahl dar, da sie einerseits chirurgisch adäquat sind und andererseits Patienten eine geringere Funktionseinbuße zu erwarten haben. Im Anschluß an weite Resektionen ist jedoch die Tumordekontamination des Kompartiments durch eine Strahlentherapie vorgesehen. Zu der Frage, ob eine Amputation oder eine gliedmaßenerhaltende Operation angezeigt ist, gelten folgende Richtlinien: Wenn durch eine lokale Resektion keine geschwulstfreien Resektionsränder zu erzielen sind und es zu Infiltration von Knochen, großen Gefäßen und Nerven gekommen ist, ist eine Amputation angezeigt. Weiters scheint eine Primäramputation beim Enneking-Stadium II B distal des Unterschenkels und des Unterarms angezeigt, da hier aufgrund der Verflochtenheit der anatomischen Strukturen nur marginale und zum Teil intraläsionale Resektionen möglich sind. Nachfolgende erforderliche Bestrahlungen können zu erheblichen Fibrosierungen, fibrösen Ankylosen und Spätproblemen führen. Es sei darauf hingewiesen, daß bei großen Weichteiltumoren mit Infiltration des Gefäßnervenbündels bzw. bei Einbruch des Tumors ins Hüft- und Kniegelenk spezielle Rekonstruktionsmethoden unter Teilerhaltung der Funktion möglich sind. Zu erwähnen sind hier die Umkehrplastik des Knies und der Hüfte sowie die Resektions-Retransplantationschirurgie, bei denen infiltrierte Gefäße oder Nerven mitreseziert und rekonstruiert werden (siehe Kapitel 8.).

Bei primär inoperablen Weichteilsarkomen erhalten die Patienten eine präoperative Chemotherapie. Darüber hinaus randomisiert die CWSS-93-Studie den Einsatz der Strahlentherapie in Hinblick auf den Operationszeitpunkt: So wird ein Teil der Patienten zusätzlich zur Chemotherapie präoperativ, ein anderer Teil erst postoperativ bestrahlt. Diese Vorgangsweise soll klären, ob eine oder beide Therapiemodalitäten die Operabilität und die Prognose der Patienten mit primär inoperablen Weichteilsarkomen verbessert.

6.6. Chirurgie – Kopf/Hals

6.6.1. Einleitung

Zirka 14% aller Weichteilsarkome nehmen ihren Ursprung von Geweben der Kopf/Hals-Region. Beim Erwachsenen kommen am häufigsten maligne periphere Nervenscheitentumoren (MPNST), Angio- und Liposarkome und maligne fibröse Histiozytome (MFH) vor. Wegen der Heterogenität der Tumoren, der Vielfalt ihrer Lokalisation und anatomischen Beziehungen können in diesem Rahmen nur einige grob orientierende Richtlinien zur operativen Behandlung gegeben werden. Das chirurgische Vorgehen ist abhängig vom Sitz, der Größe, dem Malignitätsgrad und der Metastasierungsneigung der Geschwulst sowie dem Allgemeinzustand des Patienten. Die Operationsmethoden und die Rekonstruktion von Resektionsdefekten unterscheiden sich nicht grundlegend von der Chirurgie der epithelialen Malignome.

WEICHTEILSARKOME

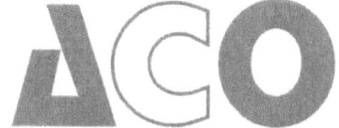

6.6.2. Chirurgie

Eine radikale Tumorentfernung ist wegen der besonderen anatomischen Verhältnisse häufig nur auf Kosten schwerer funktioneller und kosmetischer Defekte zu erreichen. Für die Resektion, Wiederherstellung der Funktion und eines akzeptablen kosmetischen Aussehens des Patienten finden die bekannten Methoden der kranio-fazialen und zervikalen Chirurgie einschließlich der plastisch-rekonstruktiven Maßnahmen mit Hilfe verschiedener Lappentechniken Anwendung. Bei Vorwachsen der Tumors ins Endokranium, Zerstörung von Teilen des Kauapparates und bei Geschwülsten an den großen Gefäßen ist die interdisziplinäre Zusammenarbeit angezeigt.

6.6.2.1. Primärtumor

Die radikale chirurgische Entfernung des Tumors stellt bei allen Weichteilsarkomen des Erwachsenen die Therapie der Wahl dar. Die Weite der Resektionsränder wird in Abhängigkeit vom Malignitätsgrad des Tumors, von zu erhaltenden Organfunktionen und vom Alter des Patienten bestimmt. Beim Rhabdomyosarkom haben die Fortschritte der Polychemotherapie in Kombination mit einer Strahlenbehandlung die Ansichten über die Notwendigkeit eines radikalen und damit meist verstümmelnden Eingriffes verändert. Bei hochmalignen, großen (> 5 cm) und nicht weit im Gesunden resezierbaren Tumoren soll eine Nachbestrahlung des Bereiches des ursprünglichen Primärtumors angeschlossen werden. Im Rahmen der Cooperativen Weichteilsarkomstudie (CWSS-93) wird die postoperative Nachbehandlung entsprechend dem histologischen Malignitätsgrad und der Breite der Resektionsränder bestimmt (siehe Kap. 9. und 12.).

6.6.2.2. Larynx und Hypopharynx

Bei hochdifferenzierten Tumoren wird – abhängig von der Lokalisation und der Größe – in bestimmten Fällen noch eine Teilresektion des Kehlkopfes und/oder Hypopharynx möglich sein. Schlecht differenzierte, aggressive Tumoren erfordern eine totale Laryngektomie und/oder Hypo- Pharynxresektion.

6.6.2.3. Mundhöhle und Oropharynx

Kleine Tumoren im Bereiche des weichen Gaumens, der Tonsillen, der Zunge und des Mundbodens können meist transoral exzidiert werden. Größere Malignome sind, je nach Lokalisation, über eine Pharyngotomia media oder lateralis mit temporärer Unterkieferdurchtrennung oder -teilresektion anzugehen. Bei Tumoren des Zungengrundes kann eine supraglottische Larynxteilresektion, in manchen Fällen eine totale Laryngektomie erforderlich sein. Penetrierende Wangendefekte nach Resektion von Geschwülsten des Wangenbereiches bedürfen einer umfangreichen rekonstruktiven Deckung.

6.6.2.4. Innere Nase, Nasennebenhöhlen

In der Mehrzahl der Fälle werden Nebenhöhlentumoren spät diagnostiziert, weshalb große Eingriffe notwendig sind. In Anbetracht ihrer Nähe zum Endokranium ist die Resektion mit großem Sicherheitsabstand nur selten möglich. Zur Entfernung von Tumoren der mittleren und oberen Etage wird nach Aufklappung der Wangenweichteile eine Blockoperation angestrebt, bei Einbruch in die Orbita mit Eviszeration derselben. Tumoren der kaudalen Kieferhöhlenanteile und des Alveolarkammes können meist transoral reseziert werden.

6.6.2.5. Mittelohr, Mastoid, para- und retropharyngealer Raum

Im Bereich des äußeren Gehörganges, des Mastoids und Mittelohres ist die Ausgangsstelle der Geschwulste mitunter schwer feststellbar. Oft ist eine subtotale oder totale Petrosektomie mit Opferung des N. facialis und Resektion der Concha notwendig. Tumoren des para- und retropharyngealen Raumes werden – abhängig von Tumorgröße – zervikal oder transparotideozervikal mit/ohne temporärer Mandibulotomie oder auf dem zervikotranspharyngealen Zugangsweg operiert.

6.6.3. Primär inoperable Tumoren

Klinisch nicht resezierbare Tumoren sollten einer Radio-/Chemotherapie unterzogen werden. Bei gutem Ansprechen ist nach vierwöchigem therapiefreien Intervall der Versuch einer kurativ-chirurgischen Tumorentfernung angezeigt.

6.7. Chirurgie – Rezidive

Lokalrezidive nach Operationen von Weichteilsarkomen sind häufig Folge einer ungenügenden chirurgischen Primärtherapie. Je früher ein Rezidiv auftritt, desto ungünstiger. Ein Lokalrezidiv ohne disseminierte Tumorstreuung oder Metastasen kann als potentiell kurabel angesehen werden. Es gelten die gleichen Überlegungen wie beim primären Tumor. Präoperative Maßnahmen sind abhängig von der jeweils vorausgegangenen Ersttherapie zu machen. Ca. 85% der Rezidive treten in den ersten 2 Jahren nach Erstbehandlung auf.

6.7.1. Rezidive – Extremitäten

Lokalrezidive treten bei Weichteilsarkomen nach inadäquater chirurgischer Therapie häufig auf (Fuchs). Auch bei weiten Nachresektionen mit Nachbestrahlung können Rezidive auftreten. In diesen Fällen ist sorgfältig zu erwägen, ob eine Extremitätenerhaltung noch verantwortet werden kann bzw. sinnvoll ist. Meist sind bei Voroperationen Gefäße und Nerven

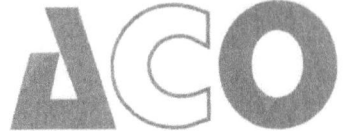

WEICHTEILSARKOME

präpariert worden und fallen somit in das neue Kompartiment der Resektionsbehandlung. Damit wird die Erhaltung einer Extremität meist sinnlos, und es ist die Amputation angezeigt. Selten sind in speziellen Lokalisationen, weitab von Gefäßen und Nerven, Rezidivtumoren auch durch sehr ausgedehnte radikale Resektionen zu behandeln. Ein zweites Rezidiv ist fast immer durch eine Amputation zu versorgen, wenn dabei Gewähr für Radikalität gegeben ist, es sei denn, daß durch die Allgemeinsituation des Patienten, z.B. bei Enneking-Stadium III, einer palliativen Resektion der Vorzug zu geben ist.

6.7.2. Rezidive – Retroperitoneal

Ist durch präoperatives Staging Metastasenfreiheit gewährleistet, sollte die chirurgische Radikalität (bzw. erweitert radikale Resektion) angestrebt werden, um vor allem bei mittel- und schlechtdifferenzierten Sarkomen einem weiteren Lokalrezidiv vorzubeugen. Dabei kommen auch Gesichtspunkte, wie die Prophylaxe tumorbedingter Komplikationen, zum Tragen (Perforation, Ileus, Uropathie). Bei Patienten mit gut differenzierten Sarkomen kann die neuerliche Resektion wiederholter Rezidive mehrmals durchgeführt werden. Dieses Vorgehen kann in relativ langer Überlebenszeit resultieren, da diese Tumoren spät, wenn überhaupt, metastasieren.

6.7.3. Rezidive – Stamm/Mamma

Ein gut differenziertes Sarkom wird durch eine neuerliche Resektion im Gesunden beherrschbar sein. Für das rein lokoregionäre Rezidiv ohne Metastasierung bei mittel- und schlechtdifferenzierten Sarkomen ist eine gesicherte Radikalität wie beim primären Vorgehen anzustreben, wobei hier lokal eingeschränkte Verfahren nicht mehr angewendet werden sollten.

6.7.5. Rezidive – Kopf/Hals

Bei umschriebenen Lokalrezidiven im Kopf-/Halsbereich soll nochmals eine Resektion, eventuell auch unter Opferung eines oder mehrere Organe, versucht werden. Der Krankheitsverlauf ist damit wiederholt noch günstig zu beeinflussen. Bei nicht mehr operablen Rezidivtumoren kann eine palliative Tumorverkleinerung unter Bedachtnahme auf die Lebensqualität des Patienten vor/nach einer Chemo- oder Radiotherapie erwogen werden.

6.8. Chirurgie – Palliative Zielsetzung

Die palliative Chirurgie hat folgende Ziele: Eine Tumorreduktion zu erreichen und damit eine Verbesserung der Aussichten einer zusätzlichen Chemo-/Radiotherapie; Symptome, Schmerzen, Funktionsstörungen, Komplikationen zu verhindern bzw. zu reduzieren; die Progression zu verlangsamen und damit die Lebensqualität zu verbessern. Die Therapie richtet sich dabei nicht nur gegen den nicht kurativ entfernbaren Primärtumor, sondern auch gegen Lokalrezidiv und Fernmetastasen. Die Wundränder sind mit Metallclips zu versehen, um die evtl. Bestrahlungsplanung zu erleichtern und den Verlauf bzw. die Remission oder Progression beurteilen zu können.

7. LYMPHKNOTENCHIRURGIE

In der Literatur zeigen sich uneinheitliche Angaben. Nach histologischen Subtypen beträgt die Inzidenz von Lymphknotenmetastasen in retrospektiven Übersichten (Rosenberg) über 30 Studien bei ca. 3000 Patienten im Mittel 5,8%. Am häufigsten metastasieren Epitheloidsarkome (20-40%), Synovialsarkome (17%), Rhabdomyosarkome (12%), Liposarkome (5%). In besonderen Fällen und bei klinischem Verdacht wird eine Lymphknotendissektion durchgeführt.

7.1. Vorgehen

Bei Sitz des Tumors nahe einer Lymphknotenstation kontinuierliche, bei lymphknotenferner Lokalisation diskontinuierliche Dissektion (getrennte Abdeckung, eigene Instrumente).

7.2. Lokalisation

- **Untere Extremitäten inguinal:**
  - Tractus horizontalis und vertikalis
- **Obere Extremitäten in der Axilla:**
  - Level I+II. Am Stamm wird die nächstgelegene Lymphknotenstation erfaßt.
  - Retroperitoneal bzw. intraabdominell je nach Lage wie in der Karzinomchirurgie die nächst- bzw. übergeordnete Lymphknotenstation
  - Im Kopf-/Halsbereich funktionelle oder radikale Neck-Dissektion

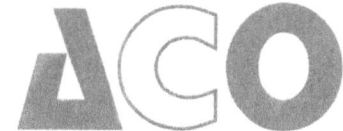

WEICHTEILSARKOME

8. REKONSTRUKTION

8.1. Einleitung

Nach ausgedehnten Weichteilresektionen ist es in vielen Fällen nicht mehr möglich, die Haut primär spannungslos zu verschließen, vor allem dann, wenn bei der weiten/radikalen Operation Narben von Probeinzisionen (diagnostische Biopsie) mitentfernt werden müssen. Wenn nach Tumorresektion am Wundgrund gut durchblutetes Gewebe (Faszie/Muskulatur) vorliegt, genügen je nach Lokalisation Spalt- oder Vollhauttransplantate (Vorteil: Rasches Erkennen des Rezidives, Nachteil: Schlechte Bestrahlungstoleranz). Ist die Radiatio im Therapiekonzept postoperativ vorgesehen oder liegen Nerven, Gefäße, Sehnen oder periostfreier Knochen nach Tumorresektion frei, muß eine Deckung des entstandenen Defektes mit gut durchblutetem Gewebe in Form von Lappen erfolgen. Der Blutversorgung entsprechend unterscheiden wir zwischen randomisierten und axialen Lappen. Letztere können als Insel- oder mikrovaskuläre Lappen Verwendung finden.

8.2. Rekonstruktion – Schädel

Nach Resektion von Skalp und Kalvaria stehen zur Rekonstruktion des Knochens autologes (Rippen) oder alloplastisches Material zur Verfügung. Möglichkeiten der Weichteildeckung sind haartragende Lappen, die occipital oder temporal gefäßgestielt sind, für den Hinterkopf Insel- (M. trapezius) oder mikrovaskuläre Lappen (bei ausgedehnten Defekten).

8.2.1. Rekonstruktion – Gesicht

Durchgehende totale Unterliddefekte nach Tumorresektion machen eine rasche Rekonstruktion notwendig, da das Auge sonst ungeschützt ist, z. B. Wangenlappen (mit nasalem Knorpel- Schleimhautanteil, temporaler Insellappen). Als oberstes Prinzip für die Rekonstruktion des Oberlides gilt der Ersatz durch Unterlidgewebe. Die Nasenrekonstruktion erfolgt durch Stirnlappen, die der Wange durch retroaurikuläre Hals- oder mikrovaskularisierte Lappen.

8.3. Halsdefekte

Nach Tumorresektion am Hals liegen häufig die großen Halsgefäße oder der Plexus brachialis frei. Sie müssen mit gut durchblutetem Gewebe (Pektoralislappen) gedeckt werden. Bei Hypopharynxresektionen kann der Schluckweg durch mikrovaskuläre Jejunumtransplantation suffizient wiederhergestellt werden. Im dorsalen Halsbereich genügt vielfach eine Spalthauttransplantation, selten ist eine Lappenplastik (M. trapezius) notwendig.

8.4. Thorax

Alle Wandschichten des Thorax einnehmende Defekte müssen immer so rekonstruiert werden, daß die Stabilität des Thorax wiederhergestellt wird. Dafür eignet sich mit maximaler Spannung eingenähtes Korium oder synthetisches Material. Über dieses wird ein gut durchbluteter Lappen eingenäht, der je nach Sitz des Defektes gewählt werden muß (M. pectoralis, M. latissimus dorsi oder TRAM-Lappen).

8.5. Abdomen

Große Bauchwanddefekte sollten ebenfalls primär verschlossen werden, nur in Ausnahmefällen zweizeitig. Dies bedeutet eine primäre Abdeckung des freiliegenden Darmes durch Spalthaut, sekundär die Rekonstruktion der Bauchdecke. Die primäre Rekonstruktion erfolgt meist zweischichtig (1. Korium oder Kunststoff, 2. Lappenplastik – M. lat. dorsi, M. tensor fasciae latae, M. rectus femoris oder ein kontralateraler erweiterter M. rectus abdominis-Lappen).

8.6. Extremitäten

Bei radikaler Resektion von Weichteiltumoren an den Extremitäten muß präoperativ die Art und Möglichkeit der Rekonstruktion und Spenderareale festgelegt werden. Minimalforderung bei extremitätenerhaltender Operation für die untere Extremität stellt die Stabilität, für die obere Extremität eine sinnvolle Funktion und Sensibilität im Greiforgan dar.

8.6.1. Untere Extremität

Leistenbereich: Als Lappendeckung bei freiliegenden Gefäßen eignen sich der untere Rektuslappen oder der M. tensor fasciae latae Lappen (ipsilateral). **Oberschenkel:** In vielen Fällen genügt Spalthaut. Bei Resektion von der Muskulatur und Knochen (Prothesenersatz) gelangt man mit dem M. rectus abdominis-Lappen, der bis zur Skapulaspitze reichen kann, an den medialen und vorderen Anteil des Oberschenkels bis zum distalen Drittel. Am proximalen Oberschenkeldrittel dorsal kann ein fasziokutaner, myokutaner oder ein Gluteusinsellapen in Frage kommen, am distalen Oberschenkeldrittel sowie im Kniebereich je nach Größe mikrovaskuläre Lappen (M. lat. dorsi, Skapula-Lappen oder M. rect. abdominis-Lappen). **Unterschenkel:** Im proximalen Unterschenkeldrittel werden der mediale oder laterale Gastrocnemiuskopf als Insellappen sowie fasciocutane Unterschenkellappen, im mittleren Drittel fasziokutane Lappen oder der M. soleus (Ursprungsbreite, segmentale Durchblutung) verwendet, im distalen Drittel bei durchgehenden Weichteildefekten mikrovaskuläre Lappen.

8.6.2. Obere Extremität

An Schulter und Oberarm wird der M. lat. dorsi wegen seines großen Aktionsradius verwendet. Mit ihm kann auch eine Muskelfunktion des M. trizeps oder M. bizeps zur Funktionswiederherstellung des Ellenbogengelenkes erreicht werden. Im Ellenbogen, Unterarm und Handbereich eignen sich Thoraxwand-, Bauchwand- und Leistenlappen. Sind Nerven mitentfernt worden, so ist zur primären Funktionswiederherstellung eine primäre Rekonstruktion mittels autologer Nerventransplantaten indiziert. Radikale Resektionen an der Hand führen meist zur Mutilierung dieses wertvollen Greif- und Tastorgans. Trotzdem sollte man durch primäre Nerventransplantation oder suffiziente Weichteildeckung Primitivgriff und Sensibilitätswiederherstellung erreichen.

8.7. Resektionsamputationen mit nachfolgender Replantation

Die Indikation muß präoperativ sehr genau überlegt und gestellt werden. Die Ischämiezeit ist kurz zu halten, die amputierte Extremität zu kühlen und alle Strukturen primär zu rekonstruieren.

9. ADJUVANTE THERAPIEFORMEN VOR UND/ODER NACH OPERATION

9.1. Chemotherapie

9.1.1. Einleitung

Weichteilsarkome sind insgesamt unterschiedlich chemotherapiesensibel. Die Evaluation der Ansprechraten ist wegen der Heterogenität der Patientenkollektive mit unterschiedlicher Verteilung der histologischen Subtypen und unterschiedlicher Tumorstadien problematisch. Patienten mit ausgedehnter Tumormasse und/oder schlechtem Allgemeinzustand haben kaum Chancen auf eine Remission. In einer vor kurzem veröffentlichten EORTC-Studie wurde eine enge Korrelation zwischen CYVADIC-induziertem Therapieerfolg und Karnofsky-Index beschrieben. Embryonale Rhabdomyosarkome zeigen die größte Chemotherapieempfindlichkeit. Bei diesem Sarkomtyp ist eine adjuvante Chemotherapie fester Bestandteil einer Behandlung mit kurativer Intention (Treuner). Die wirksamste Substanz in der medikamentösen Behandlung von Weichteilsarkomen ist Adriamycin (15-35% Remission; CR-Rate unter 10%), 4-Epirubicin ist in äquitoxischer Dosis wahrscheinlich gleichwirksam. Weitere wirksame Substanzen sind Ifosfamid (Remissionsrate (RR): 25%), hochdosiertes MTX (RR: 20%), DTIC (RR: 17%), Actinomycin-D (RR: 17%) und Cyclophosphamid (RR: 15%). Die mediane Ansprechdauer beträgt bei partiellen Remissionen 5-8 Monate, bei kompletten Remissionen 30 Monate. Obwohl durch die Kombinationstherapie mit Cyclophosphamid-Vincristin-Adriamycin-DTIC (CYVADIC) Remissionsraten zwischen 35% und 55% (bis 10% komplette Remissionen) erreicht werden, konnte bislang im randomisierten Vergleich insgesamt kein signifikanter Vorteil einer Polychemotherapie gegenüber einer Adriamycin-Monotherapie erreicht werden. Aus diesem Grund sollten daher Patienten mit guten Prognosefaktoren (Karnofsky-Index > 80%, kleine Tumormasse, Alter < 50) bevorzugt einer Polychemotherapie z.B. IFADIC oder CYVADIC bzw. CYVEDIC, zugeführt werden.

9.1.2. Indikation zur Chemotherapie

Der Indikationsbereich der Chemotherapie erstreckt sich auf eine neoadjuvante, adjuvante sowie palliative Anwendung.

9.1.3. Neoadjuvante (präoperative) Chemotherapie

Bei primär inoperablem Weichteilsarkom ohne Fernmetastasen kann eine Chemotherapie über eine partielle Remission zur kurativen Operabilität und möglichen Tumorfreiheit (-reduzierung) führen. Solche innovative Therapien sollten ausschließlich im Rahmen von Studien durchgeführt werden (z.B. österreichische CWSS-93-Studie).

WEICHTEILSARKOME

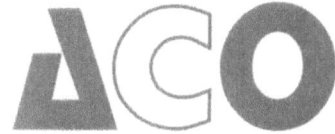

Als Therapiemodalität empfiehlt sich:
1. Ausschließlich Chemotherapie, z.B. IFADIC oder CYVADIC
2. Eine kombinierte Chemo-Strahlentherapie
3. Eine Hyperthermie-Behandlung des Tumors mit gleichzeitiger Chemo- und/oder Strahlentherapie
4. Eine intraarterielle regionale Chemotherapie

Die Hyperthermie-Behandlung des Tumors, als auch die intraarterielle regionale Chemotherapie ist als experimentell aufzufassen; diese Behandlungsformen sollten daher ausschließlich innerhalb von Studien durchgeführt werden.

9.1.4. Adjuvante postoperative Chemotherapie

Bei Erwachsenen erbringt eine adjuvante Chemotherapie beim Rhabdomyosarkom eindeutige Vorteile, während bei den anderen Sarkomentitäten derzeit noch keine endgültige Bewertung abgegeben werden kann. Bei diesen Patienten sollte eine adjuvante Chemotherapie nur im Rahmen prospektiver, randomisierter Studien durchgeführt werden.

9.1.5. Palliative Chemotherapie

Bei Patienten mit geringer Chance auf ein Erreichen eines Tumoransprechens (KI <80%, mäßige bis große Tumormasse, Alter >50 Jahre) besteht eine eingeschränkte Indikation zur Chemotherapie (nur bei Progredienz). Symptomatische Patienten bzw. bei nachgewiesener Progredienz können einem Therapieversuch z.B. in Form einer Monochemotherapie mit einem Anthrazyklin (z.B. Adriamycin-Monotherapie) zugeführt werden. Bei Patienten mit hoher Chance, eine Remission zu erreichen (KI über 80%, geringe Tumormasse, Alter unter 50), sollte mit der zytostatischen Polychemotherapie begonnen werden. Bei Patienten mit partieller Remission sollte eine chirurgische Resektion mit dem Ziel einer kompletten Tumorresektion angeschlossen werden. Diese Patienten haben eine ähnliche 5-Jahres-Überlebenswahrscheinlichkeit wie jene mit primärer, durch Chemotherapie erreichter, kompletter Remission. Nach Erreichen einer kompletten Remission sollten zur Konsolidierung 2-3 Polychemotherapiezyklen durchgeführt werden, sofern keine Limitation wegen drohender anthrazyklinbedingter Kardiotoxizität vorliegt.

9.2. Radiotherapie

9.2.1. Einleitung

Die unterschiedlichen Untergruppen der Weichteilsarkome differieren in ihren biologischen Eigenschaften und somit auch in ihrem natürlichen Krankheitsverlauf. Die tradierte Annahme einer Strahlenresistenz von Weichteilsarkomen ist nach dem heutigen Stand klinischer und experimenteller Forschung als nicht richtig einzustufen. Die individuelle Strahlenempfindlichkeit der heterogenen Gruppe der Weichteilsarkome ist unterschiedlich und vor allem abhängig von der zellulären Strahlensensitivität (z.B. der Verteilung der Zellen innerhalb des Zellzyklus), dem Reparaturvermögen der Zellen für radiogene Schäden sowie von Gewebeeigenschaften, wie z.B. dem Sauerstoffgehalt. Der Stellenwert der klinischen Radiotherapie hängt wesentlich ab von der Wahrscheinlichkeit der lokalen Rezidivrate (Tumorgröße und Grading) und der wahrscheinlichen Rate an lymphogener Metastasierung (histologischer Subtyp) und hämatogener Metastasierung (Tumorgröße, Grading, histologischer Subtyp). Des weiteren ist die Resektabilität sowie das operativ und pathologisch festgestellte Ausmaß der Resektion (radikal, weit, marginal, intraläsional (Enneking 1983) in Betracht zu ziehen. Bei den Extremitätensarkomen läßt sich heute durch eine Kombination aus Operation und Radiotherapie mit ultraharten Photonen (Linearbeschleuniger) eine lokale Tumorkontrolle mit Erhalt der Extremitätenfunktion bei der überwiegenden Mehrzahl der Patienten erzielen (ca. 80-90 %) (Budach u. Stuschke 1992, Pötter et al. 1990). Analog gilt für die lokale Therapie der Sarkome des Körperstammes, des Retroperitoneums, der Mamma und der Kopf-Hals-Region, daß in der Regel eine Kombination aus Resektion und Radiotherapie die höchste Wahrscheinlichkeit lokaler Tumorkontrolle unter Vermeidung verstümmelnder Eingriffe beinhaltet. In der Tumorregion werden Strahlendosen (Photonen) zwischen 60 und 70 Gy in 6 bis 7 Wochen appliziert, in der Region potentieller mikroskopischer Ausbreitung (z.B. im Kompartment) 45 bis 60 Gy in 4-6 Wochen. Der präoperativen Dokumentation der individuellen Lage des Tumors in Relation zum Normalgewebe kommt große Bedeutung zu, da einerseits eine hohe Strahlendosis in der Tumorregion appliziert werden muß, andererseits durch aufwendige moderne Bestrahlungstechniken eine Schonung des Normalgewebes häufig erreicht werden kann. Dies wird heute in der Regel durch präoperative Schnittbilddiagnostik (MRT, CT) und postoperativ durch zusätzliche Operations- und Histologiebefunde erreicht, günstigerweise mit Skizzierung des Operationssitus und besonderer kritischer Regionen (z.B. Region marginaler Resektion). Auf der Grundlage dieser Informationen können Zielvolumen und Risikoorgane exakt und reproduzierbar speziell für die Situation jedes einzelnen Patienten definiert werden. Hierauf aufbauend werden sämtliche heute zur Verfügung stehenden Möglichkeiten der Bestrahlungsplanung unter Einbeziehung der dreidimensionalen Rechnerplanung und der Röntgen-Durchleuchtung gestützten Simulatorplanung eingesetzt. Die Radiotherapie wird an modernen Linearbeschleunigern unter Verwendung spezieller Lagerungshilfen und individuell gefertigter Abschirmungen sowie üblicher Maßnahmen zur Qualitätssicherung (z.B. Feldkontrollfilme) durchgeführt (Pötter et al. 1990). In speziellen Situationen (z.B. intraläsionale bzw. marginale Resektion) ist zur

WEICHTEILSARKOME

Erhöhung der lokalen Strahlendosis eine intraoperative Brachytherapie indiziert. Bei Tumoren, die als strahlenresistent gelten bzw. nach Photonentherapie rezidivieren, kann eine experimentelle Radiotherapie, z.B. mit Protronen, Neutronen oder Leichtionen, erwogen werden. Derartige experimentelle Therapieansätze sind in Europa allerdings nur an wenigen Orten verfügbar.

9.2.2. Primäre Radiotherapie

Die Radiotherapie als primäre Behandlungsform wird in der Regel nur dann durchgeführt, wenn die Operation aus technischen Gründen unmöglich erscheint, bei internistisch-medizinischen Kontraindikationen oder bei Patienten, die einen chirurgischen Eingriff ablehnen. Bei kleinen Tumoren (< 5 cm) kann mit einer Dosis von 60 bis 80 Gy eine anhaltende lokale Tumorkontrolle (5 Jahre) in 88%, bei größeren Tumoren (5-10 cm) in 53% erreicht werden (109/112). Bei ausgedehnten Tumoren wird häufig ein Tumoransprechen erzielt, in 33% eine anhaltende lokale Remission (5 Jahre) (Budach 1991).

9.2.3. Adjuvante Radiotherapie

Zur Senkung der lokalen Rezidivrate wird die Radiotherapie in Kombination mit nicht verstümmelnden Resektionen eingesetzt. Eine adjuvante Radiotherapie mit 50 bis 60 Gy in 5-6 Wochen bei nicht radikalen Resektionen kann die lokale Rezidivrate auf ca. 14% senken. Dies ist vergleichbar mit den Ergebnissen der alleinigen radikalen Chirurgie (Budach 1992). Dies gilt nicht nur für die Extremitätensarkome, bei denen die Radiotherapie zur Behandlung des gesamten Kompartiments eingesetzt wird, sondern in modifizierter Weise für Sarkome des Körperstammes, der Kopf-Hals-Region und des Retroperitoneums. Zur Erzielung eines kosmetisch und funktionell akzeptablen Ergebnisses sollte heute deshalb zu Beginn der Therapieplanung immer der Einsatz einer adjuvanten Radiotherapie in Kombination mit einer weiten Resektion innerhalb eines multimodalen Behandlungskonzeptes erwogen werden. Damit vermeidet man ausgedehnte Resektionen mit nicht akzeptablen kosmetisch-funktionalen Resultaten. Der prä- bzw postoperative Einsatz der Radiotherapie ist mit bestimmten Vor- und Nachteilen verbunden. Für die präoperative Radiotherapie sprechen das geringe Behandlungsvolumen, der sofortige Beginn der Radiotherapie nach bioptischer Sicherung und der tumorverkleinernde Effekt vor der Operation, der gelegentlich die weite Resektion erleichtert. Für die postoperative Radiotherapie sprechen die genauere Kenntnis des Tumors (pathologisches Stadium) und das Fehlen radiogener Wundheilungsstörungen.

9.2.4. Radiotherapie in der Rezidivsituation

Die Strahlentherapie von lokalen Rezidiven von Weichteilsarkomen ist von zahlreichen Faktoren, vor allem der vorangegangenen Therapieformen, abhängig. Falls in der Primärbehandlung keine Radiotherapie eingesetzt wurde, sollte nach Möglichkeit in jedem Fall, wenn operativ keine radikale Resektion (z.B. Amputation) erzielt werden kann, die Radiotherapie zum Einsatz kommen. Grundsätzlich gelten ähnliche Kriterien wie für die Primärbehandlung. Vor allem sollte jedoch hinsichtlich der Dosis eher eine höhere gewählt werden, da es sich in der Rezidivsituation nicht selten um resistentere Tumorzellverbände handelt. Nach der Strahlentherapie in der Primärbehandlung sollte gemeinsam mit dem Chirurgen das mögliche lokale Vorgehen unter Einbeziehung auch experimenteller Möglichkeiten überlegt werden. Vor Einleitung einer Rezidivtherapie sind die üblichen Maßnahmen zum Ausschluß einer Metastasierung durchzuführen.

9.2.5. Palliative Radiotherapie

Bei Auftreten von Metastasen z.B. in den Knochen, in den Weichteilen, im Hirn sollte in Abhängigkeit von der Zielsetzung der palliativen Therapie der Einsatz einer lokalen Radiotherapie der jeweiligen Metastase, möglicherweise in Zusammenhang mit einer Resektion, erwogen werden. Vor allem bei symptomatischen Metastasen läßt sich häufig für einen längeren Zeitraum eine Verbesserung der Symptome (z.B. Schmerzreduktion, Verbesserung neurologischer Symptomatik) ohne Inkaufnahme nennenswerter Morbidität erreichen. Bei Auftreten von Lungenmetastasen ist dem chirurgischen Vorgehen der Vorzug einzuräumen. Es bleibt jedoch festzuhalten, daß z.B. bei Synovialsarkomen eine Progressionsverzögerung der Lungenmetastasen mit Strahlentherapie erreicht werden kann. Bei symptomatischen Lungenmetastasen (Obstruktion, pleurale Schmerzen) sollte in jedem Fall der Einsatz einer Radiotherapie erwogen werden.

9.2.6. Radiotherapie im Rahmen der CWSS-93-Studie

Nach weiter/marginaler Operation eines Tumors (Stadium MO) mit dem Grading 1 erfolgt die postoperative Radiotherapie. Nach radikaler Resektion wird auf die Radiotherapie verzichtet (Therapiegruppe A). Bei kleineren Tumoren (< 5 cm) ohne Fernmetastasen mit dem Grading 2 wird ebenfalls nach weiter/marginaler Resektion die postoperative Radiotherapie durchgeführt, sie entfällt bei radikaler Resektion (Therapiegruppe B).

Bei Tumoren Grading 2 oder 3 (Tumorgröße > 5 cm, ohne Fernmetastasen) wird postoperativ nach weiter/marginaler Resektion (Therapiegruppe C) zwischen zwei Behandlungsmöglichkeiten randomisiert: IF(A)DIC und Radiotherapie oder alleinige Radiotherapie.

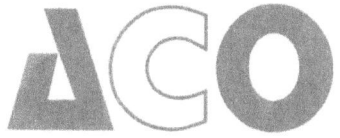

WEICHTEILSARKOME

Bei inoperablen Tumoren mit oder ohne Fernmetastasen oder nach intraläsionaler Operation (Therapiegruppe D) wird nach initialer Chemotherapie (IFADIC) randomisiert: Radiotherapie mit IFADIC gefolgt von der Operation und anschließender IFADIC oder IFADIC gefolgt von der Operation mit anschließender Radiotherapie mit IFADIC. In dieser Studie erfolgt die Radiotherapie akzelleriert und hyperfraktioniert, die Einzeldosis von 1,7 Gy wird zweimal täglich verabreicht (mindestens 6 Stundenintervall zwischen den Bestrahlungen) bis zur Gesamtdosis von 51 Gy (30 Fraktionen in 3 Wochen). Bei der Kombinationsbehandlung Radiotherapie mit Chemotherapie wird die letztere, wegen überhöhter Lokalreaktion, während laufender Radiotherapie ohne Adriamycin verabreicht (IFDIC).

10. METASTASENCHIRURGIE

Sind zum Zeitpunkt der Diagnose bereits Metastasen vorhanden, ist die Operation nur noch Teil eines Palliativkonzeptes. Verstümmelnde Eingriffe sind dann im allgemeinen nicht gerechtfertigt. Eine besondere Stellung nehmen Lungen-, aber auch Lebermetastasen ein. Lungenmetastasen treten in 50-80% der High-grade-Sarkome auf und sind die häufigste Todesursache bei Sarkomen. Unbehandelt beträgt die mittlere Überlebenszeit 10 Monate. Sind pulmonale Metastasen solitär oder überschaubar, auch bei Befall beider Lungenflügel, ist die Indikation zur Enukleation weit zu stellen. Abhängig von der Verdoppelungszeit des Metastasenvolumens (mehr als 40 Tage) leben nach Thorakotomie ein Jahr später noch 86%, bei Verdoppelungszeit von 20 Tagen nach einem Jahr nur mehr 11% (Pötter). Berichte über Erfolge liegen auch für die Entfernung solitärer Lebermetastasen nach intestinalen Sarkomen vor. Keine Entfernung ist zu empfehlen bei rasch wachsenden sowie diffusen Lungenmetastasen, die innerhalb des ersten Jahres nach Primäroperation auftreten.

11. NACHSORGE

Da lokale Rezidive ebenso wie Lungenmetastasen häufig sind und erfolgreich behandelt werden können, stellt die frühzeitige Diagnostik ein wesentliches Prognosekriterium dar. Die Nachsorgeempfehlungen sind dem Kapitel „Tumornachsorge" zu entnehmen.

12. COOPERATIVE WEICHTEILSARKOMSTUDIE CWSS-93

Eine Zusammenarbeit der ACO-Arbeitsgemeinschaft für Chirurgische Onkologie und dem Wiener Knochen- und Weichteilgeschwulstregister

Das Ziel der österreichweiten Cooperativen Weichteilsarkomstudie CWSS-93 als Nachfolgestudie der CWSS-89 (Smola MG, Ludwig H, Ritschl P, Kotz R et al.) ist die Erstellung eines Standards zur Diagnose und Therapie im Rahmen eines multimodalen Therapiekonzeptes. Die Erfassung aller Sarkompatienten jeglicher Lokalisation mit einem neuen chirurgischen, orthopädischen, strahlentherapeutischen, internistisch-onkologischen und pathologischen Konzept für das primäre, rezidivierende und das metastasierende Sarkom. Die primäre radikale kurative Chirurgie nimmt die zentrale Stellung ein, bei der histologisch gesicherte tumorfreie Resektionsränder erreicht werden sollen. Prä- und/oder postoperative Therapiemaßnahmen, abhängig von Tumorgröße, Differenzierung, Stadium und chirurgischer Resektion, ergänzen die Maßnahmen. Da in vielen Fällen eine radikale primäre Resektion erst durch eine primäre Rekonstruktion des Weichteildefektes ermöglicht wird, die prä-/ postoperativen Therapiemaßnahmen von Stadium und chirurgischer Resektion abhängig sind, ist eine genaue Indikationsstellung – verbunden mit präoperativer interdisziplinärer Planung – unerläßlich.

Die Einteilung erfolgt nach Differenzierungsgrad (G), Tumorgröße (T), Stadium und der Möglichkeit des chirurgischen Vorgehens in folgenden Gruppen:

Gruppe A: G1, jede Größe, NO, MO, chirurgisches Vorgehen: weit/marginal bzw. radikal

Gruppe B: G2, T1 (<5 cm, intra-/extracompartmental), MO, chirurgisches Vorgehen: weit/marginal bzw. radikal

Gruppe C: G2, 3, T2 (>5 cm, extracompartmental), MO chirurgisches Vorgehen: weit/marginal oder radikal

Gruppe D: G2, 3, T locoregionär inoperabel, MO/1; chirurgische Vorgehen: intraläsionale Resezierbarkeit, Probeexcision gefordert

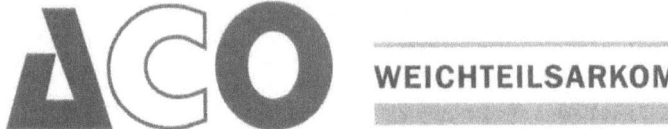
WEICHTEILSARKOME

Dementsprechend ergibt sich folgendes Design der Studie:

Gruppe A: Therapie in Abhängigkeit vom chirurgischen Vorgehen:
- a) weit/marginal: fakultative Radiotherapie
- b) radikal: keine adjuvante Therapie

Gruppe B: Therapie in Abhängigkeit vom chirurgischen Vorgehen:
- a) weit/marginal: hyperfraktionierte Radiotherapie (51 Gy)
- b) radikal: keine adjuvante Therapie

Gruppe C: A) Bei chirurgischem Vorgehen weit/marginal erfolgt folgende Radomisierung:
- a) IFADIC (x6) in zweiwöchigen Intervallen + G-CSF + hyperfraktionierte Radiotherapie (51 Gy)
- b) hyperfraktionierte Radiotherapie (51 Gy)

B) Bei chirurgischem Vorgehen radikal erfolgt folgende Randomisierung:
- a) IFADIC (x6) in zweiwöchigen Intervallen + G-CSF
- b) keine adjuvante Chemotherapie

Gruppe D: Randomisierung des Zeitpunktes der Strahlentherapie:
- a) 2x IFADIC + hyperfraktionierte Radiotherapie + 2x IFADIC -> Operation -> 4x IFADIC
- b) 4x IFADIC -> Operation -> Radiotherapie + 4 x IFADIC

Alle IFADIC-Zyklen in Gruppe D sollen in zweiwöchigen Abständen unter Verwendung von G-CSF erfolgen

Studienleiter: Univ.-Prof. Dr. Christoph Zielinski, Extraordinariat für internistisch-experimentelle Onkologie, Klinische Abteilung für Onkologie, Klinik für Innere Medizin I, Tel. 40 400/4446, Fax 40 400/4461
(Studienrandomisierung: 40400/4446)

Studienkoordinator: Univ.-Prof. Dr. Peter Ritschl, Orthopädisches Krankenhaus Gersthof, Wielemansgasse 28, 1180 Wien, Tel. 47611/218, Fax 47611/300

Studienkoordinator für Strahlentherapie: Univ.-Prof. Dr. R. Pötter, W. Dobrowsky, AKH Wien, Univ.-Klinik für Strahlentherapie und Strahlenbiologie, 1090 Wien, Währinger Gürtel 18-20 Tel.: 40 400/2692, Fax 40 400/2693

13. PROGNOSE

Die Fortschritte in der Behandlung von Weichteilsarkomen sind deutlich erkennbar. Heute überleben 70-80% der Patienten mit Weichteilsarkom 5 Jahre, vor 20 Jahren waren dies nur 40-50%. Die entscheidenden Prognosefaktoren sind: Histologischer Typ zw. Subtyp, Malignitätsgrad, Tumorgröße/Stadium, Lokalisation, lokale Kontrolle.

Die Prognose ist abhängig von der Differenzierung, der Tumorgröße, der Lokalisation, dem Primärstadium und der chirurgischen Resektionsqualität. Als wichtigster Parameter gilt der Malignitätsgrad (Russel), wobei innerhalb des gleichen Malignitätsgrades der histologische Typ keine Rolle spielt. Die angeführten Faktoren beeinflussen in der Folge die Entwicklung von Fernmetastasen und tumorbezogenem Ableben. Diverse Autoren (Cantin, Stotter) fanden eine doppelte bis fünffache Rate an Metastasierung und folgender Sterberate bei Patienten nach einem Lokalrezidiv. Andere Faktoren, wie Onkogene, Tumornekrose, chromosomale Abnormalitäten, werden untersucht, sind derzeit für die Routinebeurteilung aber noch nicht von Bedeutung.

13.1. Die 5-Jahres-Überlebenszeit:

13.1.2. Resektionsart

Bei Sarkomen, die im Gesunden reseziert wurden, spielt die Tumorgröße eine signifikante Rolle (Lawrence). Bei Tumoren unter 5 cm beträgt die 5-Jahres-Überlebenszeit 82%, über 5 cm 58%.

13.1.3. Lokalisation, Tumor ohne Metastasen, radikale Resektion

- Retroperitoneal 35-60%
- untere Extremitäten 84%
- obere Extremitäten 70,6%
- Stamm 81,4%
- Kopf/Hals 81,0%

13.1.4. Histologie, Tumor ohne Metastasen, radikale Resektion

- Leiomyosarkom 69,5%
- Liposarkom 82,8%
- MFH 72,3%
- Mal. Schwannom 65,7%
- Fibrosarkom 83,0%
- Angiosarkom 64,7%
- RMS 54,6%
- RMS - Kind 70-80%
- Synovialsarkom 61,8%

13.1.5. Differenzierung, alle Stadien

- Grad 1: 52-78%
- Grad 2: 29-57%
- Grad 3: 18-48%

14. LITERATUR

AJCC - American Joint Comittee on Cancer: Manual for staging of cancer, third edition. J.B.Lippincott Company, Philadelphia (1988)

Budach V.: The role of fast neutrons in radiooncology - A critical appraisal. Strahlenther.Onkol. (1991), 167/12: 677-692

Budach V., M. Stuschke: Die Rolle der Strahlentherapie im interdisziplinären Therapiekonzept der Weichteilsarkome. P.M. Schlag, K. Winkler (Hrsg.): Weichteilsarkome, Diagnostik und aktuelle Therapiestrategien. Springer-Verlag (1992): 46-71

Coindre, J.C. et al.: Reproducibility of a Histopathologic Grading System for Adult Soft Tissue Sarcoma Cancer (1986), 58: 306-309

Enneking W.F.: Muskuloskeletal tumor surgery, Vol I,II. Churchill Livingstone, New York - Edinburgh - London - Melbourne (1983)

Enneking W.F.:A System of Staging Musculoskletal Neoplasms. Clin. Orthop. Rel. Res. (1985), 204: 9-24

Enzinger F.M., Weiss S.W.: Soft tissue tumors. 2nd edition. The CV Mosby Company, St.Louis - Washington - Toronto (1988)

Fuchs R.: Weichteilsarkome - ein multimodales Behandlungskonzept. Onkol.Forum (1988), 1

Glenn J., Kinsella T., Glatstein E.: A randomized prospective trial of adjuvant chemotherapy in adults with soft tissue sarcomas of the head and neck, breast and trunk. Cancer (1985), 55: 1206

Karakousis C.P.: Atlas of operations for soft tissue tumors. McGraw-Hill, New York (1985)

Lawrence W. Jr., Neifeld J.P., Terz J.J.: Manual of soft tissue tumor surgery. Springer, New York - Berlin - Heidelberg - Tokyo (1983)

Pötter R., T.H. Knocke, U. Haverkamp, Chr. Al-Dandashi: Treatment planning and delivery in neutron radiotherapy of soft tissue sarcomas. Strahlenther.Onkol. (1990), 166: 102-106 (Nr. 1)

Rosenberg S.A., Suit H.D., Baker L.H., Rosen G.: Sarcomas of the soft tissue and bone. In: DeVita V.T., Hellman S., Rosenberg S.A. (eds.): Cancer - principles and practice of oncology. J.B.Lippincott, Philadelphia (1982), 1036-1095

Russell W.O., Cohen J., Enzinger F.: A clinical and pathological staging system for soft tissue sarcomas. Cancer (1977), 40: 1562-1570

Smola M.G.: Wertigkeit der chirurgischen Resektionsrandanalyse bei Weichteilsarkomen. Acta chir. austr. (1994), 26, 108:34, 1994

Smola M.G.: Surgical treatment of Dermatofibrosarcoma protuberans. A retrospective study of 20 cases. Eur J.Surg.Oncol. (1991), 17: 447-453

Smola M.G., Kotz R., Ludwig H., Ritschl P., Dinstl K., Samonigg H., Beham A., Hawlicek R., Salzer-Kuntschik M., Schemper M.: Cooperative Weichteilsarkomstudie - CWSS 89; Acta chir.austr., abstract (1988)

Smola M.G., Ratschek M., Amann W., Samonigg H., Mayer R.: The impact of resection margins in the treatment of primary sarcomas of the breast. Eur J. Surg. Oncol. (1993), 19: 61-69

Springfield D.S.: General guidelines in the treatment of sarcomas. In: Van Oosterom A.T., Van Unnik J.A.M. (eds.): Management of soft tissue and bone sarcomas. Raven Press, New York (1986), 97-99

Sugarbaker P.H., Nicholson T.H.: Atlas of extremity sarcoma surgery. J.B.Lippincott Comp., Philadelphia (1984)

Tepper J.E., H.D. Suit: Radiation therapy of soft tissue sarcomas. Cancer (1985), 55: 2273-2277

Todoroki T., H.D. Suit: Effect of fractionated irradiation prior to conservation and radical surgery on therapeutic gain in spontaneous fibrosarcoma of the C3H mouse. J. Surg.Oncol. (1986), 31: 279-286

Tonak J.: Maligne Weichteiltumoren. In: Gall F.P., Hermanek P., Tonak J. (Hrsg.): Chirurgische Onkologie. Springer, Berlin - Heidelberg - New York - London - Paris - Tokyo (1986)

UICC, International Union against Cancer, TNM Atlas. Illustrated Guide to the TNM/pTNM Classification of Malignant Tumours. Spiessl B, Beahrs OH, Hermanek P. Hutter RVP, Scheibe O, Sobin LH, Wagner G (eds). Third edition. Springer, Berling, Heidelberg, New York (1993)

Wittekind CH, Wagner G. TNM Klassifikation maligner Tumoren. 5. Auflage, Springer Verlag (1997)

World Health Organization. International Histological Classification of Tumours. Histological Typing of Soft Tissue Tumours. Weiss SW (ed). In collaboration with Sobin LH and Pathologists in 9 Countries. Second edition. Springer, Berlin, Heidelberg, New York (1994)

ZERVIXKARZINOM

P. Sevelda, S.F. Lax, G. Breitenecker, P. Lukas

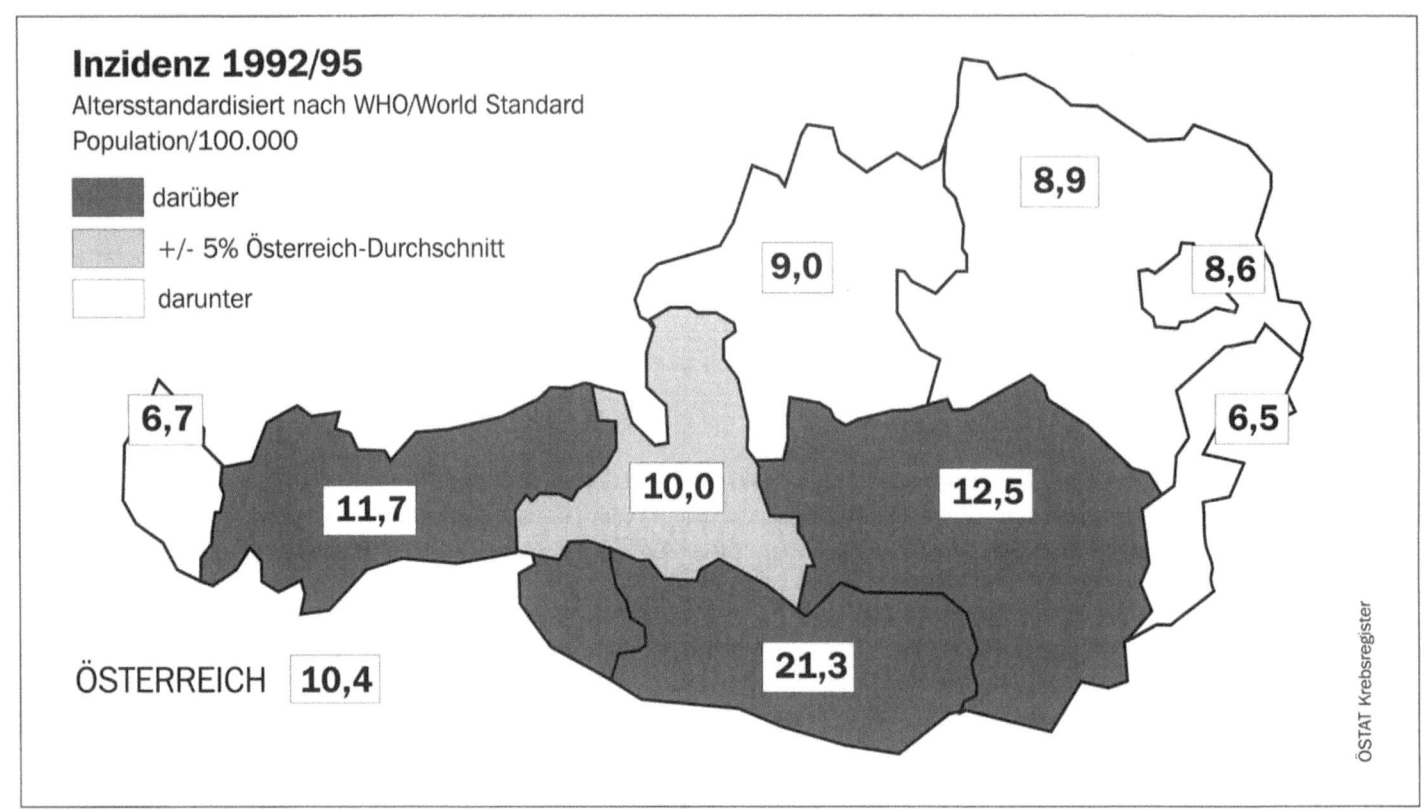

	Frauen
Inzidenz 1992/95	
Neuerkrankungen absolut (Jahresdurchschnitt):	620
Rohe Raten/100.000:	15,1
WHO-World-Standard-Raten/100.000:	10,4
Linearer Trend 1983-1995:	- 46,6%
Prozent an Gesamt-Krebsinzidenz:	3,6
Stadien-Verteilung (U.S.-SEER) in Prozent	
lokalisiert:	49,7
regionalisiert:	24,7
disseminiert:	5,9
unbekannt:	19,8
Mortalität 1992/95	
Sterbefälle absolut (Jahresdurchschnitt):	195
Rohe Raten/100.000:	4,7
WHO-World-Standard-Raten/100.000:	2,7
Linearer Trend 1983-1995:	- 40,3%
Prozent an Gesamt-Krebsmortalität:	2,0

ZERVIXKARZINOM

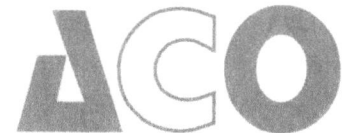

Inzidenz im Jahresdurchschnitt 1992/95			Neuerkrankungen (Jahresdurchschnitt)		%-Veränderung
Bundesland	Geschlecht	Absolut	Rohe Rate auf 100.000	Altersstand. Raten auf 100.000 (WHO-WORLD)	1983/95 (linearer Trend)
ÖSTERREICH	Frauen	620	15,1	10,4	-46,6
Burgenland	Frauen	17	11,9	6,5	-55,9
Kärnten	Frauen	82	28,6	21,3	-15,6
Niederösterreich	Frauen	105	13,6	8,9	-46,3
Oberösterreich	Frauen	92	13,2	9,0	-53,6
Salzburg	Frauen	35	13,6	10,0	-53,5
Steiermark	Frauen	112	18,1	12,5	-37,6
Tirol	Frauen	51	15,4	11,7	-41,8
Vorarlberg	Frauen	15	9,0	6,7	-62,2
Wien	Frauen	111	13,2	8,6	-56,6

Sterbefälle im Jahresdurchschnitt 1992/95			Sterbefälle (Jahresdurchschnitt)		%-Veränderung
Bundesland	Geschlecht	Absolut	Rohe Rate auf 100.000	Altersstand. Raten auf 100.000 (WHO-WORLD)	1983/95 (linearer Trend)
ÖSTERREICH	Frauen	195	4,7	2,7	-40,3
Burgenland	Frauen	5	3,3	1,5	-42,4
Kärnten	Frauen	18	6,4	3,9	-35,7
Niederösterreich	Frauen	37	4,8	2,5	-29,7
Oberösterreich	Frauen	38	5,4	3,2	-30,5
Salzburg	Frauen	13	5,0	3,4	-32,7
Steiermark	Frauen	33	5,4	3,2	-46,9
Tirol	Frauen	19	5,6	3,7	-39,7
Vorarlberg	Frauen	8	4,5	3,1	-30,6
Wien	Frauen	24	2,9	1,7	-62,3

ZERVIXKARZINOM

P. Sevelda, S.F. Lax, G. Breitenecker, P. Lukas

1. EPIDEMIOLOGIE

Das Zervixkarzinom ist nach wie vor eines der häufigsten Karzinome der Frau. In den mitteleuropäischen Ländern beträgt die Inzidenz (jährliche Neuerkrankungsrate) invasiver Karzinome etwa 25/100.000, die Mortalität etwa 10-15/100.000. Knapp die Hälfte aller Genitalkarzinome sind Zervixkarzinome. Der Altersgipfel für das klinisch invasive (= klinisch makroskopisch erkennbare) Karzinom liegt um das 60. Lebensjahr. Frühstadien werden jedoch schon bei jungen Frauen gefunden (Maximum zwischen dem 45. und 54. LJ), präinvasive Vorstadien zeigen sich mit zunehmender Häufigkeit auch bei sehr jungen Frauen (Carcinomata in situ 35.-44. LJ, Dysplasien 25.-34. LJ). Seit der Einführung zytologischer Screeningprogramme Anfang der 70er Jahre ist die Mortalität des Zervixkarzinoms um etwa 60% zurückgegangen (in Österreich von ca. 900 Todesfällen im Jahre 1971 auf etwa 350 Todesfälle im Jahre 1991). Der Anteil der fortgeschrittenen Stadien hat in diesem Zeitraum ständig abgenommen, sodaß heute ca. 2/3 aller invasiven Zervixkarzinome im Stadium I diagnostiziert werden.

2. ÄTIOLOGIE

Schon Mitte des 19. Jahrhunderts wurde beobachtet, daß Nonnen nicht an Zervixkarzinom erkranken, also ein Zusammenhang zwischen Sexualverhalten und Zervixkarzinom besteht. Heute weiß man, daß der Hauptrisikofaktor das Alter der Frau ist, in dem regelmäßiger Geschlechtsverkehr aufgenommen wird. Alle anderen bekannten Risikofaktoren, wie Zahl der Sexualpartner, Promiskuität, Geschlechtskrankheiten, mangelnde Hygiene, Anzahl der Geburten und Aborte, niedriger sozioökonomischer Status etc., stehen mit diesem Faktor in Zusammenhang. Als Hauptursache für die Entstehung eines Zervixkarzinoms werden durch den Geschlechtsverkehr übertragene Virusinfektionen angesehen, sodaß von vielen Autoren das Zervixkarzinom als eine durch Geschlechtsverkehr übertragene Krankheit (Sexually Transmitted Disease = STD) bezeichnet wird. Die Transformationszone ist durch die hier häufig ablaufenden entzündlichen, regenerativen, reparativen und metaplastischen Vorgänge ein Zielorgan für Kanzerogene (Zervixkarzinom = exogener Reizkrebs).

Unter den Virusinfektionen wird seit langem das Herpes simplex-Virus Typ II (HSV II) als kanzerogen angesehen. In den letzten Jahren konzentriert sich das Interesse auf das humane Papillomavirus (HPV), das als Ursache für Condylomata accuminata an Vulva, Anus und unterer Vagina seit langem bekannt ist. Bisher wurden etwa 70 HPV-Typen identifiziert, von denen jedoch nur einige im weiblichen Genitaltrakt vorkommen. Die Typen 6/11 kommen vorwiegend bei Condylomen oder leichten Dysplasien, die Typen 16/18 und 31/35/51 sowie andere seltenere hingegen in etwa 70% bei schweren Dysplasien und in 90% bei Karzinomen vor. Eine Identifizierung der Typen ist heute durch die In-situ-Hybridisierung in histologischen Schnitten und Ausstrichpräparaten möglich. Die Durchseuchung der Bevölkerung mit HPV ist sehr hoch (etwa 30-70%), die Hälfte davon mit Typen hoher Onkogenität.

Da nicht alle infizierten Frauen an Zervixkarzinomen erkranken, muß angenommen werden, daß für die Entstehung des Zervixkarzinoms noch andere Kofaktoren (Immunabwehr, genetischer Hintergrund, chronische Infektionen, Koinfektion mit anderen Viren, geographische Faktoren, hormonelle Faktoren, Rauchen, Umwelteinflüße) eine Rolle spielen. Ein direkter Einfluß oraler Kontrazeptiva (Pille) auf die Entstehung des Zervixkarzinoms konnte nicht bewiesen werden, da sexuelle Aktivität und Anwendung von Ovulationshemmern ebenso positiv miteinander korrelieren wie eine gesteigerte sexuelle Aktivität mit dem Risiko für das Zervixkarzinom.

3. PRÄKANZEROSEN

Meist im Bereich der Transformationszone, selten auch im originären Plattenepithel der Ektozervix können Dysplasien verschiedenen Grades auftreten, die dem invasiven Zervixkarzinom vorausgehen. Darunter versteht man eine neoplastische Proliferation atypischer basaloider bzw. parabasaler Zellen, verbunden mit einer Architekturstörung des Plattenepithels. Diese Veränderungen sind auf das Epithel beschränkt, also „intraepithelial" lokalisiert und werden deshalb auch als „Cervikale Intraepitheliale Neoplasien" (CIN) bezeichnet. Der Grad der CIN wird aus der Differenzierung des Epithels, den Kernatypien und der Mitosezahl abgelesen, wobei 3 Grade unterschieden werden:

Geringe Dysplasie:	CIN 1
Mittelgradige Dysplasie:	CIN 2
Schwere Dysplasie/Carcinoma in situ:	CIN 3

ZERVIXKARZINOM

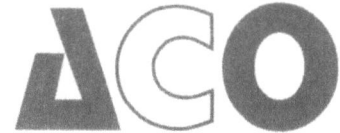

Bei der CIN 1 beschränken sich die Veränderungen auf das basale Drittel der Epithelhöhe, bei der CIN 2 reichen sie bis ins mittlere, bei der CIN 3 ins superfizielle Drittel bzw. nehmen das gesamte Epithel ein. HPV-assoziierte Veränderungen und CIN des Plattenepithels werden neuerdings vor allem im angloamerikanischen Raum auch als SIL (Squamous Intraepithelial Lesion) bezeichnet und zwar HPV-assoziierte Läsionen (sogenannte flache Condylome) und CIN 1 (leichte Dysplasie) als low grade SIL (LSIL), CIN 2 (mäßige Dysplasie) und CIN 3 (schwere Dysplasie und Carcinoma in situ) als high grade SIL (HSIL).

Zwischen den einzelnen Graden der CIN besteht kein prinzipieller biologischer Unterschied, da alle direkt invasiv werden können, und zwar mit abnehmender Differenzierung immer häufiger. Es wird heute angenommen, daß ein Teil der CIN 1 (LSIL) stationär bleibt, während ein anderer Teil rasch in eine CIN 2 und CIN 3 fortschreitet. Andererseits können sich CIN auch spontan zurückbilden, und zwar CIN 1 in über 50%, CIN 3 in durchschnittlich 33 %. Die Entwicklung eines Zervixkarzinoms von seinen ersten Vorstadien bis zum klinisch invasiven Karzinom dauert etwa 10-15 Jahre. Aus einer CIN 3 kann sich in 30-70% innerhalb von Monaten bis mehreren Jahren ein invasives Karzinom entwickeln. Die biologische Bedeutung der CIN besteht darin, daß im Epithel keine Blut- oder Lymphgefäße vorhanden sind und daher eine hämatogene oder lymphogene Propagation noch nicht stattfinden kann. Es genügt daher in dieser Phase der Erkrankung die lokale Entfernung des atypischen Epithels mit Methoden, die die Fertilität der Patientin kaum beeinträchtigt (z.B. Konisation). Adenocarcinomata in situ (AIS) sind wesentlich seltener als CIN/SIL und treten oft mit diesen gemeinsam oder in Randgebieten invasiver Adenokarzinome auf.

4. VORSORGE – FRÜHERKENNUNG

4.1. Zytologie

Da CIN und die meisten Frühstadien keine Symptome verursachen und auch bei der gynäkologischen Untersuchung mit freiem Auge meist nicht erkannt werden können, muß nach ihnen mittels geeigneter Untersuchungsverfahren gefahndet werden (Vorsorgeuntersuchung bei klinisch Gesunden = Screening). Diese bestehen in einer regelmäßigen (jährlichen) Untersuchung mit Auflichtmikroskopie (Kolposkopie) und zytodiagnostischer Untersuchung eines Abstrichpräparates.

Die Spezifität der Vaginal-Zytologie ist hoch, 95 Prozent der positiven zytologischen Befunde (PAP IV, V) werden histologisch bestätigt, 5 Prozent sind somit falsch-positiv, vorgetäuscht meist durch entzündungsassoziierte oder metaplastische Zellveränderungen.

Gravierender in bezug auf die Konsequenz sind falsch-negative Screening-Befunde, deren Anteil auf bis zu 20 Prozent geschätzt wird. In einem hohen Prozentsatz ist dieser unbefriedigende Zustand auf Fehler bei der Zellentnahme zurückzuführen.

4.1.1. Zellentnahme

Dem Zeitpunkt der Abstrichentnahme kommt eine nicht unerhebliche Bedeutung zu. Zwar stellen die beginnende oder ausklingende Periode keinen Grund dar, den Zellabstrich zu verschieben, die Zellentnahme sollte allerdings nicht am Höhepunkt der Menstruation durchgeführt werden.

Ein starker, eitriger Fluor, insbesondere wenn es sich um eine schwere Zervizitis handelt, stellt zunächst die Indikation zur Therapie dar, erst danach sollte die Abstrichentnahme durchgeführt werden. Auch ausgeprägte vaginal-atrophische Veränderungen können zu schwer beurteilbaren Zellbildern führen, weshalb vorerst eine Aufhellung durch lokale Östrogenapplikation angezeigt ist. Dies gilt besonders bei Vaginalhautatrophien, die durch vorausgegangene Strahlen- oder Zytostatikabehandlung bedingt sind. Eine niedrig dosierte, lokale Östriolanwendung bedeutet für die Karzinompatientin kein Risiko, ist aber Voraussetzung für einen brauchbaren Zellabstrich. Diese Maßnahmen sind geeignet, die Zahl an falsch-positiven und falsch-negativen Befunden zu reduzieren.

Ein Abstrich ist weiters nur dann repräsentativ, wenn er sowohl Zellmaterial von der Portiooberfläche als auch von der Endozervix enthält. Zu beachten ist, daß bei der jüngeren Patientin die Präkanzerose zumeist auf der Portiooberfläche, bei der älteren jedoch im Endozervikalbereich lokalisiert ist. Auch ist die Reihenfolge der Zellabnahmen von Bedeutung. Da der Abstrich aus der Endozervix leicht das empfindliche Zylinderepithel verletzt und dadurch Blutungen provoziert werden können, ist zuerst von der Portiooberfläche und erst dann von der Endozervix abzustreichen. Dazu sind zahlreiche geeignete Abnahmegeräte, wie speziell geformte Spatel, besonders geformte Bürstchen etc., auf dem Markt.

4.1.2. Fixierung

Nach Aufbringen auf den Objektträger unterliegt das Zellmaterial einer raschen Lufttrocknung, wobei die Chromatinstruktur der Kerne weitgehend verloren geht und nicht mehr gut beurteilt werden kann. Aus diesem Grund sollte der Abstrich unmittelbar nach Abnahme in die Fixierlösung eingetaucht bzw. durch einen geeigneten Spray fixiert werden.

ZERVIXKARZINOM

4.1.3. Zytologische Beurteilung

Die Grundlage für die zytologische Musterung ist das Vorhandensein von gut erhaltenem und repräsentativem Zellmaterial. Ein zytologischer Befund muß daher eine Aussage über die Qualität des Abstriches beinhalten (Tab. 2).

4.1.4. Ursachen einer fehlerhaften zytologischen Befundung

- Zum einen können Atypien übersehen werden, z.B. durch unvollständiges Durchmustern des Präparates,
- zum anderen kann auffälliges Zellmaterial fehlgedeutet werden; Fehleinschätzungen ergeben sich vor allem bei degenerativen und entzündlichen Veränderungen.

4.1.5. Nomenklatur der gynäkologischen Zytodiagnostik

Die historische Einteilung nach Papanicolaou in fünf Gruppen wurde in den letzten Jahren modifiziert. Für den deutschsprachigen Raum wurde das seit 1988 in den USA empfohlene Bethesda-System modifiziert und in Anlehnung an die ursprünglich vorgeschlagene Gruppeneinteilung nach Papanicolaou ein praktikables System zur Klassifikation, Nomenklatur und Befundwiedergabe vorgeschlagen (Tab. 2), das eine verbale Befundbeschreibung mit einer therapierelevanten, numerischen Einteilung kombiniert.

Hervorzuheben ist vor allem die Gruppe IIID, die auf eine leichte bis mäßiggradige Dysplasie hinweist und keine unmittelbare, therapeutische Konsequenz erfordert; eine Wiederholung des gynäkologischen Abstriches nach einem Zeitintervall von 3 Monaten wird empfohlen. Eine weitere Ergänzung zur ursprünglichen Nomenklatur ist die Gruppe IIIG (G = glandulär) für Fälle mit auffälligen Zylinderdrüsenepithelien; dieser Befund ist durch Hysteroskopie und fraktionierte Curettage abzuklären.

Tabelle 1: Klassifikation nach Papanicolaou, Empfehlung der Österreichischen Gesellschaften für Pathologie und Angewandte Zytologie

PAP I	Normales Zellbild
PAP II	Entzündliche, regenerative, metaplastische oder degenerative Veränderungen, normale Endometriumzellen
PAP III	Schwere entzündliche oder degenerative Veränderungen mit nicht sicher beurteilbarer Dignität
PAP IIID	Zellen einer leichten bis mäßigen Dysplasie (CIN1-2)
PAP IIIG	Drüsen- oder Stromazellen des Endometriums nach der Menopause mit nicht sicher beurteilbarer Dignität
PAP IV	Zellen einer mäßigen bis schweren Dysplasie oder eines Carcinoma in situ (CIN 2-3)
PAP V	Zellen eines vermutlich invasiven Zervixkarzinoms, Zellen eines Adenokarzinoms

Beurteilung und therapeutische Konsequenz

Pap I und II	Sind normale Befunde und werden in jährlichen Abständen kontrolliert
Pap IIID	Bedeutet das Vorliegen einer leichten bis mittelgradigen Dysplasie, eine Wiederholung nach 3 Monaten ist ausreichend, eine histologische Abklärung erst bei wiederholtem Auftreten erforderlich
Pap III	Erfordert eine Entzündungsbehandlung oder Aufhellungsbehandlung mit lokalen Östrogenen, sowie eine Kontrolle nach ca. 2 Wochen. Bei anhaltendem Pap III ist die histologische Abklärung durchzuführen
Pap III G	Erfordert die histologische Abklärung mittels fraktionierter Kürettage und Hysteroskopie
Pap IV und V	Erfordern die histologische Abklärung mittels Konisation oder Biopsie

4.1.6. Klinisches Vorgehen

Das Zervixkarzinom entwickelt sich zumeist über einen Zeitraum von 2 bis 10 Jahren aus einer CIN. Deshalb können die Vorstufen durch regelmäßige Krebsabstrichuntersuchungen und Kolposkopie frühzeitig diagnostiziert und entfernt werden. Empfohlen wird die jährliche Krebsabstrichuntersuchung und Kolposkopie ab dem 25. Lebensjahr oder ab dem Zeitpunkt, ab dem die Frau Geschlechtsverkehr hat. Die Zervixzytologie wird nach Papanicolaou gefärbt und nach dem folgenden Schema beurteilt (Tab. 2). Bei der Kolposkopie können pathologische Befunde (wie z.B. essigweißes Epithel, Mosaik, Punktierung, stummer jodgelber Bezirk und Erosion, Leukoplakie, Papillom und Karzinom) von normalen Befunden (originäres Plattenepithel, Ektopie und Umwandlungszone) unterschieden werden. Bereiche mit pathologischen Mustern können mittels Knipsbiopsie einer histologischen Abklärung zugeführt werden. Bei Vorliegen einer CIN III erfolgt die weitere Abklärung durch eine Konisation.

ZERVIXKARZINOM

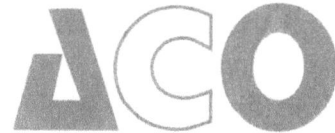

5. KLASSIFIKATION

5.1. Histologische Typen

Mehr als 80% der Zervixkarzinome sind Plattenepithelkarzinome. Die hochdifferenzierten verhornenden Plattenepithelkarzinome (G1) entwickeln sich meist ektozervikal im Bereiche des originären Plattenepithels (15%), die mäßig differenzierten, nicht verhornenden großzelligen Plattenepithelkarzinome (G2) im Bereiche der Transformationszone (65%) und die niedrig differenzierten, kleinzelligen Plattenepithelkarzinome (G3) meist endozervikal (20%).

Weniger als 20% der Zervixkarzinome sind Adenokarzinome. Die häufigste Form ist das muzinöse Adenokarzinom, das zytologisch den endzervikalen Zylinderzellen ähnelt. Weitere häufige Formen sind das endometrioide Karzinom und das adenosquamöse Karzinom. Alle übrigen histologischen Typen sind selten, wie das sogenannte Adenoma malignum, villoglanduläre, klarzellige, seröse, „glassy-cell", adenoid-basale, adenoid-zystische, mesonephrische, mukoepidermoide und kleinzellige Karzinome.

6. STADIENEINTEILUNG – STAGING

6.1. Stadien

6.1.1. Allgemein

Die Ausbreitung des Zervixkarzinoms erfolgt kontinuierlich auf die Vagina (Stadium T2a) und/oder auf die Parametrien (Stadium T2b). Es erreicht schließlich das untere Drittel der Vagina (T3a) und/oder die Beckenwand (T3b). Sobald ein Einbruch in die Harnblase oder das Rektum erfolgt, oder die Grenzen des kleinen Beckens überschritten werden, liegt das Stadium T4 vor (Tab.2).

Tabelle 2: TNM-Klassifikation für das Zervixkarzinom (UICC und FIGO 1997)

T - Primärtumor

TNM	FIGO	
TX		Primärtumor kann nicht beurteilt werden
T0		Kein Anhalt für Primärtumor
Tis	0	Carcinoma in situ
T1	I	Zervixkarzinom beschränkt auf den Uterus (die Ausdehnung auf das Corpus uteri sollte unbeachtet bleiben)
T1a	IA	Invasives Karzinom, ausschließlich mikroskopisch diagnostiziert; alle makroskopisch sichtbaren Läsionen - sogar mit oberflächlicher Invasion – werden als T1b/Stadium IB klassifiziert.
T1a1	IA1	Tumor mit einer Stromainvasion von 3 mm oder weniger und 7.0 mm oder weniger in größter horizontaler Ausdehnung
T1a2	IA2	Tumor mit einer Stromainvasion von mehr als 3.0 mm, aber nicht mehr als 5.0 mm und 7.0 mm oder weniger in größter horizontaler Ausdehnung [1]
T1b	IB	Klinisch (makroskopisch) sichtbare Läsion, auf die Zervix beschränkt, oder mikroskopische Läsion >T1a2/IA2 [2]
T2	II	Zervixkarzinom infiltriert jenseits der Gebärmutter, aber nicht bis zur Beckenwand und nicht bis zum unteren Drittel der Vagina
T2a	IIA	Karzinom ohne Infiltration des Parametriums
T2b	IIB	Karzinom mit Infiltration des Parametriums
T3	III	Zervixkarzinom breitet sich bis zur Beckenwand aus und/oder erreicht das untere Drittel der Vagina und/oder verursacht eine Hydronephrose oder stumme Niere
T3a	IIIA	Tumor befällt unteres Drittel der Vagina, keine Ausbreitung bis zur Beckenwand
T3b	IIIB	Tumor breitet sich bis zur Beckenwand aus und/oder verursacht Hydronephrose oder stumme Niere
T4	IVA	Tumor infiltriert Schleimhaut von Blase oder Rektum und/oder überschreitet die Grenzen des kleinen Beckens [3]
M1	IVB	Fernmetastasen

Anmerkung:

[1] Die Stromainvasion des Tumors sollte von der Basis des Epithels aus nicht mehr als 5.0 mm betragen. Die Invasionstiefe ist definiert als Maß der Tumorausdehnung, gemessen von der Epithel-Stroma-Grenze einer nahen oberflächlichen dermalen Papille bis zum tiefsten Punkt der Invasion. Invasion von Gefäßen (Venen oder Lymphgefäßen) beeinflußt die Klassifikation nicht.

[2] Nur mikroskopisch erkennbare Läsionen, die größer als T1a2/IA2 sind (Stromainvaion mehr als 5 mm in der Tiefe oder mehr als 7 mm in horizontaler Ausdehnung), sollen als T1b1/IB1 klassifiziert werden.

[3] Das Vorhandensein eines bullösen Ödems genügt nicht, um einen Tumor als T4 zu klassifizieren.

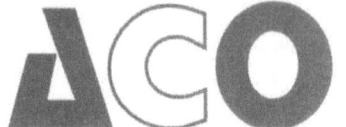

ZERVIXKARZINOM

N - Regionäre Lymphknoten

Die regionären Lymphknoten beinhalten die paracervicalen, parametranen, obturatoria, iliaca externae, interna und communis, präsacrale und sacrale Lymphknoten. Ein Befall der paraaortalen Lymphknoten wird als Fernmetastase angesehen und als Stadium M1 oder IVb nach FIGO klassifiziert. Die Zahl der befallenen, der entfernten Lymphknoten und der Lymphknotenstationen sollte angegeben werden.

Nx	Regionäre Lymphknoten können nicht beurteilt werden
N0	Keine regionären Lymphknotenmetastasen
N1	Regionäre Lymphknotenmetastasen

M - Fernmetastasen

Mx	Fernmetastasen können nicht beurteilt werden
M0	Keine Fernmetastasen
M1	Fernmetastasen

pTNM: Pathologische Klassifikation

Die pT-, pN- und pM-Kategorien entsprechen den T-, N- und M-Kategorien.

pN0 — Regionäre Lymphadenektomie und histologische Untersuchung üblicherweise von 6 oder mehr Lymphknoten

6.1.2. Metastasierung

Die Metastasierung erfolgt meist lymphogen, zunächst in die regionären Lymphknoten (parametran, parazervikal, hypogastrisch, iliacal, obturatorisch: Stadium N1). Die Häufigkeit der Lymphknotenmetastasen ist vom Stadium abhängig (Stadium T1a1 zu 0%, T1a2 zu 4%, T1b in 15%, T2 in 30%, T3/4 zwischen 70 und 90%). Eine lymphogene Ausbreitung erfolgt auch auf die Nachbarorgane. Eine hämatogene Fernmetastasierung (M1) kann in die Haut, Gehirn, Leber, Knochen und andere Organe erfolgen. Diese sind relativ selten, da der Tod meist vorher in Folge anderer Komplikationen eintritt: es kommt zur Umscheidung und Obstruktion der Ureteren mit aufsteigender Harnwegsentzündung und Urämie (häufigste Todesursache), weiters Kloakenbildung (Rekto-, Vesico-, Vaginalfisteln, diese evtl. auch nach intensiver Strahlentherapie). Ureterstenosen können auch durch Strahlenfibrose entstehen und sind eine häufige Spätkomplikation.

Tabelle 3: Stadiengruppierung für das Zervixkarzinom (UICC 1997)

Stadium	0	Tis	N0	M0
Stadium	IA	T1a	N0	M0
Stadium	IA1	T1a1	N0	M0
Stadium	IA2	T1a2	N0	M0
Stadium	IB	T1b	N0	M0
Stadium	IB1	T1b1	N0	M0
Stadium	IB2	T1b2	N0	M0
Stadium	IIA	T2a	N0	M0
Stadium	IIB	T2b	N0	M0
Stadium	IIIA	T3a	N0	M0
Stadium	IIIB	T1	N1	M0
		T2	N1	M0
		T3a	N1	M0
		T3b	jedes N	M0
Stadium	IVA	T4	jedes N	M0
Stadium	IVB	jedes T	jedes N	M1

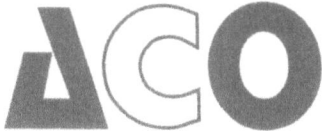

ZERVIXKARZINOM

7. PRÄ- bzw. PERIOPERATIVE DIAGNOSTIK

7.1. Das präklinische Karzinom

Die Vorstufen und Frühformen des Zervixkarzinoms (bis Stadium IA2) werden mit der Zervixzytologie und der Kolposkopie diagnostiziert.

7.2. Das präklinische invasive Karzinom

7.2.1. Mikrokarzinom, Stadium T1a

Dieses Stadium ist ausschließlich durch eine genaue histologische Untersuchung zu diagnostizieren. Die frühesten Zeichen einer beginnenden Invasion sind kleinste Tumorzellgruppen, die von der Basis des karzinomatösen Epithels ausgehend die Basalmembran durchbrechen. Die bis 3 mm tief invasiven Tumorzellverbände stehen noch im Zusammenhang mit dem karzinomatösen Oberflächenepithel und zeigen keine Beziehung zu Lymphgefäßen. Diese sogenannte minimale Stromainvasion (Stadium T1a1) ist in ihrer biologischen Wertigkeit noch dem Carcinoma in situ gleichzusetzen (noch keine Lymphgefäßeinbrüche und daher noch keine Metastasen) und daher wie dieses zu behandeln.

Die invasiven Tumorzellverbände können in Form netziger Stränge (netzige Infiltration) oder in Form plumper Zapfen (plumpe Infiltration) das Stroma durchsetzen. Solange die Infiltrationstiefe, gemessen von der Basis des karzinomatösen Epithels 5 mm und der horizontale Durchmesser des invasiven Areals 7 mm nicht überschreitet, liegt ein Stadium T1a2 vor.

7.3. Das klinische Zervixkarzinom

Die Diagnose erfolgt mittels Biopsie oder in Folge einer Konisation durch die histologische Aufarbeitung und Vermessung des Tumors am Konisationspräparat. Vor der weiteren Therapie sind folgende Untersuchungen durchzuführen:

Obligatorische Untersuchungen:
- Klinische Palpationsuntersuchung und rektale Palpation
- IvP zur Beurteilung der Ureteren
- Zystoskopie
- Computertomographie
- NMR zur Beurteilung der Tumorgröße und Tumorausdehnung
- Sonographie

Fakultative Untersuchungen:
- Irrigoskopie
- Rektoskopie
- Koloskopie

8. OPERATIVE THERAPIE

8.1. Histologische Abklärung der Vor- und Frühstadien

Die durch Zytologie und/oder Kolposkopie entdeckten CIN und Mikrokarzinome können mit Sicherheit nur anhand von in Serienstufenschnitten aufgearbeiteten Konisationspräparaten (Messerkonisation, Laser oder Schlingenoperation, z.B. LLETZ) diagnostiziert werden, da nur so exakt die Art und Ausdehnung der Läsion beurteilt werden kann. Das Konisat muß während der Geschlechtsreife breit sein (Transformationszone weiter ektozervikal), nach der Menopause schmal und hoch (Transformationszone weiter endozervikal). Bei Vorliegen einer CIN oder eines Karzinoms mit minimaler Stromainvasion (T1a1) und Entfernung der Läsion im Gesunden (alle Resektionsränder frei von atypischem Epithel) ist die Konisation darüber hinaus die ausreichende Therapie und gewährleistet eine hundertprozentige Heilung, ohne die Gebärfähigkeit der Patientin zu beinträchtigen. Andere diagnostische Verfahren (Biopsie, Abschabung etc.) sowie rein therapeutische, lokaldestruierende Maßnahmen (Laserkoagulation, Diathermieverschorfung, Kryotherapie) bergen die Gefahr in sich, die maximale Veränderung nicht zu erfassen und eine nicht adäquate Therapie durchzuführen. Solche Verfahren dürfen daher nur in besonderen Fällen (junge Patientinnen mit ektozervikal gelegener low grade SIL) unter besonderen Sicherheitsbedingungen (Kolposkopie, Zytologie, Knipsbiopsie) durchgeführt werden.

Erfolgt die Entfernung der CIN ektozervikal nicht im Gesunden, so ist eine Rekonisation, bzw. bei Kinderwunsch auch eine kurzfristige zytologische und kolposkopische Kontrolle in 3-monatigen Abständen empfehlenswert. Erfolgt die Entfernung der CIN endozervikal nicht im Gesunden, kann die Zervixkanalkürettage erfolgen oder, falls kein Kinderwunsch mehr vorhanden ist, auch die einfache vaginale Hysterektomie.

8.2. Das klinisch invasive Karzinom

Sobald das Karzinom tiefer als 5 mm infiltriert oder mehr als 7 mm Durchmesser aufweist, wird es, solange es auf den Uterus (incl. Corpus) beschränkt ist, dem Stadium 1B zugeordnet.

Makroskopisch lassen sich klinisch folgende Wuchsformen unterscheiden:

- Exophytisches, blumenkohlartiges Karzinom, das häufiger von der vorderen Muttermundslippe ausgeht, oberflächlich papillär gebaut ist und Nekrosen sowie Exulzerationen aufweist (15%).
- Endophytisches Karzinom, das in die Tiefe des Zervixstromas einwächst. Die Zervix ist dadurch meist stark aufgetrieben (Tonnenkarzinom = häufigster Typ, ca. 60%).
- Zervixhöhlenkarzinom, das sich in der Tiefe des Zervikalkanals entwickelt, dadurch lange verborgen bleibt (Okkultes Karzinom), durch oberflächliche Nekrosen eine Zerfallshöhle bildet und erst spät klinisch manifest wird.

8.3. Operative Therapie – Technik

8.3.1. Wertheim´sche Radikaloperation

Im Stadium Ib-IIb wird die Wertheim´sche Radikaloperation durchgeführt. Dabei werden die Gebärmutter, das parametrane Bindegewebe, das obere Drittel der Vagina sowie die pelvinen Lymphknoten entfernt. Die Bedeutung der paraaortalen Lymphadenektomie bei Befall der pelvinen Lymphknoten wird derzeit unterschiedlich beurteilt. Die Entfernung der Ovarien ist vor allem bei jüngeren Frauen nicht notwendiger Bestandteil der Operation. Die ausgedehnte Wertheim´sche Radikaloperation ist in höherem Alter auf Grund der Belastung nicht mehr durchzuführen. Als Altergrenze wird das 65.-70. Lebensjahr angesehen.

8.3.2. Staging-Laparotomie

Im Stadium III wird eine prätherapeutische Staging-Laparotomie beim Zervixkarzinom diskutiert, um die weitere therapeutische Vorgangsweise durch bessere Beurteilung der Tumorausbreitung individualisieren zu können. Durch eine pelvine und paraaortale Lymphadenektomie wird die Lokalisation von Lymphknotenmetastasen festgestellt bzw. werden die Lymphknoten entfernt. Der Primärtumor wird der Strahlenbehandlung zugeführt.

8.3.3. Exenteration

Beim zentralen Rezidiv und fehlendem Hinweis auf Fernmetastasen oder retroperitonealen Lymphknotenbefall ist die Exenteration nach vorangegangener Radikaloperation eine Behandlungsmöglichkeit, die 50% Langzeitüberleben ermöglicht. Der Typ der Exenteration hängt davon ab, ob das Rezidiv am Scheidenblindsack nach vorne die Blase, nach hinten das Rektum oder beide Nachbarorgane infiltriert. Bei der vorderen Exenteration werden das Rezidiv und die Blase, bei der hinteren Exenteration das Rezidiv und das Rektum und bei der vollständigen Exenteration Rezidiv, Blase und Rektum entfernt. Bei Entfernung des Rektums ist zumeist eine Kolostomie, bei Entfernung der Blase ein kontinenter Blasenersatz aus Ileum und Zökum notwendig.

ZERVIXKARZINOM

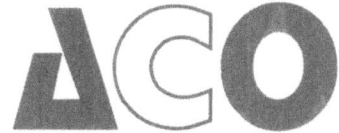

9. STRAHLENTHERAPIE

Das Zervixkarzinom zählt zu den mit Strahlentherapie am besten behandelbaren Tumorleiden. In den niederen Tumorstadien I und II dürfen Operation und Strahlentherapie hinsichtlich der Heilwirkung als gleichwertig angesehen werden, während bei den fortgeschrittenen Fällen der Stadien III und IV im Regelfall der Strahlenbehandlung der Vorzug gegeben wird. Die Strahlenbehandlung des Zervixkarzinoms kann mit einer Chemotherapie im Sinne der Radiosensibilisierung kombiniert werden.

Die Technik der Strahlentherapie des Zervixkarzinoms unterscheidet sich an verschiedenen Zentren geringgradig, wobei die Unterschiede meist organisatorisch oder gerätetechnisch bedingt sind.

Jeder strahlentherapeutischen Behandlung im kleinen Becken liegt heutzutage eine CT-Planung zugrunde, oft wird die zusätzliche Information der MR-Tomographie für die Definition des Zielvolumens in der Brachytherapie benötigt. Die Computertomographie für die Bestrahlungsplanung ist eine eigenständige Untersuchung, die unter bestimmten Bedingungen und Voraussetzungen erfolgen muß.

Für die Kombination von Tele- mit Brachytherapie gibt es verschiedene Möglichkeiten. In diesem Zusammenhang ist zu erwähnen, daß der Bezug auf den Punkt A bei der Dosiskalkulation der Brachytherapie immer häufiger durch eine Dosierung auf eine durch MR-Bildgebung definierte Tumorschließende Isodose ersetzt wird.

Das Zielvolumen umfaßt außer dem Beeich des Primärtumors den Lymphabflußweg unter Einbeziehung der parametranen-, obturatoria-, iliaca interna-, iliaca externa- und iliaca communis Lymphknoten. Die Bestrahlung dieses Zielvolumens wird üblicherweise mit Hilfe einer Dreiboxtechnik in Bauchlage auf einem Lochbrett (zur Dünndarmschonung) realisiert.

Die Teletherapie erfolgt üblicherweise mit einer Einzeldosis von 1.8-2.0 Gy 5x pro Woche bis zu einer Gesamtdosis von ca. 50-66 Gy (25-37 Bestrahlungen) und sollte immer am Linearbeschleuniger durchgeführt werden.

Die Brachytherapie wird heute in den meisten Fällen mit Iridium 192 im ferngesteuerten Afterloadingverfahren durchgeführt. Dabei werden (meist) in wöchentlichen Abständen 3-8 Applikationen per vaginam vorgenommen, wobei die den Tumor einschließende Isodose jeweils 5-10 Gy erhält.

Über den Zeitpunkt des Einsatzes der Brachytherapie gibt es unterschiedliche Ansichten. Einiges spricht dafür, mit der perkutanen Therapie zu beginnen und bis zu einer Dosis von 25-30 Gy homogen zu bestrahlen, um so bessere Voraussetzungen für eine Sondierung des Zervixkanals zu schaffen und das Tumorvolumen für die Brachytherapie zu verkleinern. Außerdem erleichtert dieses Vorgehen die komplexen Probleme bei der Überlagerung beider Methoden. Bei akut blutenden Karzinomen kann jedoch ein Vorziehen der Brachytherapie mit ihren höheren Einzeldosen für einen schnellen Therapieeffekt sinnvoll sein.

9.1. Primäre Bestrahlung

Bei der primären Bestrahlung wird sowohl lokal mittels Brachytherapie (der Tumor), als auch perkutan mittels Teletherapie (das gesamte kleine Becken) bestrahlt. Nur bei ausgeprochenen Frühfällen genügt eine alleinige lokale Kontaktbestrahlung, wohingegen bei fortgeschrittenen Karzinomen gelegentlich eine alleinige perkutane Strahlentherapie Anwendung findet. Die Belastung von Normalgewebe und kritischen Organen wird in den Überschneidungsbereichen von Perkutan- und Brachytherapie durch entsprechende Ausblockungen beschränkt. Insgesamt dauert die Strahlenbehandlung mindestens 6 (bis zu 9) Wochen. Eine stationäre Aufnahme der Patientin ist nur für wenige Tage erforderlich, da der Großteil der Teletherapie ambulant erfolgen kann.

9.2. Postoperative Bestrahlung

Der Nutzen der postoperativen Bestrahlung ist beim Zervixkarzinom schwer abzuschätzen, da kontrollierte und randomisierte Studien mit ausreichender Fallzahl fehlen. Die Stadien Ib und IIa (IIb erfordert eine individuelle Beurteilung) sind nach korrekt durchgeführter Radikaloperation ausreichend behandelt. Konnte die erwartete Radikalität jedoch nicht erzielt werden (z.B. Vaginalmanschette kürzer als 2 cm, Operation non in sano), so ist unabhängig vom Lymphknotenbefall eine postoperative Bestrahlung indiziert. Auch bei den Fällen mit positiven Lymphknoten wird häufig nachbestrahlt, wobei allerdings der kurative Gewinn nicht gesichert ist. Bei der postoperativen Bestrahlung werden ebenso wie bei Primärbestrahlung Brachy- und Teletherapie kombiniert. Auch bei der postoperativen Bestrahlung ist eine Behandlungszeit von mindestens 6 Wochen erforderlich, wobei der Großteil ambulant erfolgen kann.

Das Stadium III ist eine Domäne der primären Strahlentherapie; es kann jedoch versucht werden, durch eine Vorbehandlung das Zervixkarzinom des Stadiums III in ein operables Stadium umzuwandeln. Dieses Vorgehen empfiehlt sich vor allem bei jungen Frauen. Bis dato stehen jedoch Vergleichszahlen bzw. Langzeitergebnisse noch aus, sodaß dieses Vorgehen nur im Rahmen von Studien gerechtfertigt erscheint. Bei Auftreten eines zentralen Rezidivs wird eine neuerliche Laparotomie und die radikale Exstirpation des Rezidivs empfohlen. Bei Rezidiven der Beckenwand kann ein kombiniertes operatives und strahlentherapeutsiches Vorgehen gewählt werden (intra-oder perioperative Strahlentherapie).

9.3. Palliative Bestrahlung

Das Beckenwandrezidiv sowie das Scheidenblindsackrezidiv können einer palliativen Strahlentherapie zugeführt werden, deren Hauptziel nicht die Heilung der Patientin, sondern die Linderung bestehender Beschwerden darstellt.

10. MEDIKAMENTÖSE THERAPIE

Die Wertigkeit einer medikamentösen Therapie mit Zytostatika (Cisplatin, Bleomycin) oder Interferon Alpha oder Cis-Retinoiden muß derzeit noch in klinischen Studien geprüft werden. Vor allem bei großem Tumorvolumen im Stadium I scheint eine neoadjuvante Chemotherapie mit Platin gegenüber der alleinigen Operation Vorteile zu erbringen.

11. NACHSORGE

Sowohl das Zervixkarzinom als auch das Korpuskarzinom wird innerhalb der ersten 3 Jahre in 3-monatigen Abständen, dann bis zum 5. Jahr in 6-monatigen Abständen und dann 1x jährlich nachkontrolliert. Dabei wird die Anamnese erhoben, eine gynäkologische Tast- und Spiegeluntersuchung durchgeführt sowie die Kolposkopie und Abstrichuntersuchung vom Scheidenblindsack durchgeführt. In Ergänzung zur Klinik können die Vaginosonographie, das Isotopennephrogramm, Tumormarkerbestimmungen (SCC, CA-125) oder die Computertomographie Hinweise auf das Vorliegen eines Rezidives geben.

12. PROGNOSE

Die 5-Jahres-Überlebensrate des Zervixkarzinoms (alle Stadien) liegt bei 60%. Die CIN sowie das Zervixkarzinom im Stadium IA1 und IA2 sind praktisch zu 100% alleine mit der operativen Entfernung heilbar. Die Prognose im Stadium IB-IIB ist vor allem von der Tumorgröße, dem Befall der Lymphknoten und von Gefäßeinbrüchen abhängig. Die Prognose liegt im Stadium I zwischen 70 und 95%, im Stadium II bei 50-70% im Stadium III bei ca 35% und im Stadium IV bei 10%.

Zum derzeitigen Zeitpunkt gibt es noch keinen zusätzlichen, von der Morphologie unabhängigen prognostischen Parameter. Über eine mögliche prognostische Bedeutung des DNA-Ploidiestatus, bestimmter HPV-Typen sowie verschiedener Onkogene kann derzeit aufgrund widersprüchlicher Ergebnisse verschiedener Studien noch keine sichere Aussage getroffen werden. Unter den Onkogenen wird vor allem Ha-ras und c-myc eine Assoziation mit prognostisch ungünstigen Tumoren zugeschrieben.

13. LITERATUR

Österr.Stat.Zentralamt: Berichte über das Gesundheitswesen in Österreich, Österr. Staatsdruckerei (1994)

Breitenecker,G., Gitsch,G.: What's New in Diagnosis and Treatment of HPV-Associated Cervical Lesions. Path.Res.Pract. (1992), 188: 242-247

Kurman,R.J., Norris,H.J., Wilkinson,E.J.: Tumours of the Cervix, Vagina and Vulva. AFIP, 3rd Series, Fasc.4. Washington,D.C. (1992)

UICC: TNM-Klassifikation maligner Tumoren 5. Auflage. Springer Verlag Berlin-Heidelberg-New York (1997)

Koss,L.G.: Diagnostic Cytology, 4th ed., J.B.Lippincott, Philadelphia (1992)

Kurman,R.J., Solomon,D.: The Bethesda System for reporting cervical/vaginal cytologic diagnosis, Springer Verlag (1994)

Breitenecker,G., Soost,H.-J., Wagner,D.: Gynäkologische Zytologie - Aktuelle Probleme. Beitr.Onkol., Karger, Basel (1990) 38: 132 ff

Kurman,R.J. (ed.): Blaustein's Pathology of the Female Genital Tract, 4th ed. Berlin, Heidelberg, New York: Springer (1994)

Scully,R.E., Bonfiglio,T.A., Kurman, R.J., Silverberg,S.G., Wilkinson,E.J.: Histological Typing of Female Genital Tract tumours, 2. Auflage (International histological classification of tumours): World Health Organisation. Springer Verlag (1994)

Breitenecker,G., Lax,S.: Tumoren der Cervix uteri, in: Histologische Tumorklassifikation, Hrsg: Österr.Ges.Pathologie, Springer Verlag (1994)

Österr. AG. Natural History of Cervical Intraepithelial Neoplasia: A Critical Review. Int J Gynecol Pathol (1992), 12:186-192

Wittekind CH, Wagner G. TNM Klassifikation maligner Tumoren. 5. Auflage, Springer Verlag (1997)

TUMORNACHSORGE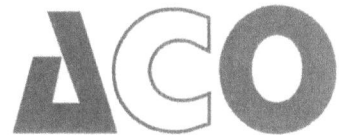

NEUORIENTIERUNG IN DER TUMORNACHSORGE

H. Hausmaninger

Die Tumornachsorge als tertiäre Krebsprophylaxe beginnt mit dem Abschluß der Primärbehandlung. Für die meisten Tumorentitäten waren in den letzten Jahren standardisierte Nachsorgeprogramme bzw. Nachsorgepässe entwickelt worden, die unter Zuhilfenahme von Laborprogrammen, regelmäßiger Tumormarkerbestimmung, periodischen Röntgen- und endoskopischen Kontrollen ein „Sicherheitsnetz" vor allem zur Frühdiagnostik von Rezidiven oder Metastasen bieten sollten.

Während die Wertigkeit von Nachsorgeuntersuchungen zur psychosozialen Beratung bzw. Rehabilitation und zur Qualitätskontrolle nach vermeintlich kurativer Krebsbehandlung unbestritten ist, und die Nachsorge zur Entdeckung von Zweitkarzinomen Aufgaben der Vorsorge übernommen hat, wurde die Sinnhaftigkeit von Laboruntersuchungen und bildgebenden Verfahren – vor allem zur Früherkennung – von Fernmetastasen in Frage gestellt.

Soweit überhaupt randomisierte Studien zur Wertigkeit intensiver Untersuchungsprogramme (gegenüber lediglich klinischen Kontrollen) durchgeführt wurden, läßt sich aus diesen keineswegs eine Verbesserung des Gesamtüberlebens oder auch der Lebensqualität ableiten. Wohl läßt sich zum Beispiel nach operiertem Mammakarzinom durch regelmäßige Skelettszintigraphien, Thorax-Röntgen-Kontrollen und Oberbauchsonogramme eine frühzeitige Erfassung von Organmetastasen bewerkstelligen, durch eine daraus resultierende Vorverlegung einer Hormon- oder Chemotherapie läßt sich dadurch die Gesamtprognose leider nicht verbessern. Technisch aufwendige Untersuchungsprogramme erscheinen nach heutiger Einschätzung nur dort zur Metastasensuche gerechtfertigt, wenn dadurch nochmals ein kuratives therapeutisches Vorgehen ermöglicht wird, wie z.B. bei Hodenkarzinomen, dem Chorionkarzinom der Frau, bei malignen Lymphomen oder – mit bereits großer Einschränkung – bei kolorektalen Karzinomen.

Es muß bedacht werden, daß die Sensitivität und auch Spezifität der meisten Tumormarker unbefriedigend ist (erhöhte Werte z.B. bei Gallenwegserkrankungen, Rauchern oder Lungenemphysem, falsch negative Werte bei Frührezidiven bzw. kleiner Tumormasse), daß erhöhte Tumormarkerbefunde meist aufwendige bildgebende Verfahren nach sich ziehen, die bei asymptomatischen Patienten keineswegs immer zu therapeutischen Konsequenzen führen müssen.

Intensive Untersuchungsprogramme können neben hohen Kosten auch Ängstlichkeit und Streßsituationen bei den nachgesorgten Patienten verursachen. Demnach müssen jeweils diagnostischer Aufwand und therapeutische Konsequenzen gegeneinander abgewogen werden.

Die im vorliegenden Manual angegebenen Nachsorgeempfehlungen stellen daher Basisprogramme dar, die außerhalb von Studien als ausreichend anzusehen sind, bei Bedarf bzw. risikoadaptiert jederzeit erweitert werden können. Der Wegfall vieler apparativer Untersuchungen basiert unter anderem auch auf Empfehlungen deutscher wissenschaftlicher Gesellschaften.

Die Qualität der Tumornachsorge sollte in Hinkunft weniger an der Intensität von Labor- oder apparativen Untersuchungen gemessen werden, sondern an der Genauigkeit der Anamnese und Sorgfalt der klinischen Untersuchung (so können fast 90% aller Mammakarzinom-Rezidive durch Anamnese und körperliche Untersuchung entdeckt oder vermutet werden) und der ärztlichen Zuwendung im Rahmen einer sinnvollen psychosozialen Rehabilitation.

NACHSORGESCHEMATA

Analkarzinom

	1.-3. Jahr	4.-5. Jahr	> 5. Jahr
Anamnese, Klin. Untersuchung, Beratung	vierteljährlich	halbjährlich	jährlich
Rektoskopie, Sonographie	halbjährlich	halbjährlich	fakultativ
Labor, CT	Interferenz-CT nach Bestrahlungsabschluß und bei klinischem Verdacht		

Bronchuskarzinom

	1. Jahr	2.-3. Jahr	> 3. Jahr
Anamnese, Klin. Untersuchung, Beratung	vierteljährlich	halbjährlich	jährlich
Thorax-Röntgen	3 Monate postop., dann halbjährlich	halbjährlich	jährlich
Labor, Sonographie, Skelett Scan, Bronchoskopie, CT	bei klinischem Verdacht		

Gallenblasen- und Gallengangskarzinom

	1.-3. Jahr	4.-5. Jahr	> 5. Jahr
Anamnese, Klin. Untersuchung, Beratung	vierteljährlich	halbjährlich	jährlich
Labor, Tumormarker, Sonographie	halbjährlich	halbjährlich	fakultativ
CT	bei klinischem Verdacht		

TUMORNACHSORGE

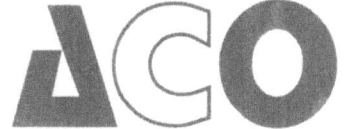

Kolorektalkarzinom

	1.-3. Jahr	4.-5. Jahr	> 5. Jahr
Anamnese, Klin. Untersuchung, Beratung	vierteljährlich	halbjährlich	jährlich
Labor, Tumormarker	halbjährlich	halbjährlich	jährlich
Thorax-Röntgen	jährlich	jährlich	fakultativ
Koloskopie	järhlich	jährlich	fakultativ
Rektoskopie	halbjährlich	jährlich	fakultativ
Sonographie	halbjährlich	jährlich	jährlich
CT	bei klinischem Verdacht		

Kopf-/Halsmalignome

	1.-3. Jahr	4.-5. Jahr	> 5. Jahr
Anamnese, Klin. Untersuchung, Beratung, Spiegelung, evtl. Ensoskopie	vierteljährlich	halbjährlich	jährlich
Thorax-Röntgen	halbjährlich	jährlich	jährlich
Sonographie des Halses, Mundbodens	halbjährlich	jährlich	jährlich
Laboruntersuchung, Szintigraphie, CT, MRI	bei klinischem Verdacht		

Korpuskarzinom

	1.-3. Jahr	4.-5. Jahr	> 5. Jahr
Anamnese, Klin. Untersuchung, Gyn. Befund, Vaginosonographie, Beratung	vierteljährlich	halbjährlich	jährlich
Sonographie	6 Monate nach Primärbehandlung, dann fakultativ		
Labor, Tumormarker, CT	bei klinischem Verdacht		

ACO-Manual der chirurgischen Krebstherapie

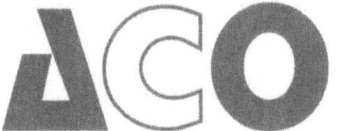

TUMORNACHSORGE

Leberkarzinom

	1.-3. Jahr	4.-5. Jahr	> 5. Jahr
Anamnese, Klin. Untersuchung, Beratung	vierteljährlich	halbjährlich	jährlich
Labor, Tumormarker, Sonographie	vierteljährlich	vierteljährlich	fakultativ
CT, MR	bei klinischem Verdacht		

Magenkarzinom

	1. Jahr	2.-5. Jahr	> 5. Jahr
Anamnese, Klin. Untersuchung, Beratung	vierteljährlich	halbjährlich	jährlich
Gastroskopie	halbjährlich	jährlich	fakultativ nach subtotaler Resektion
Erweitertes Labor, Sonographie, CT	bei klinischem Verdacht		

Malignes Melanom

	1.-3. Jahr	4.-5. Jahr	> 5. Jahr
Anamnese, Klin. Untersuchung, Beratung	vierteljährlich	halbjährlich	jährlich
Thorax-Röntgen	jährlich	jährlich	fakultativ
Labor, Sonographie, CT, Szintigraphie	bei klinischem Verdacht		

TUMORNACHSORGE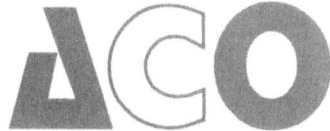

Mammakarzinom

	1.-3. Jahr	4.-5. Jahr	> 5. Jahr
Anamnese, Klin. Untersuchung, Beratung	vierteljährlich	halbjährlich	jährlich
Mammographie*	jährlich	jährlich	jährlich
Thorax-Röntgen	jährlich	jährlich	jährlich
Gynäkol. Untersuchung**	jährlich	jährlich	jährlich
Labor, Sonographie, Skelett-Szintigraphie	bei klinischem Verdacht		

* Mammographie: Nach brusterhaltender Operation zusätzliche Mammographie 6 Monate postoperativ (nur homolateral)
** Bei **Tamoxifentherapie:** halbjährliche Vaginasonographie

Ösophaguskarzinom

	1. Jahr	2.-3. Jahr	> 3. Jahr
Anamnese, Klin. Untersuchung, Beratung	vierteljährlich	halbjährlich	jährlich
Thorax-Röntgen, Ösophagus-Röntgen, Ösophagoskopie	3. Monat nach Primärbehandlung, dann halbjährlich		jährlich
Labor, Sonographie, CT	bei klinischem Verdacht		

Ovarialkarzinom

	1.-3. Jahr	4.-5. Jahr	> 3. Jahr
Anamnese, Klin. Untersuchung, Gyn. Befund, Vaginosonographie, Beratung	vierteljährlich	halbjährlich	jährlich
Tumormarker CA-125	vierteljährlich	halbjährlich	jährlich
Labor, CT	bei klinischem Verdacht		

Zervixkarzinom

	1.-3. Jahr	4.-5. Jahr	> 5. Jahr
Anamnese, Klin. Untersuchung, Gyn. Befund, Beratung	vierteljährlich	halbjährlich	jährlich
Kolposkopie, Zytologie	halbjährlich	halbjährlich	jährlich
Labor, Tumormarker, CT	bei klinischem Verdacht		

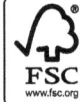

If you have any concerns about our products,
you can contact us on
ProductSafety@springernature.com

In case Publisher is established outside the EU,
the EU authorized representative is:
**Springer Nature Customer Service Center GmbH
Europaplatz 3, 69115 Heidelberg, Germany**

Printed by Libri Plureos GmbH
in Hamburg, Germany